Protocolos Diagnóstico-terapéuticos en Hospitalización Pediátrica

Protocolos Diagnóstico-terapéuticos en Hospitalización Pediátrica

Cristina Álvarez Álvarez

Facultativa Especialista de Área, Unidad de Hospitalización Pediátrica, Servicio de Pediatría, Hospital Universitario Marqués de Valdecilla, Santander, Cantabria.

Beatriz Jiménez Montero

Facultativa Especialista de Área, Unidad de Infectología Pediátrica y Unidad de Hospitalización Pediátrica, Servicio de Pediatría, Hospital Universitario Marqués de Valdecilla, Santander, Cantabria.

María Jesús Caldeiro Díaz

Facultativa Especialista de Área, Unidad de Hospitalización Pediátrica, Servicio de Pediatría, Hospital Universitario Marqués de Valdecilla, Santander, Cantabria.

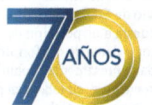

70 AÑOS

EDITORIAL MEDICA panamericana

Desde 1953 formando Profesionales de la Salud

Buenos Aires - Bogotá - Madrid - México
www.medicapanamericana.com

EDITORIAL MEDICA panamericana

Visite nuestra página web:
http://www.medicapanamericana.com

ARGENTINA
Maipú, 1300, piso 3 (C1006ACT)
Ciudad Autónoma de Buenos Aires, Argentina
Tel.: (54-11) 5031-6919
e-mail: cinfo@medicapanamericana.com

COLOMBIA
Carrera 7a A Nº 69-19 - Bogotá DC- Colombia.
Tel.: (57-1) 235-4068
e-mail: infomp@medicapanamericana.com.co

ESPAÑA
Sauceda, 10, 5ª planta - 28050 Madrid, España
Tel.: (34-91) 131-78-00
e-mail: info@medicapanamericana.es

MÉXICO
Av. Miguel de Cervantes Saavedra, n.º 233, piso 8, oficina 801, Col. Granada, Alcaldía Miguel Hidalgo
C.P. 11520, Ciudad de México, México
Tel.: (5255) 5250 0664
e-mail: infomp@medicapanamericana.com.mx

ISBN: 978-84-1106-192-6 (Versión impresa + Versión digital)
ISBN: 978-84-1106-193-3 (Versión digital)

C/ Sauceda 10, 5.ª planta - 28050 Madrid, España
Depósito Legal: M-21647-2024
Impreso en España

Autores

Alonso Rubio, Pablo
Facultativo Especialista de Área, Unidad de Endocrinología Infantil, Servicio de Pediatría, Hospital Universitario Marqués de Valdecilla, Santander, Cantabria.

Álvarez Álvarez, Cristina
Facultativa Especialista de Área, Unidad de Hospitalización Pediátrica, Servicio de Pediatría, Hospital Universitario Marqués de Valdecilla, Santander, Cantabria.

Ansó Mota, María
Facultativa Especialista de Área, Servicio de Pediatría, Hospital Universitario de Navarra, Pamplona, Navarra.

Ardila Valle, María del Rocío
Enfermera, Unidad de Hospitalización Pediátrica, Servicio de Pediatría, Hospital Universitario Marqués de Valdecilla, Santander, Cantabria.

Arias Rodríguez, Asunción María
Enfermera, Unidad de Nefrología y Metabolismo, Servicio de Pediatría, Hospital Universitario Marqués de Valdecilla, Santander, Cantabria.

Asenjo Martínez, Laura
Enfermera, Unidad de Hospitalización Pediátrica, Servicio de Pediatría, Hospital Universitario Marqués de Valdecilla, Santander, Cantabria.

Bertholt Zuber, María Laura
Facultativa Especialista de Área, Unidad de Endocrinología Pediátrica, Servicio de Pediatría, Hospital Universitario Marqués de Valdecilla, Santander, Cantabria.
Profesora Asociada, Departamento de Ciencias Médicas y Quirúrgicas, Facultad de Medicina, Universidad de Cantabria, Santander, Cantabria.

Cabello Nájera, Marta
Facultativa Especialista de Área, Unidad de Trastornos del Sueño y Ventilación Mecánica, Servicio de Neumología, Hospital Universitario Marqués de Valdecilla, Santander, Cantabria.

Cabero Pérez, María Jesús
Jefa del Servicio de Pediatría, Hospital Universitario Marqués de Valdecilla, Santander, Cantabria.
Profesora Asociada, Departamento de Ciencias Médicas y Quirúrgicas, Facultad de Medicina, Universidad de Cantabria, Santander, Cantabria.

Caldeiro Díaz, María Jesús
Facultativa Especialista de Área, Unidad de Hospitalización Pediátrica, Servicio de Pediatría, Hospital Universitario Marqués de Valdecilla, Santander, Cantabria.

Cuesta González, Rocío
Facultativa Especialista de Área, Unidad de Urgencias Pediátricas, Servicio de Pediatría, Hospital Universitario Marqués de Valdecilla, Santander, Cantabria.

De Diego Díez, Alexandra
Facultativa Especialista de Área, Unidad de Radiología Pediátrica, Servicio de Radiodiagnóstico, Hospital Universitario Marqués de Valdecilla, Santander, Cantabria.

De Lamo González, Eva*
Facultativa Especialista de Área, Unidad de Pediatría, Servicio de Atención Primaria, Centro de Salud Doctor Morante, Santander, Cantabria.

Díaz de Terán López, Teresa
Facultativa Especialista de Área, Unidad de Sueño y Ventilación, Servicio de Neumología, Hospital Universitario Marqués de Valdecilla, Santander, Cantabria.

Docio Pérez, Pablo
Facultativo Especialista de Área, Unidad de Hospitalización, Servicio de Pediatría, Hospital Universitario Marqués de Valdecilla, Santander, Cantabria.

Dragomirescu, Ioana
Médica Interna Residente, Servicio de Pediatría, Hospital Universitario Marqués de Valdecilla, Santander, Cantabria.

Fernández Suárez, Natalia
Facultativa Especialista de Área, Unidad de Cardiología Infantil, Servicio de Pediatría, Hospital Universitario Marqués de Valdecilla, Santander, Cantabria.
Colaboradora Docente, Departamento de Pediatría, Facultad de Medicina, Universidad de Cantabria, Santander, Cantabria.

Fernández Torre, José Luis
Jefe del Servicio de Neurofisiología Clínica, Hospital Universitario Marqués de Valdecilla, Santander, Cantabria.
Profesor Asociado, Departamento de Fisiología y Farmacología, Facultad de Medicina, Universidad de Cantabria, Santander, Cantabria.

Frank de Zulueta, Pelayo
Facultativo Especialista de Área, Unidad de Nefrología Infantil, Servicio de Pediatría, Hospital Universitario Marqués de Valdecilla, Santander, Cantabria.

García Alfaro, María Dolores
Facultativa Especialista de Área, Unidad de Ortopedia Infantil, Servicio de Cirugía Ortopédica y Traumatología, Hospital Universitario Marqués de Valdecilla, Santander, Cantabria.
Profesora Asociada, Departamento de Ciencias Médicas y Quirúrgicas, Facultad de Medicina, Universidad de Cantabria, Santander, Cantabria.

García Calatayud, Salvador
Jefe de la Unidad de Gastroenterología y Nutrición Pediátrica, Servicio de Pediatría, Hospital Universitario Marqués de Valdecilla, Santander, Cantabria.
Profesor Asociado, Departamento de Ciencias Médicas y Quirúrgicas, Facultad de Medicina, Universidad de Cantabria, Santander, Cantabria.

García González, Marta María
Enfermera, Unidad de Hospitalización Pediátrica, Servicio de Pediatría, Hospital Universitario Marqués de Valdecilla, Santander, Cantabria.

García San Juan, María José
Auxiliar de Enfermería, Unidad de Hospitalización Pediátrica, Servicio de Pediatría, Hospital Universitario Marqués de Valdecilla, Santander, Cantabria.

Garde Basas, Jesús
Facultativo Especialista de Área, Unidad de Cardiología Infantil, Servicio de Pediatría, Hospital Universitario Marqués de Valdecilla, Santander, Cantabria.
Colaborador Docente, Departamento de Ciencias Médicas y Quirúrgicas, Facultad de Medicina, Universidad de Cantabria, Santander, Cantabria.

Gijón Criado, Isabel
Médica Interna Residente, Servicio de Pediatría, Hospital Universitario Marqués de Valdecilla, Santander, Cantabria.

Giordano Urretabizkaya, Mariela Noel
Médica Interna Residente, Servicio de Pediatría, Hospital Universitario Marqués de Valdecilla, Santander, Cantabria.

Gómez Arce, Andrea
Facultativa Especialista de Área, Unidad de Urgencias Pediátricas, Servicio de Pediatría, Hospital Universitario Marqués de Valdecilla, Santander, Cantabria.

Gómez de la Fuente, Begoña
Enfermera, Unidad de Hospitalización Pediátrica, Servicio de Pediatría, Hospital Universitario Marqués de Valdecilla, Santander, Cantabria.

Gómez Dermit, Vanesa
Facultativa Especialista de Área, Unidad de Radiología Pediátrica, Servicio de Radiodiagnóstico, Hospital Universitario Marqués de Valdecilla, Santander, Cantabria.

Gómez Paz, Mercedes Olivia
Enfermera, Unidad de Hospitalización Pediátrica, Servicio de Pediatría, Hospital Universitario Marqués de Valdecilla, Santander, Cantabria.

González-Lamuño Leguina, Domingo
Facultativo Especialista de Área, Unidad de Nefrología y Metabolismo, Servicio de Pediatría, Hospital Universitario Marqués de Valdecilla, Santander, Cantabria.
Profesor Titular, Departamento de Ciencias Médicas y Quirúrgicas, Facultad de Medicina, Universidad de Cantabria, Santander, Cantabria.

Gozalo Margüello, Mónica
Facultativa Especialista de Área, Unidad de Diagnóstico Molecular y Virología. Servicio de Microbiología, Hospital Universitario Marqués de Valdecilla, Santander, Cantabria.

Guerra Díez, José Lorenzo
Jefe de Sección de Urgencias Pediátricas y Corta Estancia, Servicio de Pediatría, Hospital Universitario Marqués de Valdecilla, Santander, Cantabria.
Profesor Asociado, Departamento de Ciencias Médicas y Quirúrgicas, Facultad de Medicina, Universidad de Cantabria, Santander, Cantabria.

Jiménez Montero, Beatriz
Facultativa Especialista de Área, Unidad de Infectología Pediátrica y Unidad de Hospitalización Pediátrica, Servicio de Pediatría, Hospital Universitario Marqués de Valdecilla, Santander, Cantabria.

Justel Rodríguez, María
Facultativa Especialista de Área, Unidad de Neuropediatría, Servicio de Pediatría, Hospital Universitario de Salamanca.

Lechosa Muñiz, Carolina
Enfermera, Unidad de Hospitalización Pediátrica, Servicio de Pediatría, Hospital Universitario Marqués de Valdecilla, Santander, Cantabria.
Profesora Asociada, Departamento de Enfermería, Facultad de Enfermería, Universidad de Cantabria, Santander, Cantabria.

Leonardo Cabello, María Teresa
Facultativa Especialista de Área, Área de Urgencias Pediátricas, Servicio de Pediatría, Hospital Universitario Marqués de Valdecilla, Santander, Cantabria.

Llorente Pelayo, Sandra
Facultativa Especialista de Área, Unidad de Gastroenterología, Hepatología, Nutrición y Metabolismo, Servicio de Pediatría, Hospital Universitario Marqués de Valdecilla, Santander, Cantabria.
Colaboradora Docente, Departamento de Ciencias Médicas y Quirúrgicas, Facultad de Medicina, Universidad de Cantabria, Santander, Cantabria.

López Duarte, Mónica
Facultativa Especialista de Área, Unidad de Hematología Pediátrica, Servicio de Hematología, Hospital Universitario Marqués de Valdecilla, Santander, Cantabria.
Colaboradora Docente, Facultad de Medicina, Universidad de Cantabria, Santander, Cantabria.

López Fernández, Cristina
Facultativa Especialista de Área, Unidad de Urgencias Pediátricas, Servicio de Pediatría, Hospital Universitario Marqués de Valdecilla, Santander, Cantabria.

López López, Antonia Jesús
Facultativa Especialista de Área, Servicio de Cirugía Pediátrica, Hospital Universitario Marqués de Valdecilla, Santander, Cantabria.

Manzanas Gutiérrez, Ana
Enfermera, Servicio de Cuidados Paliativos, Hospital Universitario Marqués de Valdecilla, Santander, Cantabria.

Marco de Lucas, Enrique
Facultativo Especialista de Área, Unidad de Neurorradiología, Servicio de Radiodiagnóstico, Hospital Universitario Marqués de Valdecilla, Santander, Cantabria.
Profesor Asociado, Departamento de Ciencias Médicas y Quirúrgicas, Facultad de Medicina, Universidad de Cantabria, Santander, Cantabria.

Méndez Sierra, Ariana
Médica Interna Residente, Servicio de Pediatría, Hospital Universitario Marqués de Valdecilla, Santander, Cantabria.

Naranjo González, Cristina
Facultativa Especialista de Área, Unidad de Endocrinología Pediátrica, Servicio de Pediatría, Hospital Universitario Marqués de Valdecilla, Santander, Cantabria.

Oreña Ansorena, Virginia Ainhoa
Facultativa Especialista de Área, Unidad de Neuropediatría, Servicio de Pediatría, Hospital Universitario Marqués de Valdecilla, Santander, Cantabria.

Otero Fernández, Macarena
Facultativa Especialista de Área, Unidad de Radiología Pediátrica, Servicio de Radiodiagnóstico, Hospital Universitario Marqués de Valdecilla, Santander, Cantabria.

Ots Ruiz, Elsa
Facultativa Especialista de Área, Unidad de Cuidados Iintensivos Maternoinfantil, Servicio de Medicina Intensiva, Hospital Universitario Marqués de Valdecilla, Santander, Cantabria.

Palacios Sánchez, Mirian
Facultativa Especialista de Área, Unidad de Gastroenterología, Hepatología y Nutrición, Servicio de Pediatría, Hospital Universitario Marqués de Valdecilla, Santander, Cantabria.
Colaboradora Docente, Departamento de Ciencias Médicas y Quirúrgicas, Facultad de Medicina, Universidad de Cantabria, Santander, Cantabria.

Palmou Fontana, Natalia
Facultativa Especialista de Área, Servicio de Reumatología, Hospital Universitario Marqués de Valdecilla, Santander, Cantabria.
Colaboradora Docente, Facultad de Medicina, Universidad de Cantabria, Santander, Cantabria.

Pastor Tudela, Ana Isabel
Facultativa Especialista de Área, Unidad de Atención Primaria en Pediatría, Servicio de Atención Primaria, Centro de Salud El Alisal, Santander, Cantabria.

Payá González, M. Beatriz
Facultativa Especialista de Área, Unidad de Psiquiatría Infantil, Servicio de Psiquiatría, Hospital Universitario Marqués de Valdecilla, Santander, Cantabria.
Profesora Colaboradora, Departamento de Medicina y Psiquiatría, Facultad de Medicina, Universidad de Cantabria, Santander, Cantabria.

Peiró Callizo, María Enriqueta
Facultativa Especialista de Área, Servicio de Reumatología, Hospital Universitario Marqués de Valdecilla, Santander, Cantabria.

Pelaz Esteban, Marta
Facultativa Especialista de Área, Unidad de Radiología Pediátrica, Servicio de Radiodiagnóstico, Hospital Universitario Marqués de Valdecilla, Santander, Cantabria.

Peñalba Citores, Ana Cristina
Facultativa Especialista de Área, Unidad de Urgencias Pediátricas, Servicio de Pediatría, Hospital Universitario Marqués de Valdecilla, Santander, Cantabria.

Pérez Belmonte, Elena
Facultativa Especialista de Área, Unidad de Neumología Infantil, Servicio de Pediatría, Hospital Universitario Marqués de Valdecilla, Santander, Cantabria.
Colaboradora Docente, Departamento de Ciencias Médicas y Quirúrgicas, Facultad de Medicina, Universidad de Cantabria, Santander, Cantabria.

Pérez González, Daniel*
Facultativo Especialista de Área, Área de Atención Primaria en Pediatría, Unidad OSI Ezkerraldea-Enkarterri-Cruces, Centro de Salud Trapagarán, Bizkaia.

Pérez Mora, Rosa María
Facultativa Especialista de Área, Unidad de Otorrinolaringología Pediátrica. Servicio de Otorrinolaringología, Hospital Universitario Marqués de Valdecilla, Santander, Cantabria.

Pérez Pardo, Osvaldo Ceferino
Facultativo Especialista de Área, Unidad Materno-Infantil, Servicio de Anestesiología, Reanimación y Unidad del Dolor, Hospital Universitario Marqués de Valdecilla, Santander, Cantabria.

Pérez Poyato, María Socorro
Facultativa Especialista de Área, Unidad de Neuropediatría, Servicio de Pediatría. Hospital Universitario Marqués de Valdecilla, Santander, Cantabria.
Profesora Asociada, Departamento de Ciencias Médica y Quirúrgicas, Facultad de Medicina, Universidad de Cantabria, Santander, Cantabria.

Portal Buenaga, Marina
Facultativa Especialista de Área, Unidad de Endocrinología Pediátrica, Servicio de Pediatría, Hospital Universitario Marqués de Valdecilla, Santander, Cantabria.

Ramos Cela, María
Médica Interna Residente, Servicio de Pediatría, Hospital Universitario Marqués de Valdecilla, Santander, Cantabria.

Roiz Mesones, María Pía
Facultativa Especialista de Área, Servicio de Microbiología, Hospital Universitario Marqués de Valdecilla, Santander, Cantabria.

Ruiz Hernando, Luis
Auxiliar de Enfermería, Unidad de Hospitalización Pediátrica, Servicio de Pediatría. Hospital Universitario Marqués de Valdecilla, Santander, Cantabria.

Ruiz Rentería, Elena
Médica Interna Residente, Servicio de Pediatría, Hospital Universitario Marqués de Valdecilla, Santander, Cantabria.

Sancho Gutiérrez, Rocío
Facultativa Especialista de Área, Unidad de Neumología Infantil, Servicio de Pediatría, Hospital Universitario Marqués de Valdecilla, Santander, Cantabria.
Colaboradora Docente, Departamento de Pediatría, Facultad de Medicina, Universidad de Cantabria, Santander, Cantabria.

Sangrador Rasero, Ana María
Facultativa Especialista de Área, Servicio de Farmacia, Hospital Universitario Marqués de Valdecilla, Santander, Cantabria.

Santos Llorente, Carolina*
Facultativa Especialista de Área, Unidad de Cardiología Infantil, Servicio de Pediatría, Hospital Universitario del Sureste, Arganda del Rey, Madrid.

Sariego Jamardo, Andrea
Facultativa Especialista de Área, Unidad de Neuropediatría, Servicio de Pediatría, Hospital Universitario Marqués de Valdecilla, Santander, Cantabria.
Colaboradora Docente, Departamento de Pediatría, Facultad de Medicina, Universidad de Cantabria, Santander, Cantabria.

Siller Ruiz, María
Facultativa Especialista de Área, Unidad de Antibióticos, Servicio de Microbiología, Hospital Universitario Marqués de Valdecilla, Santander, Cantabria.

Simal Badiola, Isabel
Facultativa Especialista de Área, Servicio de Cirugía Pediátrica, Hospital Universitario Marqués de Valdecilla, Santander, Cantabria.

Suárez Castaño, Ceferina
Jefa del Servicio de Anestesia, Reanimación y Unidad del Dolor, Hospital Universitario Marqués de Valdecilla, Santander, Cantabria.

Tardáguila Calvo, Ana Rosa
Facultativa Especialista de Área, Servicio de Cirugía Pediátrica, Hospital Universitario Marqués de Valdecilla, Santander, Cantabria.

Viadero Ubierna, María Teresa
Facultativa Especialista de Área, Unidad de Cardiología Infantil, Servicio de Pediatría, Hospital Universitario Marqués de Valdecilla, Santander, Cantabria.
Profesora Asociada, Departamento de Ciencias Médicas y Quirúrgicas, Facultad de Medicina, Universidad de Cantabria, Santander, Cantabria.

---

* En el momento de la elaboración de originales era Médico Interno Residente en el Servicio de Pediatría del Hospital Universitario Marqués de Valdecilla, Santander, Cantabria.

A todos los pacientes ingresados en hospitalización.

A sus padres, por haber superado la dura experiencia del ingreso de un hijo y haber cedido, sin dudarlo, las imágenes que aquí se publican.

A todos aquellos capaces aún de apreciar el valor de un libro.

A nuestras familias, por todo el sacrificio que la elaboración de este manual, sin lugar a dudas, les ha supuesto.

Prefacio

La subespecialización cada vez mayor de la pediatría hospitalaria en los últimos años hace necesaria la elaboración de manuales dirigidos a disciplinas concretas, como es el caso de la pediatría interna hospitalaria.

El libro que a continuación presentamos pretende ofrecer una herramienta práctica y novedosa para el pediatra hospitalario. Su objetivo principal es facilitar el proceso diagnóstico y terapéutico del paciente ingresado en una planta de pediatría general. Este manual no incluye, en líneas generales, el abordaje del paciente menor de un mes. En cada capítulo se revisan, en forma de protocolos de hospitalización, las patologías pediátricas que constituyen con mayor frecuencia motivo de ingreso, enfocadas desde la perspectiva del pediatra que trabaja con el paciente ingresado.

El pediatra interno hospitalario es una figura emergente cuyo papel decisivo dentro de la pediatría se debe sustentar en conocimientos básicos pero amplios, y cada vez son más necesarias la delimitación de su actividad clínica diaria y la protocolización de las patologías clásicas de pediatría, enfocadas desde una nueva perspectiva.

Este libro pretende ser un manual básico que asiente los cimientos de actuación en hospitalización pediátrica general, tomando como punto de partida las patologías más frecuentes y dejando abierto el camino para continuar con la elaboración de protocolos de patologías de menor frecuencia o mayor complejidad.

El libro incide en aspectos como la elección del tratamiento en el ingreso hospitalario, la actuación médica ante una mala evolución, las posibles complicaciones durante el ingreso, el modo de actuación ante estas complicaciones y los criterios de alta y seguimiento en las consultas de atención especializada.

La función formativa de este libro va dirigida también a médicos residentes de pediatría, para quienes puede resultar de utilidad como guía para hacer un ingreso o para la resolución de incidencias en el paciente hospitalizado.

Respecto al pediatra de atención primaria, conocer el enfoque hospitalario de las patologías que ingresan con mayor frecuencia y los criterios de alta y seguimiento puede favorecer la coordinación entre niveles asistenciales y redundar en una mejor práctica clínica.

La confección de este libro se inició en el año 2018 con la elaboración multidisciplinar del primer protocolo: *Abordaje del paciente ingresado con infección del tracto urinario*. Para ello se llevaron a cabo múltiples reuniones, en las que participaron nefrólogos, radiólogos, microbiólogos y pediatras de hospitalización. A partir de este protocolo se elaboró el resto, siguiendo la misma metodología. La antibioterapia empírica se seleccionó de acuerdo a las recomendaciones de las guías clínicas y a las resistencias antibióticas locales.

Este manual presenta múltiples peculiaridades que se describen a continuación frente a otros libros, manuales clásicos o libros de protocolos de Urgencias Pediátricas.

Está íntegramente redactado en forma de tablas, lo que constituye su sello de identidad, con el objetivo de hacer más clara la consulta, resaltar los aspectos prácticos y conseguir un tratado menos denso, más visual y útil en el enfoque del paciente.

Se ha realizado de manera multidisciplinar, lo cual ha dado como resultado final la recopilación a modo de capítulos de lo que de alguna manera son documentos de consenso. Se ha pretendido abordar los aspectos más controvertidos de cada patología resumiendo la evidencia disponible. Su elaboración se basa también en la revisión de documentos de consenso de las distintas sociedades científicas, UpToDate y libros de protocolos generales.

Como tercera peculiaridad frente a otros libros de protocolos, todos los capítulos finalizan con una imagen diagnóstica o relacionada con el capítulo. Se trata de imágenes recientes de pacientes ingresados en una planta de hospitalización general o de las pruebas diagnósticas que se les han realizado.

Estos protocolos pretenden ser una ayuda para la práctica clínica diaria del pediatra hospitalario pero no sustituyen al juicio clínico individual no siendo de obligado cumplimiento debiendo individualizar la situación de cada paciente y su contexto clínico.

Las autoras queremos mostrar nuestro más sincero agradecimiento, por su aportación especial en la elaboración de este manual, a los doctores Rocío Sancho Gutiérrez (neumología pediátrica), Andrea Sariego Jamardo (neuropediatría), Sandra Llorente Pelayo (gatroenterología pediátrica) y Lorenzo Guerra Díez (jefe de sección de Urgencias Pediátricas), así como al resto de los pediatras de la Unidad de Urgencias y de las distintas subespecialidades pediátricas. Gracias por haber invertido tantas horas conjuntas en este proyecto, por cada revisión que nunca resultaba ser la última, por la agilidad en responder e-mails, por haber entendido lo que buscábamos.

A Elena Pérez Belmonte como coordinadora de la planta de hospitalización.

A David San Segundo, por acompañarnos siempre en nuestra búsqueda, por creer en este proyecto igual que nosotras, por su ayuda imprescindible con la tecnología, sin la cual este libro no se hubiese escrito, y por lo mucho que la elaboración de este manual ha influido en su tiempo, que nos ha regalado sin dudarlo.

Al Servicio de Radiología Pediátrica, por su disponibilidad continua y su trato amable, que tanto nos facilita el trabajo en nuestro día a día.

A los médicos internos residentes y personal de enfermería que han colaborado en la elaboración de distintos capítulos.

Nuestro agradecimiento especial a la Sociedad Española de Infectología Pediátrica y a otras sociedades científicas por la elaboración de documentos de consenso que tan útiles resultan en la práctica clínica diaria. Han constituido siempre una ayuda inestimable en nuestro día a día con los pacientes y han servido como fuente de inspiración para la elaboración de este manual.

A todos los padres que han permitido que utilicemos imágenes de sus hijos con fines didácticos.

A todos aquellos que creyeron en su elaboración cuando era un proyecto de años sin ninguna garantía de salir adelante. Gracias por ver más allá.

A la Editorial Médica Panamericana, por haber entendido desde el principio el objetivo de este proyecto, haberlo apoyado y haber sido capaces de leer entre líneas, así como por habernos dardo herramientas para poder difundirlo, potenciarlo y darle valor.

A las personas que, a día de hoy, son capaces de reconocer el inmenso valor de un libro.

Las directoras

Índice

SECCIÓN VIII. CARDIOLOGÍA Y REUMATOLOGÍA 637

SECCIÓN IX. ENDOCRINOLOGÍA 713

SECCIÓN X. PROCEDIMIENTOS 761

Infectología pediátrica

Fiebre de origen desconocido

1

C. Álvarez Álvarez y B. Jiménez Montero

PUNTOS CLAVE

- Se denomina **fiebre de origen desconocido** (FOD) al proceso febril de duración prolongada ≥8 días en el que no se objetiva una etiología concreta de la fiebre, a pesar de realizar una evaluación **inicial** exhaustiva.
- La causa más frecuente es la **infecciosa** (50 %), seguida de la reumatológica y, en tercer lugar, la derivada de procesos oncológicos. Se describe también un cuarto grupo muy heterogéneo que incluye otras patologías causantes de FOD (procesos autoinflamatorios, causas endocrinas, etc.).
- En pediatría, la FOD suele ser secundaria a cuadros autolimitados o tratables, al contrario de lo que ocurre en los adultos.
- Es más habitual que la causa subyacente sea una **enfermedad común** con una presentación inusual, más que una enfermedad rara, aunque algunas enfermedades raras pueden debutar como FOD.
- Cuanto mayor es la duración de la fiebre y más edad tiene el paciente, mayor probabilidad existe de que la causa sea inflamatoria o tumoral.

1. CRITERIOS DE FIEBRE DE ORIGEN DESCONOCIDO

- Fiebre >38 °C **durante ≥8 días**.
- **Diagnóstico etiológico desconocido** tras realizar una evaluación inicial que incluya: historia clínica, exploración física cuidadosa y realización de pruebas de laboratorio iniciales.

2. ETIOLOGÍA

2.1. Causas infecciosas	
Causas más frecuentes en países desarrollados	• Virus de Epstein-Barr, citomegalovirus, adenovirus. • Enfermedad por arañazo de gato (bartonelosis). • Infecciones urinarias. • Tuberculosis, osteomielitis.

(Continúa)

2.1. Causas infecciosas (*cont.*)	
Causas más frecuentes en países en desarrollo	• Brucelosis. • Tuberculosis. • Fiebre tifoidea. • Malaria.
Otras causas infecciosas	• Abscesos: abdominales, pélvicos, cerebrales, perianales. • Infección osteoarticular: osteomielitis, espondilitis. • Infección otorrinolaringológica: mastoiditis, sinusitis. • Endocarditis. • Infección por otros virus además de los indicados anteriormente: enterovirus, parvovirus B19, virus de la inmunodeficiencia humana (VIH), virus hepatótropos, arbovirus. • Zoonosis: toxoplasma, *Bartonella henselae*, leishmaniasis visceral, fiebre Q, rickettsiosis, tularemia, leptospirosis, malaria, psitacosis, enfermedad de Lyme, salmonelosis.

2.2. Causas reumatológicas	
Artritis idiopática juvenil sistémica	• Supone el 75 % de los casos de FOD de causa reumatológica. • En ocasiones debuta como FOD sin artritis, y puede acompañarse de otros criterios clínicos de artritis idiopática juvenil sistémica (exantema, adenopatías, etc.). • Puede ser un diagnóstico de exclusión tras descartar otras etiologías (infecciosas, etc.), y la artritis podría aparecer meses o años después. • Suele asociar una elevación importante de parámetros inflamatorios: velocidad de sedimentación globular y ferritina. • En pacientes con FOD, la ferritina total superior a 5 veces el valor normal ha demostrado ser útil como cribado para el diagnóstico de artritis idiopática juvenil sistémica.

(*Continúa*)

2.2. Causas reumatológicas (*cont.*)	
Otras causas reumatológicas	Lupus eritematoso sistémico, enfermedad de Behçet, panarteritis nodosa, enfermedad mixta del tejido conectivo, sarcoidosis, osteomielitis multifocal recurrente, etc.

2.3. Neoplasias

- Leucemias y linfomas: constituyen las neoplasias más frecuentes.
- Otras: neuroblastoma, tumores hepáticos, sarcomas o mixoma atrial, entre otros.

2.4. Otras etiologías

- Fiebre facticia o autoinducida.
- Hipersensibilidad a fármacos.
- Tromboflebitis.
- Hipertiroidismo.
- Diabetes insípida.
- Hipertermia central.
- Enfermedad de Kawasaki.
- Enfermedad de Crohn: puede aparecer siendo la fiebre el síntoma principal, sin presentar apenas manifestaciones intestinales.
- Síndromes autoinflamatorios (fiebres periódicas).
- Síndrome hemofagocítico.
- Síndrome inflamatorio sistémico pediátrico vinculado a SARS-CoV-2 (coronavirus tipo 2 causante del síndrome respiratorio agudo severo).
- Enfermedad de Kikuchi-Fujimoto.

3. DIAGNÓSTICO

3.1. Anamnesis

- Registrar los **datos habituales de la anamnesis describiendo las características de la fiebre** y los síntomas acompañantes.
- Preguntar específicamente por los datos indicados a continuación.

(*Continúa*)

3.1. Anamnesis (*cont.*)	
Viajes	País al que ha viajado y si realizó profilaxis o vacunación. Consultar la página Travel de los Centers for Disease Control and Prevention (CDC) (https://wwwnc.cdc.gov/travel) y el CDC Yellow Book (https://wwwnc.cdc.gov/travel/page/yellowbook-home) según el destino del viaje. Consultar las infecciones endémicas de cada país y tener en cuenta los períodos de incubación. • **Malaria:** especialmente si viajó a África subsahariana, aunque no exclusivamente. El paciente puede pasar períodos afebril y presentar fiebre cíclica. Diagnóstico: gota gruesa, extensión fina de sangre, test diagnóstico rápido por inmunocromatografía y reacción en cadena de la polimerasa (PCR). • **Otros:** dengue, fiebre tifoidea, leptospirosis, tuberculosis, VIH, rickettsiosis, leishmaniasis visceral, brucelosis, hepatitis A, esquistosomiasis aguda, absceso hepático amebiano.
Contacto con animales	Preguntar por contacto con animales o posibilidad de **picadura de garrapata** (**Tabla 1-1**).
Consumo de alimentos	• Ingesta de carne o marisco poco cocinados o leche sin pasteurizar, que puede orientar hacia: brucelosis, hepatitis, toxoplasmosis, tularemia. • Ingesta de agua no potable en países endémicos: fiebre tifoidea.
Contacto con tosedores crónicos	Descartar tuberculosis.

Tabla 1-1. Principales zoonosis según el tipo de animal que las transmite

Gatos	*Bartonella henselae*, enfermedad de Lyme, toxoplasmosis
Perros	Enfermedad de Lyme, *Leishmania*, tularemia, *Bartonella henselae* (cachorros)
Conejos	Salmonelosis, tularemia
Roedores	Tularemia. Hámster: *Salmonella*
Reptiles, tortugas	*Salmonella*
Pájaros	Psitacosis, criptococosis
Ovejas, cabras	Brucelosis, fiebre Q, tularemia
Picadura de garrapata	Enfermedad de Lyme, fiebre botonosa mediterránea, ehrlichiosis. Poco frecuentes: babesiosis, anaplasmosis, tularemia, fiebre de Crimea-Congo
Otras	Leptospirosis

3.2. Exploración física y evaluación en hospitalización

Descartar fiebre facticia	Confirmar durante el ingreso la presencia real de fiebre.
Rehistoriar y reexplorar	• Anamnesis y exploración física exhaustivas. • Repetir diariamente y por aparatos. • Revisar los motivos de visitas previas a urgencias (dolores articulares, etc.).
Si el paciente permanece estable clínicamente	Realizar un diagnóstico etiológico mediante reevaluación diaria y realización de pruebas complementarias por etapas (v. a continuación «Estudios complementarios por etapas») y guiadas por sospecha clínica.

(*Continúa*)

3.2. Exploración física y evaluación en hospitalización (*cont.*)	
Indicaciones de evaluación rápida	• Si presenta **afectación clínica**. • Si existe alguna **patología crónica** que incremente la susceptibilidad a infecciones como: VIH, anemia drepanocítica, inmunodeficiencia, fibrosis quística, disrupción de barrera (traqueostomía o implante coclear, etc.). • **Si el paciente está grave o muestra deterioro progresivo:** el estudio de médula ósea debe hacerse precozmente. Tiene alto rendimiento para descartar: infecciones (leishmaniasis, etc.), procesos linfoproliferativos o síndromes hemofagocíticos primarios o secundarios.
• En muchos casos, **no se consigue realizar un diagnóstico definitivo** y la fiebre se resuelve por sí sola (en el 30 %). • **Si no hay orientación diagnóstica posible:** valorar la realización de tomografía por emisión de positrones con tomografía computarizada (PET-TC) o resonancia magnética cerebral o corporal total, entre otras pruebas.	

3.3. Estudios complementarios por etapas
Realizar los estudios complementarios orientados por la sospecha clínica.

3.3.1. Pruebas de primer nivel	
Estudios básicos en sangre y orina	• Hemograma con frotis de sangre periférica. • Velocidad de sedimentación globular, proteína C reactiva. • Bioquímica: función renal, enzimas hepáticas, proteínas totales, albúmina, lactato-deshidrogenasa, ácido úrico, ferritina. • Sedimento en orina.
Estudios microbiológicos	• Hemocultivos repetidos: es importante realizarlos durante el pico febril para mejorar su rentabilidad. El hemocultivo es diagnóstico en casos de: bacteriemia, fiebre tifoidea, brucelosis, endocarditis. • Frotis faríngeo: para detección de *Streptococcus pyogenes* si la historia es compatible. • Serologías básicas: virus de Epstein-Barr, citomegalovirus, toxoplasmosis, VIH. • Urocultivo. • Otros estudios microbiológicos (Tabla 1-2).
Estudios de imagen	• Radiografía de tórax. • Ecografía abdominal. • Ecocardiograma: en niños con patología cardíaca o soplo de reciente aparición, se considera un estudio de primer nivel.
Otros estudios	Prueba de tuberculina.

Tabla 1-2. Otros estudios microbiológicos de primer nivel

Solicitar guiados por sospecha clínica	
Serologías	• Solicitar otras serologías guiadas por el contexto epidemiológico y la clínica compatible para disminuir la posibilidad de falsos positivos • Virus de las hepatitis, sífilis, parvovirus B19 • *Mycoplasma pneumoniae*, *Chlamydia* • Zoonosis: *Brucella, Bartonella henselae, Coxiella burnetti, Leishmania* (limitaciones de las serologías), tularemia, *Borrelia burgdorferi*, psitacosis, rickettsiosis y *Leptospira*
Virus	Descartar otros virus: adenovirus, enterovirus
Estudios en heces	Fundamentalmente si hay diarrea o síntomas abdominales. Incluyen: • Coprocultivo • Parásitos en heces (×3) • Toxina *Clostridioides difficile*: si hay historia reciente de antibióticos, cirugía del tracto gastrointestinal, enfermedad gastrointestinal subyacente o déficit en inmunidad humoral. En <2 años: elevada tasa de colonización solicitar solo si hay sospecha clínica clara
Estudio de malaria o de arbovirus	Si se ha realizado un viaje a una zona endémica
Estudio de leishmaniasis	Si existe sospecha clínica: solicitar PCR en sangre, en tejidos afectados o en médula ósea. El antígeno de *Leishmania* en orina presenta baja sensibilidad

PCR: reacción en cadena de la polimerasa.

3.3.2. Pruebas de segundo nivel	
Reexplorar, rehistoriar y valorar la repetición de pruebas de primer nivel.	
Si el paciente toma fármacos	Valorar suspenderlos transitoriamente si es posible y si estos pueden ser la causa.
Estudios analíticos	• Bioquímica: ampliar a creatina-cinasa (CK), triglicéridos, pruebas de función tiroidea y proteinograma. • Coagulación.
Estudios microbiológicos	• Repetir hemocultivos durante el pico febril. • Serologías ampliadas no realizadas, según el contexto epidemiológico.
Ecocardiograma	Si no se realizó previamente.
Interconsulta a oftalmología	Realizar fondo de ojo: descartar uveítis, coriorretinitis, tuberculomas coroideos.
Estudios inmunológicos	• De autoinmunidad: anticuerpos antinucleares (ANA), factor reumatoide, antiácido desoxirribonucleico (anti-ADN) (más específicos de lupus eritematoso sistémico). Valorar anticuerpos anti-*Saccharomyces cerevisiae* (ASCA), anticuerpos anticitoplasmáticos de neutrófilos (ANCA). • De inmunodeficiencia: cuantificación de inmunoglobulinas, complemento, subpoblaciones linfocitarias. • Calprotectina fecal: si hay sospecha de enfermedad inflamatoria intestinal.
Estudio de médula ósea	• Solicitar: frotis, inmunofenotipo y estudios microbiológicos (PCR de *Leishmania*, *Brucella*, etc.). • Descartar: malignidad, síndrome hemofagocítico, infecciones.
Otros	• Catecolaminas en orina, estudios gammagráficos. • Otros estudios: guiados por hallazgos en la historia clínica, en la exploración física y por las pruebas diagnósticas iniciales.

3.3.3. Pruebas de tercer nivel	
En este nivel se debe observar y revisar la historia clínica exhaustivamente (revisar los motivos de visitas previas a urgencias, etc.), así como realizar una exploración física minuciosa.	
Repetir pruebas	Valorar repetir los estudios complementarios realizados.
Valorar realizar otras pruebas	• Ampliación de estudios serológicos. • Valorar biopsia: ganglionar si hay adenopatías, hepática si existe hepatomegalia y del bazo si presenta esplenomegalia. • Exploraciones otorrinolaringológicas. • TC craneal de senos y/o toracoabdominal.
PET-TC con fluoro-desoxiglucosa	**Tipo de estudio:** estudio de imagen que se realiza tras la administración de una molécula análoga de la glucosa por vía intravenosa, la cual es internalizada en las células mediante los transportadores de glucosa. Se pueden así identificar los focos de mayor actividad metabólica (infecciones, tumores).
	Indicaciones: • En pacientes con **afectación del estado general** en los que sea necesario realizar un diagnóstico precoz. • En casos de FOD persistente, sobre todo si la velocidad de sedimentación globular o la proteína C reactiva están elevadas.

4. TRATAMIENTO

- Sintomático hasta aclarar la causa subyacente. Posteriormente, etiológico.
- Evitar antibióticos en los casos sin diagnóstico infeccioso probable, **salvo en el paciente grave**.

5. TABLAS RESUMEN

Tabla 1-3. Resumen de los estudios complementarios en FOD. Solicitar según sospecha clínica

Estudios analíticos básicos	
• Hemograma, coagulación, bioquímica, proteína C reactiva y velocidad de sedimentación globular • Frotis de sangre periférica • Elemental y sedimento de orina	
Estudios microbiológicos	
Serologías	• Virus de Epstein-Barr, citomegalovirus, toxoplasmosis • *Mycoplasma pneumoniae*, *Chlamydia* • Parvovirus B19 • VIH, virus de las hepatitis A, B o C y sífilis • Zoonosis: *Brucella, Bartonella henselae, Coxiella burnetti,* tularemia, *Rickettsia, Leptospira, Borrelia burgdorferi* y *Leishmania* (en leishmaniasis, las serologías presentan limitaciones importantes)
Hemocultivos	Hemocultivos repetidos, importante realizar durante el pico febril: aerobios y anaerobios
Muestras en el área otorrinolaringológica	• **Frotis faríngeo:** cultivo bacteriano y PCR adenovirus o enterovirus. • **Frotis/lavado nasofaríngeo:** virus respiratorios
Muestras urinarias	Urocultivo
Estudios en muestras gastrointestinales	• Antígeno de virus enteropatógenos en heces • Coprocultivo • Parásitos en heces (×3) • Toxina de *Clostridium difficile*
Viajes	Realizar estudio de fiebre en niño viajero, según su procedencia: • Malaria • *Leptospira* • Enfermedades transmitidas por vectores (rickettsiosis, leishmaniasis, arbovirus, etc.) • Otros según infecciones prevalentes en el país al que se ha viajado

(Continúa)

Tabla 1-3. Resumen de los estudios complementarios en FOD. Solicitar según sospecha clínica (*cont.*)

Estudios microbiológicos	
Prueba de tuberculina/ensayo de liberación de interferón γ	Descartar tuberculosis
Estudios inmunológicos	
• Inmunoglobulinas totales y subclases de inmunoglobulina G • Complemento (C3, C4, CH50) • Subpoblaciones linfocitarias • Anticuerpos antinucleares, factor reumatoide, anti-ADN (más específicos de lupus eritematoso sistémico), ASCA, ANCA • Calprotectina fecal	
Estudios de imagen	
• Radiografía de tórax • Ecografía abdominal • Ecocardiograma • Gammagrafía • PET-TC • TC de senos • TC toracoabdominal • Resonancia magnética cerebral o de una localización concreta, sugerida por la anamnesis y la exploración física • Resonancia magnética corporal total	
Otros	
• Catecolaminas en orina • Fondo de ojo • Biopsia de médula ósea	

Anti-ADN: antiácido desoxirribonucleico; ANCA: anticuerpos anticitoplásmicos de neutrófilos; ASCA: anticuerpos anti-*Saccharomyces cerevisiae*; PCR: reacción en cadena de la polimerasa; PET-TC: tomografía por emisión de positrones con tomografía computarizada; TC: tomografía computarizada; VIH: virus de la inmunodeficiencia humana.

Tabla 1-4. Resumen de algunas enfermedades infecciosas que pueden cursar como FOD

Enfermedad	Clínica
Brucelosis	Exposición a animales (ovinos, bovinos, caprinos) o consumo de lácteos no pasteurizados **Clínica:** • Fiebre y letargia • Dolores osteoarticulares • Hepatoesplenomegalia • Orquiepididimitis **Analítica:** linfopenia, elevación leve de enzimas hepáticas
Leptospirosis	La mayoría ocurre en climas tropicales. Tras exposición a orina de animales, suelo o agua contaminada. Entrada por heridas o por mucosas **Clínica:** • Fiebre • Mialgias • Cefalea • Tos • Afectación gastrointestinal • Afectación meníngea **En exploración física:** conjuntivitis bulbar, hiperemia faríngea, etc.
Enfermedad por arañazo de gato	Contacto con gatos jóvenes, aunque puede pasar desapercibido el contacto **Clínica:** • Normalmente se manifiesta por adenopatía, pero puede cursar sin ella • Fiebre prolongada o recurrente • Granulomas hepáticos y esplénicos • Manifestaciones oculares en el 33 %

(Continúa)

Tabla 1-4. Resumen de algunas enfermedades infecciosas que pueden cursar como FOD (*cont.*)

Enfermedad	Clínica
Fiebre Q	• Fiebre prolongada con aumento de transaminasas • Cefalea, cansancio, mialgias • Neumonía: rara en niños • Osteomielitis • Endocarditis sobre válvula protésica: hemocultivo negativo
Tularemia	*Francisella tularensis* puede ser transportada por diversos animales e insectos (garrapatas, mosquitos, piojos, pulgas, moscas). Puede ser adquirida por ingestión de carne de conejo o por inhalación por exposición a animales salvajes muertos como conejos o ardillas **Clínica:** • Forma neumónica • Forma tifoidea • Forma glandular: es menos frecuente que ocasione fiebre de origen desconocido
Malaria	Viaje a zona endémica en los últimos 12 meses • **Clínica:** normalmente la fiebre suele acompañarse de esplenomegalia y anemia
Fiebre tifoidea	Producida por *Salmonella typhi*. Predominio de fiebre sobre diarrea • **Clínica:** fiebre con bradicardia relativa (durante la fiebre, la frecuencia cardíaca es normal o baja), estreñimiento o diarrea, dolor abdominal, cefalea, exantema o roséola tifoidica • **Diagnóstico:** aislamiento en hemocultivo o muestras de heces que, a veces, es necesario repetir. Cultivo en aspirado de médula ósea
Toxoplasmosis	Exposición al suelo contaminado con heces de gato o consumo de carne poco cocinada • **Clínica:** la fiebre puede ser la única manifestación, aunque suele ir acompañada de linfadenopatías cervicales o supraclaviculares

Tabla 1-5. Resumen de algunas enfermedades reumatológicas que pueden cursar como FOD

Artritis idiopática juvenil sistémica	**Clínica:** • Clínica y fisiopatología más cercanas a enfermedades autoinflamatorias • Fiebre*, exantema asalmonado, serositis, visceromegalias **Diagnóstico:** • Véanse los criterios. En ocasiones, en pacientes con fiebre de origen desconocido constituye un **diagnóstico de exclusión** tras descartar causas bacteriana y oncológica (procesos linfoproliferativos especialmente), y la artritis está presente solo en 1/3 de los pacientes al debut • Analítica: elevación de reactantes de fase aguda. Importante determinar el nivel de **ferritina**
Síndrome hemofagocítico	Proliferación incontrolada de **linfocitos e histiocitos** que conduce a hemofagocitosis y disregulación con síndrome de hipersecreción de inflamación de citocinas. Simula sepsis. Es una alteración que amenaza la vida • **Clínica:** fiebre prolongada, hepatoesplenomegalia, linfadenopatías • **Analítica:** citopenias incluyendo trombopenia, **hiperferritinemia**, hipertrigliceridemia, hipofibrinoginemia, hipertransaminasemia, hipoalbuminemia

*Fiebre: diaria, alta >2 semanas, vespertina y con escalofríos. Durante el episodio febril: afectación del estado general y posibilidad de mialgias y dolor abdominal. Buen estado general entre los picos febriles.

6. IMÁGENES DIAGNÓSTICAS

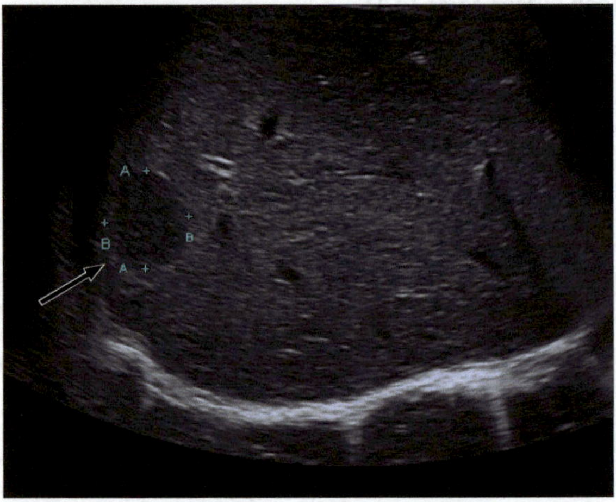

Figura 1-1. Ecografía abdominal: granuloma hepático por *Bartonella henselae* en un paciente de 11 años ingresado por fiebre de origen desconocido sin otros síntomas.

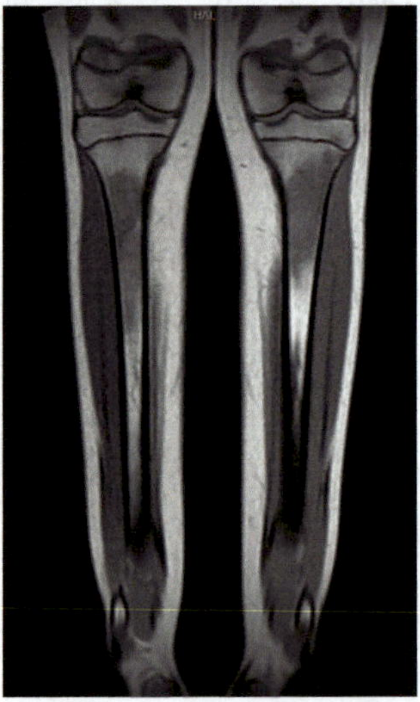

Figura 1-2. Resonancia magnética de las extremidades inferiores: alteración de la señal medular ósea de ambas tibias de mayor extensión en el lado izquierdo en una paciente de 13 años diagnosticada de osteomielitis multifocal recurrente que debuta con fiebre de origen desconocido.

BIBLIOGRAFÍA

Castilla Sanz A, Méndez Echevarría A. Síndrome febril prolongado. Fiebre de origen desconocido. En: Guerrero-Fernández J. Manual de diagnóstico y terapéutica en pediatría. 6ª edición. Madrid: Editorial Médica Panamericana; 2018; p. 259-63.

Eraso R, Benítez CP, Jaramillo S, Acosta-Reyes J, Aristizábal BH, Quevedo A. Niveles de ferritina en artritis idiopática juvenil de inicio sistémico comparada con otras fiebres de origen desconocido: estudio multicéntrico de pruebas diagnósticas. Biomedica. 2021;41:787-802. Disponible en: https://doi.org/10.7705/biomedica.5849

Escosa-García L, Baquero-Artigao F, Méndez-Echevarría A. Fiebre de origen desconocido. Pediatr Integral. 2014;XVIII(1):15-21.

Guía ABE. Infecciones en pediatría. Guía rápida para la selección del tratamiento antimicrobiano empírico (en línea) [actualizado 24/01/2022; consultado 23/01/2023]. Disponible en: https://www.pediatriaintegral.es/publicacion-2018-07/fiebre-de-origen-desconocido-en-ninos/

Méndez-Echevarría A, Velázquez R. Fiebre de origen desconocido. An Pediatr Contin. 2009;7(4):205-13.

Palazzi DL. Fever of unknown origin in children: Etiology [Internet]. UpToDate. 2022 [consultado 01/2023]. Disponible en: https://medilib.ir/uptodate/show/5996

Palazzi DL. Fever of unknown origin in children: Evaluation [Internet]. UpToDate. Feb 2019 [consultado 01/2023]. Disponible en: https://es.scribd.com/document/422306556/Fever-of-Unknown-Origin-in-Children-Evaluation-UpToDate

Ramos Amador JT, Álvarez García A, Ruiz Jiménez M. Fiebre de origen desconocido. En: Sociedad Española de Infectología Pediátrica. Infectología Pediátrica Básica. Manual práctico. Madrid: Editorial Médica Panamericana; 2012; p. 15-22.

Rivero Calle I, Dacosta AI, Cervantes Hernández E. Síndrome febril prolongado y fiebre de origen desconocido. Protoc Diagn Ter Pediatr. 2023;2:347-68. Disponible en: https://www.aeped.es/documentos/protocolos-infectologia-pediatrica

Ruiz Contreras J, Durán Lorenzo I. Fiebre de origen desconocido en niños. Pediatr Integral. 2018;XXII(5):229-35.

Ruiz Contreras J, Muñoz Ramos A. Fiebre de origen desconocido y fiebre prolongada (v2/2022).

Infección del tracto urinario en el paciente ingresado

2

C. Álvarez Álvarez, M. Ansó Mota, B. Jiménez Montero, D. González-Lamuño Leguina, M. Otero Fernández y M. Siller Ruiz

PUNTOS CLAVE

- La infección del tracto urinario (ITU) es una de las **infecciones bacterianas** más frecuentes en la infancia.
- En niños menores de 6 meses es más habitual en los varones y en mayores de 1 año aparece con mayor frecuencia en las niñas.
- Resulta de gran importancia identificar aquellos pacientes que presenten **alteraciones nefrourológicas** que les predispongan a nuevas infecciones de orina con riesgo de presentar daño renal permanente.
- Los **niños menores de 1 año** muestran un riesgo elevado de presentar cicatriz renal tras una infección de las vías altas. Parece existir muy poco riesgo de desarrollar nuevas cicatrices en niños mayores de 2-3 años.
- Los **principales microorganismos causantes de ITU** son enterobacterias: *Escherichia coli*, *Proteus mirabilis* y *Klebsiella pneumoniae*.
- La antibioterapia empírica en estos pacientes se debe establecer de acuerdo con las resistencias locales asegurando una adecuada cobertura frente a *E. coli*, por lo que las pautas antibióticas se individualizarán en cada área según los resultados microbiológicos y las resistencias antimicrobianas.

1. DIAGNÓSTICO

1.1. Estudios complementarios indicados al ingreso	
• **Hemograma** • **Bioquímica** • **Proteína C reactiva (PCr) y procalcitonina (PCT)**	Se debe sospechar pielonefritis aguda por datos clínicos y elevación de la PCr y/o especialmente de la PCT.
Elemental y sedimento	Si es posible, recogido por método estéril.

(Continúa)

1.1. Estudios complementarios indicados al ingreso (*cont.*)	
Urocultivo	Recogido por método estéril: • En **no continentes**: sondaje vesical. También se considera válido el acecho en <6 meses. • En **continentes**: orina de micción media con lavado previo.
Hemocultivo	Realizar si: • Sospecha de sepsis o compromiso del estado general. • Lactantes febriles <3 meses con sospecha de ITU. • Considerar en ITU febril que precise ingreso.
Ecografía abdominal	• Solicitar en **todos** los pacientes que ingresen. Realizar a lo largo del ingreso. • En caso de buena evolución, ITU no complicada, con baja sospecha de uropatía y no acceso a radiólogo pediátrico, se podría realizar de forma ambulatoria.

1.2. Confirmación del diagnóstico: urocultivo positivo	
Sondaje vesical	≥10.000 colonias/mL.
Chorro de orina de micción media limpio o al acecho	≥100.000 colonias /mL.
Punción suprapúbica	Cualquier crecimiento de bacteria gramnegativa y >1.000 colonias/mL de grampositivos.
• La sensibilidad y especificidad de los distintos métodos utilizados no es del 100%. • Urocultivos con crecimiento positivo, pero en número inferior a lo indicado previamente, podrían requerir repetición. Su interpretación se debe individualizar en el contexto clínico.	

2. TRATAMIENTO ANTIBIÓTICO EN EL PACIENTE INGRESADO

2.1. Antibioterapia empírica en el paciente ingresado

- Antes de elegir antibioterapia es preciso asegurarse de que el paciente **no presenta ninguna situación especial** de las indicadas en el apartado «Situaciones especiales».
- Véase la tabla de dosis de antibióticos en el **Anexo 2-1**.

Lactantes 1-3 meses	**De elección**	Ampicilina por vía intravenosa (i.v.) (100-200 mg/kg/día cada 6 horas) + gentamicina i.v. (5 mg/kg/día como dosis única cada 24 horas), excepto si existe contraindicación de gentamicina o ante un paciente séptico.
	Si hay contraindicación de aminoglucósidos	• **Función renal anormal:** elevación de urea, creatinina (insuficiencia renal), antecedentes de daño renal previo o alteración del filtrado glomerular calculado por la fórmula de Schwartz (**Anexo 2-2**). • El paciente está deshidratado. • Existen antecedentes familiares de sordera neurosensorial en la rama materna: sospecha de sordera asociada a aminoglucósidos. • Ampicilina i.v. (100-200 mg/kg/día cada 6 horas) + cefotaxima i.v. (150 mg/kg/día cada 8 horas).
	Si presenta aspecto séptico y no se ha descartado meningitis	Ampicilina (200-300 mg/kg/día cada 6 horas) + cefotaxima i.v. (200-300 mg/kg/día cada 8 horas).
Lactantes de 3 meses o mayores	• **De elección:** cefuroxima i.v. (150 mg/kg/día cada 8 horas; máximo: 6 g/día). • **Si el paciente muestra aspecto séptico:** ceftriaxona i.v. (75 mg/kg/día cada 12-24 horas; máximo: 2 g/dosis; 4 g/día) o cefotaxima i.v. (200-300 mg/kg/día cada 6-8 horas; máximo: 12 g/día).	

2.2. Situaciones especiales

2.2.1. Pacientes con patología nefrológica o urológica previa significativa

- En los pacientes indicados a continuación se utilizará una cefalosporina de tercera generación (ceftriaxona).
- En caso de **urocultivos previos del paciente con aislamiento** de otros microorganismos no cubiertos con ceftriaxona (enterococo, *Pseudomonas,* enterobacteria productora de betalactamasa de espectro extendido [BLEE]), se debe añadir cobertura empírica adicional frente al microorganismo aislado (v. apartado «Antibioterapia dirigida según sospecha o confirmación microbiológica»).

Niño con uropatía significativa previa: • **Reflujo vesicoureteral (RVU) de alto grado:** grado III-V en niñas y IV-V en niños. • **Uropatía obstructiva:** estenosis de la unión pieloureteral, megauréter, válvulas de la uretra posterior.	• Ceftriaxona i.v. (50-75 mg/kg/día cada 12-24 horas; máximo: 2 g/dosis). • En pacientes con RVU grado IV-V o uropatía obstructiva: añadir ampicilina (100-200 mg/kg/día cada 6 horas) a la ceftriaxona.
Paciente monorreno	Ceftriaxona i.v. (50-75 mg/kg/día cada 12-24 horas; máximo: 2 g/dosis; 4 g/día).
Displasia renal	Ceftriaxona i.v. (50-75 mg/kg/día cada 12 horas; máximo: 2 g/dosis; 4 g/día).
Instrumentación de las vías urinarias o catéter vesical (cobertura adicional de enterococo)	Ampicilina i.v. (100-200 mg/kg/día cada 6 horas) + ceftriaxona i.v. (50-75 mg/kg/día cada 12 horas; máximo: 2 g/dosis; 4 g/día).

2.2.2. Pacientes alérgicos a la penicilina

De elección	**Si no hay contraindicación** por alteración de la función renal o antecedentes familiares de sordera en la rama materna: **gentamicina i.v.** (5 mg/kg/día cada 24 horas).
Alternativa	**Ciprofloxacino:** 20-30 mg/kg/día i.v. en 3 dosis (máximo: 1,2 g/día) o 20-40 mg/kg/día por vía oral (v.o.) en 2 dosis (máximo: 1,5 g/día). Suspensión (100 mg/mL).

2.2.3. Nefronía lobar aguda y absceso renal	
La nefronía lobar es el estadio previo al absceso renal.	
Microorganismos más frecuentes	• Más frecuente: *E. coli*. • Otros: *Pseudomonas aeruginosa, Klebsiella* spp., *Enterococcus faecalis, Staphylococcus aureus* (vía hematógena), *Proteus mirabilis*.
Tratamiento quirúrgico	El absceso renal puede precisar solo tratamiento conservador o requerir drenaje quirúrgico cuando es >5 cm.
Antibioterapia empírica	Cefalosporinas de tercera generación + aminoglucósido i.v. (gentamicina o amikacina). Previamente a la administración de un aminoglucósido es preciso asegurarse de que no existe contraindicación: la función renal (filtrado glomerular) debe ser normal (v. **Anexo 2-2**) y no se debe administrar si existen antecedentes de sordera neurosensorial en la rama materna.
Antibioterapia dirigida	• Tras la mejoría, si no hay aislamientos microbiológicos, se pasará a antibioterapia v.o. con dos antibióticos. Si se consigue aislamiento microbiológico, se adecuará el antibiótico i.v. al de menor espectro y posteriormente se pasará a v.o. • Duración total de la antibioterapia (i.v. + v.o.): 2-3 semanas.

2.3. Antibioterapia dirigida según sospecha o confirmación microbiológica	
Si sospecha de enterococo (sospecha: lactantes <3 meses, instrumentación de las vías urinarias, presencia de catéter vesical, uropatías obstructivas o RVU grave)	• Si enterococo sensible a ampicilina: ampicilina. • Si enterococo resistente a ampicilina: vancomicina. Habitualmente *Enterococcus faecalis* es sensible a ampicilina.
Si sospecha de *Pseudomonas*	Ceftazidima i.v. 100-150 mg/kg/día cada 6-8 horas (ajustar si hay insuficiencia renal).

(*Continúa*)

2.3. Antibioterapia dirigida según sospecha o confirmación microbiológica (*cont.*)	
Enterobacterias productoras de BLEE	• De elección: aminoglucósidos si no hay contraindicación (amikacina, gentamicina). • Si el paciente está grave (sepsis, *shock* séptico o absceso renal): carbapenemes (meropenem).
• Adecuar la antibioterapia tras el aislamiento microbiológico según el antibiograma del microorganismo aislado. • En pacientes con biterapia con ampicilina y gentamicina, si en el urocultivo se identifica un bacilo gramnegativo y no una bacteria grampositiva, **retirar la ampicilina**.	

2.4. Monitorización de los niveles plasmáticos de aminoglucósidos	
Indicaciones	Tratamientos >5 días, función renal inestable o disminuida, escasa respuesta terapéutica. **Situaciones especiales:** quemaduras extensas, fibrosis quística, meningitis, pacientes críticamente enfermos, hemodiálisis o diálisis peritoneal, signos de nefrotoxicidad u ototoxicidad, uso concomitante de agentes nefrotóxicos.
Tipo de extracción	• Se determinará **pico y valle de gentamicina**. • El pico se extrae tras 30 minutos de administrar la dosis; el valle, previamente a la administración de la dosis de antibiótico.
En administración prolongada de aminoglucósidos se debe descartar ototoxicidad.	

2.5. Paso de antibioterapia a vía oral	
Indicaciones de paso a vía oral	• Paciente afebril 24 horas. • Buena respuesta clínica. • No existe obstrucción del flujo urinario. • Se conoce el resultado del urocultivo y la sensibilidad antibiótica. Normalmente, se puede realizar a las 48-72 horas del inicio del tratamiento antibiótico i.v.

(*Continúa*)

2.5. Paso de antibioterapia a vía oral (*cont.*)	
Tipo de antibiótico por vía oral	Seleccionar el antibiótico de menor espectro posible según el antibiograma, la adecuada difusión renal, la buena tolerancia y su baja toxicidad.

2.6. Duración del tratamiento antibiótico	
ITU febril/pielonefritis	• **Duración habitual recomendada:** 7-10 días. • **Neonatos y lactantes pequeños con pielonefritis aguda (PNA):** 10-14 días. • **Si existe sepsis**: se podría prolongar 2 semanas.
Nefronía lobar aguda*/absceso renal	Duración total: 2-3 semanas.
*No confundir la nefronía lobar (estadio previo al absceso renal) con alteraciones ecográficas focales de pielonefritis (pielonefritis focal).	

3. MALA EVOLUCIÓN CLÍNICA

3.1. Causas de mala evolución y actitud diagnóstica	
• Los pacientes suelen mejorar a las 24-48 horas del inicio de la antibioterapia. • Pueden indicar mala evolución: fiebre persistente a las 48-72 horas de iniciada la antibioterapia o empeoramiento clínico.	
Causas de mala evolución	• Infección por un agente **resistente** al antimicrobiano elegido. • Nefronía lobar aguda. • Colección supurada o absceso renal. • Pionefrosis. • Necrosis papilar.
Actitud diagnóstica	• Realizar urocultivo intratratamiento. • Realizar una nueva ecografía en modo B y Doppler valorando la ampliación del estudio con contraste ecográfico: para descartar la presencia de absceso renal o pionefrosis. • Valorar ampliar la cobertura antibiótica en caso de mala evolución clínica (v. apartado «Antibioterapia en caso de mala evolución clínica»).

3.2. Antibioterapia en caso de mala evolución clínica	
Si no hay aislamientos microbiológicos o el urocultivo no está disponible	Ampliar la cobertura antibiótica para enterococo (ampicilina) y/u otras enterobacterias (*Pseudomonas*, enterobacteria BLEE, etc.). Opciones terapéuticas según la sospecha: • Ampicilina i.v. + cefotaxima i.v. • Ampicilina i.v. + amikacina i.v. o gentamicina i.v. • Ampicilina i.v. + ceftazidima i.v.

3.3. Actitud ante otras causas de mala evolución	
Si pionefrosis	Suele requerir drenaje quirúrgico urgente: nefrostomía percutánea o cateterización ureteral retrógrada ± antibioterapia.
Si pielonefritis xantogranulomatosa	Tratamiento quirúrgico tras antibioterapia.

4. CRITERIOS DE ALTA HOSPITALARIA

- Tolerancia del antibiótico administrado v.o.
- Identificación del microorganismo y del antibiograma.
- Buena evolución clínica: desaparición de la fiebre, mejoría del estado general, no complicación.
- Asegurar el seguimiento adecuado: atención primaria o nefrología.

Al alta hospitalaria se solicitará en todos los pacientes una ecografía abdominal de control a las 4-6 semanas (por la posibilidad de detección de uropatías pasada la fase aguda).

5. MEDIDAS GENERALES PARA LA PREVENCIÓN DE RECIDIVAS

- Hidratación abundante.
- Conseguir vaciado vesical frecuente (vaciado vesical cada 2-3 horas contando 15 segundos durante la micción para conseguir el vaciado completo de la vejiga).
- Buena higiene local.
- Descartar sinequias, balanitis.
- Evitar irritantes: ropa ajustada, baños de espuma, cremas.
- Corrección del estreñimiento.
- En caso de disfunción vesical: medidas higiénicas, fármacos anticolinérgicos o técnicas de *biofeedback* (nefrología infantil).

6. PROFILAXIS ANTIBIÓTICA

6.1. Uropatías con indicación de profilaxis	
RVU	Profilaxis según el grado del reflujo y también si hay sospecha hasta ser descartado*: • Niñas: si RVU grado III a V. • Niños: si RVU grado IV a V.
Uropatía obstructiva	Dilatación de la vía urinaria con sospecha de uropatía obstructiva (como estenosis pieloureteral, megauréter, válvulas de uretra posterior, etc.).
ITU recurrente	Aunque el paciente no tenga ninguna uropatía, valorar individualmente tras haber realizado el estudio de las anomalías estructurales y funcionales de las vías urinarias.

*Los lactantes que presentan su primera infección de orina los primeros 6 meses de vida pueden tener un reflujo dilatado no detectado en fase aguda, por lo que puede ser razonable mantener la profilaxis hasta la realización de la ecografía de control tras el alta, que se lleva a cabo ambulatoriamente a las 4-6 semanas del proceso agudo

6.2. Elección del tipo de antibiótico para profilaxis	
Se debe elegir el antibiótico de **menor espectro** y guiado por **antibiograma**. Se administrará en dosis única nocturna, antes de acostarse.	
<2 meses	• **Antibiótico de elección:** amoxicilina, comprobando que es sensible. • **Alternativas:** fosfomicina o cefadroxilo. Minimizar el uso de cefalosporinas para evitar resistencias, aunque se podrían utilizar las de primera generación: cefadroxilo. No se debe utilizar en este rango de edad trimetoprim-sulfametoxazol (TMP-SMX) ni nitrofurantoína.
>2 meses	• **Antibiótico de elección:** TMP-SMX o trimetoprim comprobando que es sensible. • **Alternativas:** 1/4 de la dosis total recomendada para cualquier otro antibiótico como fosfomicina.

6.3. Dosis de antibióticos como uso en profilaxis

- **Amoxicilina:** 10-15 mg/kg/día. Suspensión (250 mg/5 mL).
- **TMP-SMX (cotrimoxazol):** 2-3 mg/kg/día de TMP. Suspensión (8 TMP/40 SMX mg/mL).
- **Trimetoprim:** 2 mg/kg/día. Suspensión (80 mg/5 mL). Cápsulas (160 mg).
- **Fosfomicina jarabe:** 25 mg/kg/día. Suspensión (250 mg/5 mL).
- **Cefadroxilo:** 5-10 mg/kg/día. Suspensión (250 mg/5 mL).

O se recomienda 1/4 de la dosis total de otro antibiótico sensible que se considere oportuno para profilaxis.

7. INDICACIONES AL ALTA

7.1. Indicaciones para realizar una ecocistografía

- Si estudios complementarios previos (ecografía) muestran alteraciones (dilatación de la vía excretora, signos de pielonefritis crónica, imágenes sugestivas de RVU, etc.).
- Circunstancias clínicas especiales (sepsis, ITU recurrentes, etc.).
- Antecedentes familiares de RVU.
- Pobre crecimiento renal e hipertensión arterial.

Previamente a la ecocistografía se realizará profilaxis antibiótica. Urocultivo previo negativo.

7.2. Indicaciones de derivación a nefrología infantil

- Pacientes a los que **no se puede realizar estudio completo/seguimiento en atención primaria y presenten**: infección urinaria febril, ITU en <2 años o ITU en el paciente que no controle la micción.
- Infecciones urinarias recurrentes en no continentes.
- Infección urinaria atípica: fiebre >48 horas, microorganismo no habitual.
- Anomalías estructurales, riñón único y/o anomalías funcionales nefrourológicas. Reflujo dilatado (grados III a V) o uropatía obstructiva.
- Daño renal permanente confirmado en estudios de imagen o mediante marcadores en sangre (urea, creatinina, cistatina C) o en orina (proteinuria, osmolalidad máxima urinaria).
- Hipertensión arterial.
- Retraso del crecimiento.
- Antecedentes familiares de enfermedad nefrourológica y/o enfermedad renal crónica.

8. MARCADORES DE DAÑO RENAL Y/O INDICADORES DE SU PROGRESIÓN

Parámetros para determinar si existe daño renal:

- **Toma de presión arterial:** para descartar hipertensión arterial.
- **Parámetros en sangre:** creatinina plasmática, cálculo del filtrado glomerular (<60 mL/min/1,73 m^2) (v. **Anexo 2-2**), cistatina C.
- **Parámetros en orina:** proteinuria, microalbuminuria, α1-microglobulina y osmolalidad máxima en la primera orina de la mañana.

9. IMÁGENES DIAGNÓSTICAS

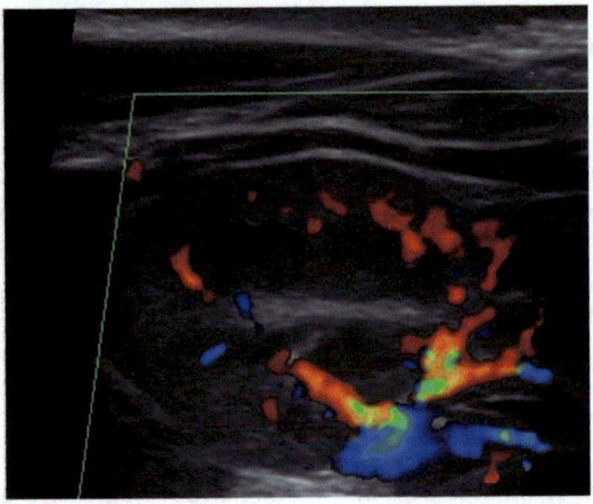

Figura 2-1. Ecografía Doppler color en una paciente de 3 meses ingresada por su primera infección del tracto urinario febril por *Klebsiella pneumoniae*. Se objetiva pielonefritis aguda con pobre vascularización del polo renal superior por edema.

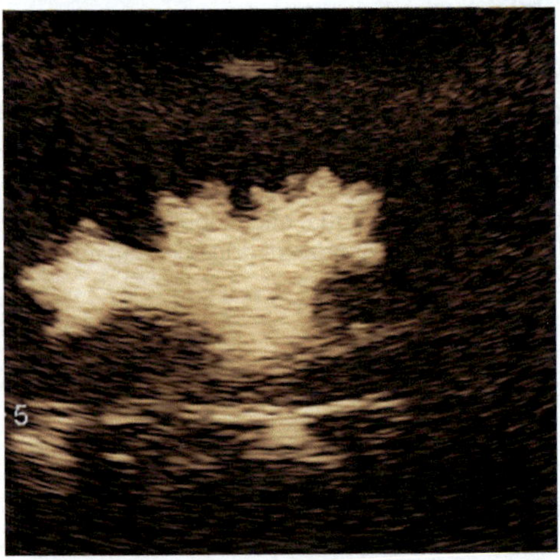

Figura 2-2. Ecocistografía con contraste en la misma paciente que muestra reflujo vesicoureteral de grado IV.

BIBLIOGRAFÍA

Ballesteros Moya E. Infección urinaria. Pediatr Integral. 2017;XXI(8):511-7.

Domènech Marsal E, Rodrigo Gonzalo de Liria C, Méndez Hernández M. Infección urinaria. Protoc Diagn Ter Pediatr. 2023;2:259-69.

González Rodríguez JD, Justa Roldán MJ. Infección de las vías urinarias en la infancia. Protoc Diagn Ter Pediatr. 2022;1:103-29.

González Rodríguez JD, Rodríguez Fernández LM. Infección de vías urinarias en la infancia. Protoc Diagn Ter Pediatr. 2014;1:91-108.

Grupo de trabajo de la Guía de Práctica Clínica sobre Infección del Tracto Urinario en la Población Pediátrica. Guía de Práctica Clínica sobre Infección del Tracto Urinario en la Población Pediátrica. Plan de Calidad para el Sistema Nacional de Salud del Ministerio de Sanidad, Política Social e Igualdad. Instituto Aragonés de Ciencias de la Salud; 2011. Guías de Práctica Clínica en el SNS: I+CS No 2009/1.

Hernández Merino A, Avilla Hernández JM. Infección del tracto urinario (IVU). (V 12/2007) Guía ABE. Infecciones en Pediatría. Guía rápida para la selección del tratamiento antimicrobiano empírico (en línea) [actualizado 20/08/2007; consultado 03/2023]. Disponible en: https://www.guia-abe.es/temas-clinicos-infeccion-del-tracto-urinario-(itu)

Piñeiro Pérez R, Cilleruelo Ortega MJ, Ares Álvarez J, Baquero-Artigao F, Silva Rico JC, Velasco Zúñiga R, et al.; Grupo Colaborador de Infección Urinaria en Pediatría. Recomendaciones sobre el diagnóstico y tratamiento de la infección urinaria. An Pediatr. 2019;90(6):400.e1-9. Disponible en: https://doi.org/10.1016/j.anpedi.2019.02.009

Rodríguez-Lozano J, De Malet M, Elicer Cano M, De la Rubia L, Wallmann R, Martínez-Martínez L, et al. Microbial susceptibility of microorganisms that cause urinary tract infections in pediatric patients. Enferm Infecc Microbiol Clin. 2018;36(7):417-22.

Shaink N, Hoberman A. Urinary tract infections in children: Long-term management and prevention [Internet]. UpToDate. Ene 2022 [consultado 19/01/2023]. Disponible en: https://www.uptodate.com/contents/urinary-tract-infections-in-children-long-term-management-and-prevention

Shaink N, Hoberman A. Urinary tract infections in infants older than one month and young children: Acute management, imaging and prognosis [Internet]. UpToDate. Abr 2022 [consultado 20/01/2023]. Disponible en: https://www.uptodate.com/contents/urinary-tract-infections-in-infants-older-than-one-month-and-children-less-than-two-years-acute-management-imaging-and-prognosis

Urinary tract infection in under 16s: diagnosis and management. Londres: National Institute for Health and Care Excellence (NICE); 2018 [consultado 03/2023]. Disponible en: https://www.nice.org.uk/guidance/ng224

Neumonía adquirida en la comunidad en el paciente ingresado

3

C. Álvarez Álvarez, B. Jiménez Montero, E. Pérez Belmonte,
R. Sancho Gutiérrez, A. C. Peñalba Citores y E. Ots Ruiz

PUNTOS CLAVE

- La neumonía adquirida en la comunidad (NAC) es una infección aguda de las vías respiratorias inferiores que cursa con tos y/o dificultad respiratoria con evidencia radiológica de infiltrado pulmonar agudo.
- Aparece en pacientes **no hospitalizados en los 7-14 días previos o se objetiva durante las primeras 48 horas de ingreso hospitalario**.
- La etiología más frecuente es **vírica**, seguida de la bacteriana. Los virus implicados más frecuentemente en menores de 5 años son: el **virus respiratorio sincitial (VRS)**, que puede causar neumonía como complicación de una bronquiolitis y constituye la causa vírica más frecuente, seguido —por orden decreciente— de influenza A y B, metapneumovirus, parainfluenza, coronavirus, adenovirus, enterovirus, rinovirus y parechovirus. La incidencia y gravedad de la neumonía por SARS-CoV-2 (coronavirus tipo 2 causante del síndrome respiratorio agudo severo) es mucho menor en la edad pediátrica.
- La bacteria causante de neumonía típica más frecuente es ***Streptococcus pneumoniae*** y constituye también la primera causa de neumonías graves que precisan ingreso. Presenta un excelente perfil de sensibilidad a betalactámicos como penicilina, amoxicilina y ampicilina.
- Otras bacterias causantes de neumonía típica son: *Haemophilus influenzae* tipo b (normalmente en no vacunados), *Staphylococcus aureus* y *Streptococcus pyogenes*, más frecuentes en neumonías graves.
- La neumonía atípica aparece con más frecuencia en mayores de 5 años. La bacteria más frecuente es ***Mycoplasma pneumoniae***, que supone el 4-39 % de los aislamientos, seguido de ***Chlamydophila pneumoniae***, que representa el 5-14 %.
- En este capítulo se revisa el diagnóstico y tratamiento del paciente ingresado por NAC.

1. CLASIFICACIÓN DE LA NEUMONÍA ADQUIRIDA EN LA COMUNIDAD

- Primeramente se puede clasificar la NAC en: neumonía típica, atípica o vírica.
- De los parámetros estudiados (clínica, patrón radiológico, etc.), la edad es el que mejor predice la etiología (**Tabla 3-1** y **Anexo 3-1**).

Tabla 3-1. Clasificación etiológica

	NAC típica (bacteriana: *neumococo, H. influenzae*, etc.)	NAC atípica (*Mycoplasma, Chamydophila*, etc.)	NAC vírica
Edad	Cualquier edad (más frecuente <5 años)	Normalmente >4-5 años	<4 años
Inicio	Brusco	Insidioso	Insidioso
Estado general	Afectado	Conservado	Conservado
Fiebre	>39 °C	<39 °C	<39 °C
Tos	Productiva	Irritativa	Productiva ±
Otros síntomas	Raros (herpes labial)	Cefalea, mialgias	Conjuntivitis, mialgias
Auscultación	Hipoventilación/ crepitantes localizados	Crepitantes/ sibilancias unilaterales/ bilaterales	Crepitantes/ sibilancias bilaterales
Radiografía de tórax	Condensación/ broncograma	Variable, infiltrados	Atelectasias, infiltrados alveolointersticiales
Proteína C reactiva (mg/dL)	>8-10 mg/dL	<8 mg/dL	<8 mg/dL

2. DIAGNÓSTICO ETIOLÓGICO

2.1. Estudios complementarios indicados siempre al ingreso	
Los siguientes estudios complementarios se deben realizar siempre al ingreso.	
Hemograma, bioquímica y proteína C reactiva	Si el valor de la proteína C reactiva >6-8 mg/dL, probable etiología bacteriana.
Hemocultivo	Siempre en pacientes que ingresen, especialmente en neumonías complicadas.
Esputo	• Intentar recogida de esputo espontáneo en >5 años. • Solicitar tinción de Gram y cultivo. **Muestra de esputo adecuada** si: ≤10 células epiteliales y ≥25 polimorfonucleares.

En la NAC pediátrica, la identificación del agente etiológico solo se obtiene en un 30-40 % de los casos, puesto que es necesario aislar el microorganismo **en tejido estéril**: pulmonar, sangre o líquido pleural. No existen hasta el momento métodos suficientemente sensibles y específicos de carácter no invasivo.

2.2. Estudios complementarios indicados de forma individualizada	
Los siguientes estudios complementarios deben solicitarse de manera individualizada.	
Procalcitonina	• No solicitar de rutina. • Orienta, sin ser definitiva, el diagnóstico diferencial de neumonía vírica frente a bacteriana (sensibilidad del 60-70 %): – **<0,5 ng/mL:** neumonía no bacteriana. – **>2 ng/mL:** neumonía bacteriana. Cuanto más elevada, mayor probabilidad de gravedad.

(Continúa)

2.2. Estudios complementarios indicados de forma individualizada (*cont.*)	
Serologías de neumonía atípica	• Solicitar si hay sospecha de bacterias atípicas o en casos de neumonía indeterminada. • Elevado número de falsos positivos y negativos de inmunoglobulina (Ig) M. Con frecuencia, en infección aguda, la IgM de *M. pneumoniae* no se positiviza hasta los 10-14 días del inicio de los síntomas. En reinfecciones, la IgM es negativa, produciéndose un aumento de la IgG. Combinar con reacción en cadena de la polimerasa (PCR) para *M. pneumoniae* en lavado nasofaríngeo.
Detección de antígenos bacterianos en orina	• **Neumococo:** falsos positivos en portadores y recientemente vacunados los 7 meses previos, por lo que no se debería realizar. • ***Legionella*:** en brotes epidémicos, neumonías graves o inmunodeprimidos.
Técnicas moleculares (PCR)	Se puede solicitar en el lavado nasofaríngeo: • PCR de VRS, influenza, SARS-CoV-2: solicitar en época epidémica, especialmente para tratamiento y/o aislamientos. • PCR múltiple de virus respiratorios. • PCR en muestra respiratoria para detección de *M. pneumoniae, Chlamydophila pneumoniae* y *Legionella pneumophila*.
Prueba de Mantoux/ ensayo de liberación de interferón γ (IGRA)	Solicitar si hay mala evolución o sospecha clínica o epidemiológica de tuberculosis: • Paciente procedente de un país de alta endemia de tuberculosis. • Padres extranjeros procedentes de un país de alta endemia. • Contacto con tuberculosis (contacto con tosedores crónicos).

3. TRATAMIENTO DE SOPORTE: MEDIDAS

- **Medidas físicas:** se recomienda postura semiincorporada para facilitar la expansión pulmonar.
- **Oxigenoterapia:** administrar si la saturación basal ≤92 %. Individualizar según la dificultad respiratoria.
  - Cánulas nasales: fracción inspirada de oxígeno (FiO_2) hasta 40 %.
  - Mascarilla de Venturi: FiO_2 hasta 50 %.
  - Mascarilla con reservorio: FiO_2 máxima 90 %. Ingreso en la unidad de cuidados intensivos pediátricos (UCIP).
  - Cánulas nasales de alto flujo: FiO_2 máxima cercana a 100 %. Valorar ingreso en UCIP.
  - Ventilación no invasiva o ventilación mecánica: UCIP.
- **Sueroterapia:**
  - Asegurar las **necesidades basales** por vía oral o intravenosa, si no fuese posible la vía oral.
  - Si precisa fluidoterapia intravenosa: aportar líquidos **isotónicos** para prevenir la hiponatremia (normalmente suero salino fisiológico o glucosalino al 5 %).
  - Si hay hiponatremia, descartar síndrome de secreción inadecuada de vasopresina: hipoosmolaridad plasmática con sodio u osmolaridad elevados en orina. En este caso, restringir líquidos al 50-70 % de las necesidades basales.
  - En cardiopatía clínicamente significativa: administrar 2/3 de las necesidades basales, pudiendo llegar a necesitar diuréticos.
  - En caso de precisar sonda nasogástrica, se debe elegir el calibre más pequeño posible.
- **Fisioterapia respiratoria:** en general, no se recomienda durante la fase aguda.

4. TRATAMIENTO ANTIBIÓTICO EMPÍRICO EN EL PACIENTE INGRESADO POR NEUMONÍA BACTERIANA

4.1. Elección de antibioterapia empírica: generalidades

- Se debe clasificar la neumonía en: típica, atípica, indeterminada o vírica (v. apartado «Clasificación de la neumonía adquirida en la comunidad»).
- Si se trata de neumonía típica o indeterminada, antes de elegir la pauta antibiótica, asegurarse de que el paciente no cumple ninguna **situación especial** descrita en el apartado «Situaciones especiales de antibioterapia empírica en la neumonía bacteriana de características típicas».
- Ajustar la antibioterapia empírica según los resultados microbiológicos, si se obtuvieron.
- Si la NAC es de etiología vírica no precisa antibioterapia, salvo que haya coinfección bacteriana.

4.2. Elección de antibioterapia empírica en el paciente ingresado por neumonía adquirida en la comunidad con sospecha de etiología bacteriana

4.2.1. Niños con neumonía típica (>6 meses y vacunados frente a *Haemophilus influenzae* tipo B) con sospecha o confirmación de neumonía neumocócica

Previamente comprobar que no cumpla ninguna situación especial incluida en el apartado «Situaciones especiales de antibioterapia empírica en la neumonía bacteriana de características típicas».

Sin derrame pleural	**Ampicilina i.v.:** 200 mg/kg/día cada 6 horas; máximo: 12 g/día.

(*Continúa*)

4.2.1. Niños con neumonía típica (>6 meses y vacunados frente a *Haemophilus influenzae* tipo B) con sospecha o confirmación de neumonía neumocócica (*cont.*)		
Derrame pleural paraneumónico (v. Cap. 4)	**Derrame pleural paraneumónico simple**	**Ampicilina i.v.:** 300 mg/kg/día cada 6 horas; máximo: 12 g/día.
	Derrame pleural paraneumónico complicado (presencia de pus, septos o loculaciones en la ecografía)	• Es indicación de drenaje pleural. • Ante alta sospecha de neumococo (no resistente): ampicilina i.v. 300 mg/kg/día cada 6 horas; máximo: 12 g/día. • En función de la clínica y la sospecha diagnóstica valorar: cefotaxima (200 mg/kg/día cada 6 horas; máximo: 12 g/día) + vancomicina (60 mg/kg/día cada 6 horas; máximo: 4 g/día). Valorar añadir un macrólido. • Ante aislamiento microbiológico conocido, instaurar antibioterapia dirigida.

4.2.2. Niños con sospecha de neumonía atípica (sospecha de *Mycoplasma pneumoniae, Chlamydophila pneumoniae*)	
Administrar uno de los antibióticos indicados a continuación.	
Azitromicina	10 mg/kg/día cada 24 horas durante 3 días v.o. o i.v.; máximo: 500 mg/día. Igual dosis v.o. e i.v.
Claritromicina	15 mg/kg/día cada 12 horas durante 5-7 días; máximo: 1 g/día. Igual dosis v.o. e i.v.

4.2.3. Niños con neumonía indeterminada
En niños >4 años ingresados por neumonía bacteriana indeterminada, se debe realizar cobertura para **bacterias típicas**, a la que se podría añadir cobertura empírica para patógenos **atípicos** si existe sospecha de infección por estos últimos.

4.2.4. Situaciones especiales de antibioterapia empírica en la neumonía bacteriana de características típicas

4.2.4.a) *Edad: <6 meses. Niños no vacunados frente a* H. influenzae *tipo b*

< 3 meses	Ampicilina i.v. (200 mg/kg/día cada 6 horas) + cefotaxima i.v. (200 mg/kg/día cada 6 horas).
• **3-6 meses** • **Niños no vacunados frente a *H. influenzae* tipo b**	Amoxicilina-ácido clavulánico (10:1) i.v.: 100-150 mg/kg/día cada 6-8 horas; máximo: 6 g de amoxicilina/día.

4.2.4.b) *Neumonía adquirida en la comunidad bacteriana asociada a infección gripal*

Normalmente está producida por *S. pneumoniae* o con menor frecuencia por *S. aureus, S. pyogenes* y *H. influenzae.*

Amoxicilina-ácido clavulánico i.v.	100-150 mg/kg/día cada 6-8 horas; máximo: 6 g de amoxicilina/día.

4.2.4.c) *Sospecha de* Streptococcus pyogenes

Sospechar si: varicela, antígeno neumocócico en líquido pleural negativo, exantema escarlatiniforme, frotis faríngeo positivo para este microorganismo, estado séptico o mal estado general.	**Tratamiento: ampicilina** (200 mg/kg/día cada 6 horas; máximo: 12 g/día) + **clindamicina** (30-40 mg/kg/día cada 6 horas; máximo: 2,7 g/día) i.v.

4.2.4.d) *Sospecha de* Staphylococcus aureus

Sospechar si: neumonía necrosante o neumatoceles, antígeno neumocócico negativo en líquido pleural, cocos grampositivos sospechosos en el líquido pleural, infección estafilocócica de piel o partes blandas previa, niños menores de 2-3 años con mala evolución, estado séptico y mal estado general.	**Tratamiento (opciones):** ante sospecha de *S. aureus* sensible a meticilina: • **Cloxacilina i.v.** (150-200 mg/kg/día cada 6 horas; máximo: 12 g/día) + **cefotaxima i.v.** (200 mg/kg/día cada 6 horas; máximo: 12 g/día). • **Amoxicilina-ácido clavulánico i.v.** (10:1): 150 mg/kg/día cada 6 horas (máximo amoxicilina: 6 g/día). Si hay sospecha de *S. aureus* resistente a meticilina: añadir vancomicina a cefotaxima, cloxacilina o ampicilina según la sospecha.

(Continúa)

4.2.4. Situaciones especiales de antibioterapia empírica en la neumonía bacteriana de características típicas (*cont.*)

4.2.4.e) *Sospecha de neumonía aspirativa*

Amoxicilina-ácido clavulánico (10:1)	100-150 mg/kg/día cada 6 horas i.v.; máximo: 6 g de amoxicilina/día.

4.2.4.f) *Absceso pulmonar o neumonía necrosante*

Cobertura de potenciales microorganismos: *S. pneumoniae, S. aureus, S. pyogenes.*	**Cefotaxima i.v.** (200 mg/kg/día cada 6 horas; máximo: 12 g/día) + **clindamicina i.v.** (30-40 mg/kg/día cada 6-8 horas; máximo: 2,7 g/día). Valorar sustituir clindamicina por vancomicina (según los datos locales de susceptibilidad de *S. aureus* a clindamicina), y si hay sospecha de anaerobios asociados en este caso, valorar añadir cobertura para estos.

4.2.4.g) *Niños ingresados con alergia a la penicilina/amoxicilina*

Si hay antecedentes de: • **Reacción anafiláctica** **o** • **Reacción alérgica inmediata** **o** • **Reacción alérgica tardía grave**	**Neumonía leve o moderada**	**Levofloxacino*:** • **Niños de 6 meses-5 años:** 20 mg/kg/día en 2 dosis v.o. o i.v.; dosis máxima: 500-750 mg. • **Niños ≥5 años:** 10 mg/kg/día 1 vez al día v.o. o i.v.; dosis máxima: 500-750 mg.
	Neumonía grave	Vancomicina (60 mg/kg/día cada 6 horas; dosis máxima: 4 g/día) + levofloxacino (v. dosis en levofloxacino).
Si hay antecedente de exantema tardío no grave sin presentar reacción de hipersensibilidad tipo I	Cefotaxima i.v.: 100 150 mg/kg/día cada 6-8 horas **con vigilancia estrecha durante la administración**.	

*Uso *off-label* en pediatría. Alerta de la Agencia Española de Medicamentos y Productos Sanitarios de 10 de octubre de 2018 sobre reacciones adversas graves a nivel musculoesquelético y del sistema nervioso central irreversibles. Informe CM-AEP: en población pediátrica son raras. Las más frecuentes son artralgias. A nivel del sistema nervioso central, son menos frecuentes en niños que en adultos, comunicadas de manera excepcional en la bibliografía.

(*Continúa*)

4.2.4. Situaciones especiales de antibioterapia empírica en la neumonía bacteriana de características típicas (*cont.*)

4.2.4.h) *Niños con enfermedad crónica de base*

En estos pacientes, la etiología puede ser la misma que en niños sanos: virus respiratorios y *S. pneumoniae* y, en menor medida, *H. influenzae*, pero se debe pensar también en otros posibles agentes etiológicos en función de la patología de base que presenten (Tabla 3-2).

Tabla 3-2. Antibioterapia empírica más frecuentemente utilizada en pacientes con patología crónica

	Principales agentes etiológicos	Tratamientos más empleados
Fibrosis quística	• La elección del antibiótico inicial dependerá de los cultivos previos del paciente y se modificará según el microorganismo aislado y la respuesta clínica • Siempre recoger esputo previo • Se recomienda antibióticos a dosis más altas que las dosis habituales y pautas largas de tratamiento intravenoso, durante como mínimo 14-21 días • Etiología: *S. aureus* sensible a la meticilina, *Haemophilus influenzae*, *Pseudomonas aeruginosa*, *S. aureus* resistente a meticilina, *Achromobacter xylosoxidans*, *Burkholderia*	Véase tabla 3-3
Cardiopatía	• Patógenos comunes • Virus respiratorios	• Amoxicilina-ácido clavulánico • Cefuroxima o cefotaxima

(Continúa)

Tabla 3-2. Antibioterapia empírica más frecuentemente utilizada en pacientes con patología crónica (*cont.*)

	Principales agentes etiológicos	Tratamientos más empleados
Enfermedad reumática o antiinflamatoria	*S. pneumoniae*, *H. influenzae* y otras bacterias encapsuladas. Dependerá del tratamiento inmunosupresor que esté recibiendo. Pueden presentar infecciones por patógenos oportunistas. Por ejemplo: la administración de corticoides y anti-TNF a dosis inmunosupresoras se ha asociado a reactivación de tuberculosis y a infecciones por *Cryptococcus*, *Aspergillus*, *Listeria*, *Pneumocystis*, VHS, VVZ y CMV, entre otros	Amoxicilina-ácido clavulánico, cefuroxima o cefotaxima. Levofloxacino
Síndrome nefrótico	*S. pneumoniae*, *H. influenzae*, enterobacterias y virus respiratorios	Cefotaxima, amoxicilina-ácido clavulánico o cefuroxima
Drepanocitosis. Asplenia	*S. pneumoniae*, *H. influenzae*, *Salmonella* y otros encapsulados	Cefotaxima
Paciente inmunodeprimido	Depende del tipo de inmunodeficiencia	Si hay fiebre y neutropenia (v. Cap. 17)

Modificada de: Moreno-Pérez D, Andrés Martín A, Tagarro García A, Escribano Montaner A, Figuerola Mulet J, García García J, *et al*. Neumonía adquirida en la comunidad: tratamiento de los casos complicados y en situaciones especiales. Documento de consenso de la Sociedad Española de Infectología Pediátrica (SEIP) y la Sociedad Española de Neumología Pediátrica (SENP). An Pediatra (Barc). 2015;83(3):217.e1-11.
Anti-TNF: antifactor de necrosis tumoral; CMV: citomegalovirus; VHS: virus del herpes simple; VVZ: virus de la varicela-zóster.

Tabla 3-3. Tratamiento antibiótico empírico en el paciente con fibrosis quística

Paciente no colonizado crónicamente	• Cobertura de SASM y *Pseudomonas aeruginosa* • Elección: cefepima + tobramicina o amikacina
Paciente colonizado por SASM	Cloxacilina, amoxicilina-ácido clavulánico o cefazolina
Paciente colonizado por *H. influenzae*	Amoxicilina-ácido clavulánico o cefuroxima
Paciente colonizado por *Pseudomonas aeruginosa*	Piperacilina-tazobactam, ceftazidima, cefepima, imipenem o meropenem, más uno de los siguientes: tobramicina o amikacina. Valorar asociar antibioterapia inhalada
Paciente colonizado por SARM	Vancomicina o linezolid
Paciente colonizado por *Pseudomonas aeruginosa* y SARM	La misma pauta para *Pseudomonas aeruginosa* más uno de los siguientes: vancomicina o linezolid
Paciente colonizado por *Achromobacter xylosoxidans*	Imipenem o meropenem, piperacilina-tazobactam, cotrimoxazol o minociclina
Paciente colonizado por *Burkholderia*	• Microorganismo muy resistente a antibióticos • Se precisa combinación de 2-3 antibióticos intravenosos como ceftazidima, meropenem, aztreonam, cotrimoxazol, minociclina, ciprofloxacino, piperacilina-tazobactam, junto con antibióticos inhalados como ceftazidima, meropenem o aztreonam

SARM: *Staphylococcus aureus* resistente a meticilina; SASM: *Staphylococcus aureus* sensible a meticilina.

5. TRATAMIENTO ANTIBIÓTICO DIRIGIDO EN EL PACIENTE INGRESADO POR NEUMONÍA BACTERIANA

- *S. pneumoniae:* ampicilina i.v.
- *S. pyogenes:* ampicilina i.v.
- *S. aureus:*
  - *S. aureus* sensible a meticilina: cefazolina o cloxacilina i.v.
  - *S. aureus* resistente a meticilina: vancomicina i.v. Alternativas: clindamicina o linezolid (*off label*) o cotrimoxazol.
- *H. influenzae:* amoxicilina-ácido clavulánico i.v. o cefuroxima i.v.

6. TRATAMIENTO DE NEUMONÍAS VÍRICAS

No hay antivíricos eficaces disponibles para la mayoría de las infecciones víricas, con algunas excepciones.

- **Neumonía por gripe:**
  - **Indicaciones de oseltamivir:** se recomienda tratar con **oseltamivir** a los pacientes con gripe y neumonía, especialmente si se inicia en las primeras 48 horas de enfermedad.
  - **Duración del tratamiento:** 5 días.
  - **Dosis:**
    - **Lactantes < 12 meses:** 3 mg/kg cada 12 horas (6 mg/kg/día).
    - **Niños ≥ 12 meses:**
      - ≤15 kg: 30 mg cada 12 horas (60 mg/día).
      - 16-23 kg: 45 mg cada 12 horas (90 mg/día).
      - 24-40 kg: 60 mg cada 12 horas (120 mg/día).
      - >40 kg: 75 mg cada 12 horas (150 mg/día).
    - **Adultos:** 75 mg cada 12 horas (150 mg/día).
  - **Antibioterapia empírica:** ante sospecha de neumonía bacteriana secundaria, administrar antibioterapia empírica. Véase el apartado «Situaciones especiales de antibioterapia empírica en la neumonía bacteriana de características típicas».
- **Neumonía por virus del herpes simple y virus de la varicela-zóster:**
  - **Aciclovir i.v.** Niños ≥1 año y adolescentes: 1.500 mg/m²/día dividido en 3 dosis o 30 mg/kg/día dividido en 3 dosis durante 7-10 días en neumonía por virus de la varicela-zóster. Si hay respuesta rápida se puede pasar a v.o.
- **Neumonía por COVID-19:** según el protocolo vigente.

6.1. Otras neumonías víricas: tratamiento en el paciente inmunodeprimido	
Algunos virus respiratorios comunes pueden causar infecciones graves en pacientes **inmunodeprimidos** y requieren considerar una terapia antivírica concreta **en este tipo de pacientes.**	
VRS, gripe	Ribavirina.
Adenovirus	Cidofovir.
Citomegalovirus (CMV)	Ganciclovir: las infecciones por CMV aparecen fundamentalmente en individuos con inmunodeficiencia celular, pacientes con infección por el virus de la inmunodeficiencia humana en estadio avanzado o en trasplantados de médula ósea. Es raro en individuos sanos.
Se debe considerar la inmunoterapia concomitante: • VRS: palivizumab (anticuerpo monoclonal específico para VRS). • CMV: Ig para CMV. • Ig intravenosa para otras etiologías víricas.	

7. FRACASO TERAPÉUTICO

7.1. Criterios de fracaso terapéutico	
Se debe considerar si se presenta alguna de las circunstancias indicadas a continuación.	
Insuficiencia respiratoria o taquipnea	Desarrollo de insuficiencia respiratoria o persistencia de taquipnea a las 72 horas del inicio del cuadro.
Persistencia de fiebre o afectación del estado general	Fiebre tras 48-72 horas de inicio del tratamiento. Sin embargo, si el paciente mejora y desciende la proteína C reactiva, es probable que no se trate realmente de un fracaso del tratamiento antibiótico.

7.2. Actitud ante el fracaso terapéutico		
Evaluación clínica, radiológica y analítica	Evaluación clínica del paciente, nueva evaluación radiológica (descartar derrame, neumonía necrosante) y analítica.	
Descartar causas más frecuentes	**Complicación**	• Derrame pleural: complicación más frecuente. • Neumonía necrosante o absceso pulmonar: puede persistir la fiebre a pesar del tratamiento antibiótico adecuado.
	Pauta antibiótica	• Dosis insuficiente o incumplimiento terapéutico. • **Microorganismo atípico** (*Mycoplasma pneumoniae*, etc.): valorar añadir macrólido. • **Bacteria no sensible a antibioterapia empírica instaurada:** valorar ampliar la cobertura antibiótica a *S. aureus* sensible o resistente a meticilina, etc. • **Otras etiologías posibles:** – Virus. – Tuberculosis: si hay sospecha, realizar la prueba de la tuberculina.
	Otras causas	• Inmunodepresión, desnutrición, fibrosis quística, asma. • Posibilidad de otros diagnósticos: aspiración de cuerpo extraño, malformación pulmonar o hernia diafragmática.

8. CRITERIOS DE PASO DE ANTIBIOTERAPIA A VÍA ORAL Y DURACIÓN DEL TRATAMIENTO

8.1. Paso a vía oral: neumonía complicada y no complicada	
Neumonía neumocócica no complicada	• **Paso a v.o.:** si el paciente permanece afebril durante 24-48 horas y presenta tolerancia oral adecuada. • **Antibiótico v.o., de elección:** amoxicilina 80 mg/kg/día cada 8 horas; dosis máxima: 1 g cada 8 horas. • **Duración del tratamiento:** 7-10 días.
Neumonía con derrame pleural	• **Si precisó drenaje pleural, paso a v.o.:** si se mantiene durante 48 horas afebril, se observa mejoría clínica, buena tolerancia oral y sin tubo de drenaje pleural durante 2-5 días. • **Si no precisó drenaje pleural, paso a v.o.:** si al menos se mantiene afebril durante 48 horas y según la evolución clínica, analítica y radiológica del derrame. • **Duración total del tratamiento:** generalmente, al menos 10 días tras la resolución de la fiebre. **Normalmente:** si se trata de un derrame simple, 10-14 días; si hay empiema o en casos tórpidos, 2-4 semanas.
Neumonía necrosante	• **Paso a v.o.:** tras mejoría clínica y paciente afebril. • **Antibiótico v.o., de elección:** si no hay identificación microbiológica, amoxicilina-ácido clavulánico. • **Duración total del tratamiento:** dependerá de la evolución o respuesta clínica. Se deben completar 4 semanas en total o al menos 2 semanas después de que el paciente esté afebril y haya mejoría clínica.

9. NEUMONÍA EN EL PACIENTE INGRESADO EN LA UNIDAD DE CUIDADOS INTENSIVOS PEDIÁTRICOS

9.1. Criterios de ingreso en la unidad de cuidados intensivos pediátricos	
La decisión de ingreso en la UCIP es individualizada y se basa en la clínica, los datos de laboratorio y los hallazgos radiológicos. Se debería considerar el ingreso en la UCIP con un criterio mayor o dos menores.	
Criterios mayores	• Necesidad de soporte ventilatorio: ventilación mecánica, ventilación no invasiva con presión positiva, saturación de oxígeno <92 % con FiO_2 >0,5. • Signos de fallo respiratorio inminente: obnubilación, incremento del trabajo respiratorio y/o agotamiento con o sin hipercapnia. • Apnea recurrente o pausas de respiración irregular. • Compromiso cardiovascular con taquicardia progresiva y/o hipotensión que requiere o es refractaria a manejo con líquidos.
Criterios menores	• Aumento de la frecuencia respiratoria >70 rpm para lactantes y >50 rpm para niños. • Apnea. • Incremento de trabajo respiratorio (tiraje, disnea, aleteo nasal, quejido). • Ratio presión arterial de oxígeno/FiO_2 <250. • Infiltrados multilobulares. • Estado mental alterado. • Hipotensión. • Derrame pleural. • Comorbilidad: enfermedad de células falciformes, inmunodeficiencia, inmunosupresión. • Acidosis metabólica inexplicada.

9.2. Aspectos generales del tratamiento antibiótico en la neumonía grave que requiere ingreso en la unidad de cuidados intensivos pediátricos

- El tratamiento inicial es empírico y de amplio espectro. Se pueden utilizar algunas características clínico-epidemiológicas para determinar los patógenos más probables y orientar el tratamiento, pero estas pueden solaparse y no es posible utilizarlas con plena confianza.
- Es preciso conocer las resistencias locales.
- Es necesario cubrir siempre *S. pneumoniae* resistente a penicilina y realizar cobertura con macrólidos: administrar dosis elevadas de penicilinas y evitar macrólidos en monoterapia.
- Debe considerarse la posibilidad de microorganismos «atípicos» y cubrirlos adecuadamente en casos graves o si existen otros factores de riesgo para *Legionella*.

9.3. Tratamiento antibiótico empírico de la neumonía adquirida en la comunidad grave con criterios de ingreso en la unidad de cuidados intensivos pediátricos o derrame pleural grave

Antibioterapia empírica inicial	**Cefotaxima i.v.:** 150-200 mg/kg/día cada 6 horas (dosis máxima: 12 g/día) o ceftriaxona 100 mg/kg/día cada 12-24 horas (dosis máxima: 4 g/día) + **Vancomicina i.v.:** 60 mg/kg/día cada 6 horas (dosis máxima: 4 g/día) o como alternativa: linezolid[a] + **Macrólido:** claritromicina 15 mg/kg/día cada 12 horas 7 días o azitromicina 10 mg/kg/día i.v. cada 24 horas 3 días o 10 mg/kg/día los días 1 y 2, después 5 mg/kg/día cada 24 horas los días 3-5 ± Oseltamivir[b] (si está indicado por el contexto epidemiológico) ± Cloxacilina i.v. 150-200 mg/kg/día (máximo: 12 g/día) si se sospecha de *S. aureus*.
Alérgicos a la penicilina	**Vancomicina o linezolid**[a] + levofloxacino[c] o macrólido.
Neumonía complicada con absceso pulmonar, neumonía necrosante	**Cefotaxima** + **Clindamicina i.v.:** 30-40 mg/kg/día cada 6-8 horas (vancomicina si existe alta tasa local de resistencia a clindamicina de *S. aureus*. Valorar en este caso si es necesario añadir cobertura de anaerobios).

[a] **Uso *off label*:** no está autorizado en <18 años. En caso de ser utilizado, la duración del tratamiento debe ser <4 semanas. Solicitar consentimiento al menos verbal. **Dosis de linezolid:** 30 mg/kg/día cada 8 horas si el paciente es <12 años, y si es ≥12 años, 20 mg/kg/día cada12 horas (dosis máxima: 600 mg/dosis).

[b] **Dosis de oseltamivir.** Niños ≥12 meses: peso <15 kg, 60 mg/día en 2 dosis; 16-23 kg, 90 mg/día en 2 dosis; 24-40 kg, 120 mg/día en 2 dosis; >40 kg, 150 mg/día v.o. dividido en 2 dosis cada 12 horas durante 5 días.

[c] **Levofloxacino:** niños 6 meses-5 años, 16-20 mg/kg/día cada 12 horas; 5-16 años, 8-10 mg/kg/día cada 24 horas (dosis máxima: 750 mg).

Uso *off-label* en pediatría. Alerta de la Agencia Española de Medicamentos y Productos Sanitarios de 10 de octubre de 2018 sobre reacciones adversas graves a nivel musculoesquelético y del sistema nervioso central irreversibles. Informe CM-AEP: en población pediátrica son raras. Las más frecuentes son artralgias. A nivel del sistema nervioso central, son menos frecuentes en niños que en adultos, comunicadas de manera excepcional en la bibliografía.

10. IMÁGENES DIAGNÓSTICAS

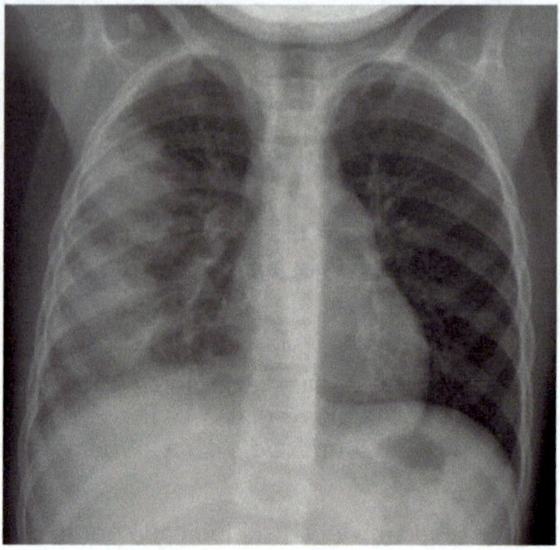

Figura 3-1. Neumonía multilobular neumocócica que afecta a la región axilar del lóbulo superior derecho y a segmentos laterales del lóbulo medio y lóbulo inferior derecho en una niña de 7 años con buena respuesta a ampicilina por vía intravenosa.

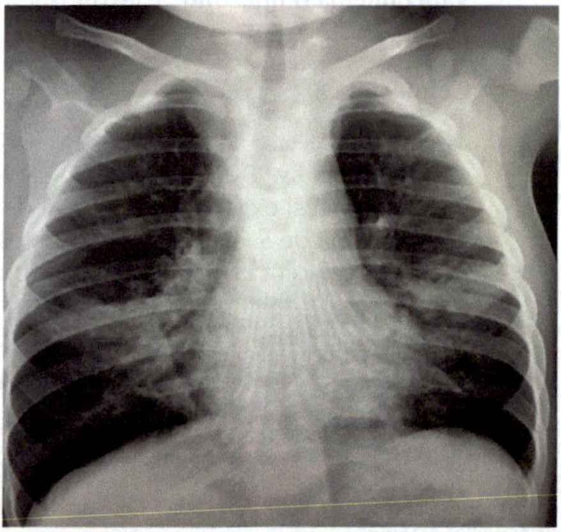

Figura 3-2. Neumonía bilateral bacteriémica por *Haemophilus influenzae* no serotipable en un paciente de 18 meses sano no inmunodeprimido.

BIBLIOGRAFÍA

Andrés-Martín A, Escribano Montaner A, Figuerola Mulet J, García García MJ, Korta Murua J, Moreno-Pérez D, et al. Documento de consenso sobre la neumonía adquirida en la comunidad en los niños. SENP-SEPAR-SEIP. Arch Bronconeumol (Engl Ed). 2020;56(11):725-41.

Balfour M, Abrahamson E, Cohen G, Hartley J, King S, Parikh D, et al. BTS guidelines for the Management of pleural infection in children. Thorax. 2005;60(Suppl I):i1-21.

Baquero-Artigao F, Michavila A, Suárez-Rodríguez A, Hernández A, Martínez-Campos L, Calvo C. Documento de consenso de la Sociedad Española de Infectología Pediátrica, la Sociedad Española de Inmunología Clínica y Alergia Pediátricas, la Asociación Española de Pediatría de Atención Primaria y la Sociedad Española de Pediatría Extrahospitalaria y Atención Primaria sobre antibioterapia en alergia a penicilina o amoxicilina. An Pediatr (Barc). 2017;86(2):99.e1-9.

Barson William J. Community-acquired pneumonia in children: Inpatient treatment [monografía en Internet]. UpToDate. 2022 [consultado 04/2023]. Disponible en: http://www.uptodate.com/

Barson William J. Community-acquired pneumonia in children: Outpatient treatment [monografía en Internet]. UpToDate. 2022 [consultado 04/2023]. Disponible en: http://www.uptodate.com/

Barson William J. Pneumonia in children: Epidemiology, pathogenesis and etiology [monografía en Internet]. UpToDate. 2022 [consultado 04/2023]. Disponible en: http://www.uptodate.com/

Bradley JS, Byington CL, Shah SS, Alverson B, Carter ER, Harrison C, et al.; Pediatric Infectious Diseases Society and the Infectious Diseases Society of America. The management of community-acquired pneumonia in infants and children older than 3 months of age: clinical practice guidelines by the Pediatric Infectious Diseases Society and the Infectious Diseases Society of America. Clin Infect Dis. 2011;53(7):e25-76.

Flume PA, Mogayzel PJ Jr, Robinson KA, Goss CH, Rosenblatt RL, Kuhn RJ, et al.; Clinical Practice Guidelines for Pulmonary Therapies Committee. Cystic fibrosis pulmonary guidelines: treatment of pulmonary exacerbations. Am J Respir Crit Care Med. 2009;180(9):802-8.

Goss CH. Acute pulmonary exacerbations in cystic fibrosis. Semin Respir Crit Care Med. 2019;40(6):792-803.

Harris M, Clark J, Coote N, Fletcher P, Harnden A, McKean M, et al.; British Thoracic Society Standards of Care Committee. British Thoracic Society guidelines for the management of community acquired pneumonia in children: update 2011. Thorax. 2011;66 Suppl 2:ii1-23.

Korta J, Landa J, Olaciregui I. Guía de tratamiento antibiótico en pediatría [Internet]. Osakidetza [consultado 06/2020]. Disponible en: http://www.osakidetza.euskadi.eus/Guia antibióticos en Pediatría

López-Medrano F, Alfayate S, Carratalà J, Chamorro-Camazón J, Cordero E, Cruz-Cañete M, et al. Resumen ejecutivo. Diagnóstico, tratamiento y profilaxis de la infección por virus de la gripe. Documento de Consenso de la Sociedad Española de Enfermedades Infecciosas y Microbiología Clínica (SEIMC), la Sociedad Española de Infectología Pediátrica (SEIP), la Asociación Española de Vacunología (AEV), la Sociedad Española de Medicina de Familia y Comunitaria (SEMFYC) y la Sociedad Española de Medicina Preventiva, Salud Pública y Gestión Sanitaria (SEMPSPGS). An Pediatr (Engl Ed). 2023;98(3):213-27.

Manzanares Casteleiro A, Moraleda Redecilla C, Tagarro García A. Neumonía adquirida en la comunidad. Protoc Diagn Ter Pediatr. 2023;2:151-65.

Martín Andrés A, Moreno-Pérez D, Alfayate Miguélez S, Couceiro Gienzo JA, García García ML, Korta Murua J, et al. Etiología y diagnóstico de la neumonía adquirida en la comunidad y sus formas complicadas. An Pediatr (Barc). 2012;76(3):162.e1-18.

Moreno Pérez D, Andrés Martín A, Tagarro García A, Escribano Montaner A, Figuerola Mulet J, García García JJ, et al. Neumonía adquirida en la comunidad: tratamiento ambulatorio y prevención. An Pediatr (Barc). 2015;83(6):439.e1-7.

Moreno Pérez D, Andrés Martín A, Tagarro García A, Escribano Montaner A, Figuerola Mulet J, García García J, et al. Neumonía adquirida en la comunidad: tratamiento de los casos complicados y en situaciones especiales. Documento de consenso de la Sociedad Española de Infectología Pediátrica (SEIP) y la Sociedad Española de Neumología Pediátrica (SENP). An Pediatr (Barc). 2015;83(3):217.e1-11.

Moreno Pérez D, Núñez Cuadros E. Neumonía comunitaria y complicaciones. En: Mellado Peña MJ, Calvo Rey C, Rojo Conejo P. Infectología pediátrica básica. Madrid: Editorial Médica Panamericana; 2012; p. 281-90.

Newman RE, Hedican EB, Herigon JC, Williams DD, Williams AR, Newland JG. Impact of a guideline on management of children hospitalized with community-acquired pneumonia. Pediatrics. 2012;129(3):e597-604.

Saavedra SI, Quiñones SL, Saavedra BM, Sasso AJ, León TJ, Roco AA. Farmacocinética de medicamentos de uso pediátrico, visión actual. Rev Chil Pediatr. 2008;79(3):249-58.

Tagarro A, Cruz-Cañete M, Otheo E. Oseltamivir para el tratamiento de la gripe en niños y adolescentes. An Pediatr (Barc). 2019;90(5):317.e1-318-e8.

Úbeda Sansano I, Croche Santander B, Hernández Merino A. Neumonía (v.3.0/2020). Infecciones en pediatría. Guía rápida para el tratamiento antimicrobiano empírico (en línea) [actualizado 27/04/2020]. Disponible en: https://www.guia-abe.es

ANEXO

Derrame pleural

4

C. Álvarez Álvarez, V. Gómez Dermit, R. Sancho Gutiérrez,
B. Jiménez Montero y A. J. López López

PUNTOS CLAVE

- El espacio pleural contiene de forma fisiológica una pequeña cantidad de líquido ultrafiltrado del plasma que es drenado por el sistema linfático.
- El derrame pleural es la acumulación de una **cantidad superior a lo normal** de líquido en el espacio pleural debido a una alteración en la evacuación, en su producción o en la permeabilidad capilar.
- Las causas que producen con mayor frecuencia acumulación de líquido en el espacio pleural son:
  - **Aumento de la permeabilidad capilar:** causas infecciosas, inflamatorias o tumorales.
  - **Aumento de la presión hidrostática capilar:** en insuficiencia cardíaca congestiva o sobrecarga de volumen.
  - **Descenso de la presión oncótica:** en hipoproteinemia, como en el síndrome nefrótico o la malnutrición.
  - **Presión negativa importante:** como en las atelectasias masivas.
  - **Paso de líquido desde la cavidad peritoneal.**
- La causa más frecuente de derrame en la edad pediátrica es el derrame pleural paraneumónico que se asocia a una infección pulmonar o neumonía.
- El tratamiento del derrame pleural paraneumónico puede ser conservador con antibioterapia exclusiva o se puede combinar antibioterapia y drenaje del derrame, con o sin fibrinolíticos.
- La actitud terapéutica dependerá del estado clínico, el tamaño y las características del derrame.
- En este capítulo se revisará principalmente el abordaje del derrame pleural paraneumónico.

1. CLASIFICACIÓN DEL DERRAME PLEURAL: TRASUDADO Y EXUDADO

1.1. Tipo de líquido pleural: trasudado frente a exudado

- En función de las **características** del líquido acumulado, los derrames pleurales se pueden clasificar en: **trasudados o exudados.** Esta clasificación inicial permite orientar el diagnóstico.
- Todo líquido pleural que cumpla **al menos uno** de los criterios de Light se clasifica como exudado. Existen otros criterios añadidos que pueden apoyar el diagnóstico de exudado (v. apartado «Diferencias bioquímicas entre exudados y trasudados: criterios de Light»).
- El hemotórax es considerado independiente de ambos.

1.2. Diferencias bioquímicas entre exudados y trasudados

1.2.1. Criterios de Light

	Exudado	**Trasudado**
Proteínas líquido pleural/ proteínas suero	>0,5	<0,5
Lactato-deshidrogenasa (LDH) pleural/LDH suero	>0,6	<0,6
LDH en líquido pleural	>2/3 del nivel normal en sangre	<2/3 del nivel normal en sangre

1.2.2. Otros criterios

	Exudado	**Trasudado**
Colesterol (mg/dL)	>60	<60
pH	<7,3	> 7,4
Glucosa pleural/glucosa suero	<1	Similar a 1
Leucocitos (por µL)	>5.000	<1.000

2. ETIOLOGÍA DEL DERRAME PLEURAL

Las causas más frecuentes de derrame pleural, según se haya clasificado en exudado o trasudado, se describen a continuación:

- **Trasudados:** insuficiencia cardíaca congestiva, síndrome nefrótico, cirrosis hepática, hipotiroidismo, desnutrición grave.
- **Exudados:** infecciones (bacterias, tuberculosis, virus, parásitos), neoplasias, enfermedades autoinmunes, pancreatitis, quilotórax, traumatismo (torácico o abdominal), yatrogenia (cirugía, fármacos).

3. DERRAME PLEURAL PARANEUMÓNICO

3.1. Generalidades

- Constituye la causa más frecuente de derrame pleural en pediatría.
- Se asocia con una infección pulmonar, fundamentalmente con neumonía.
- En todo paciente con neumonía que permanece febril o no mejora a las **48 horas de iniciar el tratamiento**, se debe descartar esta complicación.
- El derrame pleural puede presentarse en cualquiera de los estadios clínicos indicados en el apartado «Estadios del derrame pleural paraneumónico».

3.2. Etiología: microorganismos causales

Microorganismos causales más frecuentes:	• ***Streptococcus pneumoniae*** (más del 90% es sensible a la penicilina). • ***Staphylococcus aureus***. • *Streptococcus viridans*. • *Streptococcus pyogenes*. • *Mycoplasma pneumoniae*. • *Actinomyces*. • Otros: virus, **tuberculosis**, infecciones fúngicas (coccidioidomicosis).

3.3. Diagnóstico: estudios radiológicos	
Radiografía de tórax anteroposterior o posteroanterior	• Es la prueba inicial. En el pasado se utilizaba la proyección en decúbito lateral para diferenciar entre engrosamiento pleural y líquido pleural. Actualmente, por su accesibilidad e inocuidad, se usa la ecografía torácica para establecer el diagnóstico diferencial entre ambos. • La realización de una radiografía de tórax está indicada también tras la inserción del tubo de drenaje.
Ecografía torácica	Se realiza en todos los pacientes que presentan derrame pleural en la radiografía de tórax para: • Determinar el tamaño y las características del derrame pleural (medidas, presencia de tabiques, etc.). • Visualizar consolidaciones o masas sólidas subyacentes. • Guiar la toracocentesis o la colocación del tubo de drenaje.
Tomografía computarizada pulmonar	Se realiza en raras ocasiones, solo si: • Sospecha de necrosis o absceso pulmonar. • Para descartar causas de derrame pleural no paraneumónico. • Previamente a la cirugía, para determinar la anatomía y las complicaciones pulmonares o torácicas. • Si persiste el derrame pleural tras el drenaje y ausencia de mejoría clínica.

3.4. Tratamiento

- La actitud terapéutica se resume en los algoritmos de la **figura 4-1**.
- A continuación se describen la antibioterapia y otros tratamientos indicados.

Antibioterapia por vía intravenosa (i.v.) empírica (no dirigida)	• En **todos** los pacientes. • La elección de antibioterapia se describe a continuación (v. **Cap. 3**).
	Si derrame pleural simple: ampicilina i.v. 300 mg/kg/día cada 6 horas; máximo: 12 g/día.
	Si derrame pleural complicado*: • Es indicación de drenaje pleural. • Si existe alta sospecha de neumococo no resistente: ampicilina i.v. 300 mg/kg/día cada 6 horas; máximo: 12 g/día. • En función de la clínica y la sospecha diagnóstica, valorar cefotaxima (200 mg/kg/día cada 6 horas; máximo: 12 g/día) + vancomicina (60 mg/kg/día cada 6 horas; máximo: 4 g/día). Valorar añadir un macrólido. • Si existe aislamiento microbiológico conocido, antibioterapia dirigida.
Drenaje pleural	En el apartado «Indicaciones de drenaje pleural» se resumen las indicaciones de colocación de un tubo de drenaje pleural.
Administración de fibrinolíticos a través del tubo pleural	• Se propone emplear fibrinolíticos (urocinasa) como primera opción en el derrame pleural con septos, ya sean flotantes o que formen loculaciones o tabiques. • No deben utilizarse si hay fístula broncopulmonar o fuga de aire.
Opciones quirúrgicas	• Véase la **figura 4-1**. • Posibles opciones quirúrgicas: desbridamiento por videotoracoscopia o decorticación por toracotomía.

*Derrame pleural complicado: si en la ecografía se objetiva presencia de pus, septos o loculaciones.

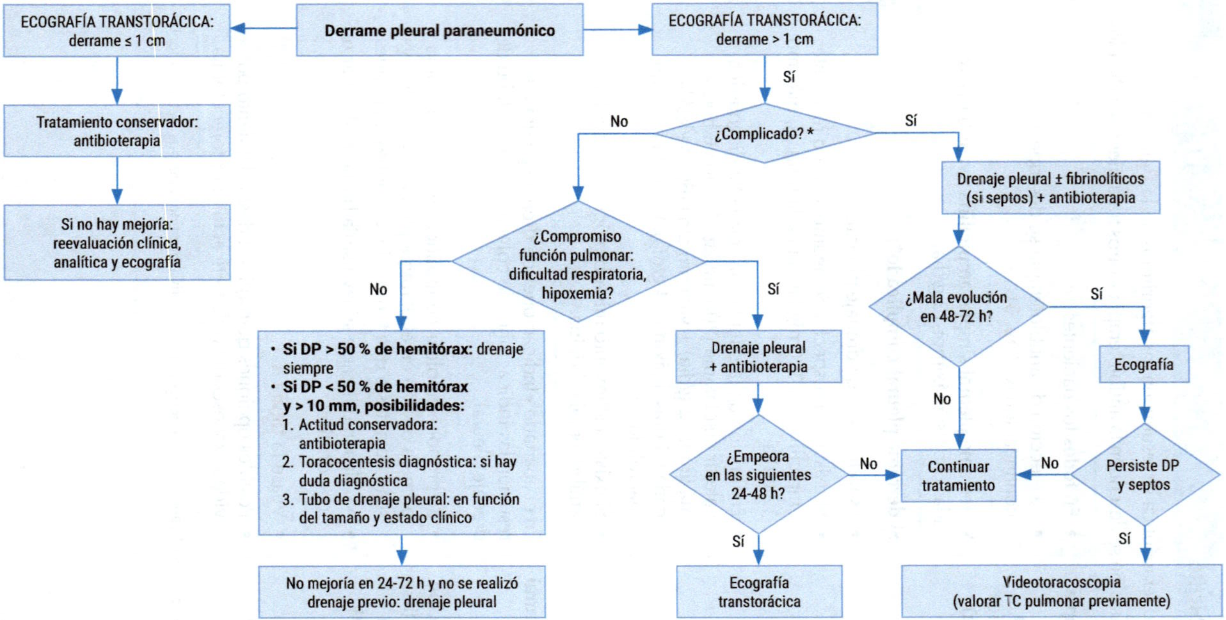

Figura 4-1. Algoritmo. Modificado de: Actitud ante el paciente con neumonía adquirida en la comunidad y derrame pleural paraneumónico. En: Moreno-Pérez D, Andrés Martín A, Tagarro García A, Escribano Montaner A, Figuerola Mulet J, García García J, et al. Neumonía adquirida en la comunidad: tratamiento de los casos complicados y en situaciones especiales. Documento de consenso de la Sociedad Española de Infectología Pediátrica. An Pediatr (Barc). 2015;83(3):217.e1-11. Disponible en: http://dx.doi.org/10.1016/j.anpedi.2014.12.002. DP: derrame pleural; TC: tomografía computarizada. *DP complicado: presencia de pus, septos o tabiques en ecografía

3.4.1. Indicaciones de drenaje pleural

La decisión de colocar un tubo de drenaje pleural se realizará en función de los tres parámetros siguientes.

Estado clínico	La presencia de **dificultad respiratoria o hipoxemia** sería indicación de colocación de tubo de drenaje pleural.
Tamaño del derrame pleural en decúbito lateral	• Se podría realizar toracocentesis a partir de 1 cm de espesor. • En algunas publicaciones se defiende que la mayor parte de los derrames pleurales que ocupan menos de la mitad del hemitórax pueden resolverse con tratamiento conservador. En estos casos, si el derrame no está complicado y el paciente se encuentra clínicamente estable, se puede considerar tratamiento antibiótico **sin drenaje**. Si no responde en 48-72 horas al tratamiento médico, será necesario colocar un tubo de drenaje.
Características del derrame pleural	• Un **derrame pleural complicado** con existencia de pus o tabiques sería indicación de colocación de tubo de drenaje pleural si >1 cm. • Ante la presencia de tabiques, estaría indicada la administración de fibrinolíticos a través del tubo pleural.

3.4.2. Estudios bioquímicos y microbiológicos en líquido pleural

Bioquímicos	• **Solicitar siempre:** pH, recuento celular (polimorfonucleares, linfocitos), glucosa, proteínas, LDH. • **Valorar:** adenosina-desaminasa, amilasa, colesterol y triglicéridos.
Microbiológicos	• **Tinciones:** Gram y Ziehl-Neelsen. • **Cultivos:** aerobios, anaerobios, micobacterias y hongos. Si se inició antibioterapia previa, los cultivos son frecuentemente negativos. • **Otros estudios** (útiles cuando el paciente recibió antibioterapia previa): 1. Antígeno neumocócico. 2. Estudios moleculares: reacción en cadena de la polimerasa.
Otros	**Estudios de anatomía patológica:** citología de malignidad y otros estudios.

3.4.3. Estadios del derrame pleural paraneumónico

	Derrame pleural paraneumónico simple	**Derrame pleural paraneumónico complicado**	**Empiema**
pH	<7,3	<7,2	<7
Leucocitos/µL	>10.000	>10.000	>15.000
Glucosa	<60 mg/dL	<40 mg/dL	<40 mg/dL
Cultivo	Negativo	Positivo	Positivo
LDH	<1.000 UI/L	>1.000 UI/L	>1.000 UI/L

3.4.4. Manejo del tubo pleural (por especialistas en cirugía pediátrica, unidad de cuidados intensivos pediátricos)

- Cuando el líquido drenado alcance 10 mL/kg, cerrar el drenaje durante 1 hora.
- En niños mayores, no drenar más de 1,5 L de una vez.
- **Retirada del tubo:** cuando el débito de líquido sea <40-60 mL/24 horas o <1 mL/kg/día durante las 12 horas previas. No es necesario clampar antes.

4. IMÁGENES DIAGNÓSTICAS

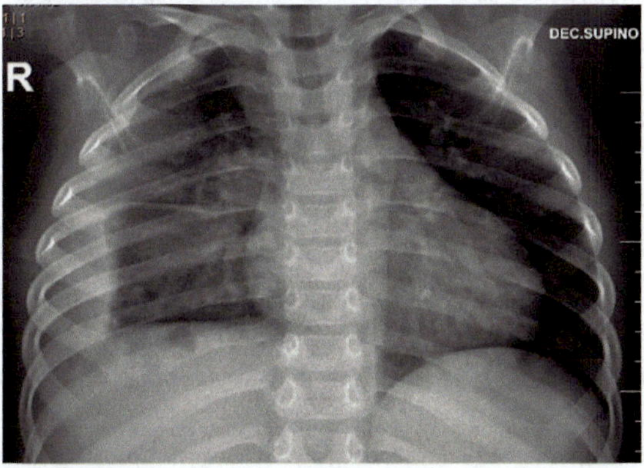

Figura 4-2. Radiografía de tórax posteroanterior: consolidación neumónica derecha con derrame pleural paraneumónico en un paciente de 2 años con neumonía neumocócica que precisó colocación de tubo de drenaje pleural.

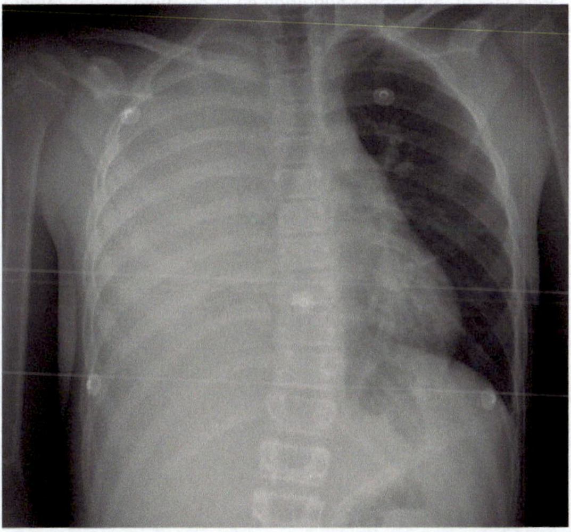

Figura 4-3. Radiografía de tórax anteroposterior: derrame pleural masivo en el campo pulmonar derecho con ligero desplazamiento mediastínico hacia la izquierda en un paciente de 11 años que debuta exclusivamente con fiebre y dolor abdominal. Precisó colocación de tubo de drenaje pleural y antibioterapia prolongada.

BIBLIOGRAFÍA

Andrés Martín A, Asensio de la Cruz O, Pérez Pérez G. Complicaciones de la neumonía adquirida en la comunidad: derrame pleural, neumonía necrotizante, absceso pulmonar y pioneumotórax. Protoc Diagn Ter Pediatr. 2017;1:127-46. Disponible en: https://www.aeped.es/documentos/protocolos-neumologia

Andrés Martín A, Escribano Montaner A, Figuerola Mulet J, García García MJ, Korta Murua J, Moreno-Pérez D, et al. Documento de consenso sobre la neumonía adquirida en la comunidad en los niños. SENP-SEPAR-SEIP. Arch Bronconeumol (Engl Ed). 2020;56(11):725-41.

Antón-Pacheco Sánchez JL, Luna Paredes MC, Gimeno Díaz dc Atauri A. Derrame pleural no paraneumónico, quilotórax, hemotórax y mediastinitis. Protoc Diagn Ter Pediatr. 2017;1:211-9. Disponible en: https://www.aeped.es/documentos/protocolos-neumologia

Balfour-Lynn IM, Abrahamson E, Cohen G, Hartley J, King S, Parikh D, et al. BTS guidelines for the management of pleural infection in children. Thorax. 2005;60(Suppl 1):i1-21.

Feola GP, Hogan MJ, Baskin KM, Cahill AM, Connolly BL, Crowley JJ, et al. Quality improvement standards for the treatment of pediatric empyema. J Vasc Interv Radiol. 2018;29(10):1415-22.

Gimeno Díaz de Atauri A, Morante Valverde R. Patología pleural: derrame, neumotórax y neumomediastino. Pediatr Integral. 2021;XXV(1):29-36.

Janahi I, Fakhoury K. Epidemiology, clinical presentation and evaluation of parapneumonic effusion and empiema in children [monografía en Internet]. UpToDate. Jul 2022 [consultado 10/2022]. Disponible en: https://medilib.ir/uptodate/show/6344

Janahi I, Fakhoury K. Management and prognosis of parapneumonic effusion and empiema in children [monografía en Internet]. UpToDate. Jul 2022 [consultado 10/2022]. Disponible en: http//www.uptodate.com

Manzanares Casteleiro A, Moraleda Redecilla C, Tagarro García A. Neumonía adquirida en la comunidad. Protoc Diagn Ter Pediatr. 2023;2:151-65. Disponible en: https://www.aeped.es/documentos/protocolos-infectologia-pediatrica

Moreno-Pérez D, Andrés Martín A, Tagarro García A, Escribano Montaner A, Figuerola Mulet J, García García J, et al. Neumonía adquirida en la comunidad: tratamiento de los casos complicados y en situaciones especiales. Documento de consenso de la Sociedad Española de Infectología Pediátrica. An Pediatr (Barc). 2015;83(3):217.e1-11.

Infección osteoarticular (I): osteomielitis aguda

5

C. Álvarez Álvarez, M. J. Caldeiro Díaz, A. Gómez Arce, D. Pérez González, B. Jiménez Montero, M. D. García Alfaro y M. Otero Fernández

PUNTOS CLAVE

- La **osteomielitis aguda** es una infección localizada en el hueso, de etiología principalmente bacteriana y cuya evolución es inferior a 2 semanas.
- La vía de infección más frecuente es la **hematógena**, aunque el microorganismo puede penetrar directamente tras un traumatismo o por una infección contigua.
- Los microorganismos causales más frecuentes son distintos dependiendo de la edad (**Anexo 5-1**).
- La bacteria más frecuente es ***Staphylococcus aureus***. En menores de 5 años, *Kingella kingae* es un patógeno habitual, especialmente en <2 años con cultivos convencionales negativos. Suele causar cuadros más leves que *S. aureus*.
- El **cuadro clínico** habitual consiste en: síntomas generales como irritabilidad, disminución del apetito, con o sin fiebre; síntomas focales de inflamación ósea: edema, calor, dolor y en ocasiones limitación funcional. Los niños pequeños pueden no localizar los síntomas.
- Ante la sospecha clínica, se debe realizar un estudio radiológico (v. apartado «Estudios complementarios indicados al ingreso»). La biopsia ósea y el estudio histológico deberían indicarse cuando el diagnóstico sea dudoso o si se observa mala evolución.
- La elección de la antibioterapia empírica **depende de la edad y la enfermedad de base.**
- Como secuela, se puede producir una alteración en el crecimiento del hueso si la infección afecta al cartílago de crecimiento o a la epífisis.

1. DIAGNÓSTICO

1.1. Estudios complementarios indicados al ingreso		
Hemograma, bioquímica, proteína C reactiva (PCr) y velocidad de sedimentación globular	La PCr está elevada en la mayoría de los niños con osteomielitis aguda (PCr >2 mg/dL).	
Hemocultivo	Siempre.	
Estudios radiológicos	**Radiografía de zona afecta**	• Primera prueba de imagen si hay sospecha clínica. • Se puede objetivar lesión osteolítica y/o reacción perióstica. • Suele ser normal en los primeros 10-14 días, pero resulta útil para descartar otras patologías como tumores o fracturas y poder comparar con estudios posteriores.
	Ecografía	• Realizar también ante sospecha diagnóstica como estudio inicial, aunque presenta baja sensibilidad. • Permite identificar colecciones subperiósticas.

Si existe sospecha de osteomielitis: proceder al inicio precoz de la antibioterapia en las primeras 6-12 horas.

1.2. Estudios complementarios durante la hospitalización	
Estudios radiológicos	Solicitar los estudios **radiológicos indicados en la figura 5-1**.
Indicaciones de punción ósea	• Mala evolución. • Presencia de abscesos (según el tamaño). • Osteomielitis crónicas. Si se realizase, solicitar estudio del material de punción (v. más adelante el apartado «Estudios indicados en material de punción o biopsia ósea»).

(Continúa)

1.2. Estudios complementarios durante la hospitalización (*cont.*)	
Estudio de tuberculosis	Indicaciones de cribado de tuberculosis (**Tabla 5-1**).
Realizar siempre interconsulta a ortopedia infantil.	

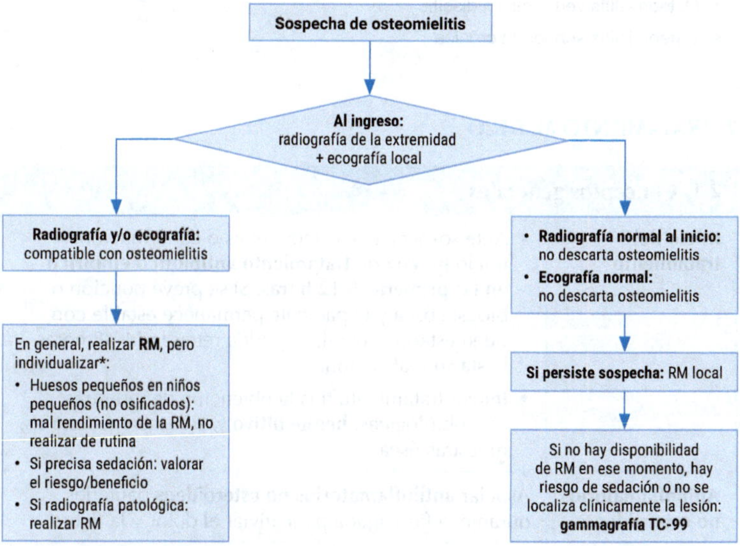

Figura 5-1. Algoritmo: estudios de imagen ante sospecha de osteomielitis.
*La resonancia magnética (RM) detecta alteraciones a los 3-5 días del inicio. Es útil para confirmar el diagnóstico y para realizar diagnóstico diferencial con entidades que imitan a la osteomielitis, para mostrar multifocalidad e identificar complicaciones o particularidades que afecten al manejo terapéutico, como artritis asociada, absceso óseo, subperióstico o de partes blandas, y complicaciones vasculares. Podría no ser necesaria en ciertas circunstancias: si hay un diagnóstico claro, en casos no graves, cuando no hay sospecha de complicaciones y hay mejoría en 2-3 días.

Tabla 5-1. Indicaciones de cribado de tuberculosis

Solicitar prueba de Mantoux ± ensayo de liberación de interferón γ (IGRA) si:

- Evolución tórpida
- Paciente procedente de un país de alta endemia
- Contacto con tuberculosis
- Inmunodeficiencias o tratamiento biológico con antifactor de necrosis tumoral
- Osteomielitis vertebral sin discitis
- Osteomielitis subaguda crónica

2. TRATAMIENTO MÉDICO

2.1. Conceptos generales

Inicio del tratamiento	• Ante sospecha de osteomielitis o confirmación: inicio **precoz** de **tratamiento antibiótico empírico en las primeras 6-12 horas**. Si se prevé punción o biopsia ósea y el paciente permanece estable con buen estado general, se podría retrasar 24-48 horas hasta su realización. • Iniciar tratamiento tras la obtención de muestras microbiológicas: **hemocultivo** y, si fuesen necesarias, muestras óseas.
Antiinflamatorios no esteroideos	Asociar **antiinflamatorios no esteroideos** pautados durante la fase aguda para aliviar el dolor y la fiebre.

2.2. Antibioterapia empírica

- **Inicio intravenoso siempre:** mínimo 2-5 días i.v.
- A continuación, se indica la antibioterapia empírica de elección según la edad del paciente (v. las dosis de todos los fármacos en el **Anexo 5-2**). Antes de seleccionar la pauta antibiótica empírica, es preciso asegurarse de que no cumple ninguna situación especial (v. más adelante el apartado «Antibioterapia empírica: situaciones especiales»).
- Posteriormente, si hay aislamiento microbiológico, ajustar el tratamiento según el patógeno y las sensibilidades.

(*Continúa*)

2.2. Antibioterapia empírica (*cont.*)	
<3 meses	Cloxacilina + cefotaxima i.v.
3 meses-5 años (realizar cobertura para *K. kingae*, *Haemophilus influenzae* y neumococo, además de *S. aureus*)	• **Elección:** cefuroxima i.v. • **Alternativa** en >2 años, bien vacunados frente a *H. influenzae* tipo b, frente a neumococo y sin sospecha de neumococo: cefazolina i.v.
>5 años	• **Elección:** cefazolina i.v. • **Alternativa:** cloxacilina i.v.

2.3. Antibioterapia empírica: situaciones especiales
2.3.1. Paciente grave
• **Sepsis/*shock* séptico.** • **Afectación de varias localizaciones.** • **Embolias pulmonares sépticas.**
Vancomicina o linezolid[a] + betalactámico[b] (cloxacilina o cefazolina): a esta combinación se puede añadir rifampicina y/o clindamicina. **Es decir: vancomicina o linezolid[a] + betalactámico[b] ± rifampicina ± clindamicina.**
[a] **Uso *off label*:** no está autorizado en <18 años. En caso de ser utilizado, la duración del tratamiento debe ser <4 semanas. Solicitar consentimiento, al menos verbal. [b] **Si existe posibilidad de *S. aureus* sensible a meticilina:** añadir cloxacilina o cefazolina, porque ambas presentan mejor cobertura que la vancomicina para *S. aureus* sensible a meticilina.

2.3.2. Pacientes alérgicos a betalactámicos	
Si no hay sospecha ni posibilidad de *K. kingae*	Clindamicina i.v.
Si existe sospecha o posibilidad de *K. kingae* (<5 años, sobre todo menores de 3 años)	Clindamicina + cotrimoxazol/levofloxacino i.v.

2.3.3. Sospecha de *Staphylococcus aureus* resistente a meticilina	
Situaciones en que se debe realizar cobertura de *S. aureus* resistente a meticilina (SARM)	En zonas donde las infecciones por SARM superan el 10-15 %, se debe realizar cobertura empírica de SARM. En el paciente **pediátrico** en nuestro medio, actualmente no es necesario cubrir empíricamente SARM salvo en las siguientes situaciones: • Paciente grave. • Mala evolución con antibioterapia empírica. • Portador de SARM. • Sospecha de SARM
Tratamiento si hay sospecha de SARM en el paciente no grave	Añadir clindamicina al tratamiento empírico indicado en el apartado «Antibioterapia empírica».
Tratamiento si existe sospecha de SARM en el paciente grave	Tratamiento empírico **igual que el paciente grave** (v. apartado «Paciente grave»). • **Si hay identificación definitiva de SARM:** vancomicina, linezolid* o daptomicina (evitar si existe afectación pulmonar) ± rifampicina en distintas combinaciones. • **Si la sospecha de SARM no está confirmada, persistiendo la posibilidad de *S. aureus* sensible a meticilina (SASM):** añadir un betalactámico (cloxacilina o cefazolina) al tratamiento anterior, porque ambos tienen mayor actividad que vancomicina frente a SASM.

* **Uso *off label*:** no está autorizado en <18 años. En caso de ser utilizado, la duración del tratamiento debe ser <4 semanas. Solicitar consentimiento, al menos verbal.

2.3.4. Otras situaciones especiales	
Miositis asociada	Cloxacilina + clindamicina.
Herida punzante en el pie o postraumatismo penetrante	Cobertura de *Pseudomonas:* cloxacilina + ceftazidima.
Anemia de células falciformes	Cobertura de *Salmonella:* cloxacilina + cefotaxima.
Sospecha de anaerobios (evolución tórpida)	Añadir clindamicina a la antibioterapia empírica.
Sobreinfección de prótesis o material de osteosíntesis	Opciones: vancomicina o linezolid[a] ± rifampicina (es importante la rifampicina por su actividad en biofilms). Considerar cubrir bacilos gramnegativos (ciprofloxacino[b]/levofloxacino[b] o cefalosporinas de tercera generación).

[a] **Uso *off label*:** no está autorizado en < 18 años. Bacteriostático. En caso de ser utilizado, la duración del tratamiento debe ser < 4 semanas. Solicitar consentimiento informado, al menos verbal.

[b] **Uso *off-label* en pediatría.** Alerta de la Agencia Española de Medicamentos y Productos Sanitarios de 10 de octubre de 2018 sobre reacciones adversas graves a nivel musculoesquelético y del sistema nervioso central irreversibles. Informe Comité del Medicamento de la Asociación Española de Pediatría: en población pediátrica son raras. Las más frecuentes son artralgias. A nivel del sistema nervioso central, son menos frecuentes en niños que en adultos, comunicadas de manera excepcional en la bibliografía.

2.4. Monitorización de la respuesta	
Controles de hemograma y PCr	• Realizar según la evolución clínica. • La PCr **es el parámetro más útil para valorar la evolución**. El aumento de PCr o la falta de descenso es muy específico de falta de respuesta, de mala evolución o de complicaciones.
Velocidad de sedimentación globular	Presenta una normalización más lenta en 3-4 semanas y no se utiliza para monitorizar la respuesta.

2.5. Fracaso terapéutico	
Criterios	No mejoría clínica o analítica a las 48-72 horas.
Actitud ante el fracaso terapéutico	• Repetir el hemocultivo. • Descartar complicaciones: absceso, secuestro, focos a distancia. • Valorar tratamiento quirúrgico. • Ampliar la cobertura antibiótica cubriendo: – Posibilidad de microorganismo resistente (SARM, etc.) o productor de toxinas. – Valorar la posibilidad de que se trate de un microorganismo inusual (*Serratia, Fusobacterium, Mycobacterium tuberculosis*). • Realizar prueba de tuberculina. • Valorar practicar una punción ósea. • Descartar inmunodeficiencia (enfermedad granulomatosa crónica, etc.).

2.6. Paso a antibioterapia por vía oral	
Duración i.v.: la duración mínima i.v. es de 2-5 días.	
Criterios de paso de antibioterapia a vía oral (v.o.)	Todos los siguientes: • Descenso de la PCr al menos un 30%. • Desaparición de la fiebre durante 24-48 horas. • Mejoría de los síntomas y signos de la infección. • Negativización del hemocultivo, si el previo fue positivo.
Excepciones: duración i.v. más prolongada	En determinados casos se precisa más tiempo de administración i.v.: • **SARM o SAMS productor de toxina Panton-Valentine-Leucocidin (PVL):** duración intravenosa y total más prolongada, vigilando posibles complicaciones. Mínimo 10-14 días de tratamiento i.v. En casos complicados, individualizar. • **Menores de 3 meses:** tratamiento i.v. más prolongado, y en el paciente <1 mes, la mayor parte del tratamiento antibiótico debe ser i.v. • **Infección complicada:** individualizar la duración.

2.7. Elección de antibioterapia por vía oral (v. Anexo 5-2)	
Si se ha obtenido aislamiento microbiológico: tratamiento dirigido.	
En caso de no aislamiento microbiológico	• Antibiótico con espectro similar al i.v. si el paciente presentó buena evolución. • Si cefazolina o cloxacilina i.v.: continuar con cefadroxilo o como alternativa cefuroxima v.o. • Si cefuroxima i.v.: continuar con cefuroxima v.o. o como alternativa en >2 años: cefadroxilo v.o.
En caso de SASM	Cefadroxilo.
En caso de SARM	Clindamicina o trimetoprim-sulfametoxazol (asociados o no a rifampicina) si es sensible. Alternativas: quinolona.
En caso de *Streptococcus pyogenes, Streptococcus agalactiae* o neumococo sensible a la penicilina	Amoxicilina v.o.
En caso de *H. influenzae* (*H. influenzae* tipo b)	Cefuroxima-axetilo. Alternativa: amoxicilina-ácido clavulánico.

2.8. Duración total del tratamiento	
La duración total debe ser de entre **3 y 4 semanas**. Excepto en las situaciones indicadas a continuación.	
SARM o SASM productor de toxina PVL	Mínimo: 4-6 semanas.
Osteomielitis aguda de pelvis o columna	Mínimo: 4-8 semanas.
Osteomielitis por *Salmonella*	4-6 semanas.
<3 meses **Respuesta lenta o complicaciones**	Valorar prolongar el tratamiento durante 4-6 semanas según la evolución.
En general, no suspender hasta la total normalización en la exploración física y un valor de la PCr < 2 mg/dL.	

3. TRATAMIENTO QUIRÚRGICO

3.1. Indicaciones de tratamiento quirúrgico	
Colección o secuestro a nivel óseo o subperióstico	• Si el absceso >2 cm (se consigue recuperación más rápida). • Si está adyacente al cartílago de crecimiento.
Si no se produce mejoría clínica tras 72-96 horas de antibioterapia	Valorar tratamiento quirúrgico si: • Fiebre y PCr elevada. • Reaparece la fiebre o bacteriemia persistente.
Otras	• Osteomielitis aguda no hematógena. • Presencia de material protésico. • Infección crónica. • Fístula ósea. • Absceso muscular, sospecha de necrosis.
Se deben tomar muestras microbiológicas y anatomopatológicas cuando se realice drenaje o biopsia. Es imprescindible dejar el drenaje externo para evitar colecciones posquirúrgicas.	

3.2. Estudios indicados en material de punción o biopsia ósea		
Si se obtiene muestra líquida (exudado o pus)	**<5 años**	• **Frasco de hemocultivo:** inocular parte de la muestra en un frasco de hemocultivo para cultivar *K. kingae* y realizar cultivo convencional y tinción de Gram. • **Contenedor estéril:** inocular otros 0,5-1 mL en un bote estéril para PCR de *Kingella*. En caso de muestra escasa, enviar solo contenedor estéril (solicitar cultivo convencional, tinción de Gram y PCR de *Kingella*).
	>5 años	**Contenedor estéril:** para tinción de Gram y cultivo convencional habitual. No es necesario frasco de hemocultivo por ser *Kingella* poco frecuente.

(Continúa)

3.2. Estudios indicados en material de punción o biopsia ósea (*cont.*)		
Si se obtiene material de biopsia ósea	**Primera muestra**	Muestra para anatomía patológica.
	Segunda muestra	Contenedor estéril para todos los estudios microbiológicos indicados a continuación: tinción de Gram, cultivo bacteriano convencional, hongos y micobacterias.
Otros estudios (individualizar)	**Sospecha de anaerobios**	• Cultivo de anaerobios. • Especialmente si asocia sinusitis, otomastoiditis, abscesos dentales o evolución tórpida. • Si se solicita estudio de anaerobios, enviar vial de anaerobios donde se puede realizar cultivo convencional además del estudio de anaerobios. • Para realizar PCR: contenedor estéril.
	Sospecha de tuberculosis	• Tinción auramina, PCR para *Mycobacterium tuberculosis,* cultivo de micobacterias. • Ante mala evolución o datos clínicos o epidemiológicos que orienten a este diagnóstico.
	Sospecha de hongos	• Cultivo de hongos. • Si se ha producido contacto con plantas, pacientes inmunodeprimidos, osteosíntesis, recién nacidos o mala evolución.

4. CRITERIOS DE ALTA Y SEGUIMIENTO

- Seguimiento por ortopedia infantil en consultas externas 5-7 días tras el alta. Valorar el seguimiento prolongado 6-12 meses o más según la articulación afecta y la edad del paciente para asegurarse de que no existen secuelas.
- Seguimiento en infectología pediátrica hasta la suspensión del antibiótico. Programar otra visita al mes de la finalización de este.
- Recomendaciones: reposo relativo.
- Analgesia si es precisa.

5. IMÁGENES DIAGNÓSTICAS

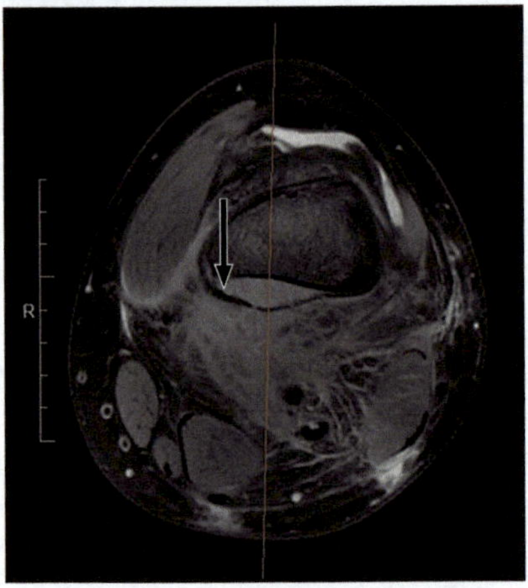

Figura 5-2. Resonancia magnética de la extremidad inferior: se observa un absceso subperióstico de 4 cm secundario a osteomielitis en el área posteromedial de la diáfisis distal del fémur producido por *Staphylococcus aureus* sensible a meticilina en un paciente de 14 años. Aislamiento microbiológico en el absceso y el hemocultivo.

BIBLIOGRAFÍA

Baquero-Artigao F, Michavila A, Suárez-Rodríguez A, Hernández A, Martínez-Campos L, Calvo C. Documento de consenso de la Sociedad Española de Infectología Pediátrica, la Sociedad Española de Inmunología Clínica y Alergia Pediátricas, la Asociación Española de Pediatría de Atención Primaria y la Sociedad Española de Pediatría Extrahospitalaria y Atención Primaria sobre antibioterapia en alergia a penicilina o amoxicilina. An Pediatr (Barc). 2017;86(2):99.e1-99.

DeRonde KJ, Girotto JE, Nicolau DP. Management of Pediatric Acute Hematogenous Osteomyelitis, Part 1: Antimicrobial Stewardship Approach and Review of therapies for methicillin–susceptible Staphylococcus aureus, Streptococcus pyogenes and Kingella Kingae. Pharmacotherapy. 2018;38(9):947-66.

Krogstad PA. Hematogenous osteomyelitis in children: Evaluation and diagnosis [monografía en Internet]. UpToDate. Ene 2021 [consultado 02/2021]. Disponible en: http//www.uptodate.com

Krogstad A. Hematogenous osteomyelitis in children: Management [monografía en Internet]. UpToDate. Ene 2021 [consultado 02/2021]. Disponible en: http//www.uptodate.com

McNeil JC, Kaplan SL, Vallejo JG. The influence of the route of antibiotic administration, methicillin susceptibility, vancomycin duration and serum trough concentration on outcomes of pediatric Staphylococcus aureus bacteriemic osteoarticular infection. Pediatr Infect Dis J. 2017;36(6):572-7.

Núñez Cuadros E, Saavedra Lozano J. Infecciones osteoarticulares: artritis séptica, osteomielitis y espondilodiscitis. Protoc Diagn Ter Pediatr. 2023;2:285-308. Disponible en: https://www.aeped.es/sites/default/files/documentos/18_infecciones_osteoarticulares.pdf

Saavedra Lozano J, Calvo C, Huguet Carol R, Rodrigo C, Núñez E, Obando I, et al. Documento de consenso SEIP-SERPE-SEOP sobre el tratamiento de la osteomielitis aguda y artritis séptica no complicada. An Pediatr (Barc). 2015;82(4):273.e1-10.

Saavedra Lozano J, Calvo C, Huguet Carol R, Rodrigo C, Nuñez E, Pérez C, et al. Documento de Consenso SEIP-SERPE-SEOP sobre etiopatogenia y diagnóstico de la osteomielitis aguda y artritis séptica no complicadas. An Pediatr (Barc). 2015;83(3):216 e1-10.

Saavedra-Lozano J, Falup-Pecurariu O, Faust SN, Girschick H, Hartwig N, Kaplan S, et al. Bone and Joint Infections. Pediatr Infect Dis J. 2017;36(8):788-99.

Woods CR , Bradley JS, Chatterjee A, Copley LA, Robinson J, Kronman MP, et al. Clinical Practice Guideline by the Pediatric Infectious Diseases Society and the Infectious Diseases Society of America: 2021 Guideline on Diagnosis and Management of Acute Hematogenous Osteomyelitis in Pediatrics. J Pediatric Infect Dis Soc. 2021;10(8):801-44.

Infección osteoarticular (II): artritis séptica y espondilodiscitis

6

C. Álvarez Álvarez, M. J. Caldeiro Díaz, A. Gómez Arce, D. Pérez González, B. Jiménez Montero y M. D. García Alfaro

PUNTOS CLAVE

- La **artritis séptica** es una infección de origen bacteriano o fúngico de una o más articulaciones; la etiología bacteriana es la más frecuente.
- La vía de entrada habitual es la hematógena, normalmente durante un episodio de bacteriemia asociado a una infección de las vías respiratorias altas, de la piel o gastrointestinal. Otras posibles vías de entrada son por inoculación directa o extensión contigua de una osteomielitis.
- *Staphylococcus aureus* es el microorganismo que causa más frecuentemente artritis séptica detectada por cultivo convencional a todas las edades. *Kingella kingae* es un patógeno habitual en niños menores de 2-3 años (**Anexo 6-1**).
- Los **síntomas clínicos** más frecuentes son: fiebre, dolor y edema articular. La clínica varía en función de la edad, el lugar de infección y los microorganismos causales.
- La **ecografía** es la prueba diagnóstica de mayor utilidad en la evaluación de una artritis séptica. La resonancia magnética no suele ser necesaria de inicio, aunque los pacientes con artritis séptica pueden presentar una osteomielitis asociada.
- Siempre que exista líquido suficiente, debería realizarse una artrocentesis para establecer el diagnóstico etiológico y conseguir la descompresión del espacio articular.
- La **espondilodiscitis** es la infección de un disco vertebral y el/los cuerpos vertebrales adyacentes. Supone el 2-4 % del total de las infecciones osteoarticulares en niños. Se presenta habitualmente en menores de 6 años y la zona lumbar es la más frecuentemente afectada.
  - Los síntomas clínicos en pacientes menores de 3 años son: irritabilidad, rechazo de la marcha y del gateo, dolor con la bipedestación y sedestación. Es característico el rechazo a la sedestación.
  - En mayores de 3 años aparece dolor lumbar y con la deambulación. Cuando la discitis afecta a localizaciones concretas también pueden aparecer síntomas gastrointestinales. Puede existir fiebre de bajo grado o ausencia de fiebre con buen estado general.
- La **antibioterapia empírica en artritis séptica y espondilodiscitis** se debe seleccionar en función de la edad realizando una adecuada cobertura para *Staphylococcus aureus*.

1. ARTRITIS SÉPTICA

1.1. Diagnóstico

1.1.1. Estudios complementarios indicados al ingreso

Hemograma, bioquímica, proteína C reactiva (PCr) y velocidad de sedimentación globular (VSG)	• La PCr y la VSG están habitualmente elevadas. • La PCr es útil para monitorizar la respuesta al tratamiento.
Hemocultivo	Siempre.
Estudios radiológicos	• **Ecografía:** en todos los casos. • **Radiografía de la articulación:** para descartar osteomielitis asociada. • **Resonancia magnética:** no de rutina. Puede mostrar osteomielitis asociada (en estos casos, hay mayor elevación de la PCr).
Estudio de líquido articular	• Se realiza en caso de que exista suficiente líquido articular. • En este caso, **en toda monoartritis**, la artrocentesis precoz es obligatoria para realizar un diagnóstico etiológico (Tabla 6-1) y para descomprimir la articulación (v. apartado «Estudios en líquido articular»).

Interconsulta a ortopedia/traumatología: para valorar drenaje urgente de la articulación o plantear la posibilidad de abordaje quirúrgico.

Tabla 6-1. Interpretación del análisis de líquido sinovial

	Aspecto	Leucocitos/ µL	Neutrófilos	Glucosa (mg/dL)	Proteínas
Normal	Amarillo claro	<200	<25 %	80-100	1,5-3 g/dL
Artritis traumática	Amarillo claro hemático	<2.000	0-30 %	>50	1,5-3 g/dL
Inflamatorio	Turbio/ amarillo	2.000-50.000	50-80 %	20-50	> 2,5 g/dL
Artritis séptica	Purulento, amarillo muy turbio	>50.000	>90 %	<20	> 3 g/dL

El líquido sinovial con >50.000 leucocitos/µL con >90 % de polimorfonucleares sugiere artritis séptica sin ser específico ni sensible de artritis bacteriana.

1.1.2. Otros estudios complementarios

Se debe individualizar su petición en función de la sospecha clínica.

Sospecha de artritis vírica	• Sospecha si: presencia de poliartritis con febrícula, fiebre, rinorrea o tos. • Solicitar: serología de parvovirus B19, citomegalovirus, virus de Epstein-Barr, virus del herpes simple y virus de la hepatitis B.
Sospecha de artritis reactiva	• Sospecha si: aparece tras infección gastrointestinal (la más frecuente) u otro tipo de infección. • Solicitar: **coprocultivo** de *Shigella, Campylobacter;* **urocultivo** y PCR para *Neisseria gonorrhoeae, Ureaplasma*; **frotis faríngeo** para descartar *Streptococcus pyogenes*.
Sospecha de fiebre reumática	• Sospecha si: afecta a grandes articulaciones, migra de una articulación a otra y existe respuesta contundente a antiinflamatorios no esteroideos. • Solicitar antiestreptolisina O: si está elevada indica infección estreptocócica, pero para el diagnóstico de fiebre reumática deberá cumplir los criterios de Jones.

(Continúa)

1.1.2. Otros estudios complementarios (*cont.*)	
Sospecha de enfermedad reumatológica	• Sospecha si: casos de artritis inflamatoria crónica, mala respuesta al tratamiento antibiótico. • Solicitar: anticuerpos antinucleares, factor reumatoide y antígeno de histocompatibilidad B27, pero pueden estar presentes en niños sanos, no siendo específicos de enfermedad reumatológica.
Sospecha de tuberculosis	• Sospecha si: – Artritis con mala evolución con tratamiento. – Paciente procedente de un país de alta endemia. – Contacto con tuberculosis. – Inmunodeficiencias. – Tratamiento biológico con antifactor de necrosis tumoral. • Solicitar: prueba de Mantoux ± ensayo de liberación de interferón γ (IGRA).
Otras	Tumoral.

1.1.3. Estudios en líquido articular		
Bioquímica del líquido articular	Solicitar células, glucosa y proteínas.	
Estudios microbiológicos en líquido articular	**Niños <5 años**	Se precisan dos contenedores: • **Frasco de hemocultivo:** para cultivo de *Kingella*, tinción de Gram y cultivo convencional. Inocular 1-5 mL de líquido articular en el frasco de hemocultivo (en el volante aclarar que es líquido articular). • **Envase estéril:** para PCR de *Kingella*. Se precisan 0,5-1 mL de líquido articular. Si se extrae poco líquido, priorizar el envase estéril donde se podría realizar: tinción de Gram, cultivo convencional y PCR de *Kingella*.
	Niños >5 años	**Envase estéril:** tinción de Gram y cultivo convencional. No es necesario frasco de hemocultivo por ser *Kingella* poco frecuente. Valorar, si el cultivo es negativo, realizar PCR panbacteriana 16s.

(*Continúa*)

1.1.3. Estudios en líquido articular (*cont.*)	
Otros estudios en líquido articular	Individualizar su petición: • **Cultivo anaerobio:** ante sinusitis, otomastoiditis, abscesos dentarios, evolución tórpida. • **Cultivo de micobacterias:** si hay sospecha de tuberculosis o mala evolución solicitar tinción de auramina, PCR de *Mycobacterium tuberculosis* y cultivo de micobacterias. • **Cultivo de hongos:** si existe sospecha (plantas, pacientes inmunodeprimidos, osteosíntesis, recién nacido) o mala evolución. • **Cultivo de *Brucella*:** si hay sospecha. Puede ser negativo aun siendo la etiología.

1.2. Tratamiento

1.2.1. Tratamiento médico

1.2.1.a) *Elección de antibioterapia empírica*

- Misma antibioterapia empírica, vía, dosis y criterios de paso a vía oral que en osteomielitis aguda (v. Cap. 5).
- Cobertura siempre de *Staphylococcus aureus*.
- Los antibióticos deben administrarse lo antes posible después de la obtención de hemocultivos y cultivos articulares.

1.2.1.b) *Respuesta terapéutica*

- Buena respuesta: si se observa mejoría clínica y analítica a los 3-5 días.
- Mala respuesta: puede requerir artrotomía y/o modificación de la antibioterapia.

1.2.1.c) *Duración del tratamiento*

- Mínimo: 2-3 semanas. Mínimo por vía intravenosa: 2-5 días.
- *Staphylococcus aureus* resistente a meticilina o sensible a meticilina productor de toxinas de Panton-Valentine-Leucocidin (PVL): como mínimo 3-4 semanas.
- No suspender el tratamiento hasta la **total normalización en la exploración física**.

<table>
<tr><th colspan="3">1.2.2. Tratamiento intervencionista: modalidades</th></tr>
<tr><td rowspan="3">Artrocentesis evacuadora</td><td>Técnica</td><td>Punción articular, aspiración con aguja y lavado articular.</td></tr>
<tr><td>Indicaciones</td><td>• Indicada en la mayoría de las artritis monoarticulares si hay líquido suficiente. Excepciones: en recién nacidos. Es fundamental para el diagnóstico microbiológico la descompresión del espacio y favorecer la eficacia del antibiótico.
• Realizar lo antes posible repitiendo cuando se precise. Es muy importante la precocidad en artritis séptica de hombro y cadera, aunque en estas articulaciones se recomienda la artrotomía por el mayor riesgo de secuelas.
• Se puede repetir la artrocentesis 2-3 veces si hay reacumulación de líquido.</td></tr>
<tr><td>Estudios complementarios en líquido articular</td><td>Véase el apartado «Estudios en líquido articular».</td></tr>
<tr><td>Artrotomía</td><td colspan="2">De elección si:
• Mayor tiempo de evolución clínica.
• Parámetros de inflamación muy aumentados
• Patógenos muy virulentos como Staphylococcus aureus productor de toxinas
• Neonatos y lactantes pequeños.
• En el hombro y la cadera también se recomienda artrotomía por la posibilidad de mayor riesgo de secuelas.
• Si el líquido articular es espeso (fibrina) o con tabiques.</td></tr>
</table>

1.2.3. Monitorización de respuesta y fallo terapéutico

Buena respuesta	• Mejoría clínica y analítica: a los 3-5 días. • Respuesta analítica: la PCr **es el parámetro más útil para valorar la evolución.** El aumento de PCr o la falta de descenso son muy específicos de falta de respuesta o de mala evolución. • La VSG presenta una normalización más lenta en 3-4 semanas y no se utiliza para monitorizar la respuesta.
Mala respuesta	Puede requerir artrotomía y/o modificación de la antibioterapia.

1.3. Criterios de alta y seguimiento

- Citar en consultas de ortopedia en 5-7 días.
- Recomendaciones: reposo relativo.

2. ESPONDILODISCITIS

2.1. Diagnóstico

2.1.1. Estudios complementarios indicados al ingreso

- Hemograma, bioquímica, PCr y VSG.
- Hemocultivo: **siempre**.
- Estudios radiológicos (Fig. 6-1).
- Indicaciones de estudio de tuberculosis (Tabla 6-2).

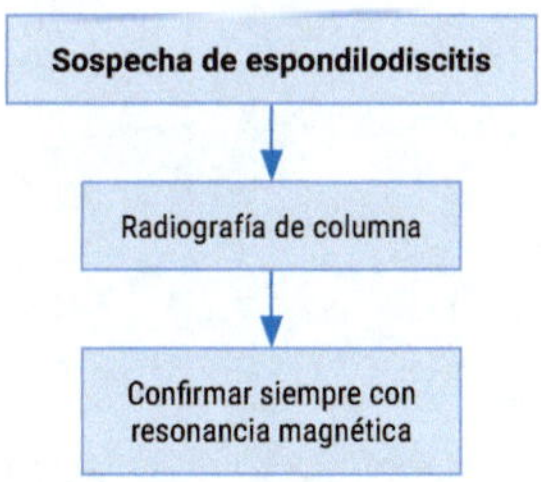

Figura 6-1. Algoritmo: estudios radiológicos ante sospecha de espondilodiscitis.

Tabla 6-2. Indicaciones de estudio de tuberculosis

Solicitar: prueba de Mantoux ± ensayo de liberación de interferón γ (IGRA) en:

- Niño mayor/adolescente
- Ambiente epidémico
- Pacientes inmunodeprimidos o tratamientos biológicos antifactor de necrosis tumoral
- Localización múltiple o poco frecuente (torácica o cervical)
- Evolución tórpida
- Si la causa es tuberculosa hay afectación fundamentalmente de la vértebra más que del disco

2.2. Tratamiento

2.2.1. Antibioterapia empírica

La misma antibioterapia empírica indicada en la osteomielitis y la artritis séptica (v. **Cap. 5**).

2.2.2. Duración del tratamiento

- Considerar los mismos parámetros para valorar la evolución y criterios de alta que la osteomielitis y la artritis séptica.
- La duración total de la antibioterapia es de 1 mes.
- No suspenderlo hasta la normalización total de la exploración física.

3. IMÁGENES DIAGNÓSTICAS

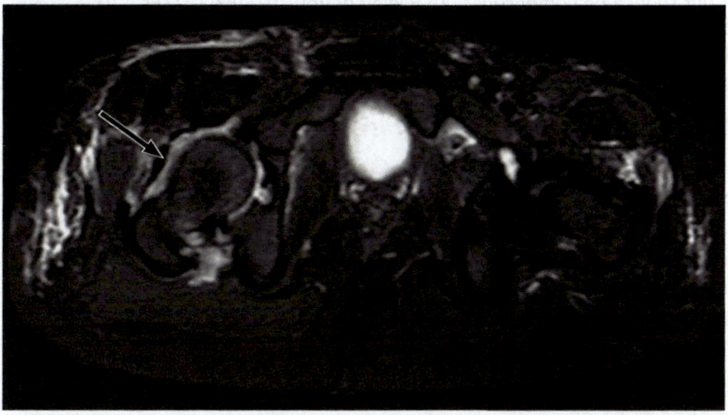

Figura 6-2. Resonancia magnética de cadera, corte axial: artritis séptica de cadera derecha con miositis y afectación de partes blandas, con bacteriemia por *Staphylococcus aureus* sensible a la meticilina, en un paciente de 7 años que precisó drenaje quirúrgico en dos ocasiones.

BIBLIOGRAFÍA

Alcobendas Rueda R, Remesal Camba A, Murias Loza S. Artritis séptica y osteomielitis. En: Guerrero Fernández J, Cartón Sánchez A. Manual de diagnóstico y terapéutica en pediatría. 6ª edición. Madrid: Editorial Médica Panamericana; 2018; p. 1479-84.

DeRonde KJ, Girotto JE, Nicolau DP. Management of Pediatric Acute Hematogenous Osteomyelitis, Part 1: Antimicrobial Stewardship Approach and Review of therapies for methicillin susceptible Staphylococcus aureus, Streptococcus pyogenes and Kingella Kingae. Pharmacotherapy. 2018;38(9):947-66.

Krogstad PA. Bacterial arthritis: clinical features and diagnosis in infants and children [monografía en Internet]. UpToDate. Sep 2020 [consultado 03/2023]. Disponible en: http//www.uptodate.com

Krogstad PA. Bacterial arthritis: treatment and outcome in infants and children. UpToDate. Oct 2022 [consultado 03/2023]. Disponible en: http//www.uptodate.com

Krogstad PA. Bacterial arthritis: epidemiology, pathogenesis, and microbiology in infants and children [monografía en Internet]. UpToDate. Sep 2020 [consultado 02/2021]. Disponible en: http//www.uptodate.com

McNeil JC, Kaplan SL, Vallejo JG. The influence of the route of antibiotic administration, methicilin-susceptibility, vancomycin duration and serum trough concentration on outcomes of pediatric Staphylococcus aureus bacteriemic osteoarticular infection. Pediatr Infect Dis J. 2017;36(6):572-7.

Neth O, Camacho Lovillo MS, Madrid-Castillo MD. Espondilodiscitis. En: Mellado Peña MJ, Calvo Rey C, Rojo Conejo P. Infectología Pediátrica Básica. Manual Práctico. Madrid: Editorial Médica Panamericana; 2012; p. 331-7.

Núñez Cuadros E, Saavedra Lozano J. Infecciones osteoarticulares: artritis séptica, osteomielitis y espondilodiscitis. Protoc Diagn Ter Pediatr. 2023;2:285-308. Disponible en: https://www.aeped.es/sites/default/files/documentos/18_infecciones_osteoarticulares.pdf

Saavedra Lozano J, Calvo C, Huguet Carol R, Rodrigo C, Núñez E, Obando I, et al. Documento de consenso SEIP-SERPE-SEOP sobre el tratamiento de la osteomielitis aguda y artritis séptica no complicada. An Pediatr (Barc). 2015;82(4):273.e1-10.

Saavedra Lozano J, Calvo C, Huguet Carol R, Rodrigo C, Nuñez E, Pérez C, et al. Documento de Consenso SEIP-SERPE-SEOP sobre etiopatogenia y diagnóstico de la osteomielitis aguda y artritis séptica no complicadas. An Pediatr (Barc). 2015;83(3):216e1-10.
Saavedra-Lozano J, Falup-Pecurariu O, Faust SN, Girschick H, Hartwig N, Kaplan S, et al. Bone and Joint Infections. Pediatr Infect Dis J. 2017;36(8):788-99.

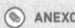

ANEXO

El paciente hospitalizado con sinusitis complicada bacteriana

7

C. Álvarez Álvarez, B. Jiménez Montero y R. M. Pérez Mora

PUNTOS CLAVE

- La **sinusitis** se define como la inflamación de la mucosa de uno o varios senos paranasales que puede complicar una infección respiratoria viral de vías altas.
- La incidencia se desconoce, porque el diagnóstico es complejo debido a la dificultad para diferenciarla del cuadro respiratorio que, en muchas ocasiones, lo precede.
- Habitualmente es un proceso de manejo ambulatorio; sin embargo, en cuadros graves, en caso de no tolerancia del antibiótico por vía oral o cuando aparecen **complicaciones orbitarias o del sistema nervioso central**, puede requerir ingreso en hospitalización.
- La sinusitis **no grave** se caracteriza por la descarga de mucosidad nasal o faríngea y/o tos diaria durante más de 10 días, que habitualmente se incrementa por la noche.
- La sinusitis **grave** se acompaña de fiebre ≥39 °C de al menos 3-4 días de duración junto a descarga nasal o faríngea purulenta y con afectación del estado general.
- La mayoría de las sinusitis agudas son de causa vírica. Solo una pequeña proporción de los pacientes desarrollará sobreinfección bacteriana.
- Las bacterias causales más frecuentes son las mismas que en la otitis media aguda: *Streptococcus pneumoniae*, *Haemophilus influenzae* no tipificable y *Moraxella catarrhalis*.

1. INDICACIONES DE INGRESO HOSPITALARIO: CRITERIOS DE INGRESO

- Aspecto séptico.
- Afectación del estado general.
- Se valorará ingreso en caso de fracaso de dos ciclos de tratamiento antibiótico por vía oral.
- Presencia de complicaciones, con posible excepción de la celulitis preseptal.
- Dificultad de tratamiento oral por vómitos o intolerancia intestinal.
- Dolor frontal intenso.

2. DIAGNÓSTICO

2.1. Estudios complementarios indicados al ingreso		
Pruebas de imagen	**Indicaciones**	• Sospecha de complicación: alteración de visión o movimiento ocular, convulsiones, alteración del sensorio, cefalea intensa, vómitos repetidos, proptosis, tumefacción frontal. • Dudas diagnósticas por fracaso terapéutico. Los estudios de imagen no están indicados en sinusitis aguda no complicada, porque el diagnóstico es clínico.
	Tipo de estudio	• **Tomografía computarizada (TC) craneal:** se solicitará en principio TC craneal; la resonancia magnética (RM) define peor la estructura ósea, pero es más sensible en la detección precoz de complicaciones intracraneales. • **RM craneal:** indicada si hay sospecha de sinusitis crónica micótica, para establecer el diagnóstico diferencial entre inflamación/tumor o si hay sospecha de complicación del sistema nervioso central.

(*Continúa*)

2.1. Estudios complementarios indicados al ingreso (*cont.*)	
Endoscopia nasal	**Indicaciones:** casos crónicos, mala respuesta a la antibioterapia o para diagnóstico diferencial con la hipertrofia adenoidea. Se puede visualizar secreción por orificio del seno.
Cirugía endoscópica nasal	• Se realiza para desobstruir los agujeros de drenaje del seno y para cultivo del material aspirado del mismo, puesto que los senos son estériles. • No está indicada de rutina. • **Indicaciones:** pacientes con apariencia tóxica, complicaciones intracraneales u orbitarias, pacientes inmunocomprometidos, con rinosinusitis bacteriana aguda recurrente o ausencia de respuesta a la terapia antimicrobiana.

3. TRATAMIENTO

Al ingreso, realizar interconsulta con el servicio de otorrinolaringología.

3.1. Tratamiento adyuvante	
Analgesia	• Ibuprofeno o paracetamol. • El ibuprofeno es de elección por su actividad antiinflamatoria.
Lavados nasales	Lavados nasales con solución salina.
Corticoides intranasales	• Recomendados principalmente en niños con base alérgica. En el resto, se usan como prueba terapéutica. • Se pueden pautar nebulizados, en aerosoles o pulverizados.

3.2. Tratamiento antibiótico empírico: microorganismos causales

La antibioterapia empírica irá dirigida a los microorganismos causales, que son los mismos que en la otitis media aguda:

- ***S. pneumoniae.***
- ***H. influenzae* no tipificable.**
- ***M. catarrhalis.***
- *S. pyogenes.*
- *Staphylococcus aureus.*
- Anaerobios: en procesos crónicos u odontogénicos.

La antibioterapia empírica se describe a continuación.

3.3. Antibioterapia empírica

Antibioterapia de elección	**Amoxicilina-ácido clavulánico por vía intravenosa (i.v.):** 100-150 mg/kg/día cada 6 horas; máximo: amoxicilina 6 g/día.
Si tratamiento previo con amoxicilina-ácido clavulánico a dosis y tiempo de duración adecuados	• **Ceftriaxona i.v.:** 50-100 mg/kg/día cada 12 horas; máximo: 4 g/día. • **Si hay riesgo de microorganismos anaerobios o mala evolución:** añadir **metronidazol** a ceftriaxona. **Dosis metronidazol i.v.:** 30 mg/kg/día cada 6 horas; dosis máxima: 4 g/día.
Alergia tipo I a la penicilina o la amoxicilina o reacción tardía grave	• **Levofloxacino i.v.*. Dosis:** – **6 meses-5 años:** 10 mg/kg/dosis cada12 horas; máximo: 500 mg/día. – **≥5 años:** 10 mg/kg/día cada 24 horas; máximo: 500 mg/día. • **Si hay riesgo de microorganismos anaerobios:** añadir a levofloxacino **metronidazol i.v.:** 30 mg/kg/día cada 6 horas; dosis máxima: 4 g/día.

* **Uso *off-label*** en pediatría. Alerta de la Agencia Española de Medicamentos y Productos Sanitarios de 10 de octubre de 2018 sobre reacciones adversas graves a nivel musculoesquelético y del sistema nervioso central irreversibles. Informe del Comité del Medicamento de la Asociación Española de Pediatría: en población pediátrica son raras. Las más frecuentes son artralgias. A nivel del sistema nervioso central, son menos frecuentes en niños que en adultos, comunicadas de manera excepcional en la bibliografía.

3.4. Fracaso terapéutico	
• Se considera fracaso terapéutico si no se observa mejoría en 48-72 horas. • Sospechar complicación y/o descartar inmunosupresión. • Se actuará como se indica a continuación.	
Realizar prueba de imagen	**Realizar TC con contraste** para plantear cirugía o **RM** para excluir complicaciones intracraneales u orbitarias.
Valorar cirugía endoscópica de senos paranasales	• Para realizar cultivos cuantitativos, si no se obtuvieron previamente, y modificar la antibioterapia según el resultado del cultivo. • Realizar para ello interconsulta a otorrinolaringología.
Si hay mala evolución con antibioterapia previa	• Si no se puede realizar aspirado de senos con cultivo o no se aíslan microorganismos: añadir a la ceftriaxona vancomicina ± metronidazol. • Dosis: – **Vancomicina i.v.:** 40-60 mg/kg/día cada 6 horas; máximo: 4 g/día. – **Metronidazol i.v.:** 30 mg/kg/día cada 6 horas; máximo: 4 g/día.

3.5. Paso de antibioterapia a vía oral y duración del tratamiento	
Si el paciente presenta mejoría en las primeras 48-72 horas	Pasar a vía oral completando 10-14 días en total.
Si la mejoría es más lenta o se requiere terapia escalonada	Duración total más prolongada: hasta 7 días más desde que el paciente esté asintomático.

4. COMPLICACIONES

4.1. Tipo de complicaciones

- Celulitis preseptal.
- Celulitis orbitaria o absceso subperióstico orbitario.
- Trombosis séptica del seno cavernoso.
- Osteomielitis del hueso frontal asociado a absceso subperióstico (tumor inflamatorio de Pott). Véase el apartado «Tumor inflamatorio de Pott».
- Absceso subdural o epidural intracraneal.
- Absceso cerebral.
- Meningitis (vía local o sistémica).

Las complicaciones de la sinusitis etmoidal y maxilar se relacionan con la órbita, pudiendo causar celulitis orbitaria. La complicación de la sinusitis frontal suele afectar al sistema nervioso, de modo que provoca abscesos a nivel del sistema nervioso central.

4.2. Tumor inflamatorio de Pott

- Complicación infrecuente de sinusitis frontal.
- **En pacientes con tumor inflamatorio de Pott, la sinusitis frontal se complica con osteomielitis y esta, con absceso subperióstico. Como complicaciones añadidas: extensión intracraneal (70 %) con alto riesgo de meningitis, absceso intracraneal, trombosis de seno venoso. También se puede complicar con celulitis orbitaria.**

Sospecha clínica	Tumefacción y edema en la frente.
Pruebas diagnósticas	• Estudio de imagen de elección: TC craneal. • RM cerebral: para valorar la extensión de la enfermedad intracraneal.
Tratamiento	• Valoración por parte del servicio de neurocirugía por si precisase tratamiento quirúrgico y/o ingreso en la unidad de cuidados intensivos pediátricos. • **Antibioterapia empírica:** cefotaxima + vancomicina + metronidazol i.v. Ajustar la antibioterapia según los aislamientos. Los microorganismos anaerobios son de difícil crecimiento y no siempre se aíslan en cultivos. • **Duración del tratamiento:** Si hay extensión/complicación intracraneal, al menos 6 semanas i.v. Sin extensión intracraneal, al menos 6 semanas en total (i.v. + vía oral).

5. IMÁGENES DIAGNÓSTICAS

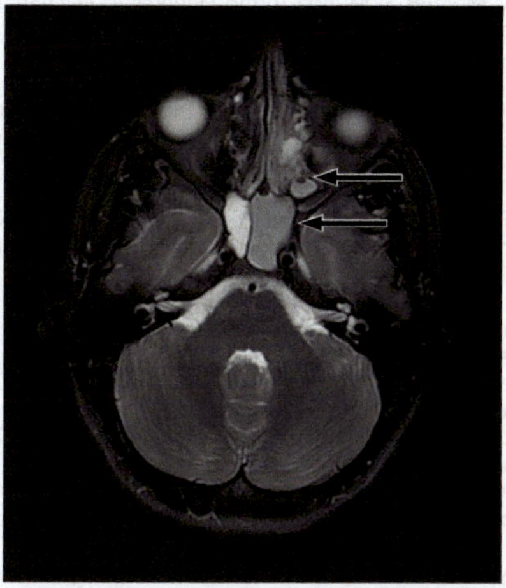

Figura 7-1. Resonancia magnética cerebral (corte axial T2) donde se visualiza ocupación de los senos esfenoidales y celdillas etmoidales en relación con sinusitis bacteriana aguda.

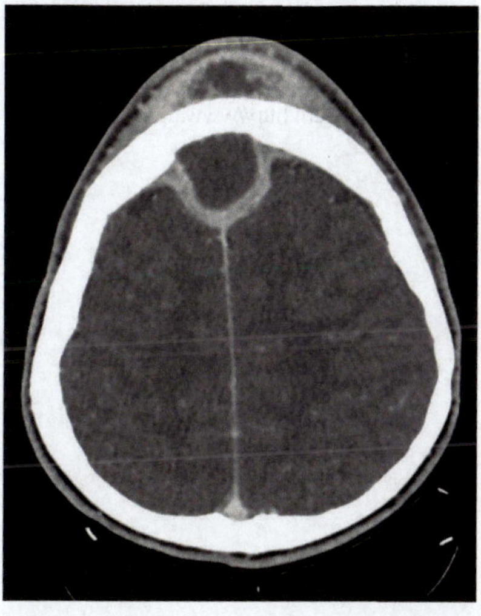

Figura 7-2. Tomografía computarizada craneal (corte axial con contraste) en la que se observa un tumor inflamatorio de Pott en un paciente de 14 años. Existe una colección epidural frontal medial con intenso realce periférico de contraste sugestivo de empiema que se continúa con absceso de partes blandas extracraneal.

BIBLIOGRAFÍA

Aínsa Laguna D, Pons Morales S, Muñoz Tormo-Figueres A, Vega Senra MI, Otero Reigada MC. Tumor inflamatorio de Pott: una complicación infrecuente de la sinusitis frontal. An Pediatr (Barc). 2014;80(5):317-20.

Barquero Artigao F, Berghezan Suárez A, Bravo Queipo de Llano B. Sinusitis y sus complicaciones. Celulitis preseptal y orbitaria. Protoc Diagn Ter Pediatr. 2023;2:81-96. Disponible en: https://www.aeped.es/documentos/protocolos-infectologia-pediatrica

De la Flor i Bru J. Infecciones de vías respiratorias altas-1 sinusitis. Pediatr Integral. 2013; XVII(4):241-61.

Del Castillo Martín F. Sinusitis. En: Mellado Peña MJ, Calvo Rey C, Rojo Conejo P. Sociedad Española de Infectología Pediátrica. Infectología Pediátrica Básica. Manejo Práctico. Madrid: Editorial Médica Panamericana; 2012; p. 241-6.

García Fernández A. Sinusitis infantiles. An Pediatr. 2003;1(1):35-9.

Koltsidopoulos P, Papageorgiou E, Skoulakis C. Pott's puffy tumor in children: A review of the literature. Laryngoscope. 2020;130(1):225-31.

López Martín D, Piñeiro Pérez R, Martínez Campos L, Ares Álvarez J, De la Calle Cabrera T, Jiménez Huerta I, et al.; Grupo colaborador del consenso de otitis media aguda y sinusitis en pediatría. Actualización del documento de consenso sobre etiología, diagnóstico y tratamiento de la otitis media aguda y sinusitis. An Pediatr (Engl Ed). 2023;98(5):362-72.

Martínez Campos L, Albañil Ballesteros R, De la Flor Bru J, Piñeiro Pérez R, Cervera J, Baquero Artigao F, et al. Documento de consenso sobre etiología, diagnóstico y tratamiento de la sinusitis. An Pediatr (Barc). 2013;79(5):330.e1-12.

Parida PK, Surianarayanan G, Ganeshan S, Saxena SK. Pott's puffy tumor in pediatric age group: A retrospective study. Int J Pediatr Otorhinolaryngol. 2012;76(9):1274-7.

Stoddard TJ, Tung P, Kelly MN. Pott's Puffy Tumor: A Case Report. J Pediatr Health Care. 2019;33(5):585-8.

Wald ER. Acute bacterial rhinosinusitis in children: Clinical features and diagnosis [monografía en Internet]. UpToDate. Jul 2019 [consultado 09/2020]. Disponible en: https://www.uptodate.com/contents/acute-bacterial-rhinosinusitis-in-children-clinical-features-and-diagnosis

Wald ER, Kaplan SL, Isaacson GC, Wood RA, Torchia MM. Acute bacterial rhinosinusitis in children: Microbiology and management [monografía en Internet]. UpToDate. Abr 2020 [consultado 04/2020]. Disponible en: http//www.uptodate.com

Abscesos cervicales profundos: abscesos parafaríngeo y retrofaríngeo

8

C. Álvarez Álvarez, B. Jiménez Montero y R. M. Pérez Mora

PUNTOS CLAVE

- Las infecciones cervicales profundas incluyen, entre otras, los abscesos parafaríngeos y retrofaríngeos.
- Suelen aparecer tras una infección de vías respiratorias altas, una infección amigdalar o una infección odontógena que alcanza los ganglios linfáticos localizados en la pared posterior o lateral de la faringe.
- Los abscesos parafaríngeos ocurren por infección con supuración de los ganglios linfáticos del espacio laterofaríngeo, secundaria a una faringitis o tonsilitis.
- Los abscesos retrofaríngeos son consecuencia de la infección con supuración de las cadenas de ganglios linfáticos retrofaríngeos en los que drenan la nasofaringe, los senos paranasales y adenoides. En el 50 % de los casos viene precedida de una infección respiratoria de vías altas.
- Estos procesos suelen ser habitualmente **polimicrobianos**, y la infección de ambos espacios resulta frecuente.
- Las manifestaciones clínicas de estas entidades son similares: fiebre, tumoración o inflamación cervical, rigidez cervical o tortícolis. Síntomas otorrinolaringológicos: disfagia, odinofagia, trismo y disfonía. Si la enfermedad progresa, puede aparecer dificultad respiratoria (estridor o taquipnea) o dolor torácico si hay extensión mediastínica.
- La desviación de la pared lateral de la orofaringe puede diferenciar el absceso parafaríngeo del retrofaríngeo. La **tortícolis y la rigidez cervical** son más frecuentes en el absceso retrofaríngeo. La tumoración **lateral cervical palpable y el trismo** son más habituales en el absceso parafaríngeo.
- Aunque se debe pautar antibioterapia empírica en todos los pacientes, es controvertido el manejo quirúrgico en los pacientes estables y sin compromiso de la vía aérea. El drenaje quirúrgico, en caso de ser necesario, se realiza normalmente usando la vía transoral y con mucha menos frecuencia la vía transcervical.
- Pueden ser causa de importante mortalidad y morbilidad por las posibles complicaciones asociadas: sepsis, mediastinitis, obstrucción de la vía aérea, trombosis de la vena yugular interna (síndrome de Lemierre) y aneurisma de la arteria carótida.

1. DIAGNÓSTICO: ESTUDIOS COMPLEMENTARIOS INDICADOS AL INGRESO

- **Hemograma, bioquímica y proteína C reactiva:** si el paciente está inestable, posponer la extracción analítica hasta la sedación en quirófano para poder asegurar la vía aérea.
- **Estudios microbiológicos:**
  - Hemocultivo.
  - Frotis faríngeo.
  - Cultivo de muestra del absceso si se realiza drenaje de este.
- **Pruebas radiológicas:**
  - **Ecografía cervical realizada por un radiólogo pediátrico/radiografía lateral de cuello:**
    - Pruebas consideradas de primer nivel.
    - Indicadas inicialmente ante sospecha clínica baja y si no existe compromiso de la vía aérea ni gravedad.
    - Sugestivo de absceso/flemón retrofaríngeo: si el espacio retrofaríngeo >7 mm en C2 o >14 mm en C6.
- **Tomografía computarizada (TC) con contraste intravenoso (i.v.):**
  - Realizar si hay sospecha clínica **alta** e indicación quirúrgica. Si el paciente permanece clínicamente estable y no hay criterios de gravedad, valorar de forma consensuada con otorrinolaringología, posponer su realización y reevaluar su indicacion tras 24-48 horas de iniciado el tratamiento en función de la evolución.
  - La dificultad respiratoria puede aumentar con la sedación y la posición horizontal.
  - Es diagnóstico con una sensibilidad del 64-100 % y una especificidad del 45-82 % para predecir si se trata de un absceso o de un flemón.

2. TRATAMIENTO

2.1. Actitud terapéutica inicial	
Si existe compromiso grave de la vía aérea	• Asegurar la vía aérea (unidad de cuidados intensivos pediátricos). • Drenaje quirúrgico urgente. • Antibioterapia i.v.
Si no existe compromiso de la vía aérea	• **Drenaje quirúrgico:** en caso de abscesos ≥2,5 cm y con imagen de TC compatible con absceso. Se enviará la muestra a microbiología en un vial de anaerobios para cultivo aerobio y anaerobio. Si se van a solicitar estudios moleculares, se debe enviar otra muestra en contenedor estéril. • **Actitud expectante y antibioterapia i.v:** si en la TC no se observa una clara imagen de absceso ≥ 2,5 cm. Valorar la respuesta a la antibioterapia en 24-48 horas.
Esta actitud terapéutica se resume en la **figura 8-1**.	

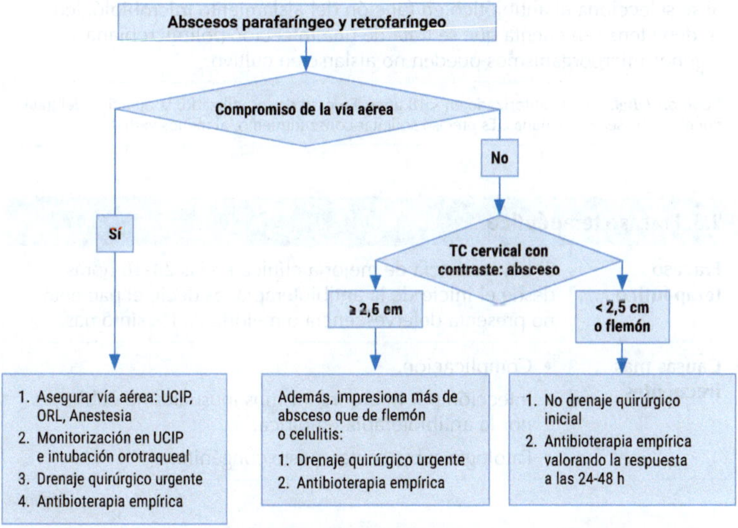

Figura 8-1. Algoritmo: abordaje inicial del paciente con sospecha de absceso retrofaríngeo/parafaríngeo. ORL: otorrinolaringología; TC: tomografía computarizada; UCIP: unidad de cuidados intensivos pediátricos.

2.2. Antibioterapia empírica

Se trata de una **infección polimicrobiana**. **Posible etiología:** *Streptococcus pyogenes*, *Staphylococcus aureus* (incluido resistente a meticilina), *Haemophilus influenzae*, anaerobios respiratorios (*Fusobacterium*, *Prevotella*, *Veillonella*).

Primera elección	**Amoxicilina-ácido clavulánico i.v.:** 100-150 mg/kg/día cada 6 horas; máximo: amoxicilina 6 g/día.
En formas graves o mala evolución con antibioterapia de primera elección	**Cefotaxima i.v.:** 150-200 mg/kg/día cada 8 horas (máximo: 12 g/día) + **clindamicina i.v.:** 30-40 mg/kg/día cada 8 horas (máximo clindamicina: 2,7 g/día).
Si existe sospecha de *Staphylococcus aureus* resistente a meticilina (SARM)	Añadir vancomicina o linezolid a los regímenes anteriores: • **Vancomicina i.v.:** 40 mg/kg/día cada 6 horas; máximo: 2-4 g/día. • **Linezolid* i.v.: <12 años:** 30 mg/kg/día en 3 dosis; **≥12 años:** 20 mg/kg/día en 2 dosis; máximo: 1.200 mg al día.

Si se selecciona el antibiótico en función del aislamiento microbiológico, se debe tener en cuenta que se trata de una infección polimicrobiana y algunos microorganismos pueden no aislarse en cultivo.

* **Uso *off label*:** no está autorizado en <18 años. En caso de ser utilizado, la duración del tratamiento debe ser <4 semanas. Es preciso solicitar consentimiento, al menos verbal.

2.3. Fracaso terapéutico

Fracaso terapéutico	Si hay ausencia de mejoría clínica en las 24-48 horas desde el inicio de la antibioterapia, es decir, el paciente no presenta defervescencia o mejoría de los síntomas.
Causas más frecuentes	• Complicación. • Infección por microorganismos inusuales no cubiertos por la antibioterapia empírica. • Patología subyacente: quiste congénito.

(*Continúa*)

2.3. Fracaso terapéutico (*cont.*)	
Actitud terapéutica	• Valorar repetir la TC con contraste para determinar la extensión de la infección y/o decidir recurrir a la intervención quirúrgica. • Antibioterapia: considerar ampliar la cobertura frente a SARM o frente a microorganismos gramnegativos.

2.4. Paso a antibioterapia por vía oral	
Criterios de paso a antibioterapia por vía oral	Cuando el paciente se encuentre afebril y presente mejoría clínica evidente.
Elección de la antibioterapia por vía oral	Opciones: • Amoxicilina-ácido clavulánico: 80-90 mg/kg/día. • Clindamicina: en pacientes alérgicos. • Clindamicina o linezolid: ante SARM.

2.5. Duración del tratamiento
Se debe continuar con antibioterapia por vía oral hasta completar 14-21 días de tratamiento antibiótico en total (antibioterapia i.v. + vía oral).

3. PRINCIPALES COMPLICACIONES

- Obstrucción de la vía aérea.
- Septicemia.
- Neumonía por aspiración.
- Tromboflebitis supurativa de vena yugular: síndrome de Lemierre.
- Ruptura de la arteria carótida.
- Mediastinitis.
- Luxación atloaxoidea.

4. IMÁGENES DIAGNÓSTICAS

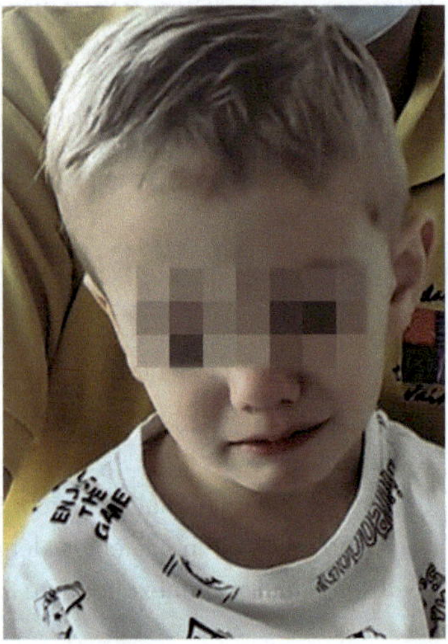

Figura 8-2. Paciente de 2 años ingresado por fiebre, inclinación cervical derecha y masa cervical del mismo lado, cuyo diagnóstico final fue absceso parafaríngeo y retrofaríngeo derecho que precisó drenaje quirúrgico.

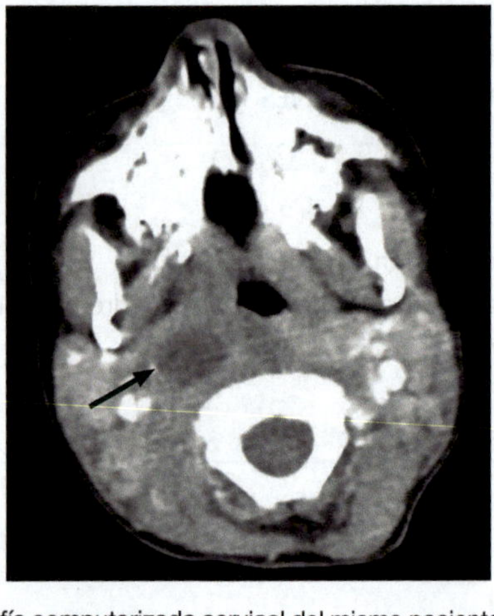

Figura 8-3. Tomografía computarizada cervical del mismo paciente donde se visualiza el absceso parafaríngeo y retrofaríngeo derecho.

BIBLIOGRAFÍA

Croche Santander B, Prieto Del Prado A, Madrid Castillo MD, Neth O, Obando Santaella I. Retropharyngeal and parapharyngeal abscess: experience in a tertiary-care center in Sevilla during the last decade. An Pediatr (Barc). 2011;75(4):266-72.

Daya H, Lo S, Papsin BC, Zachariasova A, Murray H, Pirie J, et al. Retropharyngeal and parapharyngeal infections in children: the Toronto experience. Int J Pediatr Otorhinolaryngol. 2005;69(1):81-6.

Del Rosal Rabes T, Fernández Cooke E, Muños Ramos A. Adenitis cervical superficial y abscesos cervicales profundos. Protoc Diagn Ter Pediatr. 2023;2:125-37. Disponible en: https://www.aeped.es/documentos/protocolos-infectologia-pediatrica

Grisauro-Soen G, Komisar O, Aizenstein O. Retropharyngeal and parapharyngeal abscess in children. Epydemiology, clinical features and treatment. Int J Pediatr Otorhynolaryngol. 2010;74(9):1016-20.

Pérez Durán MJ, Baquero Artigao F. Faringoamigdalitis aguda y sus complicaciones. En: Guerrero Fernández J, Cartón Sánchez A, Barredo Bonis A, Menéndez Suso J. Manual de diagnóstico y terapéutica en pediatría. 6ª edición. Madrid: Editorial Médica Panamericana; 2018; p. 1347-53.

Ramos Díaz J, Rizo Hoyos M, Cañuelo Ruiz O, Trigo Moreno J, Fernández Gómez E. Infecciones profundas del cuello: abscesos retro y parafaríngeos. An Pediatr. 2010;72(5):359-60.

Tebruegge M, Curtis N. Infections Related to the Upper and Middle Airways. En: Long SS. Principles and Practice of Pediatric Infectious Diseases. 5ª edición. Elsevier; 2018; p. 208-11.

Wald ER. Retropharyngeal infections in children [monografía en Internet]. UpToDate. May 2023 [consultado 06/2023). Disponible en: http//www.uptodate.com

Mastoiditis aguda

9

C. Álvarez Álvarez, B. Jiménez Montero y R. M. Pérez Mora

PUNTOS CLAVE

- La mastoiditis aguda es una patología inflamatoria de causa infecciosa que afecta a las celdillas mastoideas del hueso temporal.
- Suele ser una complicación de una otitis media, pero existen formas hiperagudas que no son precedidas de forma evidente por una otitis. La infección de la mastoides se ve habitualmente favorecida por una otitis media, porque la cavidad del oído medio y la mastoides son espacios continuos.
- La incidencia más elevada se produce en niños menores de 2 años.
- Los microorganismos causales más frecuentes son *Streptococcus pneumoniae*, *Streptococcus pyogenes* y *Staphylococcus aureus* (incluido *S. aureus* resistente a meticilina). *Pseudomonas aeruginosa* puede aislarse en niños con otitis medias de repetición o tras uso de antibioterapia reciente.
- Desde el punto de vista clínico, se presenta como dolor, eritema e inflamación postauricular, fluctuación o masa. También se puede visualizar protrusión del pabellón auricular, motivo de consulta frecuente en estos pacientes.
- Se puede asociar a complicaciones graves extracraneales o intracraneales. Entre las primeras cabe mencionar: absceso subperióstico, absceso cervical (o de Bezold), parálisis facial, laberintitis o petrositis. Las complicaciones intracraneales más frecuentes son: meningitis, tromboflebitis de los senos venosos, absceso epidural, empiema subdural o absceso temporal cerebral.

1. DIAGNÓSTICO

1.1. Estudios complementarios indicados al ingreso	
Analítica	Hemograma, bioquímica y proteína C reactiva.
Pruebas microbiológicas	• Hemocultivo. • Cultivo de exudado ótico del oído medio: por timpanocentesis o bien por aspiración si hay perforación timpánica o es portador de tubo transtimpánico. No se debe recoger del conducto auditivo externo por la probabilidad de contaminación.

(Continúa)

1.1. Estudios complementarios indicados al ingreso (*cont.*)

Pruebas de imagen	• El diagnóstico de mastoiditis es clínico. • Tomografía computarizada (TC): su realización no es necesaria si presenta hallazgos clínicos característicos. Las indicaciones para llevar a cabo el estudio de imagen se muestran en la **tabla 9-1**.

Realizar interconsulta a otorrinolaringología desde la unidad de urgencias pediátricas (**Tabla 9-2**).

Tabla 9-1. Indicaciones de la tomografía computarizada con contraste

- Duda diagnóstica
- **Mala evolución** a las 48 horas de inicio de la antibioterapia
- Sospecha de **complicación**:
  - Intracraneal: meningismo, déficits neurológicos, alteración del nivel de conciencia
  - Extracraneal: masa postauricular, masa en el cuello, déficits de los nervios craneales, dolor retroorbitario, pérdida de audición, acúfenos, vértigo, nistagmo

Tabla 9-2. Valoración por otorrinolaringología

El especialista valorará:

- **Aspiración y drenaje del oído medio para diagnóstico y cultivo:** si existe supuración
- **Timpanocentesis/miringotomía ± tubo de drenaje:** si no existe supuración y no evoluciona bien tras 24 horas de tratamiento
- **Mastoidectomía:** ante absceso subperióstico, osteítis o mala evolución

1.2. Indicaciones de estudio inmunitario

- Otitis media aguda de repetición (≥ 6-8 /año).
- Otras infecciones bacterianas de repetición.

Se solicitarán: inmunoglobulinas con subclases, complemento y subpoblaciones linfocitarias.

2. TRATAMIENTO

2.1. Indicaciones de tratamiento quirúrgico

- Mastoiditis con osteítis y/o mastoiditis abscesificada (absceso subperióstico).
- Presencia de colesteatoma.
- Parálisis facial periférica: **interconsulta urgente a otorrinolaringología para colocar drenaje**.
- Evolución **tórpida** a pesar de tratamiento médico: progresión de los síntomas clínicos, fluctuación, fiebre persistente, dolor de oído u otorrea a pesar del tratamiento antibiótico y de timpanocentesis.
- Complicaciones intracraneales.

2.2. Tratamiento antibiótico empírico

- Suelen ser infecciones **monomicrobianas.**
- **En caso de identificación microbiológica:** adecuar en función del patrón de sensibilidad y resistencias del microorganismo aislado.

2.2.1. Antibioterapia empírica de elección

Antibioterapia de elección (si no cumple ninguna de las situaciones expuestas a continuación)	• **Amoxicilina-ácido clavulánico i.v.** (10:1): 100-150 mg/kg/día cada 6-8 horas; máximo: 6 g de amoxicilina/día. • Si ha seguido tratamiento domiciliario previo con amoxicilina-ácido clavulánico a dosis y tiempo de respuesta adecuados: **cefotaxima i.v.** 150 mg/kg/día cada 6-8 horas; máximo: 12 g/día (cobertura de neumococo resistente).
Posibilidad de *Pseudomonas aeruginosa*: • **Mastoiditis crónica** • **Otorrea crónica** • **Colesteatoma** • **Inmunodepresión**	• Cefepima i.v.: 150 mg/kg/día cada 8 horas; máximo: 2 g/dosis o 6 g/día. O: • Ceftazidima i.v.: 150 mg/kg/día; máximo: 6 g/día. Poco activa frente a neumococo; si hay posibilidad de que se trate de neumococo, valorar otras opciones.

(Continúa)

2.2.1. Antibioterapia empírica de elección (*cont.*)	
• **Infección grave** (posibilidad de infección por *Fusobacterium*) • **No hay respuesta al tratamiento en 48-72 horas**	• Cefotaxima i.v.: 150 mg/kg/día cada 6-8 horas (máximo: 12 g/día) + metronidazol i.v. 30 mg/kg/día cada 8 horas (máximo: 4 g/día). • Si hay sospecha de *Staphylococcus aureus* resistente a meticilina, añadir vancomicina i.v.: 60 mg/kg/día cada 6 horas (dosis máxima: 4 g/día).
Alergia tipo I a amoxicilina o penicilina, o reacción tardía grave	• Levofloxacino i.v.*: – En niños de 6 meses-5 años: 20 mg/kg/día administrados cada 12 horas. – En niños ≥5 años: 10 mg/kg/día administrados cada 24 horas (máximo: 500 mg/día).

* **Uso *off-label*** en pediatría. Alerta de la Agencia Española de Medicamentos y Productos Sanitarios de 10 de octubre de 2018 sobre reacciones adversas graves a nivel musculoesquelético y del sistema nervioso central irreversibles. Informe del Comité del Medicamento de la Asociación Española de Pediatría: en población pediátrica son raras. Las más frecuentes son artralgias. A nivel del sistema nervioso central, son menos frecuentes en niños que en adultos, comunicadas de manera excepcional en la bibliografía.

2.3. Paso de antibioterapia de vía intravenosa a vía oral y duración del tratamiento	
Criterios para paso a vía oral	A las 48-72 horas de estado afebril y mejoría del cuadro clínico.
Antibioterapia de elección por vía oral	• Guiada según los aislamientos microbiológicos. • Si no hay aislamientos, indicar de elección: amoxicilina-ácido clavulánico 80 mg/kg/día cada 8 horas. Alternativa: cefuroxima-axetilo 30 mg/kg/día cada 12 horas.
Duración total del tratamiento	• Mastoiditis no complicadas: 14 días. • Mastoiditis con coalescencia: 21 días.

3. COMPLICACIONES: TIPOS

- Extensión de la inflamación desde el oído medio o mastoides hasta estructuras contiguas.
- El nervio facial atraviesa el canal en la porción petrosa del temporal.
- **Intracraneales:**
  - Meningitis.
  - Absceso cerebral: encefálico, extradural, subdural.
  - Trombosis de seno: lateral, sigmoideo. Plantear anticoagulación con heparina. La trombosis del seno puede originar seudotumor cerebral: si existe sospecha, realizar examen de fondo de ojo para descartar edema de papila.
  - Trombosis de vena yugular interna: síndrome de Lemierre. Clínicamente, se caracteriza por dolor intenso en el ángulo mandibular o laterocervical. Plantear anticoagulación con heparina.
- **Extracraneales:**
  - Absceso subperióstico y fistulización externa.
  - Petrositis.
  - Parálisis facial.
  - Laberintitis.

4. IMÁGENES DIAGNÓSTICAS

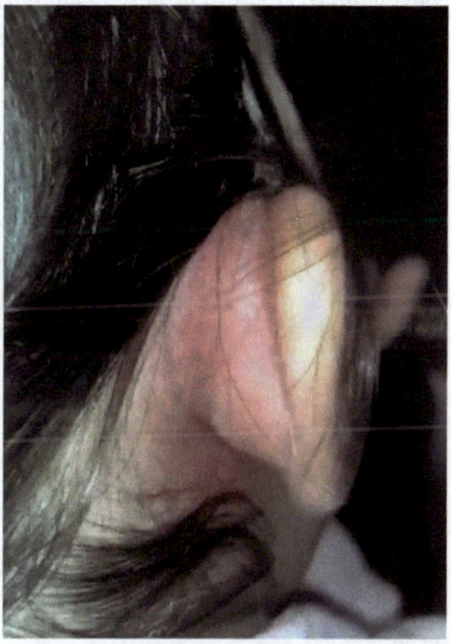

Figura 9-1. Paciente de 14 meses diagnosticada de otomastoiditis aguda derecha. Presencia de edema y eritema retroauricular con desplazamiento hacia adelante del pabellón auricular.

BIBLIOGRAFÍA

Baquero-Artigao F, Michavila A, Suárez-Rodríguez A, Hernández A, Martínez-Campos L, Calvo C. Documento de consenso de la Sociedad Española de Infectología Pediátrica, la Sociedad Española de Inmunología Clínica y Alergia Pediátricas, la Asociación Española de Pediatría de Atención Primaria y la Sociedad Española de Pediatría Extrahospitalaria y Atención Primaria sobre antibioterapia en alergia a penicilina o amoxicilina. An Pediatr (Barc). 2017;86(2):99.e1-9.

Croche Santander B, Porras González A, Santaella O. Mastoiditis aguda: experiencia en los últimos 10 años en hospital terciario del sur de España. An Pediatr (Barc). 2010;72(4): 257-62.

Cruz Cañete M, López Martín D. Otitis media aguda y otitis externa. Mastoiditis. Protoc Diagn Ter Pediatr. 2023;2:97-110. Disponible en: https://www.aeped.es/documentos/protocolos-infectologia-pediatrica

Edwards S, Kumar S, Soyoon L, Pali BL, Marek RL, Dutta A. Epidemiology and variability in management of acute mastoiditis. Am J Otolaryngol. 2022;43(5):103520.

Jiménez Huerta I, Hernández-Sampelayo MT. Complicaciones de la otitis media. An Pediatr. 2003;1(1):13-23.

Obando Santaella I, Croche Santander B. Mastoiditis aguda. En: Mellado Peña MJ, Calvo Rey C, Rojo Conejo P. Infectología Pediátrica Básica. Manejo práctico. Madrid: Editorial Médica Panamericana; 2012; p. 255-9.

Salas Mera D, Baquero Artigao F. Otitis media aguda y otitis externa. Complicaciones. En: Guerrero-Fernández J, Cartón Sánchez AJ, Barreda Bonis AC, Menéndez-Suso JJ, Ruiz Domínguez JA. Manual de diagnóstico y terapéutica en pediatría. 6ª edición. Madrid: Editorial Médica Panamericana; 2018; p. 1355-9.

Toledo del Castillo B, Rodríguez Fernández R. Otitis y mastoiditis. En: Cruz M. Manual de Pediatría. Madrid: Ergon; 2020; p. 338-9.

Wall ER. Acute mastoiditis in children: clinical features and diagnosis [monografía en Internet]. UpToDate. 2022 [actualizado 01/2022; consultado 01/2023]. Disponible en: http://www.uptodate.com/

Wall ER. Acute mastoiditis in children. Treatment and Prevention [Internet]. UpToDate. 2022 [actualizado 05/2022; consultado 01/2023]. Disponible en: http://www.uptodate.com/

Celulitis preseptal (periorbitaria) y celulitis orbitaria

10

C. Álvarez Álvarez, B. Jiménez Montero y R. M. Pérez Mora

PUNTOS CLAVE

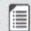

- La celulitis orbitaria incluye todas aquellas infecciones que cursan con inflamación de los párpados, sus anejos y/o los tejidos blandos de la órbita.
- La celulitis periorbitaria o preseptal afecta a los tejidos blandos anteriores al septo orbitario (párpado) y la orbitaria o postseptal, a los tejidos posteriores, que incluyen la grasa y los músculos oculares (órbita). Ninguna de las dos incluye el globo ocular.
- Desde el punto de vista clínico, ambos tipos de celulitis cursan con edema y eritema del párpado y se pueden acompañar de fiebre o de afectación sistémica.
- El diagnóstico diferencial entre ambas puede ser complejo, pero es de gran importancia, porque la celulitis periorbitaria suele ser un cuadro leve y la orbitaria reviste gravedad, ya que puede causar pérdida de visión u otras complicaciones graves.
- La diplopía, el dolor con los movimientos oculares, la oftalmoplejia, la proptosis y la proteína C reactiva >12 mg/dL orientan a celulitis orbitaria o postseptal. La celulitis orbitaria puede complicarse con abscesos orbitarios o subperiósticos, que en ocasiones precisan drenaje quirúrgico.
- Los aislamientos microbiológicos más frecuentes son *Staphylococcus aureus* y estreptococos.
- En los últimos años se ha objetivado un aumento de la incidencia de esta patología.
- La celulitis orbitaria suele ser secundaria a una sinusitis complicada, fundamentalmente etmoidal o pansinusitis, debido a que la órbita está rodeada por senos paranasales. El ápex de la órbita comunica con el interior del cráneo, por lo que los pacientes con celulitis postseptal pueden presentar complicaciones intracraneales.

1. CELULITIS PRESEPTAL

1.1. Diagnóstico: estudios complementarios indicados al ingreso	
Hemograma, bioquímica y proteína C reactiva	Siempre.
Hemocultivo	No está indicado de rutina por su baja rentabilidad. Considerar si hay fiebre y afectación sistémica.
Cultivo de lesiones cutáneas	Si están presentes y es posible.

1.2. Tratamiento	
1.2.1. Antibioterapia empírica	
Celulitis preseptal con puerta de entrada cutánea o de anejos oculares como dacriocistitis, conjuntivitis (cobertura de *Staphylococcus aureus, Streptococcus pyogenes*)	• Amoxicilina-ácido clavulánico por vía intravenosa (i.v.): 100-150 mg/kg/día cada 6 horas; dosis máxima amoxicilina: 6 g/día. • Cefazolina (si no hay sospecha de anaerobios) i.v.: 100 mg/kg/día cada 8 horas; dosis máxima: 6 g/día. **Alérgicos:** clindamicina i.v.: 30-40 mg/kg/día cada 8 horas; dosis máxima: 2,7 g/día.
Celulitis preseptal bacteriémica (cobertura de *Haemophilus influenzae* tipo b, *Streptococcus pneumoniae*; raro en vacunados)	• Cefotaxima i.v.: 150 mg/kg/día cada 8 horas; máximo: 12 g/día. O: • Ceftriaxona i.v.: 100 mg/kg/día; máximo: 4 g/día. **Alérgicos:** levofloxacino*: 6 meses-5 años, 20 mg/kg/día en 2 dosis i.v. o por vía oral (v.o.); ≥5 años, 10 mg/kg/día en 1 dosis i.v. o v.o.; dosis máxima: 500 mg.

(Continúa)

1.2.1. Antibioterapia empírica (*cont.*)

Celulitis preseptal por sinusitis (cobertura adicional de anaerobios)	• Amoxicilina-ácido clavulánico i.v.: 100-150 mg/kg/día cada 6-8 horas; máximo amoxicilina: 6 g/día. **Alérgicos:** levofloxacino* i.v. o v.o.: 6 meses-5 años, 20 mg/kg/día en 2 dosis; ≥5 años, 10 mg/kg/día en 1 dosis; dosis máxima: 500 mg.

* **Uso *off-label*** en pediatría. Alerta de la Agencia Española de Medicamentos y Productos Sanitarios de 10 de octubre de 2018 sobre reacciones adversas graves de quinolonas a nivel musculoesquelético y del sistema nervioso central irreversibles. Informe del Comité del Medicamento de la Asociación Española de Pediatría: en población pediátrica son raras. Las más frecuentes son artralgias. A nivel del sistema nervioso central son menos frecuentes en niños que en adultos, comunicadas de manera excepcional en la bibliografía.

1.2.2. Paso de antibioterapia por vía intravenosa a vía oral y duración del tratamiento

- Cuando se objetive mejoría clínica y el paciente se encuentre afebril.
- Duración total de la antibioterapia i.v. y v.o.: 7-10 días.
- Alternativas para antibioterapia v.o.:
  - Amoxicilina-ácido clavulánico: 80-90 mg/kg/día cada 8 horas; máximo: 3 g/día de amoxicilina y 375 mg/día de clavulánico.
  - Si la puerta de entrada es cutánea y no existe sospecha de anaerobios (no hay mordedura, etc.): cefadroxilo 30 mg/kg/día cada 12 horas; máximo: 2 g/día.

2. CELULITIS ORBITARIA

2.1. Etiología	
Suele ser secundaria a sinusitis, pero también a foco dental, dacriocistitis, traumatismo penetrante o cirugía ocular.	
Microorganismos más frecuentes	• ***Staphylococcus aureus:*** incluido el resistente a meticilina. • **Estreptococos:** *Streptococcus* del grupo *viridans* (*Streptococcus anginosus*), *Streptococcus* grupo A, *Streptococcus pneumoniae*.
Microorganismos infrecuentes	• **Anaerobios:** *Peptostreptococcus, Prevotella, Bacteroides* y *Fusobacterium*. • **Gramnegativos:** *Haemophilus influenzae, Klebsiella pneumoniae, Moraxella catarrhalis, Pseudomonas aeruginosa, Morganella*. • **Hongos** (mucormicosis y *Aspergillus*) en pacientes inmunodeprimidos como en neutropenia grave o infección por virus de la inmunodeficiencia humana. Raro en pacientes inmunocompetentes. • **Micobacterias:** fundamentalmente *Mycobacterium tuberculosis*. • **Valorar distintas situaciones especiales:** – Tras cirugía ocular: *Staphylococcus* coagulasa negativos y enterobacterias. – En pacientes inmunodeprimidos: *Pseudomonas*, hongos.
Polimicrobianas	Intervienen microorganismos aerobios y anaerobios.

2.2. Diagnóstico: estudios complementarios indicados al ingreso	
Hemograma, bioquímica y proteína C reactiva	Siempre.
Hemocultivo	Siempre. Hay un 0-33 % de aislamientos positivos.

(Continúa)

2.2. Diagnóstico: estudios complementarios indicados al ingreso (*cont.*)	
Estudios de imagen	• **Indicaciones:** proptosis, dolor con los movimientos oculares o limitación, visión doble, disminución de la agudeza visual, defecto en el reflejo pupilar aferente, edema más allá del margen palpebral, clínica de afectación del sistema nervioso central, imposibilidad para examinar al paciente adecuadamente (<1 año), no existe mejoría en las primeras 24-48 horas de inicio de la antibioterapia. • **De elección: tomografía computarizada (TC) con contraste de órbita y senos.** • **Resonancia magnética:** es superior a la TC en el seguimiento de la progresión de la enfermedad de tejidos blandos, pero la disponibilidad es limitada y en niños pequeños requiere sedación. Solicitar si: mala evolución, valoración de abscesos antes de la cirugía, tromboflebitis del seno cavernoso. • **Si existe sospecha de trombosis de seno venoso:** resonancia magnética (más sensible) o TC con venografía. • **Ecografía oftálmica:** se podría realizar seguimiento con ecografía oftálmica como aproximación, aunque para la visualización completa de las estructuras orbitarias se precisa la TC.
Cultivo de material de drenaje del seno	Si se visualiza drenaje purulento por endoscopia. Enviar cultivo para aerobios y anaerobios en vial de anaerobios.

En la valoración inicial:

- **Interconsulta a oftalmología/cirugía maxilofacial:** para la valoración inicial y el seguimiento.
- **Interconsulta a otorrinolaringología:** en caso de sinusitis. Valorará la instauración de tratamiento médico/quirúrgico.

2.3. Tratamiento

2.3.1. Tratamiento quirúrgico: indicaciones

Absceso >10 mm	Los abscesos subperiósticos son, con mucha diferencia, los más frecuentes.
Mala respuesta al tratamiento antibiótico a las 48-72 horas	• Valorar cirugía endoscópica nasal por otorrinolaringología para drenaje de senos. • Se valorará llevar a cabo una biopsia quirúrgica para identificar patógenos no cubiertos con antibioterapia empírica (hongos) y descartar causas de inflamación orbitaria no infecciosas: enfermedad orbitaria inflamatoria idiopática, poliangitis granulomatosa.

2.3.2. Tratamiento adyuvante

Celulitis secundaria a sinusitis	• Lavados nasales con suero fisiológico. • Corticoide nasal, nebulizado o pulverizado.
Valorar corticoides sistémicos	**Metilprednisolona i.v.:** 1-2 mg/kg/día cada 12 horas; como máximo 60 mg/día durante los primeros días de tratamiento para reducir edema de tejidos orbitarios y disminuir la compresión del nervio óptico. Tras la retirada de los corticoides se puede producir un empeoramiento brusco.

2.3.3. Tratamiento médico: antibioterapia empírica

- **Iniciar antibioterapia empírica precoz:** ante la posible progresión a pérdida de visión.
- **Es necesaria una cobertura antibiótica amplia:** los microorganismos más frecuentes son estreptococos y *Staphylococcus aureus*. Se debe realizar cobertura también para gramnegativos y anaerobios.
- **Si existe aislamiento microbiológico, ajustar la antibioterapia según el antibiograma:** continuar con antibioterapia de amplio espectro hasta obtener el resultado del cultivo anaerobio, porque puede tratarse de una infección polimicrobiana. En ocasiones, los microorganismos anaerobios son difíciles de aislar.

(*Continúa*)

2.3.3. Tratamiento médico: antibioterapia empírica (*cont.*)	
Primera elección	**Cefotaxima i.v.:** 150-200 mg/kg/día cada 6-8 horas; máximo: 12 g/día + **clindamicina i.v.:** 40 mg/kg/día cada 6-8 horas; máximo: 2,7 g/día. Posibles modificaciones del tratamiento: • Si hay sospecha de *Staphylococcus aureus* resistente a meticilina: añadir vancomicina. • Si existe sospecha de complicación intracraneal: cefotaxima + metronidazol + vancomicina. Dosis metronidazol i.v.: 30 mg/kg/día cada 8 horas; máximo: 4 g/día.

2.3.4. Antibioterapia empírica en alérgicos a betalactámicos	
Alérgicos a penicilina o amoxicilina con reacción tipo I o reacción tardía grave	**Levofloxacino i.v.* (1) + clindamicina i.v. (2):** **1. Dosis levofloxacino i.v.:** • **6 meses-5 años:** 20 mg/kg/día cada 12 horas; máximo: 750 mg/día. • **≥5 años:** 10 mg/kg/día cada 24 horas; máximo: 750 mg/día. • **Adultos:** 500-750 mg cada 24 horas v.o. o i.v. **2. Dosis clindamicina i.v.:** 40 mg/kg/día cada 6-8 horas; máximo: 2,7 g/día.
Uso *off-label en pediatría. Alerta de la Agencia Española de Medicamentos y Productos Sanitarios de 10 de octubre de 2018 sobre reacciones adversas graves de quinolonas a nivel musculoesquelético y del sistema nervioso central irreversibles. Informe del Comité del Medicamento de la Asociación Española de Pediatría: en población pediátrica son raras. Las más frecuentes son artralgias. A nivel del sistema nervioso central son menos frecuentes en niños que en adultos, comunicadas de manera excepcional en la bibliografía.	

2.3.5. Fracaso terapéutico

- Se debe objetivar mejoría a las 24-48 horas de inicio de la antibioterapia.
- Si no se constata mejoría: repetir la prueba de imagen para descartar absceso u otro diagnóstico con **indicación quirúrgica**.
- Valorar la modificación de la antibioterapia.

2.3.6. Criterios de paso a antibioterapia oral

- Paciente afebril.
- Mejoría de los reactantes de fase aguda.
- El paciente no recibe ya tratamiento con corticoides (porque al retirar los corticoides es posible objetivar un empeoramiento).
- Reducción importante de los signos inflamatorios: mantener i.v. hasta que el ojo parezca prácticamente normal. En las celulitis orbitarias **no complicadas con absceso**, esto suele ocurrir a los 3-5 días del inicio de la antibioterapia.
- Antibioterapia oral: amoxicilina-ácido clavulánico 80-90 mg/kg/día cada 8 horas.

2.3.7. Duración del tratamiento antibiótico

Celulitis orbitaria no complicada	Duración total (i.v. y v.o.): 2-3 semanas.
Celulitis orbitaria complicada con sinusitis etmoidal grave y destrucción ósea del seno	Duración total: al menos 4 semanas.

3. IMÁGENES DIAGNÓSTICAS

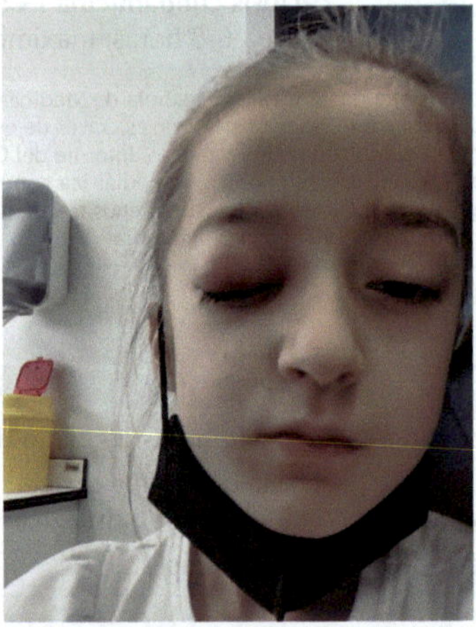

Figura 10-1. Niña de 8 años ingresada por celulitis orbitaria derecha secundaria a sinusitis esfenoidal y frontal con buena evolución con antibioterapia intravenosa.

BIBLIOGRAFÍA

Baquero Artigao F, Berghezan Suárez A, Bravo Queipo de Llano B. Sinusitis y sus complicaciones. Celulitis preseptal y orbitaria. Protoc Diagn Ter Pediatr. 2023;2:81-96. Disponible en: https://www.aeped.es/documentos/protocolos-infectologia-pediatrica

Baquero-Artigao F, Michavila A, Suárez-Rodríguez A, Hernández A, Martínez-Campos L, Calvo C. Documento de consenso de la Sociedad Española de Infectología Pediátrica, la Sociedad Española de Inmunología Clínica y Alergia Pediátricas, la Asociación Española de Pediatría de Atención Primaria y la Sociedad Española de Pediatría Extrahospitalaria y Atención Primaria sobre antibioterapia en alergia a penicilina o amoxicilina. An Pediatr (Barc). 2017;86(2):99.e1-9.

Casanovas Gordó JM. Patología oftálmica. En: Cruz M. Manual de Pediatría. 4ª edición. Madrid; Ergon; 2020; p. 1653-8.

Gappy C, Archer SM. Orbital cellulitis [monografía en Internet]. UpToDate. Ene 2023 [consultado 06/2023]. Disponible en: http//www.uptodate.com

Gappy C, Archer SM. Preseptal cellulitis [monografía en Internet]. UpToDate. Ene 2022 [consultado 06/2023]. Disponible en: http//www.uptodate.com

Jiménez Montero B. Celulitis orbitaria: preseptal y postseptal. En: Mellado Peña MJ, Calvo Rey C, Rojo Conejo P. Sociedad Española de Infectología Pediátrica. Infectología Pediátrica Básica. Manejo Práctico. Madrid: Editorial Médica Panamericana; 2012; p. 195-202.

Rimbau Serrano I, Baquero Artigao F. Celulitis preseptal y orbitaria. En: Guerrero Fernández J, Cartón Sánchez A, Barreda Bonis A, Menéndez Suso J, Ruiz Domínguez J. Manual de diagnóstico y terapéutica en pediatría. 6ª edición. Madrid: Editorial Médica Panamericana; 2018; p. 1322-5.

Wald ER. Preseptal and orbital infections. En: Long SS, Prober CG, Fisher M. Principles and Practice of Pediatric Infectious Diseases. 5ª edición. Philadelphia, PA: Elsevier; 2018; p. 517-522.e1.

Encefalitis

11

C. Álvarez Álvarez, B. Jiménez Montero, M. Gozalo Margüello, A. Sariego Jamardo, M. S. Pérez Poyato y M. T. Leonardo Cabello

PUNTOS CLAVE

- La **encefalitis** es la inflamación del **parénquima cerebral** que se manifiesta por una disfunción neurológica.
- Clínicamente puede presentarse con: alteración del nivel de conciencia, trastorno de la conducta, déficits motores y/o sensitivos, alteraciones del lenguaje, trastornos del movimiento, crisis epilépticas (convulsivas y no convulsivas) y, **en ocasiones, fiebre**.
- Además, suele existir evidencia de inflamación del sistema nervioso central (pleocitosis del líquido cefalorraquídeo [LCR]) y/o hallazgos compatibles con encefalitis en las pruebas de neuroimagen o en el electroencefalograma.
- **La etología vírica es la más frecuente**, aunque en un 20-30 % de los casos no se filia la causa.
- En la encefalitis pueden afectarse también estructuras contiguas:
  - Meninges: meningoencefalitis.
  - Médula espinal: encefalomielitis.
  - Afectación predominante del cerebelo y el tronco del encéfalo: rombencefalitis, posible por enterovirus.
- En la mayor parte de los casos, estos pacientes ingresan en unidades de cuidados intensivos tras la sospecha diagnóstica. En este capítulo se revisa la actuación en el momento del diagnóstico y el seguimiento en hospitalización después de la estabilización y del abordaje inicial en la unidad de cuidados intensivos pediátricos.

1. CLASIFICACIÓN DE LA ENCEFALITIS

1.1. Tipos de encefalitis	
Encefalitis infecciosa	• **Etiología** (v. apartado «Encefalitis infecciosa: Microorganismos causales»): la causa más frecuente es **vírica**, fundamentalmente enterovirus y virus del herpes simple (VHS). • Poco frecuente: bacterias, hongos y parásitos. • **Clínica:** presentan **fiebre**, lo que permite diferenciar el origen infeccioso de otras causas. Predomina la afectación de la sustancia gris.
Encefalitis postinfecciosa o encefalomielitis aguda diseminada (ADEM)	• **Etiología:** respuesta autoinmunitaria frente a un antígeno. **Previamente vacunación o enfermedad febril** como sarampión, parotiditis, rubéola, virus de la varicela-zóster (VVZ), virus de Epstein-Barr (VEB), citomegalovirus (CMV), VHS, virus de la hepatitis A, gripe, *Mycoplasma pneumoniae* y enterovirus. • **Clínica:** cursa sin fiebre, aunque es posible. Una semana tras el cuadro febril o vacunación reciente, comienza la clínica neurológica: encefalopatía, convulsiones. • **Resonancia magnética (RM) cerebral:** predomina la afectación de la sustancia blanca (lesiones multifocales desmielinizantes).
Encefalitis autoinmunitaria (Anexo 11-1)	• **Etiología:** mediada por autoanticuerpos contra la **superficie neuronal** o bien contra **proteínas gliales.** • **Clínica:** los síntomas neurológicos se desarrollan de forma aguda o subaguda, en días o semanas. Afectan a niños previamente sanos o tras encefalitis por herpes. • **RM cerebral:** predomina la afectación de la **sustancia gris**.

(*Continúa*)

1.1. Tipos de encefalitis (*cont.*)	
Encefalopatía tóxico-metabólica	• **Etiología:** – **Tóxicos:** intoxicación por plomo, síndrome de Reye. – **Enfermedades metabólicas:** errores congénitos del metabolismo como acidemia orgánica, alteración en el ciclo de la urea, enfermedades mitocondriales, alteración en la oxidación de los ácidos grasos, etc. Hallazgos: hipoglucemia, hiperamoniemia, acidosis. – **Encefalopatía urémica o hepática.** • **Clínica: no hay fiebre** y el comienzo es más gradual. Sin pleocitosis.

1.2. Encefalitis infecciosa: microorganismos causales	
Familia de virus del herpes	• VHS 1 y 2 (v. apartado «Encefalitis herpética»). • Virus del herpes humano tipo 6 (VHH-6): en trasplante de progenitores hematopoyéticos. • CMV: en inmunosupresión. • Otros **virus del herpes**: VVZ, VEB, VHH-7, VHH-8.
Enterovirus	• Coxsackie A y B, echovirus. • Enterovirus A-71 y D-68 (rombencefalitis). • Parechovirus (< 2 años).
Virus respiratorios	Gripe, virus respiratorio sincitial (VRS), coronavirus, virus parainfluenza, adenovirus, metapneumovirus, SARS-CoV-2 (coronavirus tipo 2 causante del síndrome respiratorio agudo severo).
Virus exantemáticos	• Sarampión, rubéola, parotiditis. • VVZ. • Parvovirus B19.
Arbovirus: virus transmitidos por mosquitos	• Europa: virus de Toscana (mediterráneo), virus del Nilo Occidental y encefalitis centroeuropea. • Fuera de Europa: encefalitis japonesa, encefalitis equina.
Otros virus	Virus de la inmunodeficiencia humana (VIH).

(Continúa)

1.2. Encefalitis infecciosa: microorganismos causales (*cont.*)	
Bacterias	Causa rara de encefalitis: *Mycoplasma pneumoniae, Bartonella* spp., *Listeria, Mycobacterium tuberculosis, Rickettsia, Chlamydia, Borrelia burgdorferi, Coxiella burnetii.*
Parásitos y hongos	Rara. En pacientes inmunodeprimidos.

1.2.1. Encefalitis herpética	
Encefalitis grave	• Encefalitis aguda infecciosa esporádica más frecuente. • Iniciar tratamiento **de forma precoz con aciclovir por vía intravenosa.**
Características	• **Predisposición genética:** defectos en la vía del receptor *toll-like* tipo 3 (TLR-3). • **Tipo de virus:** en neonatos producida por VHS 1 o 2. En edades posteriores, casi siempre está causada por el tipo 1. • Puede aparecer durante la primoinfección herpética o como reactivación.
Encefalitis por autoanticuerpos contra el receptor de N-metil-D-aspartato (anti-NMDAR)	• La encefalitis herpética puede desencadenar encefalitis anti-NMDAR y otras encefalitis autoinmunitarias. • El 25 % en las 2-6 semanas tras encefalitis herpética. • Sospechar si se observa evolución tórpida o nuevos síntomas neurológicos. • Se desencadenan por mecanismos autoinmunitarios: pueden responder a inmunoterapia.

2. ESTUDIOS COMPLEMENTARIOS AL INGRESO

2.1. Estudios en sangre	
• **Hemograma, bioquímica con proteína C reactiva (PCr) y procalcitonina** • **Coagulación**	Incluir pruebas de función hepática y amonio.

(*Continúa*)

2.1. Estudios en sangre (*cont.*)	
Estudios microbiológicos	• **Hemocultivo:** siempre. • **Serologías:** realizar basales y repetir en 3-4 semanas. VHS, VEB, CMV, VIH, *Mycoplasma pneumoniae*, *Chlamydia*. **Según la historia clínica:** si hay picadura de garrapata, considerar *Borrelia* y *Rickettsia*, y si ha habido contacto con gatos o perros, *Bartonella*.
Estudios inmunológicos	**Autoanticuerpos:** solicitar solo si clínicamente está indicado. Solicitar anti-NMDAR, anticuerpos contra la glicoproteína de mielina oligodendrocítica (ADEM), anti-AQP4 (neuromielitis óptica) y anti-VGKC.

2.2. Estudios en líquido cefalorraquídeo	
• Indicado en todos los pacientes de manera urgente, salvo contraindicación. • Realizar **siempre una prueba de neuroimagen** antes de practicar una punción lumbar para descartar una lesión ocupante de espacio. • Extraer tres (o si es posible cuatro) tubos de LCR con al menos 10 gotas/tubo. Se enviarán a microbiología y bioquímica en el siguiente orden:	
Primer tubo	**Microbiología.** Técnicas de diagnóstico molecular: reacción en cadena de la polimerasa (PCR) en LCR. Solicitar siempre PCR de **enterovirus**, parechovirus y **VHS**. • Si existe **sospecha etiológica**, solicitar PCR de otros virus del grupo herpes (CMV, VEB, VVZ, VHH-6, VHH-7), gripe y determinados arbovirus. En VHH-6 puede existir integración cromosómica, solicitar solo si está indicado (sospecha, paciente inmunodeprimido, etc.). • En casos seleccionados (elevada sospecha de encefalitis sin aislamiento por técnicas habituales) se podrá solicitar un panel de meningitis/encefalitis con PCR múltiple de varios microorganismos*.

(*Continúa*)

2.2. Estudios en líquido cefalorraquídeo (*cont.*)	
Segundo tubo	**Bioquímica:** • **Recuento y tipo de células:** suele haber pleocitosis $<500/mm^3$ con predominio linfocítico, aunque pueden predominar neutrófilos las primeras horas. En el 10-15 % de los casos, es normal al inicio. • **Glucosa:** normal o levemente disminuida. Medir la glucemia en sangre en el momento de realizar la punción para comparar las cifras con el LCR. • **Proteínas:** normales o elevadas.
Tercer tubo	**Microbiología:** • **Tinción de Gram y cultivo convencional.** • Si existe sospecha clínica de **tuberculosis**, añadir: tinción de Ziehl-Neelsen, PCR y cultivo de *Mycobacterium tuberculosis*.
Cuarto tubo	Valorar extraer este cuarto tubo para congelar y poder realizar futuros estudios: autoanticuerpos antineuronales (anti-NMDAR, anti-MOG [ADEM] y anti-AQP4).
Otros tubos	Interconsulta al especialista de neuropediatría, que decidirá de manera diferida la necesidad de extraer otros tubos y ampliar estudios para congelar o guardar en hielo. • **Estudio metabólico:** tres tubos. 1. Aminoácidos. 2. Pterinas y neurotransmisores (papel de plata para proteger de la luz). 3. Lactato, ácido γ-aminobutírico y folato. • **Estudio de bandas oligoclonales:** valorar en caso de ADEM (un tubo).

* **Panel meningitis/encefalitis (FilmArray). Bacterias:** *Escherichia coli K1, Haemophilus influenzae, Listeria monocytogenes, Streptococcus agalactiae, Streptococcus pneumoniae, Neisseria meningitidis*. **Virus:** citomegalovirus, enterovirus, virus del herpes simple 1, virus del herpes simple 2, virus del herpes humano 6, parechovirus humano, virus de la varicela-zóster. **Levaduras:** *Cryptococcus neoformans/gattii*. Volumen necesario: 200 μL.

2.3. Estudios de neuroimagen	
RM cerebral	• Realizar siempre si está disponible de urgencia, y si no, llevarla a cabo posteriormente. • Puede ser normal u objetivarse, entre otros hallazgos, edema cerebral e inflamación de la corteza. • Localización de hallazgos según el virus y el tipo de encefalitis: – **VHS:** localización temporal. Pueden presentar hallazgos hemorrágicos tardíos. – **Enterovirus 71**: localización en el tronco del encéfalo, los ganglios basales y el tálamo. – **Virus respiratorios (gripe, parainfluenza, adenovirus, VRS):** anormalidades en el tálamo o ganglios basales. – **Encefalitis postinfecciosa (ADEM):** lesiones en la sustancia blanca desmielinizantes múltiples y bilaterales, pero pueden ser asimétricas (diagnóstico diferencial entre encefalitis aguda y postinfecciosa).
RM craneomedular (incluyendo medular)	Solicitar ante rombencefalitis moderada o grave (típico de enterovirus) y en otros casos que se considere necesaria: clínica de afectación del tronco y los pares craneales (diplopía, estrabismo, disfagia, etc.).
Tomografía computarizada cerebral	Puede ser normal. Suele ser la prueba de elección antes de la punción lumbar en urgencias por su accesibilidad, para excluir contraindicaciones como masa o cambios en la línea media.

2.4. Estudios de neurofisiología
Electroencefalograma: realizar en cuanto sea posible. Es anormal en el 87-96 % de los casos. No es específico. Hallazgos: enlentecimiento difuso del ritmo de base. Encefalitis herpética: es típico un foco temporal con paroxismos complejo punta-onda o PLED (descargas epileptiformes lateralizadas periódicas, del acrónimo inglés *periodic lateralized epileptiform discharge*) temporales o frontales.

2.5. Otros estudios para determinar la etiología	
Muestras respiratorias	La positividad de estas pruebas no implica que sean la causa de la encefalitis: • **Frotis o lavado nasofaríngeo:** PCR para gripe, VRS, adenovirus, metapneumovirus, *Mycoplasma pneumoniae*. • **Frotis faríngeo (recogida en medio virus):** PCR para VHS, enterovirus.
Heces	• **Frotis rectal o de heces:** PCR de enterovirus. En la encefalitis por enterovirus, este no se detecta en todos los casos en LCR, por lo que se debe buscar en aspirado nasofaríngeo o frotis faríngeo (en este caso, en torunda con medio para virus) y en exudado o frotis rectal recogido de márgenes del ano e introduciendo la torunda en el recto. Las muestras de heces son también adecuadas para el estudio. • Coprocultivo.
Estudio en orina	• **Tóxicos en orina.** • **Estudios metabólicos:** si existe sospecha de enfermedad metabólica.
Estudio de lesiones cutáneas	Si el paciente presenta lesiones cutáneas: • **Biopsia:** para anticuerpos de fluorescencia directa y PCR en escara para *Rickettsia* spp. • **PCR en vesículas:** para VHS, VVZ y enterovirus.

(Continúa)

2.5. Otros estudios para determinar la etiología (*cont.*)		
Pacientes inmunodeprimidos	Además de realizar los estudios anteriores, solicitar los estudios indicados a continuación (entre otros).	
	En sangre	Antígeno de *Cryptococcus*, serología toxoplasma.
	En LCR	Antígeno de *Cryptococcus*, PCR para CMV, VHH-6, virus del Nilo Occidental, enfermedad de Creutzfeldt-Jakob.
	Si procede de zona epidémica (EE. UU., América Central y del Sur, África)	Antígeno de *Histoplasma* en LCR y en orina.
Estudios metabólicos	**Interconsulta a neuropediatría.** • **Solicitar en sangre:** creatina-cinasa, amonio, lactato, gasometría, homocisteína, folato, vitamina B_{12}, aminoácidos en plasma, glucosa, *anion gap*, cuerpos cetónicos, piruvato, carnitinas y acilcarnitinas. • **En orina:** ácidos orgánicos. • **En LCR:** aminoácidos.	

3. MEDIDAS DE AISLAMIENTO

- Aislamiento de **gotas y contacto al ingreso**.
- Posteriormente, si hay aislamiento de algún microorganismo concreto, establecer las medidas dirigidas:
  - Infecciones por enterovirus: medidas de contacto.
  - Encefalitis por VHS: medidas estándar (lavado de manos).
  - Encefalitis víricas transmitidas por artrópodos: no precisan medidas de aislamiento.

4. TRATAMIENTO

4.1. Medidas generales

- Valorar desde **el inicio el ingreso en la unidad de cuidados intensivos pediátricos.**
- Estabilización: ABCDE.
- Balance de líquidos y electrolitos (vigilar la secreción inadecuada de hormona antidiurética).
- **Administrar fluidos isotónicos:** sin ser necesaria la restricción de fluidos.
- Vigilar la **hipertensión intracraneal**: instaurar tratamiento, si se precisa (unidad de cuidados intensivos pediátricos).
- **Sonda nasogástrica:** para nutrición enteral, si es necesario.
- **Tratamiento de las crisis epilépticas:** cuando exista evidencia clínica o electroencefalográfica de estas. Continuar el tratamiento al menos durante la fase aguda de la enfermedad.

Realizar interconsulta a neuropediatría.

4.2. Tratamiento antimicrobiano empírico

Aciclovir por vía intravenosa (i.v.) (administrar siempre ante sospecha de encefalitis y lo antes posible, por ser su efecto dependiente del tiempo) + **Si existe meningoencefalitis o sospecha de causa bacteriana, añadir al aciclovir: vancomicina i.v. + cefotaxima i.v.**	**Aciclovir i.v.:** dosis según la edad. Pasar al menos en 1 hora; máximo: 800 mg/dosis. Según la edad: • >28 días y <3 meses: 20 mg/kg/dosis cada 8 horas. • ≥3 meses-12 años: 10-15 mg/kg/dosis cada 8 horas. • ≥12 años: 10 mg/kg/dosis cada 8 horas. Vigilar la función renal y mantener una hidratación adecuada por posible nefrotoxicidad. Si hay alteración en la función renal, hidratar correctamente y ajustar la dosis de aciclovir según el filtrado glomerular. **Cefotaxima i.v.:** 300 mg/kg/día; máximo: 12 g/día. **Vancomicina i.v.:** 60 mg/kg/día en 4 dosis; máximo: 4 g/día.

(Continúa)

4.2. Tratamiento antimicrobiano empírico (*cont.*)	
Añadir otros antimicrobianos empíricos dirigidos	**Si existe sospecha clínica de:** gripe, *Mycoplasma pneumoniae*, *Bartonella henselae*, ehrlichiosis, fiebre Q (v. apartado «Tratamiento antimicrobiano dirigido»).

4.3. Tratamiento antimicrobiano dirigido	
VHS	• **Aciclovir i.v.** durante 21 días (v. dosis en el apartado «Tratamiento antimicrobiano dirigido»). Antes de suspenderlo, realizar una punción lumbar de control confirmando PCR negativa de VHS en LCR. • En encefalitis por **VHS** se puede usar corticoterapia si existe gran edema asociado, aunque no hay clara evidencia de su uso. Dexametasona: 0,15-0,25 mg/kg/dosis cada 6 horas durante 4-5 días y luego suspenderla.
Enterovirus	No se dispone de fármacos antivirales, ni como uso compasivo. • **Intensidad moderada:** inmunoglobulinas i.v. 1 g/kg cada 24 horas, 2 dosis. • **Grave (criterios clínicos o de RM):** además de las inmunoglobulinas, administrar megadosis de metilprednisolona i.v.: 30 mg/kg/día cada 24 horas durante 3 días; máximo: 1 g/día. • **Valorar añadir fluoxetina:** uso compasivo. Dosis: 0,3 mg/kg/día.
Virus de la gripe	**Oseltamivir:** a dosis habituales durante 5 días.
CMV	**Ganciclovir:** 10 mg/kg/día en 2 dosis durante 14-21 días (valorar al inicio asociar foscarnet hasta la mejoría de los síntomas).
VVZ	**Aciclovir (niños ≥1 año o adolescentes):** 1.500 mg/m^2/día en 3 dosis o 30 mg/kg/día en 3 dosis durante 10-14 días i.v.
Mycoplasma pneumoniae	**Macrólidos. Azitromicina:** 10 mg/kg/día cada 24 horas durante 3 días; máximo: 500 mg/día. Por su efecto inmunomodulador.

4.4. Tratamiento de otros tipos de encefalitis	
Encefalitis postinfecciosas	• **Metilprednisolona i.v.:** 15-30 mg/kg/día cada 24 horas por la mañana durante 3-5 días; máximo: 1 g/día. Seguido de prednisona oral 1-2 mg/kg/día durante 10-14 días, con retirada paulatina posterior. • **Graves:** gammaglobulina o incluso plasmaféresis.
Encefalitis autoinmunitarias asociadas a anticuerpos contra la superficie neuronal	• **Primera línea:** gammaglobulina i.v.: 0,5 g/kg/día durante 4 días cada 15 días + bolos de metilprednisolona i.v. 30 mg/kg/día durante 5 días; máximo: 1 g/día. Seguido de prednisolona: 1 mg/kg/día durante 6 semanas con pauta de retirada. En casos graves, valorar plasmaféresis de 5 a 7 sesiones durante un curso de 2 semanas. • **Segunda línea:** – Rituximab i.v.: anticuerpo monoclonal contra CD20, 375 mg/m²/día una vez a la semana durante 4 semanas consecutivas y posteriormente cada 3 meses hasta constatar mejoría. – Ciclofosfamida: 500-1.000 mg/m² mensualmente. Máximo: 1.500 mg una vez al mes hasta 6 meses.

5. ACTITUD DURANTE EL SEGUIMIENTO EN HOSPITALIZACIÓN

5.1. Terapia antimicrobiana (Fig. 11-1)

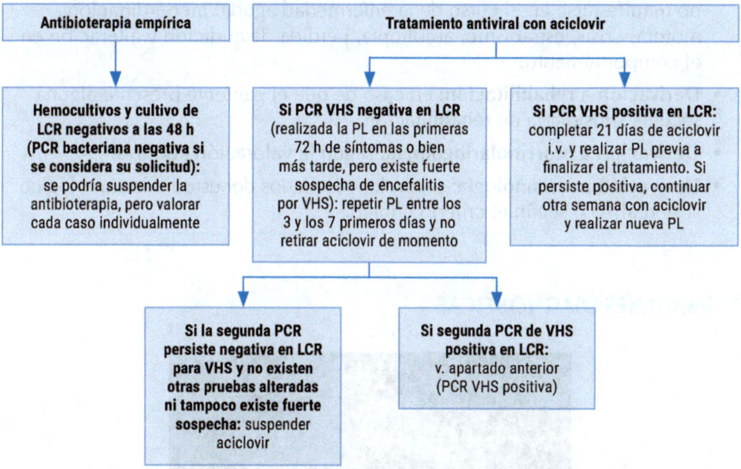

Antibioterapia empírica
Tratamiento antiviral con aciclovir
Hemocultivos y cultivo de LCR negativos a las 48 h (PCR bacteriana negativa si se considera su solicitud): se podría suspender la antibioterapia, pero valorar cada caso individualmente
Si PCR VHS negativa en LCR (realizada la PL en las primeras 72 h de síntomas o bien más tarde, pero existe fuerte sospecha de encefalitis por VHS): repetir PL entre los 3 y los 7 primeros días y no retirar aciclovir de momento
Si PCR VHS positiva en LCR: completar 21 días de aciclovir i.v. y realizar PL previa a finalizar el tratamiento. Si persiste positiva, continuar otra semana con aciclovir y realizar nueva PL
Si la segunda PCR persiste negativa en LCR para VHS y no existen otras pruebas alteradas ni tampoco existe fuerte sospecha: suspender aciclovir
Si segunda PCR de VHS positiva en LCR: v. apartado anterior (PCR VHS positiva)

Figura 11-1. Algoritmo de la terapia antimicrobiana. LCR: líquido cefalorraquídeo; PCR: reacción en cadena de la polimerasa; PL: punción lumbar; VHS: virus del herpes simple.

5.2. Estudios complementarios durante el seguimiento en hospitalización

Completar estudios complementarios	Estudios indicados en el apartado «Estudios complementarios al ingreso», si no se realizaron previamente.
Vigilar la función renal en pacientes en tratamiento con aciclovir	Asegurar una adecuada hidratación. Realizar controles de urea y creatinina, y si hay afectación de la función renal, ajustar aciclovir según el filtrado glomerular.
Evaluación auditiva	Realizar interconsulta a otorrinolaringología para la valoración del paciente.
Valorar el estudio inmunológico	**Pacientes con variantes en distintos genes** (*TRAF3, TRIF, TBK, UNC93B1, TLR3, STAT1*) implicados en la vía del receptor TLR3 presentan predisposición a padecer encefalitis por virus del herpes, considerándose una inmunodeficiencia primaria de la inmunidad innata.

6. SEGUIMIENTO AMBULATORIO: DERIVACIÓN A CONSULTAS

- **Derivación a consultas de neuropediatría al alta:** monitorización al menos durante 1 año tras el alta porque las secuelas a largo plazo pueden no manifestarse en el curso de la enfermedad aguda: incoordinación motora, crisis, estrabismo, ambliopía, pérdida de audición y alteración en el comportamiento.
- **Derivación a rehabilitación:** en caso de que el paciente presente alguna secuela subsidiaria de rehabilitación.
- **Derivación a otorrinolaringología:** según la valoración auditiva.
- **Derivación a inmunología:** según los resultados del estudio inmunológico si se realizó o según el criterio clínico.

7. IMÁGENES DIAGNÓSTICAS

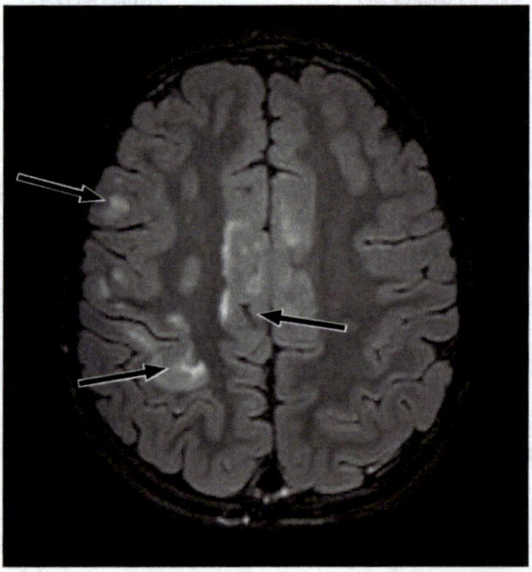

Figura 11-2. Resonancia magnética cerebral, corte axial en secuencia FLAIR: se observan múltiples lesiones hiperintensas en la sustancia blanca yuxtacortical y la corteza de predominio hemisférico derecho, así como quiasma óptico, en un paciente de 5 años, compatible con encefalomielitis aguda diseminada con anticuerpos contra la glicoproteína de mielina oligodendrocítica positivos con patrón FLAMES.

BIBLIOGRAFÍA

Britton PN, Eastwood K, Paterson B, Durrheim DN, Dale RC, Cheng AC, et al. Consensus guidelines for the investigation and management of encephalitis in adults and children in Australia and New Zealand. Intern Med J. 2015;45(5):563-76.

Calvo C, Rodrigo C, Cabrerizo M, Casas I. Infecciones por enterovirus. Revisión de la situación en España. Sociedad Española de Infectología Pediátrica. Disponible en: https://www.aeped.es/sites/default/files/documentos/enterovirusseip.pdf

Carazo Gallego B, Cardelo Autero N, Moreno Pérez D. Meningitis. Absceso cerebral. Encefalitis aguda. Protoc Diagn Ter Pediatr. 2023;2:309-28. Disponible en: https://www.aeped.es/documentos/protocolos-infectologia-pediatrica

Hardarson HS, Messacar K. Acute viral encephalitis in children: Clinical manifestations and diagnosis. UpToDate. Dic 2021 [consultado 09/2023]. Disponible en: http//www.uptodate.com

Hardarson HS, Messacar K. Acute viral encephalitis in children. Treatment and prevention. UpToDate. Dic 2021 [consultado 09/2023]. Disponible en: http//www.uptodate.com

Justo Ranera A, Soler-Palacín P, Codina MG, Gonzalo de Liria CR. Meningoencefalitis viral. Pediatr Integral. 2018;XXII(6):282-93.

Kneen R, Michael BD, Menson E, Mehta B, Easton A, Hemingway C, et al. Management of suspected viral encephalitis in children - Association of British Neurologists and British Paediatric Allergy, Immunology and Infection Group national guidelines. J Infect. 2012;64(5):449-77.

Muñoz Cabello B. Encefalitis en Pediatría. En: Cruz M. Manual de Pediatría. 4ª edición. Madrid: Ergon; 2020; p. 1244-7.

Navarro Gómez M, González Martínez F. Encefalitis. En: Sociedad Española de Infectología Pediátrica. Infectología Pediátrica Básica. Manejo Práctico. Madrid: Editorial Médica Panamericana; 2012; p. 167-74.

Nosadini M, Thomas T, Eyre M, Anlar B, Armangue T, Benseler SM, et al. International Consensus Recommendations for the Treatment of Pediatric NMDAR Antibody Encephalitis. Neurol Neuroimmunol Neuroinflamm. 2021;8(5):e1052

Román Hernández C, Calvo Rey C. Encefalitis. En: Guerrero-Fernández J, Cartón Sánchez A. Manual de diagnóstico y terapéutica en pediatría. 6ª edición. Madrid: Editorial Médica Panamericana; 2018; p. 1443-6.

ANEXO

Meningitis bacteriana: diagnóstico y tratamiento

12

C. Álvarez Álvarez, B. Jiménez Montero, J. L. Guerra Díez, V. A. Oreña Ansorena y M. P. Roiz Mesones

PUNTOS CLAVE

- La **meningitis aguda** se produce por la inflamación de las meninges que rodean el cerebro y la médula espinal.
- Puede ser bacteriana, cuando en los cultivos del líquido cefalorraquídeo se aísla una bacteria, o bien aséptica, cuando, sin haber administrado antibioterapia previa, no se objetiva crecimiento en los cultivos bacterianos habituales. La meningitis aséptica es producida habitualmente por virus, pero también puede ser causada por algunas bacterias como las causantes de la enfermedad de Lyme, la fiebre Q o la sífilis, entre otras, y también por hongos.
- En Europa, en niños >3 meses, *Neisseria meningitidis* es el microorganismo más frecuente, seguido de *Streptococcus pneumoniae*. Desde la introducción de la vacuna de *Haemophilus influenzae* tipo b en el año 1998, la vacuna del meningococo C en el año 2000, la vacuna conjugada de neumococo y por último la del meningococo B, la incidencia de meningitis bacteriana ha disminuido. *Haemophilus influenzae* es una causa excepcional en nuestro medio en paciente no inmunodeprimido, aunque existen algunos casos producidos por serotipos E, F o no tipables.
- La antibioterapia empírica se selecciona en función de la edad y la enfermedad de base. Se debe valorar la administración de dexametasona antes o durante la primera dosis de antibiótico si hay sospecha o posibilidad de origen neumocócico, por *Haemophilus influenzae* o tuberculosis si no existe contraindicación.
- En este capítulo se revisa la actitud al diagnóstico y también durante el seguimiento del paciente con meningitis en hospitalización pediátrica, habitualmente tras su ingreso inicial en la unidad de cuidados intensivos pediátricos (UCIP).

1. DIAGNÓSTICO

1.1. Estudios complementarios al diagnóstico

- Hemograma, bioquímica, coagulación y gasometría venosa.
- Hemocultivo.
- **Punción lumbar:** realizar **excepto** si existen contraindicaciones (Tabla 12-1). Número de tubos necesarios (Tabla 12-2). Interpretación del resultado del líquido cefalorraquídeo (LCR) (Anexo 12-1).
- **Indicaciones para realizar pruebas de neuroimagen previas a la punción lumbar** (Tabla 12-3).

Tabla 12-1. Contraindicaciones de la punción lumbar

Inestabilidad hemodinámica	Compromiso cardiorrespiratorio
HTIC	Se sospechará si: • Alteración del nivel de conciencia • Signos neurológicos focales • Edema de papila: aunque su ausencia no excluye HTIC • Bradicardia con hipertensión • Crisis focales Todas obligan a realizar TC craneal previa para descartar HTIC
Coagulopatía grave	Actividad de protrombina o índice de Quick < 50 % del control (normal: 70-100 %), INR > 1,4 o tratamiento anticoagulante (no antiagregante)
Trombocitopenia	Inferior a 50.000/mm^3
Infecciones	Infecciones de la piel del sitio de punción
Lesión traumática grave	De la médula espinal o de la columna vertebral, por requerir movilización del paciente
Compresión de la médula espinal	Entre otras causas: sospecha de neoplasia intrarraquídea o edema medular

HTIC: hipertensión intracraneal; INR: índice internacional normalizado; TC: tomografía computarizada.

Tabla 12-2. Tubos requeridos de líquido cefalorraquídeo

Extraer tres (si es posible cuatro) tubos de LCR con al menos 10 gotas/tubo. Se enviarán a microbiología y bioquímica habitualmente en el orden que se indica a continuación	
Primer tubo	• **Microbiología.** Pruebas moleculares (PCR): enterovirus, herpes u otras según la sospecha clínica (meningitis vírica, etc.) • Existen paneles de PCR múltiple para meningitis/encefalitis para el cribado de virus, bacterias y hongos más frecuentes • Estos estudios son útiles si la meningitis ha sido previamente tratada y en otras situaciones especiales
Segundo tubo	• **Bioquímica.** Citoquímica: recuento y tipo celular, glucosa, proteínas y ADA • Realizar glucemia en sangre simultánea (la glucosa de LCR suele ser un 50-75 % de la glucosa en sangre)
Tercer tubo	• **Microbiología:** tinción de Gram y cultivo convencional • Se ampliará según la sospecha clínica: – Sospecha de tuberculosis: tinción de Ziehl-Neelsen, PCR y cultivo de *Mycobacterium tuberculosis* – Sospecha de origen fúngico: tinción de tinta china, antígeno y cultivo para *Cryptococcus neoformans*, cultivo hongos
Otros tubos	Conservar congelados

ADA: adenosina desaminasa; LCR: líquido cefalorraquídeo; PCR: reacción en cadena de la polimerasa.

Tabla 12-3. Indicaciones de prueba de neuroimagen

- **Sospecha de HTIC:**
  - Alteración del nivel de conciencia
  - Signos neurológicos focales
  - Edema de papila: su ausencia no excluye HTIC
  - Bradicardia con hipertensión
  - Crisis focales
- Historia de **hidrocefalia** y/o portador de **válvula ventriculoperitoneal**
- Historia reciente de **traumatismo en el SNC** o de **neurocirugía**
- **Riesgo de absceso cerebral:** pacientes inmunodeprimidos, cardiopatías congénitas con *shunt* derecha-izquierda

HTIC: hipertensión intracraneal; SNC: sistema nervioso central.

2. CRITERIOS DE INGRESO EN LA UNIDAD DE CUIDADOS INTENSIVOS PEDIÁTRICOS

- Inestabilidad hemodinámica/*shock*: hipotensión, hipoperfusión tisular, taquicardia, acidosis metabólica.
- Niño <2 años.
- Alteración del nivel de conciencia.
- Focalidad neurológica.
- Crisis convulsivas.
- Signos de aumento de la presión intracraneal grave: hipertensión, bradicardia, cefalea intensa.
- Sospecha de etiología neumocócica.
- Hiponatremia: <125 mEq/L.
- Púrpura o datos de coagulación intravascular diseminada.

3. MEDIDAS DE AISLAMIENTO

Al ingreso, realizar aislamiento aéreo y de contacto. Posteriormente según el microorganismo.	
Meningitis por *Haemophilus influenzae* y *Neisseria meningitidis*	Aislamiento tipo **gotas** hasta 24 horas del inicio de la antibioterapia efectiva.
Meningitis por *Streptococcus pneumoniae*, aséptica y bacteriana por otras etiologías	Estándar (lavado de manos). Consultar el microorganismo concreto.

4. TRATAMIENTO

4.1. Indicaciones para la administración de dexametasona	
Meningitis de etiología desconocida (los hallazgos cutáneos, petequias y púrpura, son característicos, pero no exclusivos de las meningitis por *Neisseria meningitidis*)	Administrar en: • **Todos los niños ≥ 6 semanas que no presenten ninguna condición indicada en el cuadro de no indicaciones (v. a continuación).** • Suspender posteriormente si se descartan: *Streptococcus pneumoniae*, *Haemophilus influenzae* de tipo b o tuberculosis. • No está indicada en meningitis meningocócica, pero no se asocia a efectos adversos. • Podría disminuir el paso de vancomicina al LCR (valorar añadir rifampicina si es de etiología neumocócica y se ha administrado dexametasona hasta que se descarte neumococo resistente a cefalosporinas).
Situaciones en las que no está indicada la administración de dexametasona	• Menores de 6 semanas. • Meningitis previamente tratadas. • Meningitis aséptica. • Meningitis por bacterias gramnegativas. • Anormalidades congénitas o adquiridas del sistema nervioso central.
Dosis: 0,15 mg/kg/dosis i.v. cada 6 horas durante 2-4 días (en tuberculosis, durante 8 semanas); dosis máxima: 10 mg/dosis. **Administrar antes, durante o inmediatamente después** (hasta 1 hora) **de la primera dosis de antibioterapia.**	

La dexametasona disminuye las secuelas auditivas en las meningitis por *Haemophilus influenzae*, tuberculosa y posiblemente por neumococo (controvertido).

4.2. Antibioterapia empírica: sospecha de meningitis bacteriana

Antes de elegir la antibioterapia empírica indicada a continuación, hay que asegurarse de que el paciente **no cumple ninguna de las situaciones especiales** indicadas en el apartado «Antibioterapia empírica en situaciones especiales».

≥1 mes-3 meses[a]	**Ampicilina i.v.:** 250-300 mg/kg/día en 4 dosis; máximo: 12 g/día. + **Cefotaxima i.v.:** 300 mg/kg/día en 3 o 4 dosis; máximo: 12 g/día. + **Vancomicina i.v.:** 60 mg/kg/día en 4 dosis; máximo: 4 g/día.
≥3 meses[b]	**Cefotaxima i.v.:** 300 mg/kg/día en 3 o 4 dosis; máximo: 12 g/día, máximo: 2 g/dosis (adultos: 2 g cada 4-6 horas). + **Vancomicina i.v.:** 60 mg/kg/día en 4 dosis; máximo: 4 g/día.

[a] Es controvertido añadir **ampicilina** empíricamente para cobertura de *Listeria* spp. en mayores de 1 mes. Actitud según: clínica sugestiva, resultado de la tinción de Gram (baja sensibilidad) y sobre todo la prueba de la reacción en cadena de la polimerasa (PCR). Si se descarta claramente *Listeria* spp., se podría administrar solo cefotaxima + vancomicina, teniendo en cuenta que el diagnóstico de meningitis por *Listeria* puede ser complejo.

[b] Si la tinción de **Gram o la PCR** en el líquido cefalorraquídeo (LCR) es compatible con neumococo y se administró dexametasona, valorar añadir rifampicina a cefotaxima + vancomicina (hasta descartar neumococo resistente a cefalosporinas), porque la dexametasona disminuye la penetración de vancomicina en el LCR. **Alto riesgo de neumococo:** <2 años, asplenia, drepanocitosis, fístula de LCR, otitis media aguda, meningitis sin púrpura.

4.2.1. Si existe alergia a betalactámicos

Aztreonam + vancomicina.

Dosis:

- **Aztreonam i.v.:** 150 mg/kg/día cada 6-8 horas; dosis máxima: 8 g/día o 2 g/dosis.
- **Vancomicina i.v.:** 60 mg/kg/día en 4 dosis; dosis máxima: 4 g/día.

4.2.2. Orientación etiológica de la meningitis bacteriana según los resultados de la tinción de Gram

Resultado de la tinción de Gram	Bacterias más frecuentes
Diplococos grampositivos	*Streptococcus pneumoniae*.
Diplococos gramnegativos	*Neisseria meningitidis*.
Cocobacilos gramnegativos	*Haemophilus influenzae*.
Bacilos gramnegativos	Enterobacterias, *Pseudomonas aeruginosa*.
Bacilos o cocobacilos grampositivos	*Listeria monocytogenes*.
Cocos grampositivos en cadena	*Streptococcus agalactiae* (grupo B), otros estreptococos.
Cocos grampositivos en masas	*Staphylococcus* spp. (*Staphylococcus aureus, Staphylococcus* coagulasa negativo, etc.).

4.3. Antibioterapia empírica: situaciones especiales

4.3.1. Inmunodeprimidos

Pacientes neutropénicos con malignidad	**Triple terapia:** 1. **Vancomicina i.v.:** 60 mg/kg/día en 4 dosis; dosis máxima: 4 g/día. + 2. **Uno de los siguientes:** • **Cefepima i.v.:** 150 mg/kg/día en 3 dosis; dosis máxima: 6 g/día, o • **Ceftazidima i.v.:** 150 mg/kg/día en 3 dosis; dosis máxima: 6 g/día, o • **Meropenem i.v.:** 120 mg/kg/día en 3 dosis; dosis máxima: 6 g/día. + 3. **Aminoglucósido:** • **Gentamicina i.v.:** 7,5 mg/kg/día cada 24 horas, o • **Amikacina i.v.:** 15 a 22,5 mg/kg/día cada 24 horas; dosis máxima: 1,5 g/día.

(*Continúa*)

4.3.1. Inmunodeprimidos (*cont.*)	
Inmunodeficiencia celular/tratamiento inmunosupresor (trasplante de órgano sólido o dosis altas de esteroides)	**Cefotaxima + vancomicina + ampicilina.** Dosis ampicilina i.v.: 300 mg/kg/día dividido en 4 o 6 dosis; dosis máxima: 12 g/día.
Inmunodeficiencia humoral, déficit del complemento o infección por virus de la inmunodeficiencia humana	**Cefotaxima + vancomicina.**
Asplenia orgánica o funcional: drepanocitosis, talasemias homocigotas	**Cefotaxima + vancomicina.**

4.3.2. Patología neuroquirúrgica	
Neurocirugía reciente **Dispositivo médico** (válvula de derivación de LCR o implante coclear)	**Vancomicina** + uno de los tres siguientes: • **Cefepima i.v.:** 150 mg/kg/día en 3 dosis; máximo: 6 g/día, o • **Ceftazidima i.v.:** 150 mg/kg/día en 3 dosis; máximo: 6 g/día, o • **Meropenem i.v.:** 120 mg/kg/día en 3 dosis; máximo: 6 g/día.
Traumatismo penetrante	**Vancomicina + cefepima.** Si hay bacilos gramnegativos en la tinción de Gram, añadir amikacina.
Fractura de la base del cráneo **Pérdida o fístula de LCR (congénita o por traumatismo)** **Defectos anatómicos (seno dérmico)**	**Vancomicina i.v.:** 60 mg/kg/día en 4 dosis; máximo: 4 g/día. + **Cefotaxima i.v.:** 300 mg/kg/día en 3 o 4 dosis; máximo: 12 g/día.

4.4. Otras situaciones especiales	
Bacilos gramnegativos en la tinción de Gram	Añadir aminoglucósido a la antibioterapia indicada en las situaciones especiales citadas anteriormente.
Meningitis nosocomiales	Cobertura para bacilos gramnegativos y estafilococos.
Ante meningitis de evolución tórpida	Pensar en *Listeria monocytogenes* no cubierta por antibioterapia empírica (vancomicina o cefalosporinas) que de forma esporádica puede afectar a pacientes inmunocompetentes. Poca sensibilidad en la tinción de Gram y poco rendimiento en medios de cultivo convencionales.
Líquido claro y glucorraquia baja	Tuberculosis, *Listeria* spp., *Leptospira* spp., *Brucella* spp., *Candida* spp., *Criptococcus* spp.

4.5. Antibioterapia dirigida y duración del tratamiento

En la **tabla 12-4** se indica la antibioterapia dirigida en función del aislamiento microbiológico y la duración del tratamiento antibiótico en la meningitis.

Tabla 12-4. Antibioterapia según aislamiento microbiológico

Microorganismo	Antibioterapia	Duración (si no hay complicaciones)
Streptococcus pneumoniae	• **Sensible a penicilina (concentración mínima inhibidora [CMI] ≤0,06 µg/mL):** suspender vancomicina y tratar con: – **Penicilina G i.v.:** 300.000 U/kg/día divididos en 4-6 dosis; máximo: 24.000.000 U/día O bien: – **Cefotaxima:** continuando pauta empírica • **No sensible a penicilina:** – **Pero sensible a cefotaxima** (CMI ≤0,5 µg/mL): suspender vancomicina y continuar con cefotaxima – **No sensible a cefotaxima o sensibilidad** con exposición **incrementada: vancomicina** + **cefotaxima** a altas dosis y considerar añadir **rifampicina** sobre todo si hay administración de corticoides	10-14 días (al menos 5 días afebril)
Neisseria meningitidis	• **Cefotaxima i.v.:** 300 mg/kg/día dividida en 3 o 4 dosis; máximo: 12 g/día • Si se trata de una cepa sensible a penicilina con **CMI <0,1 µg/mL** (muy sensible), se podría administrar **penicilina G i.v.:** 300.000 U/kg/día dividida en 4 dosis; máximo: 24.000.000 U/día. Pero si se trata con penicilina, tratar el estado de portador nasofaríngeo	5-7 días
***Haemophilus influenzae* tipo b**	**Cefotaxima i.v.:** 200-300 mg/kg/día en 3 o 4 dosis; máximo: 12 g/día. Se puede utilizar ampicilina si se demuestra que el patógeno es sensible	7-10 días
Listeria monocytogenes	**Ampicilina i.v.:** 300 mg/kg/día en 4 dosis (máximo: 12 g/día) + **gentamicina i.v.:** 7-7,5 mg/kg/día cada 24 horas	21-28 días (podría no necesitarse la administración de gentamicina durante todo el tratamiento)

(Continúa)

Tabla 12-4. Antibioterapia según aislamiento microbiológico (*cont.*)

Microorganismo	Antibioterapia	Duración (si no hay complicaciones)
Streptococcus agalactiae **(grupo B)**	• **Penicilina G i.v.:** 450.000 a 500.000 U/kg/día en 4 dosis; máximo: 24.000.000 U/día O • **Ampicilina i.v.:** 300 mg/kg/día en 4 dosis; máximo: 12 g/día	14-21 días
Staphylococcus aureus **sensible a meticilina**	**Cloxacilina i.v.:** 200 mg/kg/día en 4 dosis; máximo: 12 g/día	14 días
Staphylococcus aureus **resistente a meticilina**	**Vancomicina i.v.:** 60 mg/kg/día en 4 dosis; máximo: 4 g/día. Considerar añadir rifampicina: 20 mg/kg/día vía oral o i.v. en 2 dosis; máximo: 600 mg/día	Al menos 14 días
Enterococcus **spp.**	• **Sensible a ampicilina:** ampicilina + gentamicina • **Resistente a ampicilina:** vancomicina + gentamicina	Si es sensible a ampicilina: 14-21 días. Si no es sensible: 21 días
Bacilos gramnegativos entéricos	**Cefotaxima:** 200-300 mg/kg/día en 4 dosis **± aminoglucósido**. Gentamicina i.v. 7 mg/kg/día cada 24 horas. Este se puede discontinuar tras 5-7 días, una vez se haya documentado que el LCR es estéril	Se establece en 21 días o mínimo 2 semanas desde el primer LCR estéril (lo más largo). Tras 5-7 días y LCR estéril, discontinuar el aminoglucósido
Pseudomonas aeruginosa	• **Ceftazidima:** 150 mg/kg/día en 3 dosis; máximo: 6 g/día ± **aminoglucósido** • Resistencia a ceftazidima. **Cefepima:** 150 mg/kg/día cada 8 horas (máximo: 2 g/dosis) o **meropenem i.v.:** 120 mg/kg/día en 3 dosis (máximo: 6 g/día)	
Microorganismos productores BLEE	**Meropenem i.v.:** 120 mg/kg/día en 3 dosis; máximo: 6 g/día	21 días o mínimo 2 semanas desde LCR estéril (lo más largo)
Mycobacterium tuberculosis	• Isoniacida + rifampicina + pirazinamida + etambutol durante 2 meses • Continuar con isoniacida + rifampicina durante 10 meses más	12 meses

5. ACTITUD DURANTE EL SEGUIMIENTO EN HOSPITALIZACIÓN

5.1. Medidas generales (habitualmente en la unidad de cuidados intensivos pediátricos) (Fig. 12-1)

- Monitorizar: presión arterial, diuresis, peso y estado neurológico.
- Reposo absoluto.
- Exploración neurológica diaria. Evitar estímulos.
- Valorar sonda nasogástrica (SNG) si existe fluctuación del nivel de conciencia.
- *Shock:* administrar fluidos isotónicos para mantener la perfusión cerebral. No restringir líquidos por disminuir dicha perfusión cerebral. Ante hipovolemia sin *shock*: fluidos isotónicos con atención a los balances e iones.
- Disminuir la presión intracraneal: cabecera elevada y analgesia. Instaurar tratamiento, si el paciente lo precisase, de la hipertensión intracraneal: manitol, suero salino hipertónico (habitualmente en la UCIP).

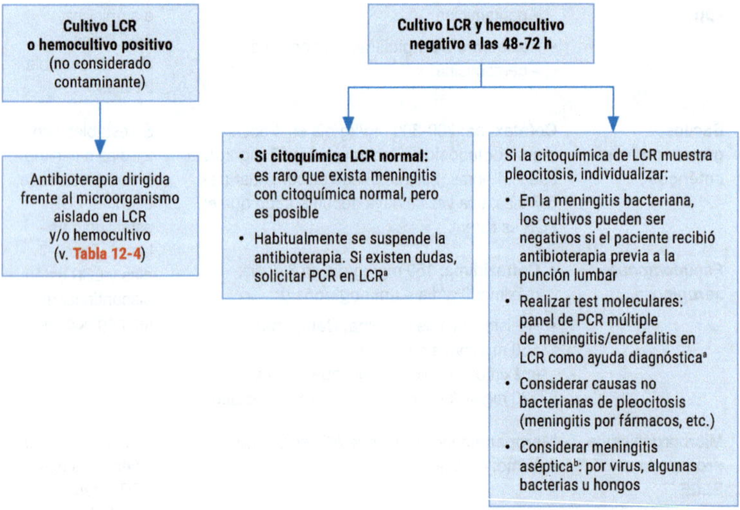

Figura 12-1. Algoritmo de actitud terapéutica durante el seguimiento en hospitalización. [a]En situaciones **especiales** (antibioterapia previa, sospecha de meningitis sin aislamiento), contactar con microbiología para solicitar panel de reacción en cadena de la polimerasa múltiple de meningitis/encefalitis que incluye dianas para las bacterias, virus y hongos más frecuentes, y cuyo resultado se obtiene en menos de 2 horas. [b]Espiroquetas (*Borrelia burgdoferi, Treponema pallidum*), zoonosis (*Coxiella burnetii, Rickettsia conorii, Leptospira, Listeria*). LCR: líquido cefalorraquídeo; PCR: reacción en cadena de la polimerasa.

5.2. Estudios complementarios durante el ingreso	
Indicaciones de repetición de la punción lumbar	• Meningitis por enterobacterias: realizarla 2-3 días tras el inicio de la antibioterapia para comprobar la esterilización. • Meningitis por neumococo: practicarla 36-48 horas tras el inicio de la antibioterapia si el neumococo es resistente a cefalosporinas o si se instauró dexametasona. • Sospecha de fracaso terapéutico: no se observa mejoría clínica a las 48 horas, hay mala evolución o complicaciones. • Fiebre prolongada o secundaria. Se considera fracaso terapéutico o infección persistente si el nuevo LCR presenta: proteínas >100, glucorraquia <20 mg/dL o >30 % polimorfonucleares.
Indicaciones de solicitud de estudio de neuroimagen	• Descartar complicaciones: empiema subdural, absceso cerebral, trombosis vascular cerebral o hidrocefalia. • Signos neurológicos focales u obnubilación. • Incremento del perímetro cefálico en lactantes. • Crisis que suceden >72 horas tras el inicio del tratamiento. • Cultivos persistentemente positivos a pesar del tratamiento correcto. • Meningitis por bacterias gramnegativas. • Meningitis persistente. • Meningitis recurrente para descartar fístula.
Indicaciones de evaluación auditiva	• Interconsulta a otorrinolaringología para valoración, en cuanto el estado clínico lo permita, durante el ingreso. No demorar el estudio ni hacerlo ambulatorio. • En <3 años o con afectación neurológica se realizarán potenciales evocados auditivos y en niños mayores colaboradores, audiometría condicionada. Si existiese afectación auditiva, se debe descartar osificación coclear mediante prueba de imagen urgente (resonancia magnética de cóclea).
Indicaciones de estudio inmunológico	• Meningitis por *Haemophilus influenzae* de tipo b o serotipo de neumococo incluido en la vacuna antineumocócica a pesar de haber recibido 3 dosis. • Meningitis por patógenos no habituales.

5.3. Fracaso terapéutico/persistencia de fiebre		
Duración habitual de la fiebre tras el inicio de la antibioterapia adecuada	3-6 días.	
Causas de **fiebre persistente** o de **fiebre secundaria** (recurrencia de la fiebre tras permanecer afebril durante al menos 24 horas)	**Tratamiento inadecuado**	Antibioterapia inadecuada.
	Desarrollo de complicaciones supurativas	Pericarditis, neumonía, artritis, empiema subdural. • La mayoría son consecuencia de la **bacteriemia** que acompaña con frecuencia a la meningitis. • **Artritis:** en fases precoces de meningitis pueden ser por invasión directa de la articulación, mientras que las de desarrollo tardío se consideran un evento mediado por inmunocomplejos. • **Pericarditis:** suele resolverse durante el curso de la antibioterapia. En algunos casos se requiere pericardiocentesis.
	Desarrollo de infección nosocomial	• Infección de catéter. • Infección de orina. • Infecciones víricas.
	Otras	• **Discontinuación** de dexametasona. • **Fiebre por fármacos:** diagnóstico de descarte.

5.4. Pronóstico: posibles secuelas	
Pérdida de audición	• 31 % en meningitis neumocócica. • 11 % en meningocócica. • 6 % meningitis por *Haemophilus influenzae* de tipo b.

(*Continúa*)

5.4. Pronóstico: posibles secuelas (*cont.*)	
Crisis convulsivas	Si aparecen 72 horas después de iniciar la antibioterapia, presentan riesgo de secuelas neurológicas.
Otras	• Discapacidad intelectual. • Parálisis • Espasticidad.

5.5. Indicaciones de derivación a consultas de neuropediatría
• Secuelas neurológicas o alteración de pruebas de neuroimagen. • Pacientes en tratamiento con fármacos anticrisis. • Riesgo de retraso en el desarrollo: seguimiento durante la infancia.

5.6. Profilaxis antibiótica	
Indicaciones según el microorganismo (v. a continuación): • Contactos estrechos domésticos. • En la meningitis meningocócica, personas con contacto estrecho los 7 días previos. • Al propio paciente al alta si no ha sido tratado con cefotaxima o ceftriaxona. • Contactos de colegio y guarderías según indicación de salud pública. Son de dudosa eficacia más allá de 7 días desde el contacto; es preferible administrarla en las primeras 24 horas.	
Meningitis meningocócica	• **Niños < 1 mes:** rifampicina 5 mg/kg cada 12 horas durante 2 días. • **Niños > 1 mes:** rifampicina 10 mg/kg cada 12 horas durante 2 días; máximo: 600 mg cada 12 horas durante 2 días. • Opción en > 18 años: ciprofloxacino 500 mg dosis única por vía oral (contraindicado en embarazadas o durante la lactancia materna). • Si existe contraindicación de rifampicina (embarazo, lactancia, enfermedad hepática grave, alcoholismo, alergia a rifampicina), la alternativa es: en > 15 años, ceftriaxona intramuscular 250 mg 1 dosis; y en < 15 años, 125 mg intramuscular 1 dosis.

(*Continúa*)

5.6. Profilaxis antibiótica (*cont.*)	
Meningitis por *Haemophilus influenzae*	• **>1 mes:** rifampicina 20 mg/kg/dosis cada 24 horas durante 4 días; máximo: 600 mg/dosis. • **<1 mes:** rifampicina 10 mg/kg/dosis cada 24 horas durante 4 días.
Meningitis neumocócica	No profilaxis.

6. IMÁGENES DIAGNÓSTICAS

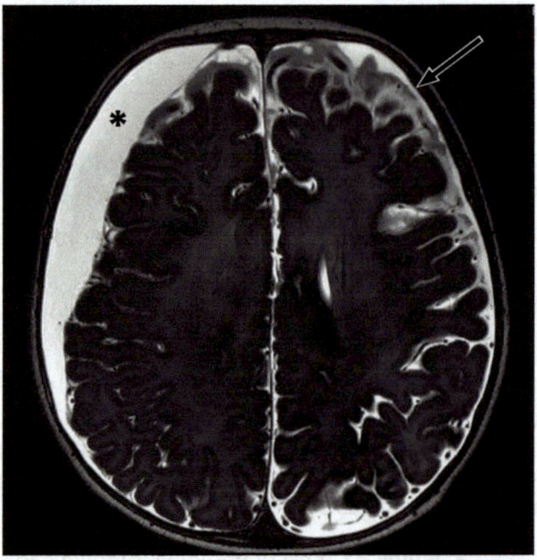

Figura 12-2. Resonancia magnética cerebral (corte axial) de un lactante de 11 meses con meningitis meningocócica serotipo B. Se constata leptomeningitis frontal medial derecha y frontal izquierda con importante cantidad de material necropurulento en estos surcos (flecha) y efusión subdural/higroma hemisférico derecho (asterisco).

BIBLIOGRAFÍA

Ara Montojo MF, Baquero Artigao F. Meningitis aguda. Meningitis recurrente. En: Guerrero-Fernández J, Cartón Sánchez A. Manual de diagnóstico y terapéutica en pediatría. 6ª edición. Madrid: Editorial Médica Panamericana; 2018; p. 1431-41.

Baquero-Artigao F, Hernández-Sampelayo T, Navarro ML. Meningitis Bacteriana. An Pediatr Contin. 2007;5(1):22-9.

Falcón-Neyra L, Sánchez-Ganfornina I, Neth O, Charlo Molina T, Jiménez-Mejías E, José Lepe A, et al. Meningitis bacterianas agudas comunitarias. Guía para el diagnóstico y tratamiento de las enfermedades infecciosas del Hospital Universitario Virgen del Rocío. Guía

PRIOAM [fecha creación 21/12/2017; consultado 08/2023]. Disponible en: https://www.guiaprioam.com/indice/meningitis-bacterianas-agudas-comunitarias-2
Morell Úbeda C, Cebrián García I, González Miño C. Meningitis por Listeria monocytogenes en paciente inmunocompetente. Rev Pediatr Aten Primaria. 2016;18:e15-8.
Moreno Pérez D, López Martín D. Meningitis. En: Cruz M. Manual de Pediatría. Madrid: Ergon; 2020; p. 373-8.
Ruiz Contreras J, Blázquez Gamero D. Meningitis aguda y recurrente. En: Sociedad Española de Infectología Pediátrica. Infectología Pediátrica Básica. Madrid: Editorial Médica Panamericana; 2012; p. 149-66.
Kaplan SL. Bacterial meningitis in children older than one month: clinical features and diagnosis. UpToDate. Dic 2021 [consultado 01/2022]. Disponible en: http//www.uptodate.com
Kaplan SL. Bacterial meningitis in children older than one month: treatment and prognosis. UpToDate. Dic 2021 [consultado 01/2022]. Disponible en: http//www.uptodate.com
Téllez González C, Reyes Domínguez S, Sanchiz Cárdenas S, Collado Caparrós JF. Meningitis bacteriana aguda. Protoc Diagn Ter Pediatr. 2021;1:611-25. Disponible en: https://www.aeped.es/documentos/protocolos-sociedad-cuidados-intensivos-pediatricos
Van de Beek D, Cabellos C, Dzupova O, Esposito S, Klein M, Kloek AT, et al.; ESCMID Study Group for Infections of the Brain (ESGIB). ESCMID guideline: diagnosis and treatment of acute bacterial meningitis. Clin Microbiol Infect. 2016;22(Suppl 3):S37-62.

Enfoque diagnóstico-terapéutico de las adenopatías en edad pediátrica

13

C. Álvarez Álvarez, B. Jiménez Montero, M. López Duarte, A. R. Tardáguila Calvo y M. Pelaz Esteban

PUNTOS CLAVE

- La presencia de **linfoadenopatías** es un hallazgo frecuente en la edad pediátrica y se trata, en la mayoría de los casos, de un proceso benigno y autolimitado, aunque también puede ser la forma de presentación de una enfermedad grave.
- El objetivo en estos pacientes es evitar realizar pruebas invasivas en aquellos que no presenten sospecha diagnóstica de enfermedad grave, pero **detectar de forma temprana los pacientes con malignidad** u otras patologías que precisen tratamiento precoz.
- El concepto de **adenitis** hace referencia a un ganglio linfático con signos inflamatorios locales; cuando el ganglio se encuentra **abscesificado** se denomina **adenoflemón**.
- Normalmente, los ganglios menores de 1 cm son fisiológicos en la edad pediátrica, excepto los localizados en **la región supraclavicular**.
- No es necesario establecer sistemáticamente la etiología en todos los pacientes en el momento de la presentación, pero sí identificar a los pacientes que precisen estudios complementarios, tratamiento y/o seguimiento.

1. CARACTERÍSTICAS DE LOS GANGLIOS: GANGLIOS NORMALES Y PATOLÓGICOS

- **Normales:** <1 cm en cualquier localización excepto:
  - Región inguinal: son normales <1,5 cm.
  - Región epitroclear: son normales < 0,5 cm.
  - Región supraclavicular: son siempre patológicos.
- **Patológicos:** >1 cm, localización supraclavicular, fijados a la piel o a tejidos adyacentes, dolorosos a la palpación o con signos inflamatorios de la piel que los recubre.

En neonatos se considera patológica toda adenopatía >0,5 cm.

2. SIGNOS DE ALARMA: INDICACIÓN DE BIOPSIA

2.1. Indicación de biopsia precoz: actitud diagnóstica y terapéutica sin demora

Uno o más de los siguientes:

- **Síntomas sistémicos:** presencia de síndrome febril de etiología desconocida >1 semana (descartando mononucleosis), pérdida de peso >10 %, sudoración nocturna, artralgias.
- Localización **supraclavicular**.
- Aumento progresivo del tamaño con diámetro total >3 cm en ausencia de infección.
- Consistencia **dura o gomosa**.
- Adhesión a planos adyacentes, no móvil.
- Nula respuesta al tratamiento antibiótico/antiinflamatorio.
- Síndrome **hemorrágico** asociado.
- **Hepatoesplenomegalia.**
- Radiografía de tórax/ecografía mediastínica con adenopatía hiliar o mediastínica.

2.2. Indicación de biopsia de forma tardía

- Aumenta de tamaño después de 2 semanas.
- No disminuye de tamaño después de 4-6 semanas.
- No vuelve al tamaño basal después de 8-12 semanas.
- No disminuye de tamaño a pesar del tratamiento antibiótico.

3. DIAGNÓSTICO

3.1. Anamnesis	
Síntomas otorrinolaringológicos	• Odinofagia. • Dolor ótico. • Dolor dentario.
Síntomas locales	• Heridas. • Picaduras.

(*Continúa*)

3.1. Anamnesis (*cont.*)	
Síntomas B	• Sudoración nocturna, pérdida de peso, fiebre, dolor óseo, artralgias, debilidad, anorexia. • Estos síntomas se observan en linfomas, pero también en enfermedades infecciosas (tuberculosis, infección por el virus de la inmunodeficiencia humana [VIH] y parasitosis).
Contacto con animales	Gatos, conejos, roedores y picaduras de garrapatas.
Fármacos y vacunaciones	Causa poco frecuente, pero se debe preguntar sobre la toma de antiepilépticos o antibióticos.
Antecedentes familiares	De enfermedades crónicas, tuberculosis o sarcoidosis.
Otros	Viajes al extranjero.

3.2. Estudios complementarios
Realizar estudios complementarios de manera orientada por la sospecha clínica.

3.2.1. Estudios de primer nivel	
Analítica	Hemograma, bioquímica con aspartato-aminotransferasa, alanina-aminotransferasa, lactato-deshidrogenasa, velocidad de sedimentación globular y proteína C reactiva.
Hemocultivo	Si existe fiebre.

(*Continúa*)

3.2.1. Estudios de primer nivel (*cont.*)	
Serologías	• Citomegalovirus (CMV) y virus de Epstein-Barr (VEB): suelen causar adenopatías bilaterales. • *Toxoplasma*: puede causar adenopatías unilaterales o bilaterales. • *Bartonella henselae:* suele provocar adenopatía unilateral. • *Brucella:* ante ingesta de leche o productos lácteos no pasteurizados. • *Francisella tularensis:* si existe contacto con conejos salvajes y otros animales (roedores, liebres) y fiebre. • Si existen adenopatías generalizadas: véase apartado «Adenopatías generalizadas».
Frotis faríngeo	Si hay adenopatía cervical: antígeno de *Streptococcus pyogenes* y cultivo.
Prueba de Mantoux	Descartar tuberculosis.
Radiografía de tórax y/o ecografía mediastínica	Para descartar afectación del mediastino y/o tuberculosis.
Ecografía de adenopatías	Diagnóstico diferencial con otras masas, presencia de abscesos y signos sospechosos de malignidad.
Valorar tratamiento antibiótico empírico	Se considera una prueba diagnóstica. Se tratará durante 10-14 días. Opciones: • Cefadroxilo por vía oral (v.o.): 30 mg/kg/día cada 12 horas; máximo: 2 g/día, o • Amoxicilina-ácido clavulánico v.o.: 50 mg/kg/día cada 8 horas; máximo: 3 g/día amoxicilina. Usar preferentemente formulaciones 4:1. • Alergia a betalactámicos. Clindamicina v.o.: 30 mg/kg/día cada 6-8 horas; máximo: 1,8 g/día. • Si existe sospecha de *Staphylococcus aureus* resistente a meticilina: clindamicina (dosis previa) o cotrimoxazol (8-12 mg/kg/día de trimetoprim en 2 dosis). • Si hay enfermedad periodontal: cobertura para anaerobios (amoxicilina-ácido clavulánico o clindamicina).

3.2.2. Estudios de segundo nivel
Ampliar serologías y otros estudios según la sospecha.

3.2.2.1. *Estudios microbiológicos*	
Virus	Virus del herpes simple, virus de la varicela-zóster, adenovirus, rubéola, sarampión, virus del herpes humano 6, virus de la hepatitis B, VIH.
Bacterias	Tularemia (*Francisella tularensis*), leptospirosis, rickettsiosis. Espiroquetas: sífilis, enfermedad de Lyme (*Borrelia burgdorferi*).

3.2.2.2. *Otros estudios*	
Hongos	Histoplasmosis, coccidioidomicosis, blastomicosis (neumonía + viaje a sitio endémico como Estados Unidos, Latinoamérica, África).
Punción-aspiración con aguja fina (PAAF)/ biopsia	La PAAF no descarta malignidad.

3.2.3. Estudios de tercer nivel	
Anticuerpos antinucleares, anti-ADN y otros estudios reumatológicos	El estudio de autoinmunidad es de segundo nivel en las adenopatías generalizadas.
Aspirado de médula ósea	Para descartar procesos hematológicos.
Otros estudios	Tomografía computarizada toracoabdominal.

4. ADENOPATÍAS CERVICALES

4.1. Clasificación de las adenopatías cervicales	
Cervicales agudas	Si presentan menos de 3-4 semanas de evolución. Pueden ser: • Cervicales agudas bilaterales. • Cervicales agudas unilaterales con sospecha de etiología infecciosa. • Cervicales agudas con sospecha de etiología no infecciosa.
Cervicales subagudas/crónicas	Aquellas que persisten: • Subagudas: al menos 3-4 semanas. • Crónicas: 6-8 semanas.

4.2. Etiología de las adenopatías cervicales	
• **Adenopatías infecciosas:** son las más frecuentes. Presentan un inicio brusco, fiebre y signos inflamatorios locales. • **Adenopatías no infecciosas:** habitualmente no cursan con fiebre (aunque es posible) ni signos inflamatorios locales.	
Adenitis aguda bilateral	**Virus:** • Respiratorios: rinovirus, adenovirus, influenza, enterovirus. • Otros virus: VEB, CMV, herpes simple, sarampión, parotiditis, rubéola, virus del herpes humano 6, parvovirus B19.
	Bacterias: • Faringoamigdalitis por *Streptococcus pyogenes*. • *Mycoplasma pneumoniae*. • Infecciones del cuero cabelludo: tiña, pediculosis.

(*Continúa*)

4.2. Etiología de las adenopatías cervicales (*cont.*)	
Adenitis aguda unilateral	**Adenitis infecciosa:** • Bacterias frecuentes: *Staphylococcus aureus, Streptococcus pyogenes, Streptococcus agalactiae* (en el lactante < 3 meses), otros estreptococos, anaerobios. • Bacterias poco frecuentes: *Pasteurella multocida* (tras mordedura o arañazo de un animal), *Francisella tularensis, Yersinia pestis*.
	Reactivas a procesos del área otorrinolaringológica: absceso periamigdalino, infección cervical profunda (absceso parafaríngeo), otitis/mastoiditis, infección odontógena.
	Otras: • Enfermedad de Kawasaki. • En presencia de datos de alerta (tamaño, localización, dureza, síntomas): linfoma de Hodgkin o linfoma no hodgkiniano.
Adenitis subaguda/ crónica	**Infecciosa:** • VEB y CMV (adenitis habitualmente bilateral). • Micobacterias atípicas y enfermedad por arañazo de gato (adenitis habitualmente unilateral). • Causas poco frecuentes: tuberculosis (unilateral o bilateral), toxoplasmosis (suele ser bilateral). • Causas excepcionales: brucelosis, fiebre botonosa mediterránea, VIH, histoplasmosis, actinomicosis, sífilis, ántrax.
	Tumoral: linfoma, leucemia, metástasis.
	Otras: síndrome PFAPA (fiebre periódica, adenopatías, faringitis y aftas orales), enfermedad de Rosai-Dorfman, reacción a fármacos, sarcoidosis, enfermedades de depósito, histiocitosis posvacunal, hipotiroidismo, enfermedad de Addison, enfermedad de Castleman, enfermedad de Kikuchi, enfermedad de Kimura, lupus eritematoso sistémico, artritis idiopática juvenil, inmunodeficiencia primaria (síndrome linfoproliferativo autoinmune, enfermedad granulomatosa crónica).

4.3. Actitud diagnóstico-terapéutica en las adenopatías cervicales

4.3.1. Adenitis cervical aguda unilateral con sospecha de adenitis infecciosa

4.3.1.1. *Causas más frecuentes*

Bacteriana por *Staphylococcus aureus* (>80%), *Streptococcus pyogenes* o anaerobios (pobre higiene dental o enfermedad periodontal).

4.3.1.2. *Estudios complementarios*

Hemograma, bioquímica con proteína C reactiva y velocidad de sedimentación globular (VSG). Si hay fiebre: hemocultivo. Serologías de estudios de primer nivel. Frotis faríngeo. Ecografía cervical. Prueba de Mantoux. Cultivos: si existen lesiones cutáneas que drenan. Diagnóstico diferencial: enfermedad de Kawasaki.

4.3.1.3. *Tratamiento antibiótico*

Cobertura para *Staphylococcus aureus*, *Streptococcus pyogenes* y valorar anaerobios.

Primera elección	Cefazolina i.v.: 50-100 mg/kg/día cada 8 horas; máximo: 6 g/día.
Si existe enfermedad periodontal o pobre higiene dental	Amoxicilina-ácido clavulánico i.v.: 100 mg/kg/día cada 6 horas; dosis máxima: 1 g cada 6-8 horas.
Alergia a penicilina	• Alergia tardía y no grave a penicilina (vigilar estrechamente durante la administración). Cefuroxima i.v.: 60 mg/kg/día cada 8 horas; máximo: 6 g/día. • Alergia grave o inmediata. Clindamicina i.v.: 30-40 mg/kg/día cada 6 horas; máximo: 2,7 g/día.

Duración de la antibioterapia: 10-14 días en total (i.v. + oral).

4.3.1.4. *Indicaciones de drenaje*

- Si se observa abscesificación en la ecografía o fluctuación, el paciente debe ser valorado por cirugía pediátrica para considerar el drenaje.
- Además del tratamiento antibiótico, se debe realizar drenaje si existe fluctuación.
- En el **Anexo 13-1** se recogen los estudios que se pueden realizar en material de drenaje, supuración o tejido ganglionar en el caso de que se drene.
- La antibioterapia se debe prolongar 7 días tras el drenaje.

4.3.1.5. *Evolución*

Mejoría clínica	• Normalmente se objetiva mejoría a las 48-72 horas de la instauración de la antibioterapia adecuada. • Paso a vía oral con antibiótico guiado por cultivos si hay buena evolución clínica: – Resolución de la fiebre. – Decrecen el dolor, la inflamación y el eritema. – Mejoría de los valores de proteína C reactiva y VSG. – Existe antibioterapia equivalente para administración por vía oral.
No mejoría clínica	• **Revisar la historia clínica buscando causas no infecciosas o infecciosas raras:** *Francisella tularensis* (puede dar negativo al principio), estreptococo alfa (lesiones orales), rickettsiosis, *Pasteurella multicida* si hay mordedura de animal, *Yersinia pestis* o enterocolítica, ántrax o carbunco, bacilos gramnegativos (historia de infecciones otorrinolaringológicas). Si se trata de un bacilo gramnegativo como *Serratia*, considerar inmunodeficiencia. • **Ampliar la cobertura antibiótica empírica cubriendo microorganismos resistentes** (*Staphylococcus aureus* resistente a meticilina). Clindamicina o vancomicina. • **Drenaje o biopsia frente a PAAF:** – Para obtener aislamiento microbiológico. – Se prefiere biopsia a PAAF: ▪ La PAAF también precisa sedación/anestesia general. ▪ La biopsia en algunos casos puede convertirse en una exéresis terapéutica, por lo que el beneficio es claramente mayor.

4.3.2. Adenopatía cervical no infecciosa

En la **figura 13-1** se indica la actitud ante adenopatía cervical que no impresiona de causa infecciosa y en la **figura 13-2** la actitud ante adenopatía cervical de evolución subaguda.

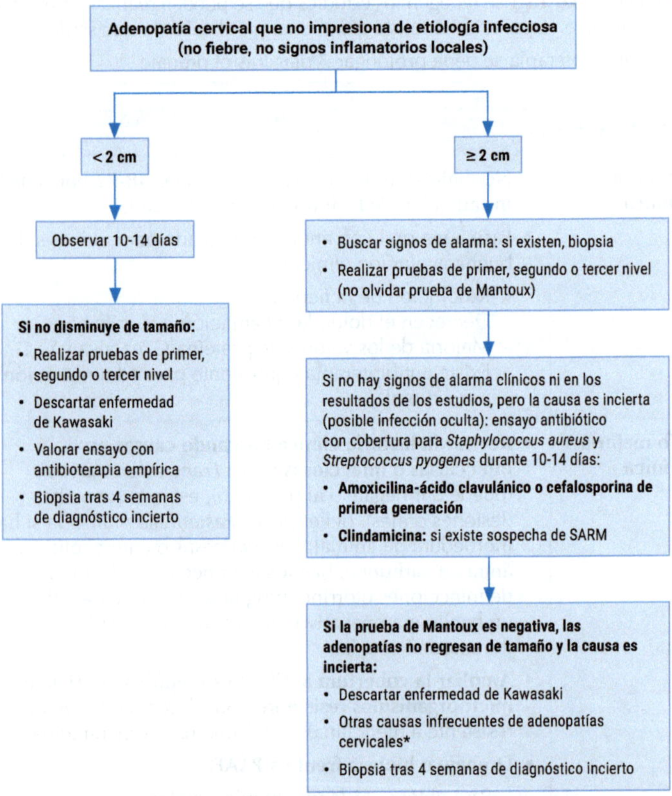

Figura 13-1. Algoritmo: adenopatía cervical de etiología no infecciosa. *Otras causas infrecuentes de adenopatías: tularemia, histiocitosis de células de Langerhans, linfohistiocitosis hemofagocítica, enfermedad granulomatosa crónica, enfermedad de Castleman, enfermedad autoinmune linfoproliferativa, enfermedad de Rosai-Dorfman, enfermedad de Kikuchi, enfermedad de Kimura, pseudotumor inflamatorio, sarcoidosis (**Anexo 13-2**). SARM: *Staphylococcus aureus* resistente a meticilina.

Adenopatías cervicales subagudas

↓

Etiología:

- **Unilateral:** causas más frecuentes: enfermedad por arañazo de gato o micobacterias no tuberculosas. Otras: leucemia, linfoma, sobre todo en adolescentes
- **Bilateral:** VEB, CMV

↓

Actitud diagnóstica: realizar estudios **de primer nivel**, fundamentalmente:

- Hemograma, bioquímica (perfil hepático, LDH, ácido úrico) VSG y PCr
- Serologías VEB, CMV (si es bilateral), *Toxoplasma, Bartonella henselae, Francisella tularensis* si existen factores de riesgo o *Yersinia pestis*
- Prueba de tuberculina

↓

Actitud terapéutica:

- **Sospecha de malignidad:** biopsia precoz
- **Sospecha de micobacterias no tuberculosas:** presentan piel violácea. Tratamiento quirúrgico + interconsulta a infectología pediátrica
- **Sospecha arañazo de gato (no confirmada):**
  - **Tratamiento antibiótico empírico:** cobertura frente a *Bartonella henselae* y también frente a *Staphylococcus aureus*, SGA
  - **Tratamiento:** azitromicina
  - **Tratamiento quirúrgico:** no es habitualmente necesario para la linfadenitis por arañazo de gato. Sin embargo, los ganglios supurados dolorosos pueden ser tratados con aspiración para alivio sintomático (solicitar PCR de *Bartonella* en el aspirado)

Si persisten más de 6-8 semanas o la etiología es incierta sin respuesta a la antibioterapia: buscar causas poco frecuentes infecciosas y no infecciosas (v. Anexo 13-2)

- Repetir el hemograma con revisión del frotis periférico
- Realizar pruebas de primer y segundo nivel
- Biopsia escisional:
  1. Sospecha de malignidad
  2. Sospecha de micobacterias no tuberculosas (IC a infectología pediátrica)
  3. Persistencia > 6-8 semanas sin disminuir de tamaño o aumento de tamaño

Figura 13-2. Algoritmo: adenopatías cervicales subagudas. CMV: citomegalovirus; IC: interconsulta; LDH: lactato-deshidrogenasa; PCr: proteína C reactiva; PCR: reacción en cadena de la polimerasa; SGA: estreptococo del grupo A; VEB: virus de Epstein-Barr; VSG: velocidad de sedimentación globular.

5. ADENOPATÍAS SUPRACLAVICULARES

En la **figura 13-3** se resume la actitud diagnóstica y terapéutica en paciente con adenopatía supraclavicular.

Etiología: 75 % malignidad (leucemia, linfoma, histiocitosis, neuroblastoma y tumores de células germinales)

↓

Actitud diagnóstica: realizar estudios de primer nivel (v. estudios complementarios), siendo fundamental la realización al menos de:

- Hemograma con revisión de frotis periférico por un hematólogo
- Bioquímica con función hepática, LDH, ácido úrico y VSG
- Radiografía de tórax
- Prueba de Mantoux
- **Biopsia:** se debe realizar siempre, salvo que haya un absceso de piel o celulitis drenando

↓

Actitud terapéutica:

- **Causa evidente** (absceso, celulitis): tratamiento antibiótico empírico
- **No causa evidente:** biopsia

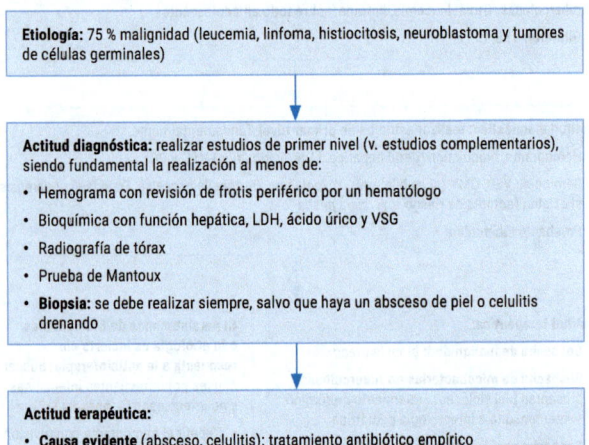

Figura 13-3. Algoritmo: adenopatías supraclaviculares. LDH: lactato-deshidrogenasa; VSG: velocidad de sedimentación globular.

6. ADENOPATÍAS AXILARES

La actitud diagnóstica terapéutica ante adenpatías axilares se describe en la **figura 13-4**.

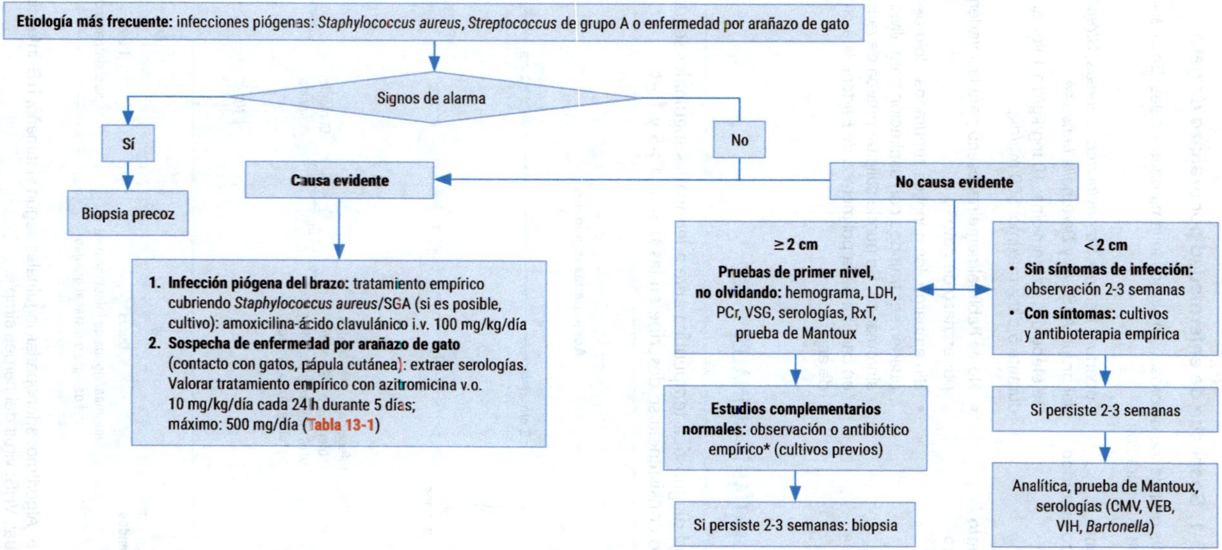

Figura 13-4. Algoritmo: adenopatías axilares. *Antibioterapia frente a *Streptococcus pyogenes* y *Staphylococcus aureus*. Si la fiebre no mejora en 72 horas, aumento de adenopatía o sospecha: incluir cobertura de *Bartonella* y/o SARM. CMV: citomegalovirus; LDH: lactato-deshidrogenasa; PCr: proteína C reactiva; RxT: radiografía de tórax; SARM: *Staphylococcus aureus* resistente a la meticilina; VEB: virus de Epstein-Barr; VIH: virus de la inmunodeficiencia humana; VSG: velocidad de sedimentación globular.

Tabla 13-1. Sospecha de enfermedad por arañazo de gato

Adenopatía grande, no dolorosa, sin signos inflamatorios locales. En ocasiones, evoluciona a supuración	
Tratamiento antibiótico empírico	Cobertura frente a *Staphylococcus aureus*, *Streptococcus* del grupo A (SGA) y *Bartonella henselae* **De elección.** Azitromicina: 10 mg/kg/día 1 vez al día durante 5 días; máximo: 500 mg/día
Tratamiento quirúrgico	• No es habitualmente necesario para la linfadenitis por arañazo de gato • Sin embargo, los ganglios supurados, dolorosos, pueden ser tratados con aspiración para alivio sintomático. Se puede solicitar prueba de reacción en cadena de la polimerasa de *Bartonella* en material de aspiración

7. ADENOPATÍAS INGUINALES

La actitud diagnóstica-terapéutica ante adenopatías inguinales según su tamaño o consistencia se describe en las **figuras 13-5** y **13-6**.

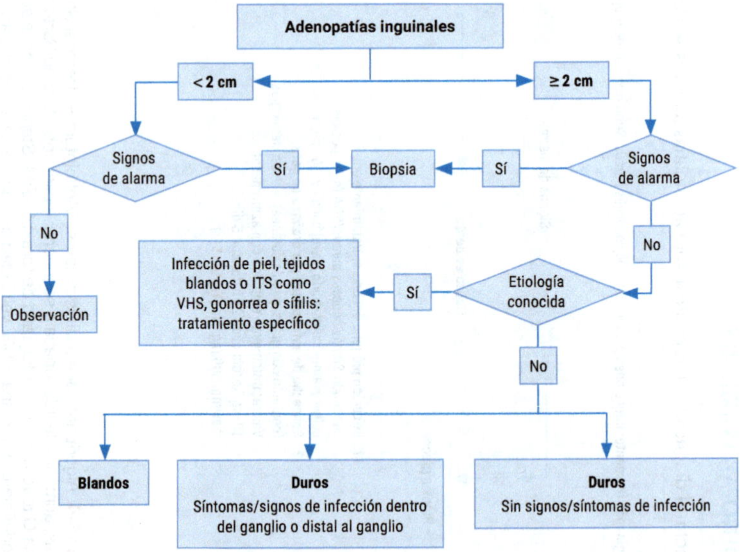

Figura 13-5. Algoritmo: adenopatías inguinales según el tamaño. ITS: infección de transmisión sexual; VHS: virus del herpes simple.

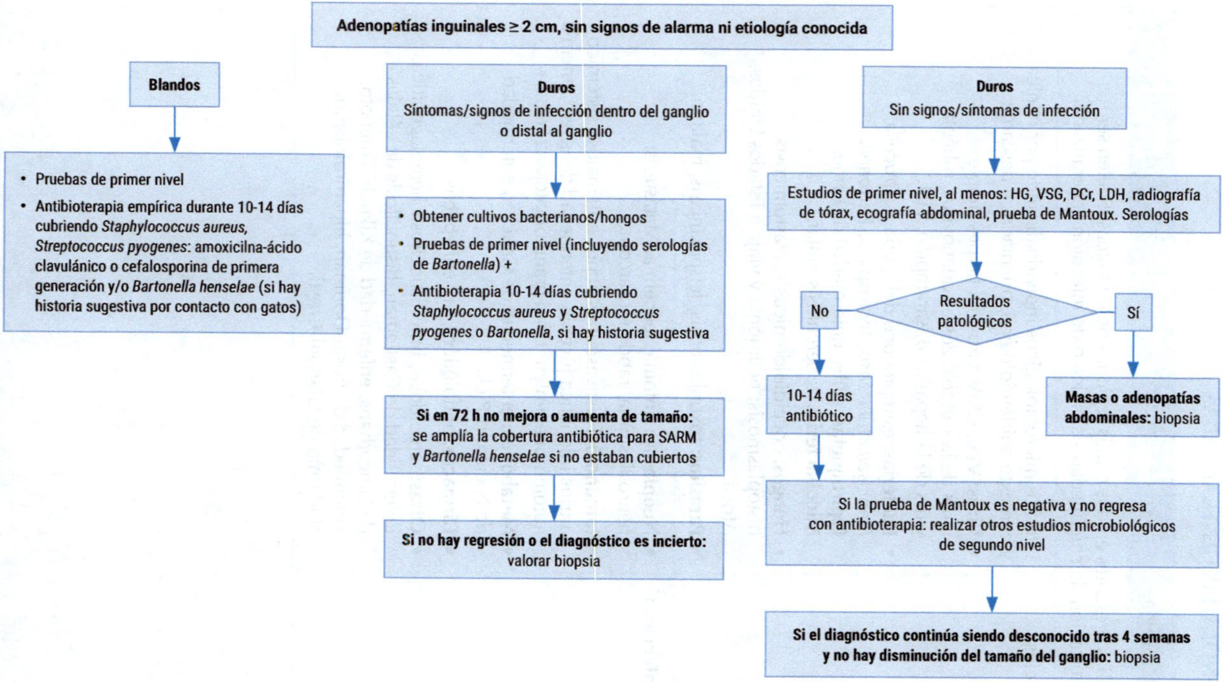

Figura 13-6. Algoritmo: adenopatías inguinales según la consistencia. HG: hemograma; LDH: lactato-deshidrogenasa; PCr: proteína C reactiva; SARM: *Staphylococcus aureus* resistente a meticilina; VSG: velocidad de sedimentación globular.

8. ADENOPATÍAS GENERALIZADAS

8.1. Etiología

Aquellas presentes en dos o más regiones no contiguas. Suelen ser manifestación de enfermedad sistémica o de infección generalizada.

Infecciosa	Estudios microbiológicos individualizando por clínica y contexto epidemiológico, orientados a descartar: • **Virus:** VEB, CMV, virus del herpes simple, virus de la varicela-zóster, adenovirus, rubéola, virus de la hepatitis B, sarampión, VIH. • **Bacterias:** estreptococo del grupo A, *Brucella*, *Francisella tularensis*, leptospiras, *Bartonella*. **Espiroquetas:** sífilis, enfermedad de Lyme. **Micobacterias:** tuberculosis miliar. • **Hongos:** coccidioidomicosis, blastomicosis, histoplasmosis: neumonía y viaje a Estados Unidos, África. • **Parásitos:** toxoplasmosis, leishmaniasis, malaria.
No infecciosa	• **Neoplasias:** linfoma, leucemia. Metástasis: neuroblastoma, rabdomiosarcoma. • **Inmunológicas:** vasculitis, lupus eritematoso sistémico, artritis idiopática juvenil, enfermedad del suero, anemia autoinmune, enfermedad granulomatosa crónica. • **Metabólica:** enfermedad de Gaucher, enfermedad de Niemann-Pick. • **Fármacos:** antibióticos, antiepilépticos. • **Otras:** sarcoidosis, linfohistiocitosis hemofagocítica, enfermedad de Castleman, histiocitosis de células de Langerhans, enfermedad de Kikuchi-Fujimoto, enfermedad de Rosai-Dorfman, hipertiroidismo, síndrome de Gianotti-Crosti.

9. ADENOPATÍAS CON SOSPECHA DE MALIGNIDAD

9.1. Indicaciones de ecografía	
Si hay sospecha de malignidad elevada	La ecografía toracoabdominal y/o ecografía mediastínica completando la radiografía simple de tórax para orientar en el estudio de masa mediastínica se utilizan como métodos indirectos de **apoyo**.
Si existen dudas diagnósticas	Permite confirmar la presencia de ganglios anormales y sus características: tamaño, forma, distribución, arquitectura interna, vascularización y estado de los tejidos perinodales.

- El estudio ecográfico local, combinado con radiografía de tórax/ecografía mediastínica y con ecografía toracoabdominal (ampliable al escroto en varones) y ecografía de otras localizaciones ganglionares periféricas, permite —sin utilizar radiación ionizante ni sedación— acercarse al diagnóstico etiológico y realizar una aproximación al estudio de extensión.
- Una vez confirmado el diagnóstico, se planteará la realización de tomografía por emisión de positrones (PET), resonancia magnética y tomografía computarizada toracoabdominal.
- En niños con síndrome linfoproliferativo (linfoma de Hodgkin y no Hodgkin), se adaptará la prueba de imagen al protocolo vigente.

9.2. Hallazgos ecográficos de malignidad

No existen hallazgos específicos de malignidad, pero asociados pueden incrementar la sospecha de proceso neoplásico: forma redonda, hilio excéntrico o ausente, bordes irregulares, necrosis quística y patrón de vascularización capsular caótico.

9.3. Biopsia de adenopatía

- Se programará en coordinación desde los servicios de cirugía pediátrica, hematología pediátrica, pediatría y anatomía patológica para confirmar si es posible la sospecha diagnóstica en biopsia intraoperatoria y poder colocar catéter venoso central en el mismo acto quirúrgico.
- Si se objetivan localizaciones aisladas **en las zonas retroperitoneal o mediastínica**:
  - Plantear la realización de la técnica quirúrgica que garantice las mejores condiciones de hemostasia, que sea menos invasiva y que permita la obtención de muestra diagnóstica.
  - **Niños <14 años:** plantear la técnica quirúrgica que garantice las mejores condiciones de hemostasia y la obtención de muestra diagnóstica (toracoscopia, laparoscopia, etc.).
  - **Niños >14 años:** se realizará la misma aproximación que en adultos tras explicar el procedimiento.
- **Biopsia con aguja gruesa o biopsia escisional:** si hay sospecha de recidivas, la biopsia se realizará tan pronto como sea posible (<7-10 días, en general). En caso de linfoma no Hodgkin B maduro o linfoma de Burkitt o síndrome linfoproliferativo (SLP) postrasplante, se ha de realizar de manera urgente en <24 horas.
- La muestra de biopsia será remitida en fresco inmediatamente, siempre que sea posible, a la sala intraoperatoria del área quirúrgica (como si se tratara de un estudio intraoperatorio), donde el patólogo la procesará y derivará con carácter urgente a los laboratorios de anatomía patológica y hematología.
- La muestra en fresco debe guardarse en un recipiente estéril con una gasa humedecida en suero salino estéril, para su envío al laboratorio de hematología, sección de citometría de flujo y citogenética y, si procede (sospecha de cuadro infeccioso), al servicio de microbiología.
- El procesamiento puede depender de la sospecha diagnóstica en las diferentes neoplasias.

9.4. Orientación diagnóstica ante sospecha de malignidad u otras etiologías no infecciosas	
Afectación general, afectación de piel, fiebre o hepatoesplenomegalia asociadas a adenopatías	• Histiocitosis (histiocitosis de células de Langerhans, no Langerhans). • Linfohistiocitosis hemofagocítica (familiar o primaria, secundaria). • Leucemia linfoblástica aguda (B > T); linfoma no Hodgkin (T > B) > linfoma de Hodgkin, leucemia mieloblástica aguda.
Ante infecciones bacterianas graves de repetición previas y/o fúngicas	Enfermedad granulomatosa crónica.
Ante trasplante de órgano sólido o progenitores hematopoyéticos (inmunoglobulina antilinfocito)	Síndrome linfoproliferativo postrasplante.
Si existe una masa abdominal	Neuroblastoma (puede asociar síndromes paraneoplásicos como movimientos involuntarios y rápidos de los ojos, ataxia y alteraciones del comportamiento/sueño), linfoma no Hodgkin (linfoma de Burkitt B maduro, linfoma no Hodgkin difuso de células B grandes).

10. IMÁGENES DIAGNÓSTICAS

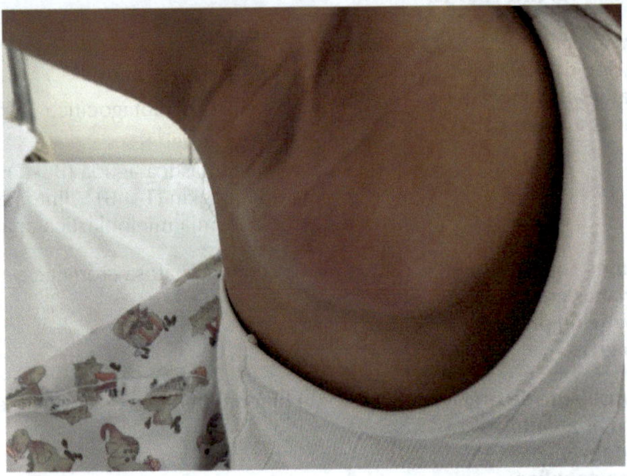

Figura 13-7. Adenopatía axilar en una paciente de 7 años como forma de presentación de enfermedad por arañazo de gato.

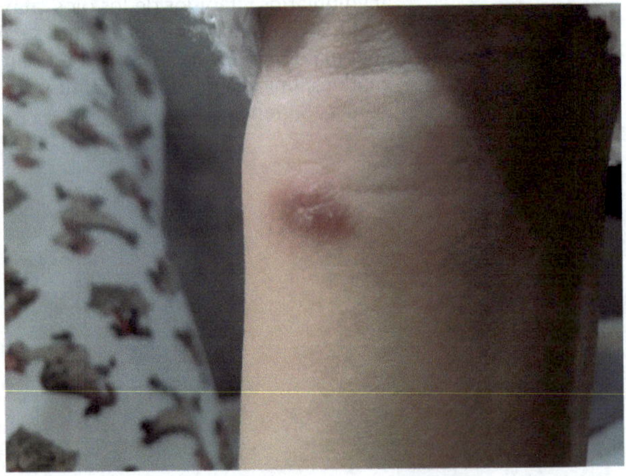

Figura 13-8. Pápula de inoculación de *Bartonella henselae* de la misma paciente.

BIBLIOGRAFÍA

Caprio MG, Di Serafino M, Pontillo G, Vezzali N, Rossi E, Esposito F, et al. Paediatric neck ultrasonography: a pictorial essay. J Ultrasound. 2019;22(2):215-26. Disponible en: https://link.springer.com/article/10.1007/s40477-018-0317-2. Fe de erratas en: J Ultrasound. 2018 Oct 31.

Del Rosal Rabes T, Baquero Artigao F. Adenitis cervical. Pediatr Integral. 2018;XXII(7):307-15.

Del Rosal Rabes T, Fernández Cooke E, Muños Ramos A. Adenitis cervical superficial y abscesos cervicales profundos. Protoc Diagn Ter Pediatr. 2023;2:125-37. Disponible en: https://www.aeped.es/documentos/protocolos-infectologia-pediatrica

Healy CM. Cervical lymphadenitis in children: Diagnostic approach and initial management [monografía en Internet]. UpToDate. 2018 [consultado 31/01/2019]. Disponible en: http://www.uptodate.com

Martín Jiménez L, Del Rosal Rabes T. Adenopatías: diagnóstico diferencial. En: Guerrero Fernández J. Manual de diagnóstico y terapéutica en pediatría. 6ª edición. Madrid: Editorial Médica Panamericana; 2018; p. 121-5.

Martínez Chamorro MJ, Albañil Ballesteros R, Cocho Gómez P. Guía de Algoritmos en Pediatría de Atención Primaria. Adenopatías cervicales. AEPap. 2016 (en línea). Disponible en: https://algoritmos.aepap.org/algoritmo/25/adenopatias-cervicales-adenitis

McClain Keenneth L. Peripheral lymphadenopathy in children. Evaluation and diagnostic approach [monografía en Internet]. UpToDate. 2018 [consultado 31/01/2019]. Disponible en: http://www.uptodate.com

Restrepo R, Oneto J, Lopez K, Kukreja K. Head and neck lymph nodes in children: the spectrum from normal to abnormal. Pediatr Radiol. 2009;39(8):836-46. Disponible en: https://link.springer.com/article/10.1007/s00247-009-1250-5

Infecciones cutáneas y de partes blandas no mediadas por toxinas en el paciente hospitalizado

14

C. Álvarez Álvarez, A. Méndez Sierra y B. Jiménez Montero

PUNTOS CLAVE

- La flora que coloniza la superficie cutánea se clasifica en dos tipos: flora residente habitual —estafilococos coagulasa negativos, micrococos, *Acinetobacter* spp., entre otros— y flora que coloniza la piel de forma temporal —*Streptococcus* betahemolítico del grupo A (*Streptococcus pyogenes*) o *Staphylococcus aureus*—.
- Los microorganismos implicados con mayor frecuencia en infecciones de piel y partes blandas son ***Staphylococcus aureus*** y ***Streptococcus pyogenes***. La antibioterapia empírica debe ir dirigida a la cobertura de ambas bacterias.
- La cefazolina y la amoxicilina-ácido clavulánico proporcionan una adecuada cobertura para ambos microorganismos.
- Los principales mecanismos de producción de infecciones en la piel son:
  - Inoculación directa.
  - Diseminación hematógena.
  - Mediadas por toxinas: síndrome de la escaldadura estafilocócica, síndrome del *shock* tóxico estafilocócico o estreptocócico.
- En este capítulo se resume el abordaje de las infecciones cutáneas y de partes blandas no mediadas por toxinas que puedan constituir **motivo de ingreso** con mayor frecuencia. Incluye infecciones superficiales (celulitis, abscesos, ectima y erisipela) e infecciones profundas (fascitis necrosante y piomiositis).

1. CELULITIS

1.1. Etiología	
Microorganismos más frecuentes, de cobertura obligatoria	• *Streptococcus pyogenes.* • *Staphylococcus aureus.*

(*Continúa*)

1.1. Etiología (*cont.*)	
Otros posibles microorganismos	• *Pseudomonas aeruginosa*: en pericondritis del pabellón auricular o lesiones penetrantes de planta del pie de más de 7 días de evolución. • *Streptococcus agalactiae*: en <3 meses, síndrome celulitis-adenitis. • Gramnegativos: pacientes inmunodeprimidos.

1.2. Tratamiento: antibioterapia de elección	
Pacientes que no cumplen ninguna situación especial indicada en el siguiente apartado sobre «Situaciones especiales»	**Cefazolina i.v.:** 100 mg/kg/día cada 8 horas; máximo: 6 g/día.
Duración total del tratamiento: 7-10 días.	

1.3. Situaciones especiales	
Sospecha de anaerobios: si existen mordeduras, celulitis periorales, perianales o de la zona perineal	**Amoxicilina-ácido clavulánico i.v.:** 100 mg/kg/día cada 8 horas; máximo amoxicilina: 6 g/día.
Pacientes alérgicos a betalactámicos	**Clindamicina i.v.:** 30-40 mg/kg/día cada 6-8 horas; máximo 2,7 g/día.
Celulitis en el pabellón auricular y pericondritis	• **Ante celulitis por picadura o sospecha de *Staphylococcus aureus*. Amoxicilina-ácido clavulánico i.v.:** 100 mg/kg/día cada 8 horas; máximo amoxicilina 6 g/día. Opción: cefazolina. • **Si existe pericondritis auricular (en la pericondritis, la inflamación respeta el lóbulo, ya que no tiene cartílago) o sospecha de *Pseudomonas* o *piercing*:** antibiótico antipseudomónico (ciprofloxacino o cefepima). La ceftazidima cubre peor los grampositivos, por lo que queda reservada para infección probada por *Pseudomonas*.

(*Continúa*)

1.3. Situaciones especiales (*cont.*)		
Lesión penetrante en la planta del pie de más de 7 días de evolución	**Ciprofloxacino i.v.:** 20-30 mg/kg/día cada 8 horas; máximo: 400 mg cada 8 horas. Otros antibióticos antipseudomónicos: ceftazidima, cefepima.	
Celulitis facial en lactantes no inmunizados	En lactantes no inmunizados frente a *Haemophilus influenzae* tipo b y neumococo, se puede producir una celulitis bacteriémica por estos microorganismos. Tratamiento: **cefotaxima i.v.**	
Sospecha de *Staphylococcus aureus* resistente a meticilina (SARM)*	Se deberá realizar cobertura empírica de SARM.	
	Antibioterapia de elección	Clindamicina i.v.: 30-40 mg/kg/día cada 6-8 horas; máximo: 2,7 g/día.
	Si ha habido resistencia a clindamicina en cultivos previos, mal estado general o evolución no favorable	Vancomicina i.v.: 40-60 mg/kg/día cada 6 horas; máximo: 4 g/día. **Si existe mal estado general y posibilidad de *Staphylococcus aureus* sensible a meticilina (SASM), valorar añadir cefazolina para mejor cobertura de SASM.**
	Estudio de portadores	En caso de celulitis o absceso por SARM, realizar estudio de portador al paciente y convivientes: frotis nasal y faríngeo. **Citar al alta en infectología pediátrica.**

*Sospecha de *Staphylococcus aureus* resistente a meticilina (SARM): infecciones previas por SARM, portador de SARM o convivencia con portadores conocidos, celulitis necrosante, abscesos recurrentes en el niño o sus convivientes, mala respuesta al tratamiento convencional, procedencia de zonas de alta endemia (Asia, América o Europa del Este). Formación de abscesos y necrosis con costra superficial negruzca similar a la picadura de araña.

1.4. Paso de antibioterapia a vía oral	
Criterios	Mejoría clínica y desaparición de la fiebre.
Antibiótico por vía oral (v.o.)	Elegir el mismo antibiótico que se utilizó por vía i.v. • **Si cefazolina i.v.:** pasar a cefadroxilo v.o. • **En caso de SARM:** trimetoprim-sulfametoxazol v.o., si es sensible.

(*Continúa*)

1.4. Paso de antibioterapia a vía oral (*cont.*)	
Dosis de antibióticos v.o.	• **Cefadroxilo:** 30 mg/kg/día cada 12 horas; máximo: 2 g/día. • **Amoxicilina-ácido clavulánico:** 50 mg/kg/día cada 8 horas; máximo: 875/125 mg dosis cada 8 horas. • **Clindamicina:** 20-30 mg/kg/día cada 8 horas; máximo: 1,8 g/día. • **Ciprofloxacino:** 20-30 mg/kg/día cada 12 horas; máximo: 1,5 g/día. • **Trimetoprim-sulfametoxazol:** 10 mg de trimetoprim/kg/día cada 12 horas; máximo trimetoprim: 160-320 mg/dosis.

2. ABSCESO CUTÁNEO

2.1. Absceso cutáneo en hospitalización	
Etiología	• *Staphylococcus aureus* (SASM o SARM). • *Streptococcus pyogenes* (segundo en frecuencia). • En ocasiones, enterobacterias y anaerobios.
Estudios complementarios	• **Hemograma, bioquímica con proteína C reactiva.** • **Hemocultivo.** • **Cultivo local:** material drenado. • **Ecografía:** si hay mala evolución y para descartar complicaciones.
Tratamiento	• **Drenaje precoz:** fundamental. Previamente puede necesitar calor local. • **Antibioterapia:** – **No sospecha de SARM: Amoxicilina-ácido clavulánico i.v.:** 100 mg/kg/día cada 6-8 horas; máximo: 6 g/día de amoxicilina. – **Sospecha de SARM:** Igual tratamiento que en la celulitis por SARM (v. apartado «Situaciones especiales»).
Paso a v.o.	Los mismos criterios para el paso a antibioterapia v.o. que en la celulitis.
Duración del tratamiento	7-10 días.

3. LINFANGITIS

Infección de vasos linfáticos del tejido celular subcutáneo.	
Antibioterapia de elección	**Amoxicilina-ácido clavulánico i.v.:** 100 mg/kg/día cada 8 horas; máximo amoxicilina: 6 g/día.
Paso a v.o.	Los mismos criterios que en la celulitis.
Antibioterapia v.o.	**Amoxicilina-ácido clavulánico:** 50 mg/kg/día cada 8 horas; máximo: 875 mg/125 mg dosis cada 8 horas.
Duración total de la antibioterapia	7-10 días.

4. OTRAS INFECCIONES CUTÁNEAS SUPERFICIALES

A continuación se describen otras infecciones cutáneas (dermoepidérmicas) que pueden constituir motivo de ingreso.

4.1. Ectima	
Clínica	• Es una forma **ulcerativa** de impétigo cuyas lesiones se extienden a la dermis profunda. • Úlcera con **escara negruzca** que se cronifica. • Cura dejando cicatriz.
Etiología	*Streptococcus pyogenes*. *Staphylococcus aureus*.
Diagnóstico diferencial	• Con el ectima gangrenoso, que es una entidad grave secundaria a bacteriemia por *Pseudomonas aeruginosa* en pacientes inmunodeprimidos (especialmente en neutropénicos) y en lactantes sanos: **úlcera necrótica con costra negra** en la zona del perineo, glúteos, piernas y zonas apocrinas. Clínica sistémica. Diagnóstico: hemocultivo y cultivo de biopsia de la lesión. • Con otras entidades que pueden causar úlceras: micobacterias o infecciones fúngicas profundas.
Tratamiento	• **Ectima:** cefazolina i.v. o cefadroxilo v.o. durante 7-10 días. Alergia: clindamicina o macrólidos. • **Ectima gangrenoso:** antibiótico antipseudomónico como ceftazidima o cefepima.

4.2. Erisipela	
Clínica	• Placa brillante, indurada, caliente. Pueden aparecer en ella vesículas y bullas. • Más frecuente en la cara y las extremidades. • Microorganismo más frecuente: *Streptococcus pyogenes*. Segundo: *Staphylococcus aureus*.
Tratamiento	• Cefazolina i.v. • Si hay aislamiento de *Streptococcus pyogenes*, tratamiento con ampicilina o penicilina.

5. FASCITIS NECROSANTE

5.1. Tipos y clínica		
Infección de tejidos blandos profundos con destrucción o **necrosis** del tejido celular subcutáneo, la fascia y los músculos, con toxicidad sistémica.		
Tipos	**Polimicrobiana (tipo 1)**	• Bacterias aerobias (bacilos gramnegativos [BGN], enterococos, estreptococos, *Staphylococcus aureus*) + anaerobias. • Adultos o personas con comorbilidades. Secundaria a traumatismos, cirugías o inmunosupresión. • Si afecta al periné: gangrena de Fournier.
	Monomicrobiana (tipo 2)	*Streptococcus* grupo A (u otros estreptococos betahemolíticos). Cualquier edad y sin comorbilidades. Secundaria a heridas penetrantes, varicela o quemaduras.
Clínica	• **Local:** eritema, edema (posible síndrome compartimental), dolor intenso desproporcionado con respecto a los hallazgos, crepitación, bullas, necrosis o equimosis. Pasa de piel roja a azul o gris. Inicialmente, realizar diagnóstico diferencial con la celulitis (el dolor desproporcionado orienta a fascitis necrosante). • **Sistémica:** fiebre (no siempre), taquicardia, hipotensión, diarrea, mialgias, anorexia y *shock* tóxico.	

5.2. Estudios complementarios y tratamiento	
Estudios complementarios	**Cuando existe crepitación o rápida progresión clínica:** cirugía urgente (desbridar tejido necrótico); la realización de estudios de imagen no debe retrasar la intervención quirúrgica. • **Hemograma, coagulación y bioquímica:** con función renal y hepática (diagnóstico diferencial con *shock* tóxico estreptocócico), creatina-cinasa, proteína C reactiva y procalcitonina. • **Estudio microbiológico:** – Hemocultivo. – Cultivo aerobio y anaerobio de material drenado. Asegurar contenedores anaerobios. • **Estudios radiológicos:** – Tomografía computarizada y resonancia magnética: comprobar si existe infección necrosante. – Es preferible la tomografía computarizada (ya que se observa gas tisular en la de tipo 1). – Ecografía: comprobar abscesos y gas tisular.
Tratamiento	• **Desbridamiento quirúrgico** urgente. • **Infecciones graves:** valorar inmunoglobulina i.v. (reduce la circulación de toxinas). En adultos, administrar 1 g/kg el primer día, seguido de 0,5 g/kg los días 2 y 3.
Tratamiento: antibioterapia empírica	**Meropenem i.v.:** 60 mg/kg/día cada 8 horas (máximo: 6 g/día) **o piperacilina/tazobactam i.v.** 300 mg/kg/día cada 6 horas (máximo: 16 g/día de piperacilina). **+ Vancomicina:** añadir, si existe posibilidad de SARM hasta el resultado del cultivo. **+ Clindamicina i.v. (efecto antitoxina estafilocócica o estreptocócica):** 40 mg/kg/día cada 8 horas; máximo: 2,7 g/día. **Si *Streptococcus pyogenes* está confirmado o hay infección por *Clostridium*. Penicilina i.v.:** 60.000-100.000 UI/kg/dosis cada 6 horas (máximo: 24.000.000 UI/día) **+ clindamicina i.v.:** 40 mg/kg/día cada 8 horas (máximo: 2,7 g).
Duración de la antibioterapia	Mínimo 2 semanas hasta que el paciente permanezca estable y no precise más desbridamientos.

6. PIOMIOSITIS

• Infección bacteriana del músculo esquelético tras bacteriemia con o sin abscesos. • **Clínica:** fiebre, dolor osteomuscular localizado e impotencia funcional. • **Diagnóstico diferencial:** trombosis venosa profunda, osteomielitis, fascitis necrosante, celulitis. • **Predisposición:** traumatismo previo, inmunosupresión, drogas por vía parenteral.	
Estudios complementarios	**Estudios analíticos:** hemograma, bioquímica básica con creatina-cinasa (CK): la no elevación de la CK no excluye el diagnóstico; proteína C reactiva y procalcitonina.
	Estudios microbiológicos: • Hemocultivo. • Cultivo del material drenado.
	Estudios radiológicos: • Ecografía: inicial y para el control de la evolución. Es útil en músculos superficiales y en la fase supurativa. • Resonancia magnética: mayor sensibilidad, en fases tempranas. Diagnóstico diferencial con infección osteoarticular.
	Otros estudios. Gammagrafía con galio 67: útil en el diagnóstico de afectación multifocal o abscesos pequeños.
Tratamiento	**Drenaje:** valorar la necesidad de drenaje. Interconsulta a traumatología/cirugía pediátrica.
	Antibioterapia empírica: • **Elección.** Cefazolina i.v.: 100 mg/kg/día cada 8 horas (máximo: 6 g/día) ± **clindamicina según la gravedad o la sospecha etiológica.** Clindamicina i.v.: 30-40 mg/kg/día cada 6-8 horas; máximo: 2,7 g/día. • **Si SARM:** clindamicina ± vancomicina según las sensibilidades y la gravedad. • **Pacientes inmunodeprimidos.** Meropenem i.v.: 60 mg/kg/día cada 8 horas; máximo: 6 g/día + vancomicina i.v.: 40 mg/kg/día cada 6 horas; máximo vancomicina: 4 g/día, o bien piperacilina-tazobactam + vancomicina (en este caso, vigilar la nefrotoxicidad).

(Continúa)

Paso a antibioterapia v.o.	• En caso de mejoría clínica, analítica y radiológica. • **Elección del antibiótico v.o. según el antibiograma. Opciones. Amoxicilina-ácido clavulánico v.o.:** 50 mg/kg/día cada 8 horas (máximo: 3 g/día de amoxicilina) **o bien cefadroxilo v.o.:** 30 mg/kg/día cada 12 horas (máximo: 2 g/día).
Duración total: 3 o 4 semanas. Si se trata de SARM adquirido en la comunidad, la duración será de 4-6 semanas. Es preciso individualizarlo según la evolución.	

7. IMÁGENES DIAGNÓSTICAS

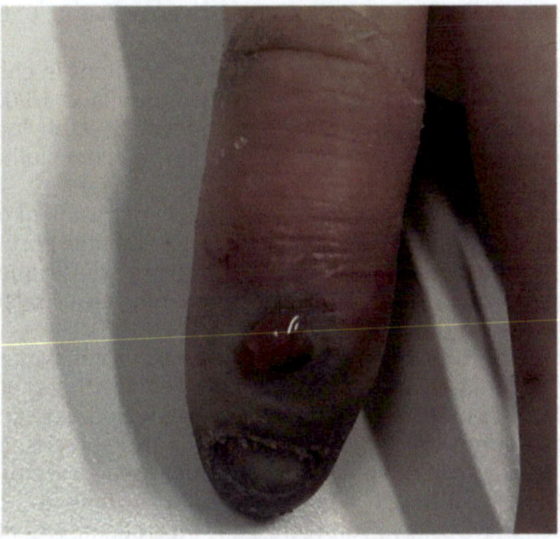

Figura 14-1. Paciente de 14 años con celulitis y osteomielitis secundaria producida por *Staphylococcus aureus* resistente a meticilina en el quinto dedo de la mano.

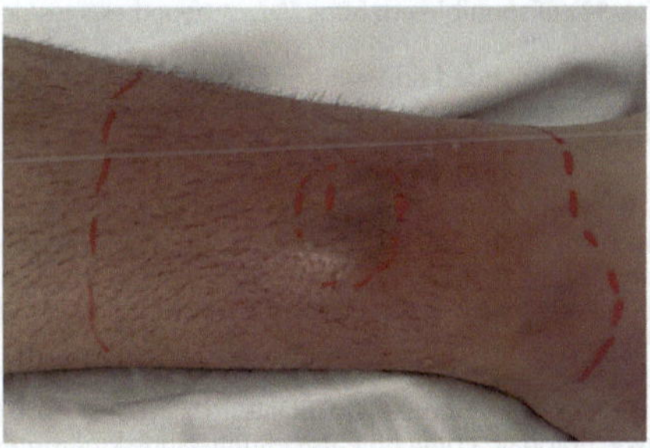

Figura 14-2. Absceso en la pierna por *Staphylococcus aureus* sensible a meticilina en un paciente de 13 años.

BIBLIOGRAFÍA

Alós Díez M, Climent Alcalá FJ. Tromboflebitis. Linfangitis. En: Guerrero-Fernández J, Cartón Sánchez AJ, Barreda Bonis AC, Menéndez-Suso JJ, Ruiz Domínguez JA. Manual de diagnóstico y terapéutica en pediatría. 6º edición. Madrid: Editorial Médica Panamericana; 2018; p. 1505-12.

Baddour LM, Keerasuntornpong A. Pyomyositis [Internet]. UpToDate. 2021 [consultado 03/08/2022]. Disponible en: https://www.uptodate.com/contents/pyomyositis?search=piomiositis&source=search_result&selectedTitle=2~46&usage_type=default&display_rank=2

Fernández Fraga P, Fervenza Cortegoso C, Aracil Santos FJ. Enfermedades exantemáticas de origen infeccioso. En: Guerrero-Fernández J, Cartón Sánchez AJ, Barreda Bonis AC, Menéndez-Suso JJ, Ruiz Domínguez JA. Manual de diagnóstico y terapéutica en pediatría. 6º Edición. Madrid: Editorial Médica Panamericana; 2018; p. 1273-300.

González Gómez B, del Rosal Rabes T. Piomiositis. En: Guerrero-Fernández J, Cartón Sánchez AJ, Barreda Bonis AC, Menéndez-Suso JJ, Ruiz Domínguez JA. Manual de diagnóstico y terapéutica en pediatría. 6º edición. Madrid: Editorial Médica Panamericana; 2018; p. 1489-92.

Gual Sánchez M, del Rosal Rabes T. Infecciones de piel y partes blandas de origen bacteriano. En: Guerrero-Fernández J, Cartón Sánchez AJ, Barreda Bonis AC, Menéndez-Suso JJ, Ruiz Domínguez JA. Manual de diagnóstico y terapéutica en pediatría. 6º Edición. Madrid: Editorial Médica Panamericana; 2018; p. 1301-5.

Kaplan SL. Methicillin-resistant Staphylococcus aureus infections in children: Epidemiology and clinical spectrum [Internet]. UpToDate. 2021 [consultado 15/02/2022]. Disponible en: https://www.uptodate.com/contents/methicillin-resistant-staphylococcus-aureus-infections-in-children-epidemiology-and-clinical-spectrum?search=celulitis&topicRef=6027&source=see_link

Kaplan SL. Staphylococcus aureus in children: Overview of treatment of invasive infections [Internet]. UpToDate. 2022 [consultado 03/08/2022]. Disponible en: https://www.uptodate.com/contents/staphylococcus-aureus-in-children-overview-of-treatment-of-invasive-infections?search=estafilococo%20escaldado&source=search_result&selectedTitle=4~150&usage_type=default&display_rank=4

Kaplan SL. Suspected Staphylococcus aureus and streptococcal skin and soft tissue infections in children >28 days: Evaluation and management [Internet]. UpToDate. 2022 [consultado 10/02/2022]. Disponible en: https://www.uptodate.com/contents/suspected-staphylococcus-aureus-and-streptococcal-skin-and-soft-tissue-infections-in-children-greater-than28-days-evaluation-and-management?search=celulitis&source=search_result&selectedTitle=4~150&usage_type=default&display_rank=4

Katz SE, Buddy Creech C. Myositis, Pyomyositis, and Necrotizing Fasciitis. En: Long SS, Prober CG, Fischer M, Kimberlin D, eds. Principles and Practice of Pediatric Infectious Diseases [Internet]. 6ª edición. Filadelfia, PA: Elsevier; 2022; p. 486-92. Disponible en: https://www.clinicalkey.es/#!/content/book/3-s2.0-B9780323756082000744

Marín Cruz I, Carrasco Colom J. Infecciones de piel y partes blandas. Protoc Diagn Ter Pediatr. 2023;2:271-83. Disponible en: https://www.aeped.es/sites/default/files/documentos/17_infecciones_piel.pdf

McMahon P. Staphylococcal scalded skin syndrome [Internet]. UpToDate. 2021 [consultado 03/02/2022]. Disponible en: https://www.uptodate.com/contents/staphylococcal-scalded-skin-syndrome?search=estafilococo%20escaldado&source=search_result&selectedTitle=1~150&usage_type=default&display_rank=1

Myers AL. Localized Lymphadenitis, Lymphadenopathy, and Lymphangitis. En: Long SS, Prober CG, Fischer M, Kimberlin D, eds. Principles and practice of pediatric infectious diseases [Internet]. 6ª edición. Filadelfia, PA: Elsevier; 2022; p. 163-8. Disponible en: https://www.clinicalkey.es/#!/content/book/3-s2.0-B9780323756082000203?scrollTo=%23hl0000397

Spelman D, Baddour LM. Cellulitis and skin abscess: Epidemiology, microbiology, clinical manifestations, and diagnosis [Internet]. UpToDate. 2021 [consultado 08/02/2022]. Disponible en: https://www.uptodate.com/contents/cellulitis-and-skin-abscess-epidemiology-microbiology-clinical-manifestations-and-diagnosis?search=celulitis&source=search_result&selectedTitle=1~150&usage_type=default&display_rank=1

Stevens DL, Kaplan SL. Group A streptococcal (Streptococcus pyogenes) bacteremia in children [Internet]. UpToDate. 2019 [consultado 23/02/2022]. Disponible en: https://www.uptodate.com/contents/group-a-streptococcal-streptococcus-pyogenes-bacteremia-in-children?search=Streptococcal%20toxic%20shock%20syndrome&source=search_result&selectedTitle=2~51&usage_type=default&display_rank=2

Vivian C. Staphylococcal toxic shock syndrome [Internet]. UpToDate. 2022 [consultado 03/08/2022]. Disponible en: https://www.uptodate.com/contents/staphylococcal-toxic-shock-syndrome?search=shock%20toxico&source=search_result&selectedTitle=1~150&usage_type=default&display_rank=1

Woods CR. Subcutaneous Tissue Infections and Abscesses. En: Long SS, Prober CG, Fischer M, Kimberlin D, eds. Principles and practice of pediatric infectious diseases [Internet]. 6ª edición. Filadelfia, PA: Elsevier; 2022; p. 478-85.

Infecciones cutáneas y de partes blandas mediadas por toxinas en el paciente hospitalizado

15

C. Álvarez Álvarez, A. Méndez Sierra y B. Jiménez Montero

PUNTOS CLAVE

- Algunos microorganismos producen infecciones de piel y partes blandas mediadas por toxinas, como ocurre en la escaldadura estafilocócica o en el síndrome del *shock* tóxico estafilocócico o estreptocócico.
- La existencia de **fiebre**, **exantema** y **afectación de varias mucosas** (conjuntiva, mucosa oral) debe plantear los siguientes diagnósticos diferenciales: adenovirus, sarampión, infección por *Mycoplasma pneumoniae*, enfermedad de Kawasaki, síndrome de *shock* tóxico y síndrome de Stevens-Johnson.
- La escaldadura estafilocócica se manifiesta clínicamente con un eritema doloroso generalizado más intenso en los pliegues. Los pacientes deben recibir antibioterapia intravenosa con un antibiótico dirigido a realizar una buena cobertura frente a *Staphylococcus aureus* combinado con clindamicina por la actividad inhibidora de toxinas de esta última.
- Los cuadros de *shock* tóxico estafilocócico y estreptocócico son procesos graves que deben ser manejados en la unidad de cuidados intensivos pediátricos. El diagnóstico se realiza mediante criterios clínicos y analíticos.
- Los pacientes con *shock* tóxico deben recibir una cobertura antibiótica amplia añadiendo siempre al tratamiento clindamicina por su actividad antitoxina, además de recibir medidas de soporte en los casos en que sea necesario.
- En este capítulo se revisan las infecciones cutáneas y de partes blandas más frecuentes mediadas por toxinas que pueden constituir **motivo de ingreso**

1. ESCALDADURA ESTAFILOCÓCICA

1.1. Clínica, estudios complementarios y medidas generales
• Enfermedad bacteriana mediada por **toxinas**. En recién nacidos se conoce por síndrome de Ritter o pénfigo *neonatorum*.
• **Foco inicial:** impétigo, conjuntivitis bacteriana, foco perianal o heridas.

(*Continúa*)

1.1. Clínica, estudios complementarios y medidas generales (*cont.*)		
Clínica	**Síntomas generales**	Fiebre, irritabilidad, rechazo de la ingesta.
	Síntomas cutáneos	• Eritema que comienza y es más acentuado en los pliegues. • Luego **eritema generalizado** característicamente **doloroso** y progresivo. Evolución a bullas y descamación, dejando zonas eritematosas. Edema facial también característico.
	Mucosas	**Respeta las mucosas**, salvo la conjuntivitis supurativa.
Estudios complementarios	• Hemograma y bioquímica con proteína C reactiva. • Hemocultivo. • Cultivos de focos supurativos y de focos de colonización: frotis nasal, faríngeo, piel, canales auditivos y frotis conjuntival, valorar coprocultivo.	
Tratamiento: medidas generales	**Pérdida de líquidos**	Reposición intravenosa de pérdidas de líquidos por la piel.
	Analgesia	Las lesiones pueden ser muy dolorosas. Analgesia con paracetamol. Administrar mórficos si fuese preciso.
	Curas locales	• Asegurar asepsia. • No aplicar apósitos por desprendimiento de piel. • Si existen lesiones extensas: curas por parte de cirugía pediátrica. • Vaselina cuando la piel está descamada.
	Otras	• No bañarse en las primeras 48 horas: luego usar geles suaves y secar con palmaditas sin frotar. • **Cuidado de las conjuntivas**; si existe conjuntivitis supurada, administrar colirio de aureomicina/tobramicina.

1.2. Antibioterapia empírica		
Antibioterapia empírica	**De elección**	• **Cloxacilina i.v.:** 100-150 mg/kg/día cada 6 horas; máximo: 12 g/día (alternativa cefazolina) + • **Clindamicina i.v.:** 30-40 mg/kg/día cada 6-8 horas; máximo: 2,7 g/día.
	Tratamiento dirigido	Ajustar según el antibiograma del microorganismo aislado.
Antibioterapia oral	Si se demuestra mejoría clínica y tolerancia oral se puede pasar a antibioterapia por vía oral (v.o.). Tratamiento dirigido según el antibiograma.	
	***Staphylococcus aureus* sensible a meticilina**	**Cefadroxilo v.o.:** 30 mg/kg/día cada 12 horas; máximo: 2 g/día.
	Sospecha o confirmación de *Staphylococcus aureus* resistente a meticilina (SARM)	**Si es sensible por antibiograma: trimetoprim-sulfametoxazol:** trimetoprim v.o. 6-12 mg/kg/día cada 12 horas; máximo trimetoprim: 160-320 mg/dosis.
Duración	10 días (v.o. + i.v.). Se prolonga a 14 días si la respuesta es lenta.	
Evolución	El eritema disminuye significativamente tras 2-3 días de inicio del tratamiento. Suelen requerir ingreso de 3 a 8 días. **Complicaciones:** si hay una extensa pérdida de piel, las complicaciones son infección secundaria, septicemia, hipovolemia, desequilibrio hidroelectrolítico.	

2. *SHOCK* TÓXICO

2.1. Conceptos generales

- Puede ser de origen estreptocócico o estafilocócico.
- Es producido por toxinas de *Staphylococcus aureus* o *Streptococcus pyogenes* que actúan como superantígenos, provocando una respuesta inflamatoria: hipotensión, afectación cutánea y fallo multiorgánico.
- En el *shock* tóxico estafilocócico, recoger cultivos de sangre, mucosas (incluida vaginal, de heridas y de nariz). El aislamiento de *Staphylococcus aureus* no es necesario para el diagnóstico.
- En el *shock* tóxico estreptocócico se debe aislar el estreptococo para el diagnóstico definitivo.
- **Requiere ingreso en la unidad de cuidados intensivos pediátricos.**

2.2. Etiología, afectación cutánea y aislamiento microbiológico

En la **tabla 15-1** se resumen las principales características del *shock* tóxico estafilocócico y estreptocócico.

Tabla 15-1. Etiología, clínica y características microbiológicas del *shock* tóxico

	***Shock* tóxico estafilocócico**	***Shock* tóxico estreptocócico**
Etiología	• **50 %:** en mujeres, adolescentes y jóvenes, síndrome de *shock* tóxico menstrual por tampones • **50 %:** por otras situaciones clínicas diversas, como **infecciones de heridas quirúrgicas**, mastitis, sinusitis, lesiones cutáneas, portadores de taponamiento nasal. Sin foco	• Complicación de una infección invasiva estreptocócica que evoluciona a *shock* (p. ej., curso de fascitis necrosante) • En una zona de traumatismo menor, celulitis, varicela, traumatismo penetrante, neumonía, bacteriemia, infección profunda. A veces, sin rotura cutánea • Muy característico: **dolor**
Tipo de afectación cutánea	• **Eritrodermia** difusa macular que afecta a las palmas y las plantas. Descamación 1 o 2 semanas después, empezando en las palmas y las plantas • **Mucosas:** hiperemia conjuntival y de otras mucosas, vagina, faringe, lengua de fresa	• **Exantema maculoso eritematoso generalizado**, que puede acompañarse de lesiones ampollosas. Descamación posterior • **Exantema escarlatiniforme:** 10 %
Aislamiento microbiológico	**No se requiere el aislamiento de *Staphylococcus aureus*** ni de la toxina para el diagnóstico	**Se debe aislar el estreptococo** para considerar el diagnóstico definitivo

2.3. Criterios para establecer el diagnóstico

A continuación se describen los criterios diagnósticos del *shock* tóxico estafilocócico y estreptocócico (**Tablas 15-2** y **15-3**).

***Shock* tóxico estafilocócico**	**No deben utilizarse para excluir un caso altamente sospechoso de *shock* tóxico, incluso si no cumple todos los criterios.**	
	Caso probable	Cumple los criterios de laboratorio + cuatro de los cinco criterios clínicos.
	Caso confirmado	Cumple los criterios de laboratorio + cinco criterios clínicos, incluyendo descamación, salvo si el paciente muere antes de que ocurra la descamación.
***Shock* tóxico estreptocócico**	**Caso probable**	Cumple criterios indicados a continuación A y B en ausencia de otra etiología de enfermedad + aislamiento de estreptococo grupo A de un sitio no estéril (garganta, vagina, lesiones en la piel).
	Caso confirmado	Cumple los criterios diagnósticos indicados a continuación A y B + aislamiento de estreptococo grupo A de un sitio normalmente estéril (sangre, líquido cefalorraquídeo, articular, pleural, pericárdico, peritoneal, biopsia de un tejido o una herida quirúrgica).

Tabla 15-2. Criterios clínicos

Estafilocócico	Estreptocócico
Fiebre (≥38,9 °C)	**A. Hipotensión:** • **Adultos:** PAS ≤90 mm Hg • **Niños <16 años:** PAS < percentil 5 por edad
Exantema: eritrodermia macular difusa	**B. Afectación multisistémica caracterizada por dos o más de los siguientes:** • **Afectación renal:** creatinina en niños ≥2 veces el límite superior de edad; en pacientes con enfermedad renal preexistente, ≥2 veces elevación sobre la basal • **Coagulopatía:** plaquetas ≤100.000 o coagulación intravascular diseminada (CID) definida por prolongación de los tiempos de coagulación, nivel de fibrinógeno bajo y degradación de productos de fibrinógeno • **Afectación hepática:** AST/GOT, ALT/GPT o niveles de bilirrubina total ≥2 veces el límite superior de lo normal según la edad del paciente; en pacientes con enfermedad hepática preexistente, ≥2 veces la elevación respecto a la basal • **Síndrome de dificultad respiratoria aguda** • **Exantema eritematoso macular que puede descamarse** • **Necrosis de tejidos blandos:** fascitis necrosante, miositis o gangrena
Descamación: 1-2 semanas tras el inicio del exantema	
Hipotensión: • **Adultos:** PAS ≤90 mmHg • **Niños <16 años:** PAS <percentil 5 por edad	
Afectación multisistémica (tres o más de los siguientes sistemas): • **Gastrointestinal:** vómitos o diarrea al comienzo de la enfermedad • **Muscular:** mialgia grave o elevación de la creatina-cinasa >2 veces por encima del límite normal • **Afectación mucosa:** vaginal, orofaríngea o hiperemia conjuntival • **Renal:** urea o creatinina >2 veces el límite superior normal o piuria >5 leucocitos campo en ausencia de infección de las vías urinarias • **Hepática:** bilirrubina o transaminasas >2 veces el límite superior de lo normal • **Hematológico:** plaquetas <100.000/µL • **Sistema nervioso central:** desorientación o alteración del nivel de conciencia sin signos focales neurológicos cuando la fiebre y la hipotensión están ausentes	

ALT/GPT: alanina-aminotransferasa; AST/GOT: aspartato-aminotransferasa; PAS: presión arterial sistólica.

Tabla 15-3. Criterios de laboratorio

***Shock* tóxico estafilocócico**		***Shock* tóxico estreptocócico**	
A. Cultivos de sangre o de líquido cefalorraquídeo negativos para otros patógenos	Los hemocultivos pueden ser positivos para *Staphylococcus aureus*	**A. Aislamiento de estreptococo de grupo A en localización estéril**	Hemocultivo, líquido cefalorraquídeo, líquido pleural, líquido peritoneal o biopsia tisular
B. Serologías negativas, si procede realizarlas y se obtuvieron	Rickettsiosis, leptospirosis o sarampión	**B. Aislamiento de estreptococo de grupo A en una localización no estéril**	Faringe, vagina, herida quirúrgica, lesión cutánea, etc.

2.4. Tratamiento: medidas generales

- **Medidas de sostén del *shock*:** fluidoterapia intensiva, soporte vasoactivo para mantener un gasto cardíaco adecuado. Anticiparse al fallo multiorgánico.
- **Drenaje** del foco infeccioso.
- Si está asociado al uso de **tampones o a taponamiento nasal**: retirar.
- Gammaglobulina.

2.4.1. Antibioterapia empírica

***Shock* tóxico de etiología desconocida**	**Vancomicina i.v.:** 60 mg/kg/día cada 6 horas; máximo: 4 g/día. + **Cefotaxima i.v.:** 200-300 mg/kg/día cada 6 horas; máximo: 12 g/día. + **Clindamicina i.v.:** 30-40 mg/kg/día cada 8-6 horas; máximo: 2,7 g/día.
***Shock* tóxico estreptocócico**	**Penicilina G i.v.:** 200.000-400.000 UI/kg/día divididos en 4-6 dosis; máximo: 24.000.000 UI/día. + **Clindamicina i.v.:** 30-40 mg/kg/día cada 6-8 horas; máximo: 2,7 g/día.

(Continúa)

2.4.1. Antibioterapia empírica (*cont.*)	
***Shock* tóxico estafilocócico**	• **Si no SARM: cefazolina i.v.** 100-150 mg/kg/día cada 8 horas (máximo: 6 g/día) + **clindamicina i.v.** 30-40 mg/kg/día cada 6-8 horas (máximo: 2,7 g/día). • **Si SARM: vancomicina i.v.** 60 mg/kg/día cada 6 horas (máximo: 4 g/día) + **clindamicina i.v.** 30-40 mg/kg/día cada 6-8 horas (máximo: 2,7 g/día).

2.4.2. Duración del tratamiento	
***Shock* tóxico estafilocócico**	• La duración del tratamiento es de 10-14 días. • La combinación con clindamicina se realiza durante al menos 48-72 horas y debería continuarse hasta que los pacientes estén clínica y hemodinámicamente estables. • Se desconoce si se requiere terapia i.v. durante toda la duración del tratamiento. Podría ser razonable completar la pauta con un régimen oral una vez resueltos los signos sistémicos de infección.
***Shock* tóxico estreptocócico**	• No está establecida la duración. Individualizar en cada caso. • Pacientes con bacteriemia: como mínimo 14 días. • Si hay complicaciones profundas como fascitis, la duración del tratamiento depende del curso clínico y del desbridamiento quirúrgico. Normalmente, tratar durante 14 días desde el último cultivo obtenido desde el desbridamiento quirúrgico. • Discontinuar clindamicina si hay estabilidad hemodinámica durante al menos 48-72 horas, existen aislamientos sensibles al otro antibiótico que reciba el paciente y continuar el tratamiento en monoterapia con este último. • Valorar profilaxis a los contactos.

3. DIAGNÓSTICO DIFERENCIAL DE LAS PRINCIPALES ENFERMEDADES SISTÉMICAS CON AFECTACIÓN CUTÁNEA

En la tabla 15-4 se describen varias características que pueden ayudar en el diagnóstico diferencial con enfermedades sistémicas con afectación cutánea.

Tabla 15-4. Características de afectación de la piel y las mucosas en pacientes con enfermedades sistémicas que cursan con afectación cutánea

	Afectación cutánea	Afectación de mucosas
***Shock* tóxico estafilocócico**	• Eritrodermia macular difusa • Posible presentación escarlatiniforme • Posible erupción petequial • No costras, no bullas • Afecta a las palmas y las plantas • Signo de Nikolski negativo • Descamación tardía que comienza en las palmas y las plantas (7-21 días)	Hiperemia conjuntival y de otras mucosas: faringe, vagina, lengua de fresa
***Shock* tóxico estreptocócico**	• Exantema eritematoso macular generalizado que puede acompañarse de lesiones ampollosas • Posible presentación escarlatiniforme • Eritema y edema de las palmas y las plantas • Foco infeccioso cutáneo, de partes blandas o de varicela típico • Descamación al final del proceso	Enrojecimiento de la mucosa oral con lengua en frambuesa e inyección conjuntival
Escaldadura estafilocócica	• Eritema que comienza en los pliegues más acentuado. Posteriormente, **eritema generalizado doloroso**. Evoluciona a **bullas y descamación**, dejando zonas eritematosas. Es como una quemadura • Edema facial	Respeta las mucosas, salvo la conjuntivitis supurativa

(Continúa)

Tabla 15-4. Características de afectación de la piel y las mucosas en pacientes con enfermedades sistémicas que cursan con afectación cutánea (*cont.*)

	Afectación cutánea	Afectación de mucosas
Enfermedad de Kawasaki	• **Exantema polimorfo:** – Maculopapular eritematoso – Escarlatiniforme – Eritrodermia difusa – Urticariforme, a veces similar al eritema multiforme – Es posible que sea micropustuloso, pero no hay vesículas, bullas, ampollas, petequias ni costras – Raramente es purpúrico • **Generalizado. Es característico en zonas de extensión** y en el **perineo**: exantema escarlatiniforme en la zona del perineo. **Palmas y plantas:** enrojecimiento e induración. Posteriormente, descamación en la zona periungueal de los dedos	Afectación conjuntival y orofaríngea
Eritema multiforme menor	• Lesiones simétricas de diversa morfología, a veces «en diana», localizadas en las superficies extensoras de las extremidades, afectan a las palmas y las plantas • La lesión en diana típica presenta centro oscuro y periferia rosada. Puede evolucionar a síndrome de Stevens-Johnson. No hay fiebre	Respeta relativamente las mucosas y el tronco
Síndrome de Stevens-Johnson	**Fiebre** + • Exantema eritematoso difuso macular con dolor a la presión confluente y extenso • Ampollas: bullas o vesículas que se rompen • Descamación de la epidermis (sello distintivo). Signo de Nikolski positivo. No afecta a las palmas, las plantas ni al cuero cabelludo. Menos del 10 % de la superficie corporal está afectada	Afectación importante de conjuntivas, mucosa urinaria, genital y oral (forman aftas, ampollas)
Necrólisis epidérmica tóxica	Igual que el síndrome de Stevens-Johnson, pero >30 % de la superficie corporal está afectada	

(*Continúa*)

Tabla 15-4. Características de afectación de la piel y las mucosas en pacientes con enfermedades sistémicas que cursan con afectación cutánea (*cont.*)

	Afectación cutánea	Afectación de mucosas
Síndrome de erupción medicamentosa con eosinofilia y síntomas sistémicos (DRESS)	• Fiebre + • **Exantema** confluente muy extenso. Otros autores han descrito el exantema como una púrpura diseminada y pústulas faciales. Erupción maculopapular, también posibles vesículas + • **Afectación visceral:** hepatitis, nefritis intersticial, miocarditis, neumonitis, eosinofilia • En el 25 % de los casos se observa inflamación de la cara, con marcado compromiso periorbitario e incluso desfiguración facial, siendo un signo clínico importante que sugiere el diagnóstico de DRESS	No

4. IMÁGENES DIAGNÓSTICAS

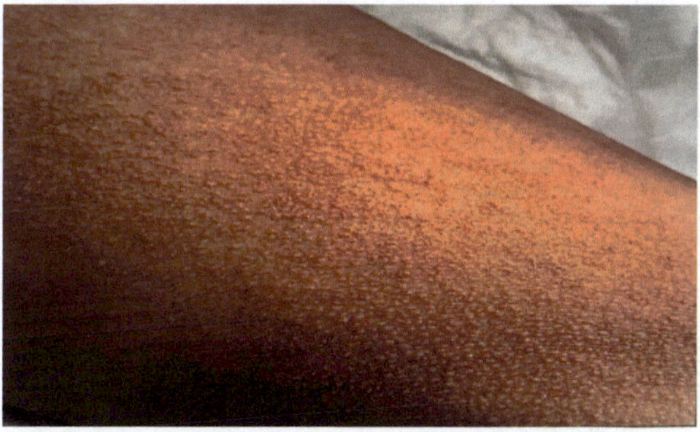

Figura 15-1. Erupción escarlatiniforme en un niño de 10 años con *shock* tóxico estreptocócico que debutó con neumonía con derrame pleural.

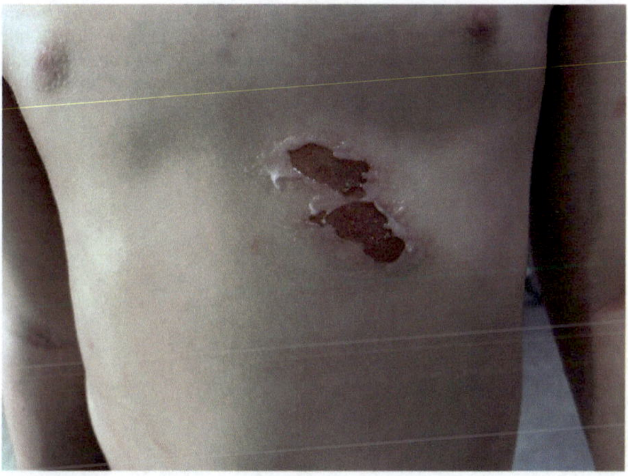

Figura 15-2. Niña de 4 años con lesiones en el tronco secundarias a escaldadura estafilocócica durante la evolución de la infección.

BIBLIOGRAFÍA

Chu VH. Staphylococcal toxic shock syndrome [Internet]. UpToDate. 2022 [consultado 03/082022]. Disponible en: https://www.uptodate.com/contents/staphylococcal-toxic-shock-syndrome?search=shock%20toxico&source=search_result&selectedTitle=1~150&usage_type=default&display_rank=1

Fernández Fraga P, Fervenza Cortegoso C, Aracil Santos FJ. Enfermedades exantemáticas de origen infeccioso. En: Guerrero-Fernández J, Cartón Sánchez AJ, Barreda Bonis AC, Menéndez-Suso JJ, Ruiz Domínguez JA. Manual de diagnóstico y terapéutica en pediatría. 6ª edición. Madrid: Editorial Médica Panamericana; 2018; p. 1273-300.

Gil Sáenz FJ, Herranz Aguirre M, Durán Urdániz G, Zandueta Pascual L, Gimeno Ballester J, Bernaola Iturbe E. Clindamicina como terapia adyuvante en el síndrome de piel escaldada estafilocócica. An Sist Sanit Navar. 2014;37(3):449-53.

Marín Cruz I, Carrasco Colom J. Infecciones de piel y partes blandas. Protoc Diagn Ter Pediatr. 2023;2:271-83. Disponible en: https://www.aeped.es/sites/default/files/documentos/17_infecciones_piel.pdf

McMahon P. Staphylococcal scalded skin syndrome [Internet]. UpToDate. 2021 [consultado 03/02/2022]. Disponible en: https://www.uptodate.com/contents/staphylococcal-scalded-skin-syndrome?search=estafilococo%20escaldado&source=search_result&selectedTitle=1~150&usage_type=default&display_rank=1

Stevens DL. Invasive group A streptococcal infection and toxic shock syndrome: Epidemiology, clinical manifestations, and diagnosis [Internet]. UpToDate. 2023 [consultado 23/02/2022]. Disponible en: www.uptodate.com

Stevens DL. Invasive group A streptococcal infection and toxic shock syndrome: Treatment and prevention [Internet]. UpToDate. 2023 [consultado 23/02/2022]. Disponible en: www.uptodate.com

Stevens DL, Kaplan SL. Group A streptococcal (Streptococcus pyogenes) bacteremia in children [Internet]. UpToDate. 2019 [consultado 23/02/2022]. Disponible en: https://www.uptodate.com/contents/group-a-streptococcal-streptococcus-pyogenes-bacteremia-in-children?search=Streptococcal%20toxic%20shock%20syndrome&source=search_result&selectedTitle=2~51&usage_type=default&display_rank=2

Hematooncología

II

Fiebre y neutropenia en el paciente pediátrico hematooncológico: actuación inicial

16

M. López Duarte, C. Álvarez Álvarez, B. Jiménez Montero, A. I. Pastor Tudela y J. L. Guerra Díez

PUNTOS CLAVE

- La fiebre en período de neutropenia o episodio febril en neutropenia constituye uno de los motivos más frecuentes de atención urgente en el paciente con patología oncohematológica. Aunque dichos pacientes suponen menos del 10 % del total valorado en un servicio de urgencias, presentan un riesgo elevado de infección grave, siendo el objetivo principal conseguir una mortalidad inferior al 1 %.
- Este tipo de pacientes precisan una atención diferencial frente al niño no oncohematológico, porque pueden asociar varios factores de riesgo de infección grave, como la ruptura de la mucosa oral y de la barrera gastrointestinal debido a mucositis, la presencia de catéter venoso central (CVC), linfopenia (<300/mm^3) y neutropenia profunda (recuento absoluto de neutrófilos <100) y duradera (>7 días).
- Aunque al menos el 60 % de los niños con patología hematooncológica presentan un episodio febril en neutropenia, una parte minoritaria tienen una infección grave durante el mismo, y del total, se consigue identificar la causa en más del 20 %.
- El objetivo principal en el abordaje del episodio febril en neutropenia es administrar un tratamiento adaptado al riesgo de desarrollo de infección, de bacteriemia y/o de sepsis.
- **La administración de la antibioterapia empírica debe realizarse sin demora en los primeros 60 minutos del inicio del cuadro clínico, tras valorar el riesgo y la extracción de hemocultivos.**
- El tratamiento antibiótico empírico de elección es cefepima, piperacilina-tazobactam o meropenem en función de diversos factores, teniendo que añadir en algunos casos cobertura frente a grampositivos.
- En este capítulo se revisa la actitud inicial ante el paciente hematooncológico **estable** con fiebre y neutropenia.

1. FIEBRE Y NEUTROPENIA

En la **tabla 16-1** se revisan algunos conceptos básicos en hematooncología.

Tabla 16-1. Conceptos básicos

Fiebre	• No hay una definición uniforme y puede variar según el centro • En pacientes neutropénicos se considera fiebre: una toma aislada ≥38,3 °C axilar o dos tomas sucesivas de ≥38 °C axilar **separadas o mantenidas 1 hora** • En caso de febrícula, individualizar la actitud en función del riesgo estimado y de la situación clínica
Infección grave en ausencia de fiebre	• En pacientes neutropénicos se puede producir una **infección grave en ausencia de fiebre: vigilar la inestabilidad hemodinámica (taquicardia, hipotensión, etc.)** • En pacientes en tratamiento con corticoides se puede producir una infección grave sin fiebre, con febrícula o con fiebre intermitente
Neutropenia	Recuento absoluto de neutrófilos <500/mm³ o <1.000/mm³ con descenso esperado a <500/mm³ en la siguiente semana • **Neutropenia profunda o grave:** <100/mm³ • **Neutropenia duradera:** si se prolonga >7 días
Mucositis	Ruptura de la mucosa oral y de la barrera gastrointestinal secundaria a quimioterapia/radioterapia

2. ANTIBIOTERAPIA EMPÍRICA EN EL EPISODIO FEBRIL EN NEUTROPENIA

En la **tabla 16-2** se revisan los conceptos generales de la antibioterapia empírica en el episodio febril en neutropenia.

Tabla 16-2. Conceptos generales

Momento de inicio de la antibioterapia	• Determina la incidencia de morbimortalidad, ingresos en la unidad de cuidados intensivos pediátricos y complicaciones • **Iniciar siempre en menos de 60 min desde el inicio de la fiebre**

(Continúa)

Tabla 16-2. Conceptos generales (*cont.*)	
Objetivo de la antibioterapia	Ofrecer una cobertura suficiente, evitando exposiciones innecesarias que producen un incremento de las multirresistencias
Aislamientos microbiológicos más frecuentes (Tabla 16-3)	• El 80 % de los microorganismos en las bacteriemias procede de la **flora endógena**, predominando ligeramente el aislamiento de bacterias **grampositivas** debido al empleo extendido de CVC • Las bacteriemias por gramnegativos, aunque menos frecuentes, se asocian a mayor mortalidad
Cobertura antibiótica	• Debe ir dirigida especialmente frente **a gramnegativos**, incluyendo *Pseudomonas aeruginosa* • En el grupo de alto riesgo para presentar infecciones por microorganismos grampositivos, se debe añadir además cobertura específica para cocos grampositivos resistentes y, en especial, para *Streptococcus viridans* (pacientes con LMA, mucositis grave, dosis altas de citarabina, etc.)
Regímenes antibióticos utilizados	Los regímenes empleados en monoterapia para el episodio febril en neutropenia incluyen: penicilinas antipseudomonas (piperacilina-tazobactam), cefalosporinas antipseudomonas (cefepima) o carbapenémicos (imipenem o meropenem). No hay diferencias entre los tres grupos en términos de mortalidad, fallo de tratamiento o efectos adversos
Efectos secundarios de la antibioterapia	El empleo de carbapenémicos se ha asociado a un mayor índice de colitis seudomembranosa y tiene mayor impacto ecológico. La aparición de enterobacterias productoras de carbapenemasas es un aspecto preocupante en el campo de la oncohematología
Bacterias multirresistentes	• Se ha observado un aumento de prevalencia de bacterias multirresistentes • La administración repetida de antibioterapia de amplio espectro, la hospitalización o el empleo de profilaxis hacen a estos pacientes diana de estos microorganismos • El tratamiento de bacterias multirresistentes puede requerir el uso de antibióticos con menor experiencia o cuya eficacia y seguridad no están del todo establecidas en la población pediátrica, como colistina, tigeciclina, ceftolozano-tazobactam o cefiderocol

CVC: catéter venoso central; LMA: leucemia mieloide aguda.

Tabla 16-3. Microorganismos aislados con mayor frecuencia en los pacientes con episodio febril en neutropenia

Gramnegativos	*Escherichia coli*, *Klebsiella pneumoniae*, *Enterobacter*, *Citrobacter*, *Pseudomonas*, *Bacteroides*
Grampositivos	*Staphylococcus* coagulasa negativos, *Staphylococcus aureus*, *Streptococcus* α hemolítico, *Enterococcus*
Hongos	*Candida*, *Aspergillus*

3. ACTUACIÓN INICIAL EN EL PACIENTE ESTABLE CON FIEBRE Y NEUTROPENIA

- En este capítulo se revisará la actitud terapéutica en el **paciente estable**.
- En el paciente hemodinámicamente **inestable**, se procederá a su estabilización, administrando de forma inmediata antibioterapia de amplio espectro (meropenem por vía intravenosa [i.v.] + vancomicina i.v. ± aminoglucósido i.v.). Se valorará añadir cobertura frente a *Candida* spp. Se trasladará al paciente a la unidad de cuidados intensivos pediátricos.

3.1. Actitud diagnóstica inicial	
Paso a box de aislamiento	• Toma de constantes: temperatura, frecuencia cardíaca, frecuencia respiratoria, saturación de oxígeno, presión arterial. • Peso.
Valoración del riesgo	Para determinar el riesgo y realizar la valoración del paciente se debe contactar con un hematólogo (neoplasia hematológica) o con un oncólogo pediátrico (tumor sólido) y estratificar conjuntamente el riesgo (v. apartado «Estratificación del riesgo»).
Anamnesis	• Anamnesis habitual: enfermedad de base, tratamientos recibidos de quimioterapia y corticoides (no olvidar consignar la fecha del último ciclo de quimioterapia), dispositivos y fecha de última manipulación del CVC. • Resultados de la última analítica. Tratamientos actuales y transfusiones previas. • Infecciones y/o colonizaciones previas por bacterias multirresistentes.

(Continúa)

3.1. Actitud diagnóstica inicial (*cont.*)	
Exploración física	Realizar exploración habitual y además: • Revisar la piel del CVC y del túnel subcutáneo. • Explorar cuidadosamente la orofaringe, incluyendo las encías y el paladar. • Explorar el perineo y la región perianal (evitar el tacto rectal).

3.2. Estudios complementarios iniciales	
A su llegada al box de aislamiento, se solicitarán los estudios complementarios indicados a continuación.	
Sangre	• Hemograma, bioquímica básica con transaminasas, bilirrubina total, proteína C reactiva (PCr), procalcitonina y coagulación. • Hemocultivos de CVC y de sangre periférica (**Tabla 16-4**).
Orina	Sedimento y urocultivo por micción media, cuando sea posible, sin retrasar nunca el inicio de la antibioterapia. Evitar el sondaje vesical. Utilizar siempre un método no invasivo.
Radiografía de tórax y frotis o lavado nasofaríngeo para PCR de virus respiratorios	• Solicitar estas pruebas solo si existen signos o síntomas respiratorios. • Prueba de la reacción en cadena de la polimerasa (PCR) para coronavirus SARS-CoV-2 (si <10.000 plaquetas o sospecha de trombopenia grave, la muestra debe ser orofaríngea): según la situación epidemiológica.
Otros estudios según la clínica	• Ecografía abdominal: si hay dolor abdominal. • Coprocultivo si existe diarrea. • Toxina de *Clostridioides difficile* en heces: si hay sospecha clínica o bien diarrea persistente en >2 años y en <2 años si ya se han excluido otras causas. • Cultivo de lesiones cutáneas. • Otros: según se considere por la clínica.

Sin esperar al resultado, y en menos de 60 minutos desde el debut, se iniciará antibioterapia de amplio espectro. No se retrasará en ningún caso el inicio de la antibioterapia en caso de disfunción del CVC, canalizándose una vía periférica si fuese preciso.

Tabla 16-4. Método de extracción de hemocultivos

Lugar de extracción	• Los hemocultivos se deben extraer, siempre que se pueda, tanto de CVC como de sangre periférica (hemocultivos diferenciales). Además, si el CVC tiene varias luces, de cada una de ellas • Excepciones: CVC no funcionante, personal no experimentado; en estos casos, extraer hemocultivo periférico únicamente • Solicitar a microbiología que realice la siembra al mismo tiempo
Contenedores	• Peso ≤15 kg: un frasco de hemocultivo **pediátrico** de CVC y otro frasco de hemocultivo **pediátrico** de vía periférica. Cada uno de 3-5 mL • Peso >15 kg: dos frascos de hemocultivo de **adultos** de CVC (un frasco para aerobios y otro frasco de anaerobios) y otros dos frascos de hemocultivo de **adultos** de vía periférica (un frasco para aerobios y otro de anaerobios). Cada uno de los cuatro frascos debe contener 8-10 mL de sangre

CVC: catéter venoso central.

3.3. Estratificación del riesgo

Estratificar junto con el hematólogo los tumores hematológicos y con el oncólogo los de órgano sólido, aunque cada centro debe seleccionar los modelos de clasificación del riesgo y valorar los que debe utilizar.

3.3.1. Tumores hematológicos

Paciente de bajo riesgo	Para incluir al paciente en este grupo debe cumplir todos los siguientes **criterios:** • **Datos de la enfermedad:** enfermedad en remisión completa, quimioterapia ablativa (es decir, quimioterapia que produce neutropenia) hace >7 días y neutropenia esperable <7-10 días. • **Datos del episodio:** triángulo de evaluación pediátrica adecuado, PCr <5 mg/dL y procalcitonina <0,5 ng/mL.

(Continúa)

3.3.1. Tumores hematológicos (*cont.*)	
Paciente de alto riesgo	Para incluir al paciente en este grupo, debe cumplir alguno de los siguientes criterios: • **Datos de la enfermedad:** leucemia mieloide aguda (LMA), leucemia linfoblástica aguda (LLA) en fase de inducción/ reinducción o leucemia del grupo de alto riesgo, leucemia aguda (LA) en recaída o refractaria, receptor de trasplante de progenitores hematopoyéticos (TPH) durante los primeros 6 meses, enfermedad injerto contra receptor crónica moderada o grave, quimioterapia recibida hace <7 días, neutropenia $\leq 500/mm^3$ esperada durante ≥ 10 días o < 100 monocitos. • **Datos del episodio:** triángulo de evaluación pediátrica no adecuado, PCr >5 mg/dL y/o procalcitonina $>0,5$ ng/mL, hemoglobina >9 g/dL y plaquetas $<50.000/mm^3$.

3.3.2. Tumores sólidos	
Pacientes de alto riesgo	En general, el riesgo se establece en función del estado clínico y analítico del paciente, más que por el tipo de tumor. Cualquiera de los siguientes criterios: • **Datos de la enfermedad:** se considera alto riesgo a todo paciente que haya recibido quimioterapia con potencial mielotoxicidad (cualquier quimioterapia exceptuando vincristina, vinblastina y vinorelbina en monoterapia) en los 15 días previos. Los días de mayor riesgo suelen coincidir con los días 7-21 tras la quimioterapia (nadir: fase de menor recuento leucocitario). • **Datos del episodio:** inestabilidad clínica, existencia de foco clínico como neumonía, celulitis o absceso, o parámetros analíticos de alto riesgo, como recuento absoluto de neutrófilos $<100/mm^3$, monocitos $<100/mm^3$, PCr >5 mg/dL y/o procalcitonina $>0,5$ ng/mL.
Pacientes de bajo riesgo	Deben cumplir todos los criterios siguientes: • **Datos de la enfermedad:** paciente que no haya recibido quimioterapia en los últimos 15-21 días o esta haya sido vincristina, vinblastina o vinorelbina en monoterapia. • **Datos del episodio:** estabilidad clínica, sin foco clínico y con parámetros analíticos no considerados de alto riesgo.

3.4. Actitud terapéutica para el episodio febril en el paciente de alto riesgo

- **Sin esperar al resultado, y en menos de 60 minutos desde el debut, se iniciará antibioterapia de amplio espectro.** No se retrasará en ningún caso el inicio de la antibioterapia en caso de disfunción del CVC, canalizándose una vía periférica si fuese preciso.
- **Estos pacientes siempre requieren ingreso.** Prestar especial atención a la estabilidad del paciente y sus características por si precisa terapia combinada.

3.4.1. Antibioterapia empírica en el paciente febril de alto riesgo

De forma general, existen tres opciones de tratamiento antibiótico: **cefepima**, **piperacilina-tazobactam** y **meropenem** (v. apartado «Dosis de antibióticos»). Al antibiótico seleccionado, se le debe añadir vancomicina si el paciente presenta alguna de las situaciones concretas que se indican en el apartado siguiente «Indicaciones de cobertura adicional frente a grampositivos».

1. Paciente sin foco de la fiebre y que no presenta ninguna situación de las indicadas a continuación (2, 3, 4)	Cefepima i.v.
2. El paciente presenta aislamientos microbiológicos previos o es portador de microorganismos multirresistentes	Seleccionar un antibiótico de los tres anteriores (cefepima, meropenem o piperacilina-tazobactam) que garantice la cobertura de ambos. **Si es posible, intentar reservar meropenem para el paciente inestable y en casos seleccionados.**
3. Existe clínica abdominal	• Si el paciente presenta dolor abdominal, dolor en la zona rectal, inflamación perineal, rectorragia o diarrea, se debe realizar, además, cobertura para anaerobios: **piperacilina-tazobactam o meropenem.** • **Si es posible, intentar reservar meropenem para el paciente inestable y en casos seleccionados.**
4. Presenta alergia a betalactámicos	V. apartado «Antibioterapia empírica en pacientes alérgicos».

3.4.2. Indicaciones de cobertura adicional frente a grampositivos

A la antibioterapia seleccionada previamente (cefepima, piperacilina-tazobactam o meropenem) se debe añadir cobertura adicional frente a cocos grampositivos en los casos indicados a continuación.

Indicaciones de cobertura de grampositivos	• Sospecha de infección del CVC: signos locales de infección o fiebre al manipularlo. • Infección de piel y partes blandas. • Mucositis grave: interfiere con la deglución de sólidos o presenta úlceras. • Quimioterapia intensiva con citarabina. • Profilaxis con quinolonas en la neutropenia afebril. • Colonización o infección previa por grampositivos multirresistentes (*Staphylococcus aureus* resistente a meticilina, enterococo resistente, etc.). • Paciente hemodinámicamente inestable.
Antibioterapia de elección	En todos estos casos añadir al tratamiento previo: • **Vancomicina:** 40-60 mg/kg/día cada 6 horas; máximo: 4 g/día. • Si el paciente tiene alergia a los glucopéptidos o insuficiencia renal o resistencia a vancomicina: daptomicina i.v. Alternativa: linezolid (*off label*) (v. dosis en el apartado «Antibioterapia empírica en pacientes alérgicos»).

3.4.3. Dosis de antibióticos

Cefepima i.v.	150 mg/kg/día cada 8 horas o 50 mg/kg/dosis; máximo: 6 g/día.
Piperacilina-tazobactam i.v.	300-400 mg/kg/día cada 6 horas u 80 mg/kg/dosis; máximo: 16 g de piperacilina/día; máximo: 4 g/dosis.
Meropenem i.v.	60 mg/kg/día cada 8 horas o 20 mg/kg/dosis. Si meningitis: 120 mg/kg/día o 40 mg/kg/dosis; máximo: 2 g/8 horas.

3.4.4. Antibioterapia empírica en pacientes alérgicos	
Alérgicos a penicilina	Administrar aztreonam + vancomicina i.v. • **Dosis de aztreonam i.v.:** 150-200 mg/kg/día cada 6 horas; máximo: 8 g/día. • **Dosis de vancomicina i.v.:** 40-60 mg/kg/día cada 6 horas; máximo: 4 g/día.
Alérgicos a glucopéptidos	Daptomicina i.v. Alternativa: linezolid (*off-label*). • **Dosis linezolid:** – <12 años: 30 mg/kg/día cada 8 horas. – ≥12 años: 20 mg/kg/día cada 12 horas. – Máximo: 600 mg/dosis. • **Dosis daptomicina i.v.:** – 1-6 años: 12 mg/kg cada 24 horas. – 7-11 años: 9 mg/kg cada 24 horas. – >11 años: 7-12 mg/kg cada 24 horas.

3.5. Actitud terapéutica en el episodio febril de bajo riesgo	
3.5.1. Actitud en el episodio febril de bajo riesgo y antibioterapia empírica	
En el paciente con fiebre y neutropenia que cumpla todos los criterios **de bajo riesgo** indicados en el apartado anterior **«Estratificación del riesgo»**.	
Ingreso hospitalario	Se indicará ingreso hospitalario, pudiéndose considerar un **alta precoz** si, además de cumplir todos los criterios de bajo riesgo, tras vigilancia hospitalaria durante 24-72 horas, el paciente cumple también todos los criterios para tratamiento ambulatorio indicados en el apartado siguiente «Criterios para tratamiento ambulatorio».

(*Continúa*)

3.5.1. Actitud en el episodio febril de bajo riesgo y antibioterapia empírica (*cont.*)	
Antibioterapia	• Durante el ingreso se puede administrar antibioterapia por vía oral (v.o.) combinada con: **ciprofloxacino + amoxicilina-ácido clavulánico.** Como alternativa: levofloxacino. • **En pacientes alérgicos a penicilina:** ciprofloxacino + clindamicina. Alternativa: levofloxacino en monoterapia. • **Dosis de fármacos:** – **Ciprofloxacino:** 20-30 mg/kg/día cada 12 horas; máximo v.o.: 1,5 g/día. – **Amoxicilina-ácido clavulánico:** 80-90 mg/kg/día cada 8 horas v. o. Máximo amoxicilina: 3 g/día. – **Clindamicina:** 20-30 mg/kg/día cada 8 horas: máximo v.o.: 1,8 g/día. – **Levofloxacino:** >6 meses y <5 años: 20 mg/kg/día cada 12 horas, y ≥5 años: 10 mg/kg/día cada 24 horas; máximo: 500-750 mg/día.
Seguimiento estrecho al alta	En pacientes con bajo riesgo, **considerar** suspender la antibioterapia si permanece durante 24-48 horas afebril, los hemocultivos son negativos a las 72 horas y siempre que se pueda asegurar el seguimiento.

3.5.2. Criterios para tratamiento ambulatorio

En el paciente ya clasificado previamente de bajo riesgo según el apartado «Estratificación del riesgo».

- No existen aislamientos microbiológicos que no tengan opciones de tratamiento con un antibiótico v.o.
- El paciente es capaz de tomar y absorber antibióticos v.o.
- Tiene cuidador y teléfono.
- Vive relativamente cerca (a menos de 1 hora) para tener acceso médico rápido en caso de presentar empeoramiento clínico.
- Es capaz de adherirse al seguimiento ambulatorio diario.
- Tanto el médico como el paciente aceptan el tratamiento ambulatorio.
- No está recibiendo fluoroquinolonas como profilaxis.

4. IMÁGENES DIAGNÓSTICAS

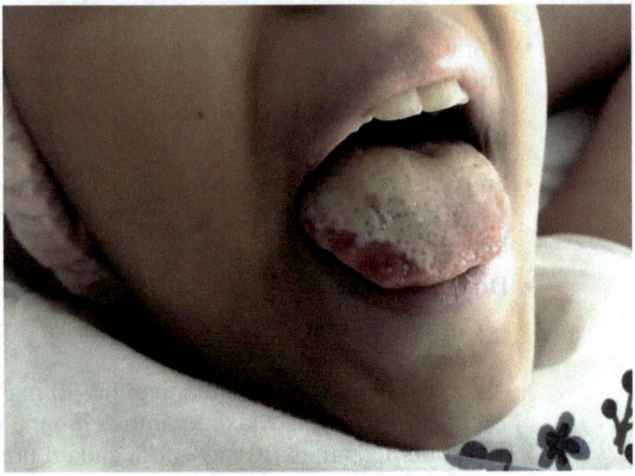

Figura 16-1. Mucositis grado III en un paciente de 10 años en fase de aplasia.

BIBLIOGRAFÍA

Aguilera-Alonso D, Escosa-García L, Goycochea-Valdivia WA, Soler-Palacín P, Saavedra-Lozano J, Rodrigo C, et al. Documento de Posicionamiento de la Asociación Española de Pediatría-Sociedad Española de Infectología Pediátrica sobre el tratamiento de las infecciones de bacterias multirresistentes. An Pediatr. 2019;91(5):351.e1-13.

Ahmed NM, Flynn PM. Fever in children with chemotherapy-induced neutropenia. UpToDate [consultado 05/2021). Disponible en: http://www.uptodate.com/

Ardura MI, Koh AY. Fever and granulocytopenia. En: Long SS, Prober CG, Fisher M, eds. Principles and Practice of Pediatric Infectious Diseases. 5ª edición. Elsevier Churchill Livingstone; 2018; p. 578-86.e4.

Ardura MI, Koh AY. Infections in Children with Cancer. En: Long SS, Pickering Lk, Prober CG, eds. Principles and Practice of Pediatric Infectious Diseases. 5ª edición. Elsevier Churchill Livingstone; 2018; p. 586-92.e2.

Chaves F, Garnacho-Montero J, Del Pozo JL, Bouza E, Capdevila JA, De Cueto M, et al. Diagnosis and treatment of catheter-related bloodstream infection: Clinical guidelines of the Spanish Society of Infectious Diseases and Clinical Microbiology and (SEIMC) and the Spanish Society of Spanish Society of Intensive and Critical Care Medicine and Coronary Units (SEMICYUC). Med Intensiva (Engl Ed). 2018;42(1):5-36.

Chiotos K, Hayes M, Gerber JS, Tamma PD. Treatment of Carbapenem-Resistant Enterobacteriaceae Infections in Children. J Pediatric Infect Dis Soc. 2020;9(1):56-66.

Cobo Vázquez E, Saavedra Lozano J. Fiebre y neutropenia en el paciente oncológico (incluido TPH). v.1.1. Protocolo de las Secciones de Enfermedades Infecciosas y Hematooncología Pediátricas del Hospital General Universitario Gregorio Marañón. Disponible en: https://www.comunidad.madrid/hospital/gregoriomaranon/profesionales/enfermedades-infecciosas-pediatricas

Fishman A. Approach to the immunocompromised patient with fever and pulmonary infiltrates. Post TW (ed.). UpToDate. Waltham, MA. [Consultado 05/2021]. Disponible en: http://www.uptodate.com/

Freifeld AG, Bow EJ, Sepkowitz KA, Boeckh MJ, Ito JI, Mullen CA, et al.; Infectious Diseases Society of America. Clinical practice guideline for the use of antimicrobial agents in neu-

tropenic patients with cancer: 2010 Update by the Infectious Diseases Society of America. Clin Infect Dis. 2011;52(4):427-31.
Groll AH, Pana D, Lanternier F, Mesini A, Ammann RA, Averbuch D, et al.; 8th European Conference on Infections in Leukaemia. 8th European Conference on Infections in Leukaemia: 2020 guidelines for the diagnosis, prevention, and treatment of invasive fungal diseases in paediatric patients with cancer or post-haematopoietic cell transplantation. Lancet Oncol. 2021;22(6):e254-69.
Justo Ranera A, Mendoza Palomar NA, et al. Actualización en la prevención, diagnóstico y tratamiento de las infecciones relacionadas con catéteres vasculares en pediatría. Protocolo de la Unidad de Patología Infecciosa e Immunodeficiencias de pediatría del Hospital Universitario Vall d´Hebron. Marzo 2018. Disponible en: https://www.upiip.com/sites/upiip.com/files/Cateter2018def.pdf
Lehrnbecher T, Averbuch D, Castagnola E, Cesaro S, Ammann RA, García-Vidal C, et al.; 8th European Conference on Infections in Leukaemia. 8th European Conference on Infections in Leukaemia: 2020 guidelines for the use of antibiotics in paediatric patients with cancer or post-haematopoietic cell transplantation. Lancet Oncol. 2021;22(6):e270-80.
Lehrnbecher T, Robinson P, Fisher B, Alexander S, Ammann Roland A, Beauchemin M. Guidelines for the management of fever and neutropenia in children with cancer and hematopoietic stem cell transplantation recipients: 2017 Updated. J Clin Oncol. 2017;35(18):2082-94.
Martínez Campos L, Pérez-Albert P, Ferres Ramis L, Rincón-López EM, Mendoza-Palomar N, Soler-Palacín P, et al. Documento de consenso de manejo de neutropenia febril en paciente pediátrico oncohematológico de la Sociedad Española de Infectología Pediátrica (SEIP) y la Sociedad Española de Hematología y Oncología Pediátrica (SEHOP). An Pediatr. 2023;98(6):446-59.
Maschmeyer G, Carratalà J, Buchheidt D, Hamprecht A, Heussel CP, Kahl C, et al. Diagnosis and antimicrobial therapy of lung infiltrates in febrile neutropenic patients (allogeneic SCT excluded): updated guidelines of the Infectious Diseases Working Party (AGIHO) of the German Society of Hematology and Medical Oncology (DGHO). Ann Oncol. 2015;26(1):21-33.
Mermel LA, Allon M, Bouza E, Craven DE, Flynn P, O'Grady NP, et al. Clinical Practice Guidelines for the diagnosis and management of intravascular catheter-related infection: 2009 Update by Infectious Diseases Society of America. Clin Infect Dis. 2009;49(1):1-45.
Suárez MC, Saavedra Lozano J. Infecciones en el paciente con neoplasia oncohematológica: neutropenia febril y otros síndromes infecciosos. En: Sociedad Española de Infectología Pediátrica. Infectología Pediátrica Avanzada. Madrid: Editorial Médica Panamericana; 2014; p. 3-15.
Tamma PD, Aitken SL, Bonomo RA, Mathers AJ, Van Duin D, Clancy CJ. Infectious Diseases Society of America Guidance on the Treatment of Extended-Spectrum beta-lactamasae Producing Enterobacterales (ESBL-E), Carbapenem-Resistant Enterobacterales (CRE), and Pseudomonas aeruginosa with Difficult-to-treat Resistance (DTR-P. aeruginosa). Clin Infect Dis. 2021;72(7):1109-16.
Wong LM, Song K, Marcon N. Neutropenic enterocolitis. Post TW (ed.), UpToDate. Waltham, MA. [Consultado 06/2021]. Disponible en: http://www uptodate.com/

Fiebre y neutropenia en el paciente pediátrico hematooncológico: abordaje durante el ingreso hospitalario

17

C. Álvarez Álvarez, M. López Duarte, B. Jiménez Montero y A. I. Pastor Tudela

PUNTOS CLAVE

- Los pacientes hematooncológicos con fiebre y neutropenia considerados de alto riesgo requieren ingreso hospitalario (v. **Cap. 16**).
- Durante la hospitalización es importante evaluar periódicamente la aparición de signos y/o síntomas de inestabilidad hemodinámica (taquicardia, hipotensión, mala perfusión).
- Ante el paciente inestable, ampliar la cobertura antimicrobiana sin demora, estabilizarlo y trasladarlo a la unidad de cuidados intensivos pediátricos.
- En el paciente estable sin aislamiento microbiológico, la duración de la antibioterapia dependerá sobre todo del estado clínico, la desaparición de la fiebre y la recuperación medular.
- En el paciente estable con aislamiento microbiológico (bacteriemia, infección de catéter central, tiflitis o neumonía, entre otros), se debe realizar terapia antimicrobiana dirigida con cobertura antipseudomónica si persiste la neutropenia.
- La actitud terapéutica dependerá del estado clínico, la presencia o no del foco de la fiebre, la duración e intensidad de la neutropenia y los aislamientos microbiológicos.
- En este capítulo se describe **la actitud diagnóstico-terapéutica ante el paciente hematooncológico de alto riesgo** con fiebre y neutropenia **ingresado** en hospitalización; asimismo, se revisan las causas infecciosas más frecuentes de fiebre en estos pacientes en aquellos casos en los que se objetiva el foco.

1. ACTITUD DIAGNÓSTICO-TERAPÉUTICA EN EL PACIENTE DE ALTO RIESGO CON FIEBRE Y NEUTROPENIA EN HOSPITALIZACIÓN

1.1. Medidas generales al ingreso	
Aislamiento	Habitación con aislamiento inverso.
Toma de constantes	Es importante vigilar datos de inestabilidad hemodinámica (**taquicardia**, hipotensión, mala perfusión periférica), aunque no tenga fiebre.
Dieta para el paciente neutropénico	• Evitar alimentos crudos. Los vegetales y las frutas deben estar bien lavados y/o pelados. • La dieta de baja carga bacteriana no ha demostrado reducir la incidencia de infecciones o su gravedad.
Profilaxis de mucositis	Enjuagues orales con bicarbonato o clorhexidina oral tras cada comida en niños mayores que puedan realizarlos.
Factor estimulante de colonias	Indicaciones de inicio de tratamiento con factor estimulante de colonias (v. apartado siguiente «Indicaciones de inicio de tratamiento con factor estimulante de las colonias de granulocitos».

1.2. Indicaciones de inicio de tratamiento con factor estimulante de las colonias de granulocitos	
Tumor sólido	• Iniciar tratamiento con factor estimulante de las colonias de granulocitos en paciente con **tumor sólido si presenta fiebre** y recuento absoluto de neutrófilos $<500/mm^3$. • **Dosis:** 5 µg/kg/día subcutáneo 1 vez al día; máximo: 300 µg/día. Mantener hasta conseguir cifras de recuento absoluto de neutrófilos >500-$1.000/mm^3$ durante 2-3 días consecutivos.
Tumor hematológico	En el paciente hematológico, se debe realizar valoración individual según la patología, la etapa de tratamiento y la estabilidad.

1.3. Abordaje diagnóstico-terapéutico del paciente ingresado de alto riesgo (sin documentación microbiológica)

1.3.1. Abordaje inicial

En las **figuras 17-1** y **17-2** se resume la actitud ante el paciente inestable y ante el paciente estable ingresado con fiebre y neutropenia sin aislamientos microbiológicos.

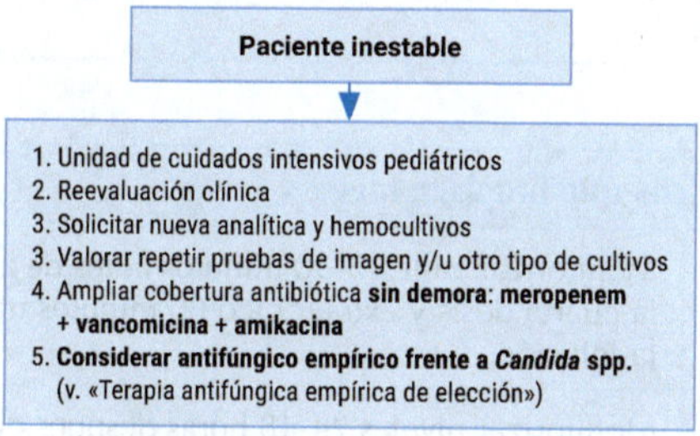

Paciente inestable
1. Unidad de cuidados intensivos pediátricos
2. Reevaluación clínica
3. Solicitar nueva analítica y hemocultivos
3. Valorar repetir pruebas de imagen y/u otro tipo de cultivos
4. Ampliar cobertura antibiótica sin demora: meropenem + vancomicina + amikacina
5. Considerar antifúngico empírico frente a Candida spp. (v. «Terapia antifúngica empírica de elección»)

Figura 17-1. Algoritmo de abordaje del paciente inestable durante el ingreso hospitalario.

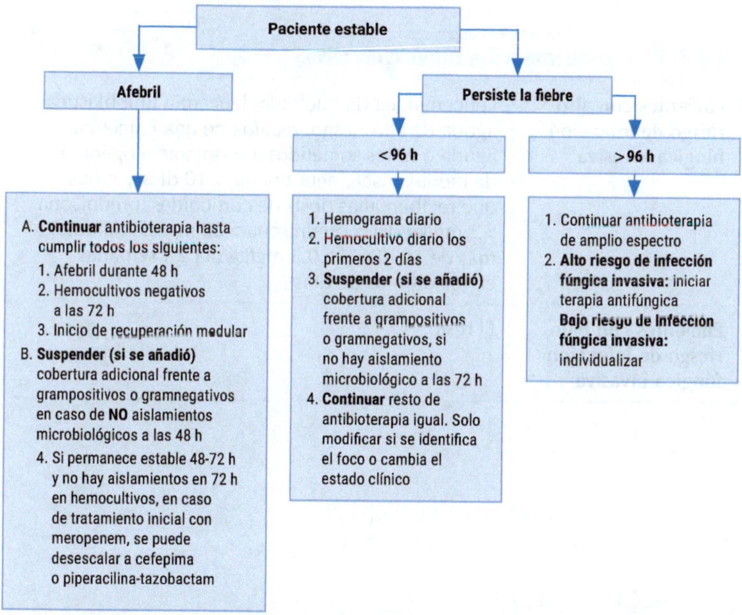

4. Si permanece estable 48-72 h y no hay aislamientos en 72 h en hemocultivos, en caso de tratamiento inicial con meropenem, se puede desescalar a cefepima o piperacilina-tazobactam
1. Hemograma diario

Figura 17-2. Algoritmo de abordaje del paciente estable durante el ingreso hospitalario.

1.3.2. Indicaciones de extracción de hemocultivos en el paciente ingresado

- **Si persiste la fiebre**, realizar un hemocultivo diario durante las primeras 48 horas. Si existe estabilidad clínica, extraer solo del catéter venoso central (CVC).
- Más allá de las primeras 48 horas de fiebre, no existe consenso. Se puede extraer cada 48 horas. Sin embargo, si cambia el estado clínico se debe realizar siempre; en este caso, se debe extraer tanto del CVC como de la vía periférica.

1.3.3. Antibióticos que precisan niveles

Vancomicina	Monitorizar valle 15-30 minutos antes de administrar la cuarta dosis y extraer pico 60 minutos tras finalizar la infusión.
Amikacina	Monitorizar niveles 24-48 horas después del inicio del tratamiento.

1.3.4. Riesgo de infección fúngica invasiva

Pacientes con alto riesgo de infección fúngica invasiva	Leucemia aguda mieloide, leucemia linfoblástica aguda de alto riesgo, recaída de una leucemia aguda o niños sometidos a trasplante alogénico de médula ósea, neutropenia >10 días y niños que reciben altas dosis de corticoides (prednisona >2 mg/kg/día o prednisona >20 mg/día durante más de 14 días o ≥0,3 mg/kg/día ≥3 semanas en los últimos 60 días).
Pacientes con bajo riesgo de infección fúngica invasiva	El resto.

1.3.5. Terapia antifúngica empírica de elección	
• Previamente o simultáneamente al inicio de la terapia antifúngica, se debe realizar: hemocultivos (si es posible, diferenciales), galactomanano en sangre, sedimento urinario para levaduras (por la posibilidad de colonización durante el uso de antibióticos de amplio espectro), tomografía computarizada pulmonar, prueba de imagen de abdomen (ecografía abdominal), tomografía computarizada de senos solo recomendada si existen signos o síntomas localizadores, biopsia si hay lesiones sospechosas. • Antifúngicos de elección (**evitar seleccionar aquellos con los que recibió profilaxis**).	
Anfotericina B liposomal	Indicaciones: • Sospecha de *Candida* spp.: 3 mg/kg/día por vía intravenosa (i.v.) cada 24 horas. No es activo frente a *Candida lusitaniae*. • Sospecha de hongos filamentosos. Aspergilosis: 3 mg/kg/día i.v. cada 24 horas. No es activo frente a *Aspergillus terreus*. Hongos filamentosos no *Aspergillus* y/o afectación del sistema nervioso central: 5-10 mg/kg/día i.v. cada 24 horas.
Caspofungina	70 mg/m²/día una vez al día i.v. el primer día; posteriormente, 50 mg/m²/día i.v.; máximo: 70 mg/día.

1.3.6. Evolución durante el ingreso	
1.3.6.1. Actitud si el paciente está afebril y estable	
• Actitud en el niño estable desde el inicio, que permanece afebril durante 48 horas, sin aislamientos microbiológicos a las 72 horas (algoritmo previo) con criterios de inicio de recuperación medular. • **Se considera indicio de recuperación medular: >100 neutrófilos y más de 100 monocitos** (y/o más del 10 % de monocitos).	
Recuperación medular	
Si >500 neutrófilos	Suspender la antibioterapia.
Si >100 neutrófilos, >100 monocitos y neutropenia esperable <7 días	Si la sospecha de infección bacteriana es baja, se podría suspender el antibiótico (individualizar en cada caso) y a continuación iniciar, si estuviese indicada, la profilaxis de neutropenia afebril.

(*Continúa*)

1.3.6.1. *Actitud si el paciente está afebril y estable* (cont.)	
No recuperación medular	
Si neutropenia absoluta <100 o bien 100-500, pero es esperable que la neutropenia persista más de 7 días o bien exista sospecha alta de infección bacteriana	• Mantener la antibioterapia. • Se podría suspender a los 5-7 días si permanece durante 48 horas afebril y los hemocultivos son negativos. Individualizar. • Si previamente estaba inestable al inicio del cuadro, pero con mejoría clínica, mantener mínimo durante 7 días.
En aquellos casos en los que se decida mantener la antibioterapia, se puede pasar a vía oral si el paciente cumple los criterios del siguiente apartado «Criterios de paso de antibioterapia a vía oral».	

1.3.6.2. *Criterios de paso de antibioterapia a vía oral*
Se deben cumplir todos los siguientes: • Adecuada absorción gastrointestinal. • Permanece afebril ≥24-48 horas. • Clínicamente estable y con buena apariencia. • Cultivos de sangre negativos. • Neutrófilos ≥100 células/μL y evidencia de recuperación de la médula ósea (incremento de plaquetas, reticulocitos, monocitos). • ≥48 horas de terapia antibiótica i.v.

1.3.6.3. *Opciones terapéuticas de antibioterapia oral*
• Levofloxacino. • Ciprofloxacino (con o sin amoxicilina-ácido clavulánico). • Cefixima.

1.3.6.4. *Duración total de la terapia antimicrobiana*	
Antibioterapia en niños de alto riesgo	Mantener la antibioterapia hasta que cumpla todos los criterios siguientes: • Cultivos negativos durante ≥72 horas. • Paciente afebril durante ≥24-48 horas. • V. apartado anterior «Actitud si el paciente está afebril y estable».
Terapia antifúngica	Si no existe evidencia de infección fúngica invasiva, hasta la resolución de la neutropenia.

1.4. Abordaje diagnóstico-terapéutico del paciente ingresado de alto riesgo (con documentación microbiológica)

1.4.1. Actitud diagnóstico-terapéutica general

En la **figura 17-3** se resume el abordaje del paciente ingresado con fiebre y neutropenia con aislamientos microbiológicos.

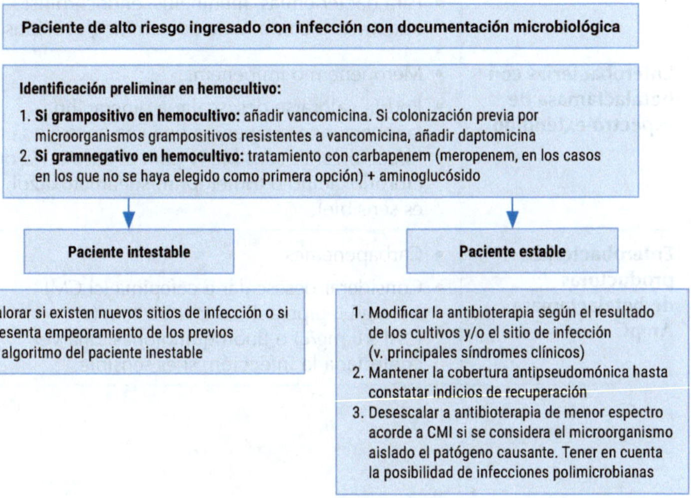

Paciente de alto riesgo ingresado con infección con documentación microbiológica
Identificación preliminar en hemocultivo:
1. Si grampositivo en hemocultivo: añadir vancomicina. Si colonización previa por microorganismos grampositivos resistentes a vancomicina, añadir daptomicina
2. Si gramnegativo en hemocultivo: tratamiento con carbapenem (meropenem, en los casos en los que no se haya elegido como primera opción) + aminoglucósido
Paciente intestable
Paciente estable
1. Valorar si existen nuevos sitios de infección o si presenta empeoramiento de los previos
2. V. algoritmo del paciente inestable
1. Modificar la antibioterapia según el resultado de los cultivos y/o el sitio de infección (v. principales síndromes clínicos)
2. Mantener la cobertura antipseudomónica hasta constatar indicios de recuperación
3. Desescalar a antibioterapia de menor espectro acorde a CMI si se considera el microorganismo aislado el patógeno causante. Tener en cuenta la posibilidad de infecciones polimicrobianas

Figura 17-3. Algoritmo de manejo del paciente ingresado con documentación microbiológica. CMI: concentración mínima inhibitoria.

1.4.2. Antibioterapia en la infección por bacterias multirresistentes

***Staphylococcus aureus* resistente a meticilina**	Tratamiento de elección: vancomicina o daptomicina. **Alternativas:** teicoplanina, linezolid, ceftarolina. • Si la concentración mínima inhibitoria (CMI) de vancomicina ≥ 1,5 mg/L, administrar daptomicina. • Evitar daptomicina en neumonías. • **Ante bacteriemia persistente tras 72 horas:** si se ha administrado vancomicina previamente, cambiar a daptomicina. Si se administró daptomicina previa, asociar ceftarolina o fosfomicina.

(Continúa)

1.4.2. Antibioterapia en la infección por bacterias multirresistentes (*cont.*)	
***Enterococcus* spp.**	• Si es sensible a ampicilina: ampicilina. • Si resistencia a ampicilina: vancomicina. • Si resistencia a ampicilina y a glucopéptidos: daptomicina. • Para bacteriemias, meningitis, endocarditis: tratamiento combinado con aminoglucósidos.
Enterobacterias con betalactamasa de espectro extendido	• Meropenem o imipenem. • Podría valorarse desescalar a piperacilina-tazobactam o ertapenem una vez controlada la infección si es sensible (y para el paso a vía oral ciprofloxacino o trimetoprim-sulfametoxazol, si es sensible).
Enterobacterias productoras de betalactamasa AmpC	• Carbapenemes. • Considerar desescalar a cefepima (si CMI ≤1 mg/L), piperacilina-tazobactam (si CMI ≤8 mg/L) o fluoroquinolonas, una vez controlada la infección, si es sensible.

(*Continúa*)

1.4.2. Antibioterapia en la infección por bacterias multirresistentes (*cont.*)	
Bacilos gramnegativos resistentes a carbapenemes	• **CMI meropenem ≤2 mg/L:** meropenem a dosis alta en perfusión extendida (3 horas) + otro antibiótico con actividad *in vitro* (*b*) (preferentemente aminoglucósidos). • **CMI meropenem ≥4 mg/L:** – Sensible a los nuevos β-lactámicos inhibidores de β-lactamasas (βL-βLI): **ceftazidima-avibactam** (único aprobado en niños >3 meses en la actualidad). Si infecciones graves y no sensible a ceftazidima-avibactam, valorar uso *off label* de los otros nuevos β-lactámicos (meropenem-vaborbactam, imipenem-relebactam o cefiderocol). – No sensible a los nuevos βL-βLI: ▪ Si es productor de carbapenemasas tipo metalobetalactamasas (que incluyen: New Delhi metaloβlactamasa [NDM], metaloβlactamasa Verona codificada por integrón [VIM], imipenemasa [IMP]): considerar ceftazidima-avibactam + aztreonam (si sinergia *in vitro*). Alternativa: cefiderocol. ▪ No productor de carbapanemasas tipo metalobetalactamasas: al menos 2 agentes con actividad *in vitro* (según antibiograma). Preferiblemente combinar betalactámico activo (*a*) con otro antibiótico activo (*b*). Si panresistencia, evaluar sinergias *in vitro* o fármacos experimentales u *off-label*. (a) **Betalactámicos:** aztreonam, ceftazidima, ceftolozano-tazobactam. (b) Otros posibles antibióticos si actividad *in vitro*: – Aminoglucósidos. – Fluoroquinolonas (elección foco respiratorio). – Colistina (elección infección por CVC). – Tigeciclina (preferente en infecciones intraabdominales). – Fosfomicina.

2. SÍNDROMES INFECCIOSOS MÁS FRECUENTES CAUSANTES DE EPISODIO FEBRIL NEUTROPÉNICO

2.1. Infección relacionada con el catéter venoso central	
Diagnóstico	En los pacientes con fiebre y neutropenia portadores de CVC, se recomienda descartar infección de este, especialmente si se ha manipulado en las 48 horas previas. Para ello, se deben extraer hemocultivos de cada una de las luces del CVC, así como de sangre periférica. El diagnóstico de bacteriemia/fungemia asociada a CVC se establece si se cumplen los tres criterios siguientes: • Clínica compatible con infección de CVC sistémica: fiebre, tiritona, hipotensión, etc. • Uno o más hemocultivos positivos de vía periférica + aislamiento positivo en CVC del mismo microorganismo (en hemocultivo CVC o en punta de catéter, si se retira el mismo). • Crecimiento ≥120 minutos antes en el hemocultivo del CVC respecto al hemocultivo de sangre periférica.
Tratamiento	• La **antibioterapia** debe iniciarse de manera empírica ante fiebre, signos de infección del CVC o inestabilidad hemodinámica. Se debe cubrir grampositivos y gramnegativos, incluyendo *Pseudomonas*. Normalmente, es adecuado el tratamiento empírico para neutropenia febril (cefepima, piperacilina-tazobactam o meropenem) añadiendo vancomicina. Posteriormente, ajustar según el patógeno y la CMI. • **Indicaciones de retirada del CVC de larga duración** (si existe una alternativa factible): sepsis grave, tromboflebitis supurativa, endocarditis (infección metastásica), persistencia del aislamiento microbiológico en hemocultivos a las 72 horas de iniciar la antibioterapia correcta, pus en el sitio de inserción, infección del trayecto o del bolsillo de los CVC totalmente implantados o infección por uno de los siguientes microorganismos: *Staphylococcus aureus*, *Pseudomonas aeruginosa*, *Bacillus cereus*, *Micrococcus* spp., *Propionibacterium*, hongos o micobacterias. • **Si no se cumplen criterios de retirada, se recomienda realizar sellado antibiótico del catéter, además de administrar antibioterapia sistémica.**

2.2. Tiflitis del paciente neutropénico	
Definición	Es una enterocolitis necrosante que ocurre en pacientes con malignidad hematológica que han perdido la integridad de la mucosa intestinal por la quimioterapia. La afectación del ciego es universal, extendiéndose con frecuencia al colon ascendente y al íleon terminal. Es polimicrobiana, especialmente por *Pseudomonas* y enterobacterias.
Factores de riesgo	Neutropenia grave <500/mm³ y profunda >7-10 días, empleo de ciertos quimioterápicos, como citarabina, etopósido o melfalán por resultar especialmente enterotóxicos; mucositis y/o trasplante de médula ósea.
Síntomas clínicos	• **Fiebre:** frecuente, aunque es posible la hipotermia. • **Dolor abdominal:** normalmente en el cuadrante inferior derecho, o bien difuso y acompañado de distensión abdominal. • **Diarrea:** habitualmente acuosa con hebras sanguinolentas o hematoquecia. • **Otros:** hiporexia, náuseas o vómitos.
Estudios complementarios	• **Analítica:** hemograma, bioquímica con iones, albúmina, perfil renal y hepático, reactantes de fase aguda (proteína C reactiva [PCr], ferritina, fibrinógeno). • **Pruebas de imagen:** ecografía abdominal, tomografía computarizada, sobre todo para descartar complicaciones. • **Microbiológicas:** hemocultivo, coprocultivo, PCR de *Clostridioides difficile* en heces. Diagnóstico diferencial con colitis por citomegalovirus.

(*Continúa*)

2.2. Tiflitis del paciente neutropénico (*cont.*)	
Tratamiento	• **Médico:** – Reposo intestinal y nutrición parenteral. – Soporte hemoterápico y hemostático adecuado. – Protección gástrica con anti-H2 (antagonista de los receptores H2 de la histamina). – **Antibioterapia de amplio espectro:** realizar cobertura de aislamientos previos. En ausencia de los anteriores, instaurar cobertura adecuada frente a gramnegativos y anaerobios. Opciones terapéuticas: ▪ Meropenem (si existe gravedad) o piperacilina-tazobactam i.v. Otra opción sería: cefepima + metronidazol. En pacientes graves incluir cobertura frente a enterococo (vancomicina). Añadir antifúngico si persiste la fiebre >72 horas (voriconazol o anfotericina B). Valorar cubrir *Clostridioides difficile* si no se ha descartado. ▪ Duración de la antibioterapia: hasta la recuperación de la neutropenia y la resolución de los signos o síntomas de tiflitis. Se podría pasar a vía oral. Normalmente, la duración es 14 días. • **Quirúrgico, endoscopia o drenaje:** si existen complicaciones como sepsis, *shock* séptico, coagulación intravascular diseminada, apendicitis, peritonitis, perforación intestinal, hemorragia digestiva.

2.3. Neumonía en el paciente neutropénico	
Etiología	Bacterias convencionales, virus, hongos, *Pneumocystis jirovecii*, *Nocardia*, *Mycobacterium tuberculosis*, infecciones mixtas (frecuentes).

(*Continúa*)

2.3. Neumonía en el paciente neutropénico (*cont.*)	
Diagnóstico	• **Sospecha clínica:** fiebre persistente, tos con o sin expectoración, dolor torácico, hipoxia, hipotermia o trabajo respiratorio. • **Estudios complementarios:** los signos en el paciente neutropénico están atenuados, pudiendo no objetivarse en pruebas menos sensibles como la radiografía de tórax (Tabla 17-1). • Si existe sospecha clínica, está indicada la realización de una tomografía computarizada torácica (TC) de alta resolución. • **Intentar diagnóstico microbiológico específico:** hemocultivo, esputo, esputo inducido, antígeno de *Legionella* en orina, PCR de virus respiratorios, lavado broncoalveolar (se debe realizar de forma precoz). En el lavado broncoalveolar solicitar: cultivo de bacterias y hongos, PCR *Aspergillus*, galactomanano, bacilos ácido-alcohol resistentes y cultivo de micobacterias, cultivo de *Nocardia*, PCR de *Pneumocystis jirovecii*, PCR de *Legionella*, citomegalovirus y virus respiratorios, PCR universal. Considerar biopsia.

(*Continúa*)

2.3. Neumonía en el paciente neutropénico (*cont.*)	
Tratamiento	• Soporte respiratorio si lo precisa. • **Tratamiento antimicrobiano.** • Si hay enfermedad de injerto contra receptor, receptor de trasplante de progenitores hematopoyéticos (TPH) o situaciones epidémicas: cobertura también de virus, hongos filamentosos y *Pneumocystis jirovecii*. Ante falta de respuesta, considerar bacterias resistentes como *Nocardia*, micobacterias u hongos. • **Bacterias:** – **Antibioterapia empírica:** según la tabla 17-2. – **Antibioterapia dirigida:** según los resultados de la fibrobroncoscopia. • **Virus:** infiltrados intersticiales. – Citomegalovirus: en especial en TPH alogénico. Tratamiento: ganciclovir e inmunoglobulina i.v. – Gripe: oseltamivir o zanamivir. – Virus respiratorios: véase el tratamiento específico. • **Hongos:** causan importante destrucción e invasividad. Sospecha si: infiltrado nuevo y progresivo, tos seca, hemoptisis o dolor pleurítico en el contexto de neutropenia prolongada. Se debe realizar cobertura de *Aspergillus*. Antifúngico de elección: voriconazol. Para mucormicosis: anfotericina B o posaconazol. *Pneumocystis jirovecii* (si no recibía profilaxis): trimetoprim-sulfametoxazol: 15-20 mg de trimetropim/kg/día i.v. cada 6 horas durante 14 días. • **Tener en cuenta otras causas no infecciosas:** hemorragia pulmonar, postransfusional, postradioterapia, entre otras.

Tabla 17-1. Tipos de patrones radiológicos

Infiltrado localizado	Bacterias grampositivas, gramnegativas, hongos filamentosos, *Nocardia*, *Mycobacterium tuberculosis*
Infiltrado difuso intersticial	Citomegalovirus, virus respiratorios, *Pneumocystis jirovecii*, tuberculosis miliar, *Mycoplasma*, *Chlamydophila* (aunque las bacterias grampositivas y gramnegativas pueden causar neumonía intersticial), infecciones fúngicas diseminadas (histoplasmosis y coccidioides, ambas en América del Norte y del Sur, *Cryptococcus*)

Tabla 17-2. Tratamiento antimicrobiano empírico

Cefepima, piperacilina-tazobactam o meropenem. A continuación se resumen los antimicrobianos que se deben añadir, según se considere, a uno de los anteriores	
Macrólido o quinolona	Si hay sospecha de *Legionella* o de *Mycoplasma*
Vancomicina	Si existe sospecha de *Staphylococcus aureus* resistente a la meticilina
Antifúngico	**Voriconazol o anfotericina B:** ante nuevo infiltrado o progresión en el paciente con neutropenia prolongada con antibiótico
Trimetoprim-sulfametoxazol	Si no recibía profilaxis y neumonía bilateral intersticial

3. IMÁGENES DIAGNÓSTICAS

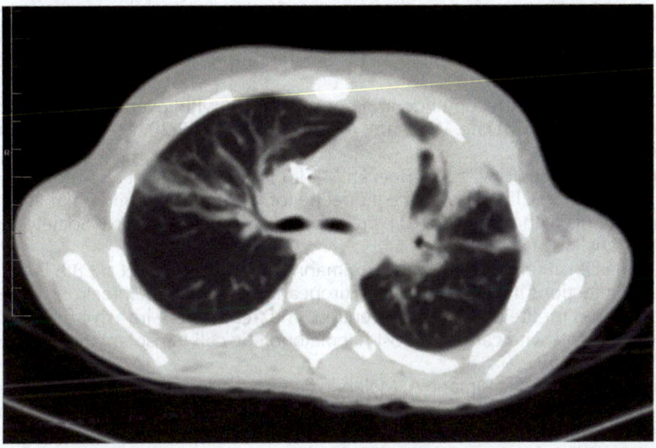

Figura 17-4. Tomografía computarizada pulmonar, corte axial: neumonía polimicrobiana en un niño de 5 años con TPH alogénico de donante emparentado.

BIBLIOGRAFÍA

Aguilera-Alonso D, Escosa-García L, Goycochea-Valdivia WA, Soler-Palacín P, Saavedra-Lozano J, Rodrigo C, et al. Documento de Posicionamiento de la Asociación Española de Pediatría-Sociedad Española de Infectología Pediátrica sobre el tratamiento de las infecciones de bacterias multirresistentes. An Pediatr. 2019;91(5):351.e1-13.

Ahmed NM, Flynn PM. Fever in children with chemotherapy-induced neutropenia. Post TW (ed.). UpToDate. Waltham, MA. [Consultado 05/2021]. Disponible en: http://www.uptodate.com/

Ara Montojo MF, Escosa García L, Aguilera Alonso D. Resistencias bacterianas en Pediatría. Protoc Diagn Ter Pediatr. 2023;2:13-31. Disponible en: https://www.aeped.es/documentos/protocolos-infectologia-pediatrica

Ardura MI, Koh AY. Fever and Granulocytopenia. En: Long SS, Prober CG, Fisher M, eds. Principles and Practice of Pediatric Infectious Diseases. 5ª edición. Elsevier Churchill Livingstone; 2018; p. 578-86.e4.

Ardura MI, Koh AY. Infections in Children with Cancer. En: Long SS, Pickering Lk, Prober CG, eds. Principles and Practice of Pediatric Infectious Diseases. 5ª edición. Elsevier Churchill Livingstone; 2018; p. 586-92.e2.

Chaves F, Garnacho-Montero J, Del Pozo JL, Bouza E, Capdevila JA, De Cueto M, et al. Diagnosis and treatment of catheter-related bloodstream infection: Clinical guidelines of the Spanish Society of Infectious Diseases and Clinical Microbiology and (SEIMC) and the Spanish Society of Spanish Society of Intensive and Critical Care Medicine and Coronary Units (SEMICYUC). Med Intensiva (Engl Ed). 2018;42(1):5-36.

Chiotos K, Hayes M, Gerber JS, Tamma PD. Treatment of Carbapenem-Resistant Enterobacteriaceae Infections in Children. J Pediatr Infect Dis Soc. 2020;9(1):56-66.

Cobo Vázquez Saavedra Lozano J. Fiebre y neutropenia en el paciente oncológico (incluido TPH). v.1.1. Protocolo de las Secciones de Enfermedades Infecciosas y Hematooncología Pediátricas del Hospital General Universitario Gregorio Marañón. Disponible en: https://www.comunidad.madrid/hospital/gregoriomaranon/profesionales/enfermedades-infecciosas-pediatricas

Fishman A. Approach to the inmunocompromised patient with fever and pulmonary infiltrates. Post TW (ed.). UpToDate. Waltham, MA. [Consultado 05/2021]. Disponible en: http://www.uptodate.com/

Freifeld AG, Bow EJ, Sepkowitz KA, Boeckh MJ, Ito JI, Mullen CA, et al.; Infectious Diseases Society of America. Clinical practice guideline for the use of antimicrobial agents in neutropenic patients with cancer: 2010 Update by the Infectious Diseases Society of America. Clin Infect Dis. 2011;52(4):427-31.

Groll AH, Pana D, Lanternier F, Mesini A, Ammann RA, Averbuch D, et al.; 8th European Conference on Infections in Leukaemia. 8th European Conference on Infections in Leukaemia: 2020 guidelines for the diagnosis, prevention, and treatment of invasive fungal diseases in paediatric patients with cancer or post-haematopoietic cell transplantation. Lancet Oncol. 2021;22(6):e254-69.

Justo Ranera A, Mendoza Palomar NA, Melendo Pérez S, Larrosa Escartín N, Bartolomé Comas RM, Alonso García L, et al. Actualización en la prevención, diagnóstico y tratamiento de las infecciones relacionadas con catéteres vasculares en pediatría. Protocolo de la Unidad de Patología Infecciosa e Immunodeficiencias de Pediatría del Hospital Universitario Vall d´Hebron. Marzo 2018. Disponible en: https://www.upiip.com/sites/upiip.com/files/Cateter2018def.pdf

Lehrnbecher T, Averbuch D, Castagnola E, Cesaro S, Ammann RA, García-Vidal C, et al.; 8th European Conference on Infections in Leukaemia. 8th European Conference on Infections in Leukaemia: 2020 guidelines for the use of antibiotics in paediatric patients with cancer or post-haematopoietic cell transplantation. Lancet Oncol. 2021;22(6):e270-80.

Lehrnbecher T, Robinson P, Fisher B, Alexander S, Ammann Roland A, Beauchemin M. Guidelines for the management of fever and neutropenia in children with cancer and hematopoietic stem cell transplantation recipients: 2017 Updated. J Clin Oncol. 2017;35(18):2082-94.

Lehrnbecher T, Robinson PD, Ammann RA, Fisher B, Patel P, Phillips R, et al. Guideline for the Management of Fever and Neutropenia in Pediatric Patients With Cancer and Hematopoietic Cell Transplantation Recipients: 2023 Update. J Clin Oncol. 2023;41(9):1774-85.

Martínez Campos L, Pérez-Albert P, Ferres Ramis L, Rincón-López EM, Mendoza-Palomar N, Soler-Palacín P, et al. Documento de consenso de manejo de neutropenia febril en paciente pediátrico oncohematológico de la Sociedad Española de Infectología Pediátrica (SEIP) y la Sociedad Española de Hematología y Oncología Pediátrica (SEHOP). An Pediatr. 2023;98(6):446-59.

Maschmeyer G, Carratalà J, Buchheidt D, Hamprecht A, Heussel CP, Kahl C, et al. Diagnosis and antimicrobial therapy of lung infiltrates in febrile neutropenic patients (allogeneic SCT excluded): updated guidelines of the Infectious Diseases Working Party (AGIHO) of the German Society of Hematology and Medical Oncology (DGHO). Ann Oncol. 2015;26(1):21-33.

Mermel LA, Allon M, Bouza E, Craven DE, Flynn P, O'Grady NP, et al. Clinical Practice Guidelines for the diagnosis and management of intravascular catheter-related infection: 2009 Update by Infectious Diseases Society of America. Clin Infect Dis. 2009;49(1):1-45.

Pintado V, Ruiz-Garbajosa P, Aguilera-Alonso D, Baquero-Artigao F, Bou G, Cantón R, et al. Executive summary of the consensus document of SEIMC on diagnosis and antimicrobial treatment of infections due tocarbapenem-resistant Gram negative bacteria. Enferm Infecc Microbiol Clin (Engl Ed). 2023;41(6):360-70.

Suárez MC, Saavedra Lozano J. Infecciones en el paciente con neoplasia oncohematológica: neutropenia febril y otros síndromes infecciosos. En: Sociedad Española de Infectología Pediátrica. Infectología Pediátrica Avanzada. Madrid: Editorial Médica Panamericana; 2014; p. 3-15.

Tamma PD, Aitken SL, Bonomo RA, Mathers AJ, Van Duin D, Clancy CJ. Infectious Diseases Society of America Guidance on the Treatment of Extended-Spectrum beta-lactamasae Producing Enterobacterales (ESBL-E), Carbapenem-Resistant Enterobacterales (CRE), and Pseudomonas aeruginosa with Difficult-to-treat Resistance (DTR-P. aeruginosa). Clin Infect Dis. 2021;72(7):1109-116.

Wong LM, Song K, Marcon N. Neutropenic enterocolitis. Post TW (ed.). UpToDate, Waltham, MA. [Consultado 06/2021]. Disponible en: http://www.uptodate.com/

Abordaje del paciente pediátrico en la fase final de la vida

18

A. I. Pastor Tudela y A. Manzanas Gutiérrez

PUNTOS CLAVE

- La sedación en el paciente paliativo es un procedimiento médico que utiliza fármacos sedantes para aliviar **el sufrimiento de síntomas refractarios**, mediante una reducción del nivel de conciencia del paciente.
- El objetivo de la sedación es producir una disminución de conciencia **para aliviar un síntoma**, pero también puede aparecer como efecto secundario producido tras la administración de un fármaco pautado con otra finalidad.
- Puede ser: intermitente o continua; superficial o profunda; tan profunda como sea necesario para controlar síntomas refractarios, pero tratando de mantener el mayor nivel de conciencia posible.
- La sedación del paciente en agonía se suele denominar *sedación de los últimos días*.
- En función del tipo de síntoma que genera la indicación de sedación se seleccionará el fármaco para realizar la sedación.
- Existen dispositivos para la canalización de un acceso subcutáneo, utilizados con frecuencia en esta situación, y bombas de infusión para administrar las perfusiones de medicación por dicho acceso.
- En este capítulo se revisa el manejo del paciente paliativo en la fase final de la vida, las indicaciones y formas de realizar la sedación, si fuese necesaria, en ese momento.

1. SEDACIÓN EN EL PACIENTE PALIATIVO

1.1. Indicaciones de sedación en el paciente paliativo	
Realización de un procedimiento	• En procedimientos diagnósticos o terapéuticos dolorosos. • Sedación reversible.

(*Continúa*)

1.1. Indicaciones de sedación en el paciente paliativo (*cont.*)	
Situación de urgencia	• Aparición de un síntoma alarmante o que genera desasosiego en el paciente (sangrados masivos, convulsiones, alucinaciones, etc.). • Normalmente, la sedación es reversible.
Fases avanzadas de la enfermedad	Pacientes con alguna de las siguientes situaciones: • Con uno o más síntomas refractarios. • **En situación de final de la vida** y con síntomas que les generan gran sufrimiento.
• **No es indicación de sedación:** si no existen síntomas refractarios o si el paciente está falleciendo sin sufrimiento. • No es una indicación para aliviar la ansiedad de la familia o del equipo médico.	

1.2. Recomendaciones previas al procedimiento de sedación	
Consentimiento informado del paciente o sus tutores	• Ofrecer información a la familia y al paciente (acorde con su estado madurativo y capacidad cognitiva) sobre cómo será el procedimiento. • En muchas ocasiones, el consentimiento informado será **verbal**. • Registrar en la historia clínica.
Documentar	• Dejar constancia en la historia clínica de la decisión de iniciar la sedación. • Registrar a las personas con las que se ha consensuado adecuar las medidas terapéuticas. • Anotar los tratamientos y medidas que se van a llevar a cabo. • Registrar los signos y síntomas de agonía: escala de Menten (**Anexo 18-1**). • Ofrecer soporte espiritual.
Lugar para la sedación	• Domicilio u hospital. • Determinar con la familia y con el paciente, si este es capaz. • Evaluar la situación de la familia, la posibilidad de continuidad asistencial, la condición psicológica y social, así como el entorno.

(*Continúa*)

1.2. Recomendaciones previas al procedimiento de sedación (*cont.*)	
Vía de administración de fármacos	• Depende de la situación clínica, las características del fármaco y la urgencia de control de los síntomas. • La vía intravenosa (i.v.) es la de inicio más rápido, pero no siempre está disponible para manejo en el domicilio, donde la **vía subcutánea** (s.c.) puede ser de elección. • Para el manejo tanto en casa como en el hospital existen dispositivos especiales para obtener una vía s.c. y administrar medicación (v. más adelante «Dispositivo para vía subcutánea»).
Modo de administración de los fármacos	• En bolos. • En infusión continua como perfusión, lo cual permite mantener niveles constantes, evitando descensos del nivel tras el pico inicial que puedan hacer reaparecer la sintomatología.
Nivel de sedación conseguido	Se puede utilizar la escala de Ramsay para determinar el nivel de sedación conseguido (**Anexo 18-2**).

2. FÁRMACOS DE ELECCIÓN E INDICACIONES

2.1. Fármacos para sedación	
Se elegirá el fármaco según el síntoma que origina la indicación de sedación.	
Sedación por disnea, sangrado o ansiedad	**Fármaco de elección:** midazolam. Si no se consigue una buena respuesta, como segunda opción se puede administrar levomepromazina.
Sedación por delirio refractario	**Fármaco de elección:** levomepromazina, siendo midazolam la segunda opción. **Levomepromazina:** fenotiazina con efectos antipsicóticos, analgésicos, sedantes y antieméticos. Su uso en la edad pediátrica es poco frecuente. Es el fármaco de elección en caso de delirio refractario, y de segunda elección cuando el midazolam falla.

(*Continúa*)

2.1. Fármacos para sedación (*cont.*)	
Fallo en alcanzar la sedación	Si no se consigue una adecuada sedación: • Tratar de identificar posibles causas del fallo (dosis insuficiente, vía inadecuada, etc.). • Otras opciones farmacológicas son: ketamina, propofol, etc. • La sedación **no se debe llevar a cabo con opioides:** porque no son sedantes, sino analgésicos. En los casos en los que el paciente ya recibía opioides, se deben mantener hasta el final adecuándolos a la vía de utilización, no estando indicado incrementar necesariamente la dosis al iniciar la sedación.

2.2. Fármacos para alivio de otros síntomas	
Opioides	Indicaciones para añadir opioides a fármacos utilizados para la sedación: • Alivio de síntomas como: disnea, dolor, etc. • Si el paciente presenta disnea **en la fase final de la vida**, este síntoma se tratará con **morfina**.

3. DOSIS DE FÁRMACOS

3.1. Dosis de fármacos para sedación		
Midazolam	En pacientes con enfermedades neurológicas, empezar por el rango inferior de dosis debido a la mayor posibilidad de reacciones paradójicas y alteración en la metabolización de fármacos.	
	Peso <40 kg	• **Dosis de inducción:** 0,05-0,10 mg/kg/dosis i.v. (administrar lento) o s.c.; máximo: 2,5 mg/dosis. Se puede repetir cada 10 minutos hasta conseguir la sedación deseada. Cuando la sedación esté establecida, iniciar la perfusión. • **Dosis de mantenimiento de midazolam en perfusión:** 0,05-0,50 mg/kg/hora; máximo: 100-150 mg/día.

(*Continúa*)

3.1. Dosis de fármacos para sedación (*cont.*)		
Midazolam	**Peso >40 kg**	• **Dosis de inducción:** 2,5-5 mg/dosis i.v. (administrar lento) o s.c. Se pueden repetir cada 10 minutos hasta conseguir la sedación deseada. Cuando la sedación esté establecida, iniciar la perfusión. • **Dosis de mantenimiento con midazolam en perfusión:** 0,05-0,50 mg/kg/hora; máximo: 100-150 mg/día.
	Dosis de rescate	• Si el paciente está con perfusión continua, se administrarán dosis de rescate si lo precisa, a igual dosis que la dosis de inducción, y se pueden repetir cada 4 horas. • En caso de llevar infusor para su administración, se puede parar la perfusión con el clampador del que dispone el sistema. • Otra opción es colocar una segunda vía s.c. y utilizarla para los rescates; también se puede recurrir a la vía i.v. con disposición en Y. • Si el paciente precisa más de 2 dosis de rescate en 24 horas, la dosis de mantenimiento de la perfusión se incrementará añadiendo las dosis de rescate, hasta un máximo del 30-50 % de la dosis de mantenimiento prescrita al día.

(*Continúa*)

3.1. Dosis de fármacos para sedación (*cont.*)

Levomepromazina	**Bolos i.v./s.c.**	**Se puede emplear inicialmente en forma de bolos i.v./s.c.:** • **Niño <35 kg:** 2,5 mg administrados una o dos veces al día. • **Niño >35 kg:** 5 mg administrados una o dos veces al día (según las dosis requeridas).
	Perfusión s.c./i.v. en 24 horas	Se puede continuar con perfusión: • **2-11 años:** dosis inicial de 350 µg/kg/24 horas (dosis máxima inicial: 12,5 mg), aumentando si es necesario hasta 3 mg/kg/24 horas. • **>12 años (independientemente del peso):** dosis inicial de 12,5 mg/24 horas, aumentando si es necesario hasta 200 mg/24 horas.
	En caso de que la levomepromazina se use cuando el midazolam falla, el midazolam previo del paciente se debe reducir progresivamente un 50% cada 24 horas.	

3.2. Dosis de otros fármacos: opioides

Los opioides estarían indicados, **además del midazolam**, en situaciones de final de la vida en pacientes con clínica de **disnea**, **tos** o **dolor**.	
Dosis de morfina i.v. o s.c.	• 0,1 mg/kg/cada 4 horas y titular (en lactantes: 0,05 mg/kg/cada 4 horas). • **Dosis máxima inicial:** niños de 2-11 años, 2,5 mg/dosis; >12 años, 20 mg/día. Después ajustar por dosis (no hay techo terapéutico). • **Ampollas disponibles:** 10 mg/mL (1 %) y 20 mg/mL (2 %).
Dosis de morfina en perfusión (i.v. o s.c.)	0,01-0,02 mg/kg/hora. Dosis máxima inicial: 20 mg/día.
Si el paciente tomaba morfina oral Oramorph® tipo suspensión (2 mg/mL): para obtener el equivalente en bolos i.v. o s.c., se puede dividir la dosis recibida en cada bolo oral entre 6.	

3.2.1. Caso práctico 18-1

Niño con un peso de 10 kg que en casa recibe Oramorph® (2 mg/mL): 3 mg cada 4 horas v.o. por dolor. Para pasar a bolos i.v. o s.c. esa dosis equivaldría a 0,5 mg de morfina s.c. o i.v. cada 4 horas.

4. ELECCIÓN DE LA VÍA DE ADMINISTRACIÓN DE LA MEDICACIÓN

4.1. Vía intravenosa

Muchas veces se usa la vía subcutánea (Fig. 18-1), pero la i.v. se utiliza si el paciente dispone previamente de ella o se considera ventajoso canalizarla. Tras canalizar una vía intravenosa, se podrá conectar:

- Una bomba de infusión (Figs. 18-2 y 18-3) de medicación.
- **Sistema tradicional:** con bomba o con dos perfusiones en Y.

4.2. Dispositivo para vía subcutánea

En la fase final de la vida se utiliza la vía s.c., con frecuencia, para la administración de medicación y evitar canalizar una vía i.v.

Tipo de dispositivo	• Existen dispositivos que permiten obtener un **acceso subcutáneo** para administrar fármacos en el paciente paliativo, como el dispositivo **Neria® Guard** (v. Fig. 18-1). • Permite administrar medicación: en bolos, conectando un suero o conectando un infusor para perfusión (v. Figs. 18-2 y 18-3).
Ventajas del dispositivo	Ofrece múltiples ventajas frente a la palomilla subcutánea: mayor durabilidad, mejor sujeción al tejido subcutáneo para asegurar la administración de medicación y mejor uso para los padres.
Longitud	• La longitud de la aguja puede ser de 6 y 9 mm. • Lactantes pequeños: aguja de 6 mm. Resto de pacientes: aguja de 9 mm.
Lugar anatómico de colocación	En brazos, piernas o abdomen. Intentar que la conexión quede lo más accesible posible.

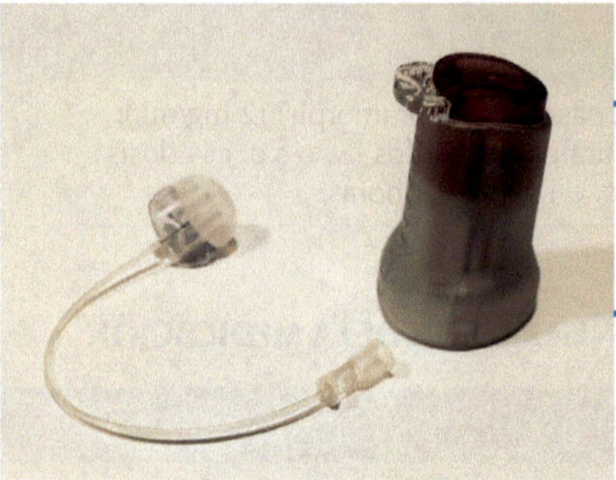

Figura 18-1. Partes del dispositivo Neria® Guard utilizado para obtener una vía subcutánea.

4.2.1. Modo de inserción del dispositivo	
1º (preparación)	Despegar el protector de la base del dispositivo.
2º (preparación)	Retirar la pestaña de seguridad de la zona superior del dispositivo.
3º	Colocar el dispositivo en el sitio anatómico elegido previa limpieza de la zona con clorhexidina y secado al aire o con gasas.
4º	Presionar la zona superior del dispositivo para su inserción.
5º	Retirar la pestaña que hay en la base a la hora de infundir la medicación. Luego, tras ser infundida, volver a colocarla.
6º	El dispositivo puede permanecer implantado únicamente con el catéter del que dispone para administrar bolos sin estar conectado a otro dispositivo (pestaña colocada), pero también se puede conectar el dispositivo a una bomba de infusión (v. Figs. 18-2 y 18-3) o a un suero.

5. BOMBAS DE INFUSIÓN PARA MEDICACIÓN SUBCUTÁNEA

5.1. Características generales

- Son bombas que se rellenan con medicación para infundir en perfusión continua (morfina, midazolam, etc.) (v. Figs. 18-2 y 18-3). Se conectan bien al dispositivo s.c. (preferiblemente) o a la palomilla s.c. (v. Fig. 18-1).
- Se utilizan en el paciente paliativo para llevar a cabo la infusión de los fármacos sedantes **cuando es portador de una vía s.c.** Se puede utilizar en el domicilio o en el ámbito hospitalario.
- **Existen varios tamaños de infusores de distinta duración:** a continuación se muestran dos ejemplos de dos tamaños distintos para una duración de 1 y 5 días (100 mL y 275 mL, respectivamente). La elección entre uno y otro depende de la estimación del tiempo requerido para la sedación.
- Se podrían mezclar también dos fármacos en la bomba: por ejemplo, morfina y midazolam.

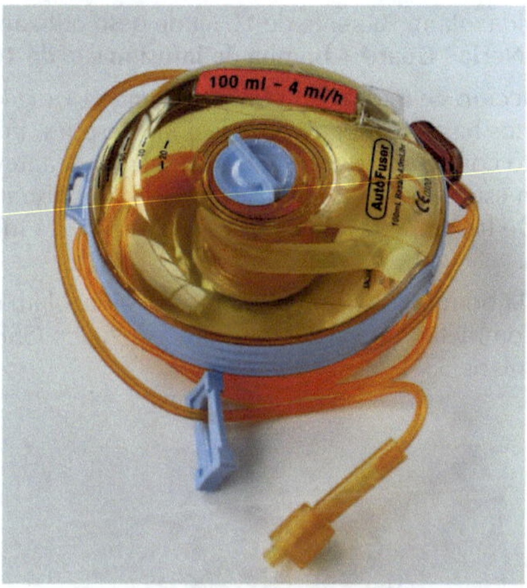

Figura 18-2. Bomba de infusión con capacidad de 100 mL.

5.1.1. Bomba de infusión con una capacidad total de 100 mL: cálculo de dosis y modo de empleo

1. Calcular la necesidad total del fármaco (perfusión) que se va a administrar en un día (por ejemplo, mg/día de midazolam).
2. Conocer cuánto volumen supone esta dosis (pasar de mg a mL).
3. Abrir el tapón azul central del dispositivo.
4. Infundir el fármaco calculado. Se cargan los mL en la jeringuilla y se infunden dentro del dispositivo si es posible con jeringuillas de 60 mL.
5. Rellenar con suero salino fisiológico hasta completar 100 mL.
6. **Duración total de infusión: 24 horas.** Un solo uso.
7. La bomba infundirá la medicación a un ritmo de 4 mL/hora.

5.1.2. Caso práctico 18-2

Sedación con midazolam. Paciente de 10 kg de peso utilizando un **dispositivo tipo Neria® Guard + bomba de infusión s.c. de 100 mL**.

- **Dosis de inducción de midazolam i.v./s.c.:** 1 mg (0,1 mg/kg/dosis) cada 10 minutos hasta conseguir la sedación. Después, iniciar mantenimiento con una **perfusión** a 0,05 mg/kg/hora a través del dispositivo. En este caso, en 24 horas se deben administrar 12 mg de midazolam. De las ampollas de 15 mg/3 mL, serían 2,4 mL del contenido de la ampolla.
- Introducir en la bomba de infusión 2,4 mL de midazolam en ampollas de 15 mg/3 mL completando con suero salino fisiológico (SSF) hasta 100 mL totales (97,6 mL de SSF).

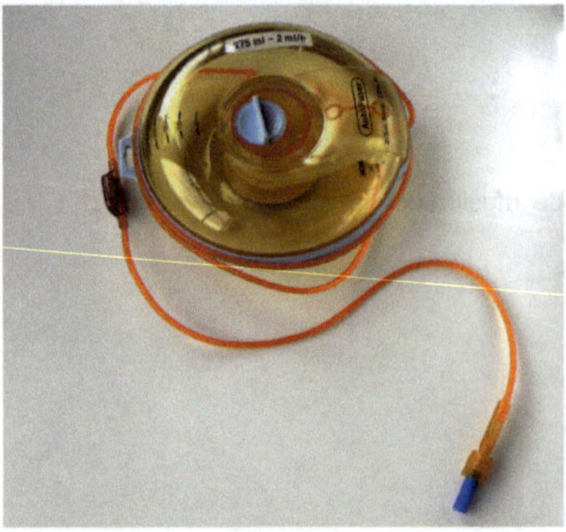

Figura 18-3. Infusor con capacidad de 275 mL.

5.1.3. Bomba de infusión con una capacidad total de 275 mL: cálculo de dosis y modo de empleo

1. Calcular la necesidad total del fármaco en un día (por ejemplo, mg/día de midazolam) y multiplicar por 5 días.
2. Determinar cuánto volumen supone la dosis de fármaco calculada (es decir, pasar de mg calculados a mL según la ampolla de midazolam).
3. Abrir el tapón azul central del dispositivo.
4. Infundir con jeringuilla (si es posible de 60 mL) los mL de fármaco calculado.
5. Rellenar con SSF hasta completar 275 mL.
6. La duración total del infusor es de 5 días y es de un solo uso.
7. La bomba infundirá la medicación a un ritmo de 2 mL/hora.

5.1.4. Caso práctico 18-3

Infusor con midazolam (infusor de 275 mL). Peso del paciente: 42 kg. Dosis de perfusión: 0,05 mg/kg/hora. Si se elige el infusor de 275 mL (duración de 5 días). Dosis de midazolam para 5 días: 252 mg. Equivalen a 50,4 mL de la ampolla de 15 mg/3 mL que se introducirá en la bomba: 50,4 mL de midazolam + 224,6 mL de SSF hasta completar el total de volumen. Si se va a añadir también morfina, se calcularían los mL de morfina en 5 días. Se suman a los mL de midazolam y se completa con SSF hasta 275 mL.

5.1.5. Caso práctico 18-4

Paciente de 42 kg que inicia una insuficiencia respiratoria por metástasis pulmonares.

- Debido a la **clínica respiratoria de disnea** en fase terminal, está indicado administrar bolos de **morfina.** Dosis de 0,1 mg/kg/dosis cada 4 horas i.v. o s.c. Administrar bolo de 4 mg y valorar si el síntoma es o no refractario. Si existe refractariedad, añadir sedación con midazolam, estando indicado mantener el tratamiento con morfina. **Opciones** para vías de administración de ambos fármacos:
  - Usar una bomba de infusión s.c. y mezclar ambos fármacos.
  - Usar **dos vías s.c.** para administrar por una de ellas morfina en bolos y por otra perfusión de midazolam.
  - Contar con dos accesos distintos, uno s.c. y otro i.v.
  - Con una única vía subcutánea con infusor, detener la perfusión del sedante para administrar bolo de morfina.
  - Una vía intravenosa con perfusión en Y.
- **Infusor con midazolam:** perfusión 0,05 mg/kg/hora. Supondrían 50 mg/día de midazolam. De la ampolla de 15 mg/3 mL, serían necesarios 10 mL.
  - Si se elige infusor de 100 mL: rellenar el infusor con 10 mL de midazolam de esas ampollas + 90 mL de SSF (hasta 100 mL).

Si se opta por el infusor de 275 mL (duración de 5 días), la dosis de midazolam para 5 días son 250 mg. Equivalen a 50 mL de la ampolla de 15 mg/3 mL que se introducirán en la bomba + 225 mL de SSF hasta completar el total de volumen.

6. CERTIFICAR LA DEFUNCIÓN

- Las guías recomiendan constatar 5 minutos de ausencia de pulso y de respiración.
- Tras la apnea, puede haber una recuperación temporal de la respiración y el pulso, no estando indicado, si el paciente está tranquilo/confortable, aumentar la dosis de sedación.
- Rellenar el parte de defunción.
- Soporte espiritual: intentar, si así lo requiere la familia, que sea incluso desde antes del fallecimiento.

7. IMÁGENES

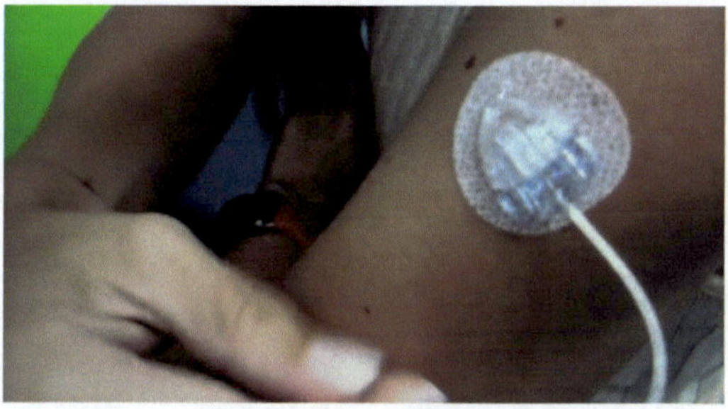

Figura 18-4. Dispositivo de canalización de vía subcutánea implantado en el brazo izquierdo por el que se puede administrar medicación para sedación. Se podría conectar a una bomba de infusión.

BIBLIOGRAFÍA

Comité de Medicamentos/Asociación Española de Pediatría. Morfina [Internet] [consultado 21/06/2022]. Disponible en: https://www.aeped.es/comite-medicamentos/pediamecum/morfina

Gómez Sancho M, Altisent Trota R, Bátiz Cantera J, Casado Blanco M, Ciprés Casanovas L, Gándara del Castillo A, et al. Sedación paliativa en pediatría. En: Guía de Sedación Paliativa SECPAL. Consejo General de Colegios Oficiales de Médicos; 2021; p. 33-5.

Lalchandani D, Parrilla Toribio D. Tratamiento de los síntomas cardiorrespiratorios en niños con procesos oncológicos avanzados. Unidad 18, módulo 2.1. En: Medicina paliativa en niños y adolescentes. Organización Médica Colegial de España; 2020; p. 70-5.

Salinas Martín AJ, Díaz Herrera N, Salinas-Martín MP. Guía para la utilización de fármacos de cuidados paliativos pediátricos. Unidades 16 y 17, módulo 2.1. En: Medicina paliativa en niños y adolescentes. Organización Médica Colegial de España; 2020; p. 45-67.

Sánchez Etxaniz J. Guías para trabajar con el paciente moribundo. Situación de últimos días. Unidad 27, módulo 2.2. En: Medicina paliativa en niños y adolescentes. Organización Médica Colegial de España; 2020; p. 140-6.

Singh Jassal S, Brook L, Aindow A, Anderson AK, Aidoo E, Craig F, et al. Levomepromazine. En: The Association of Paediatric Palliative Medicine Master Formulary. 5ª edición. 2020; p. 84-5.

Singh Jassal S, Brook L, Aindow A, Anderson AK, Aidoo E, Craig F, et al. Morphine. En: The Association of Paediatric Palliative Medicine Master Formulary. 5ª edición. 2020; p. 102-4.

Trombocitopenia inmunitaria primaria: diagnóstico y tratamiento en el paciente ingresado

19

C. Álvarez Álvarez, M. J. Caldeiro Díaz, B. Jiménez Montero y M. López Duarte

PUNTOS CLAVE

- La trombocitopenia inmunitaria primaria, conocida anteriormente como púrpura trombocitopénica inmunitaria (PTI), es una patología caracterizada por la presencia de trombocitopenia aislada (<100.000 plaquetas/µL) con recuento de glóbulos blancos y hemoglobina normales y sin otra patología que la justifique.
- La causa es **desconocida**, pero puede ser desencadenada por una infección vírica, una vacunación 1-6 semanas antes (triple vírica, meningococo C u otras) o ser secundaria a un defecto inmunológico subyacente.
- **Desde el punto de vista clínico**, se presenta exclusivamente con manifestaciones hemorrágicas como petequias, hematomas o equimosis en piel y mucosas, o incluso los pacientes pueden ser asintomáticos.
- En la exploración física se debe prestar especial atención a la presencia de adenopatías y/o megalias, además de determinar la existencia de sangrado en mucosas (bucal, etc.).
- Dependiendo de la duración de la enfermedad, existen tres tipos:
  - **PTI de nuevo diagnóstico:** hasta 3 meses después del diagnóstico.
  - **PTI persistente:** entre 3 y 12 meses desde el diagnóstico inicial.
  - **PTI crónica:** duración >12 meses desde el diagnóstico.
- Evolución de la PTI: dos tercios de los pacientes se recuperan espontáneamente en los primeros 12 meses, la mayoría en los primeros 3-6 meses. El porcentaje de pacientes que evolucionan hacia formas crónicas se estima en el 15 %.

1. ESTUDIOS COMPLEMENTARIOS INDICADOS AL INGRESO

1.1. Estudios complementarios iniciales recomendados	
Ante la sospecha de PTI, contactar con hematología y consensuar el estudio, que se debe realizar antes del inicio de la terapia.	
Hemograma y recuento de reticulocitos	En la PTI se objetiva trombocitopenia sin afectación de otras líneas celulares.
Morfología en sangre periférica	Revisión del frotis periférico por un experto para descartar la presencia de blastos y esquistocitos; el frotis debe ser normal.
Bioquímica básica	Glucosa, perfil renal, perfil hepático, lactato-deshidrogenasa.
Estudio de coagulación	Tiempo de protrombina, tiempo de tromboplastina parcial activado, fibrinógeno.
Estudio microbiológico	Realizar en sangre: • **Serologías:** citomegalovirus, virus de Epstein-Barr, parvovirus B19, virus del herpes simple, virus de la inmunodeficiencia humana, virus de las hepatitis B y C. • **Carga vírica:** virus del herpes humano 6, virus de Epstein-Barr, citomegalovirus, parvovirus. • Realizar otros estudios microbiológicos orientados según la clínica.
Estudio inmunológico	**Inmunoglobulinas:** para descartar inmunodeficiencia asociada, incluido déficit de inmunoglobulina A (posible anafilaxia al administrar gammaglobulina en algunos pacientes con déficit de inmunoglobulina A, aunque la mayoría lo toleran bien).
Otros	• Grupo, factor Rh y prueba de Coombs directa. • Sedimento urinario (para el diagnóstico de hematuria microscópica). • Valorar estudios indicados en el siguiente apartado «Otros estudios».

1.2. Otros estudios

Se debe valorar realizar otros estudios según esté indicado:

- Estudio de médula ósea por punción aspirativa (v. apartado siguiente «Indicaciones del estudio de la médula ósea»): estudios biológicos (inmunofenotipo, citogenética- hibridación fluorescente *in situ*, etc.).
- Anticuerpos antinucleares y otros estudios de autoinmunidad.
- Subpoblaciones linfocitarias.
- Valorar anticuerpos antitransglutaminasa.

1.3. Indicaciones del estudio de la médula ósea

Está indicado el estudio morfológico de médula ósea por punción aspirativa en todos los pacientes que presenten alguna de las siguientes características:

- Clínica atípica.
- Presencia de otras citopenias no inmunitarias en el hemograma.
- Ausencia de respuesta al tratamiento de primera línea.
- En los pacientes que no recibieron tratamiento y no presentan **remisión** espontánea.

2. ABORDAJE EN HOSPITALIZACIÓN

2.1. Medidas generales

- Constantes por turno (presión arterial, frecuencia cardíaca, etc.).
- Evitar traumatismos.
- **Vigilancia de sangrados:**
  - Mucosos: epistaxis que precise taponamiento. Gingivorragia importante.
  - Hematuria macroscópica: vigilar el color de la orina. Valorar examen elemental de orina.
  - Hemorragia digestiva macroscópica: vigilar las heces.
  - Menorragia.
  - Cualquier hemorragia con riesgo razonable de precisar transfusión de hematíes o que condicione un daño orgánico grave.

2.2. Actitud terapéutica

2.2.1. Algoritmo de tratamiento de la trombocitopenia inmunitaria primaria (Fig 19-1)

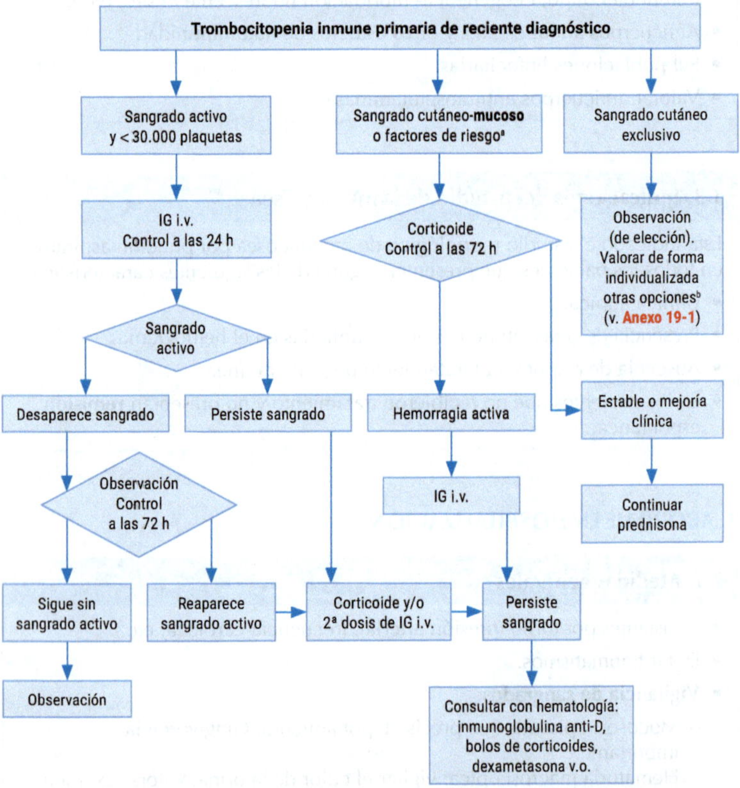

Figura 19-1. Algoritmo de tratamiento de la trombocitopenia inmunitaria primaria. [a]Factores de riesgo: traumatismo craneoencefálico, politraumatismo previo, cirugía previa (10 días anteriores); antiagregantes hasta 7-10 días antes, anticoagulantes, diátesis hemorrágica (coagulopatía, vasculitis). [b]Otras opciones: en determinadas situaciones, se puede consensuar con la familia la posibilidad de iniciar tratamiento con corticoides explicando los riesgos y beneficios de este tratamiento (véanse las escalas de sangrado en el anexo 19-1). Valorar si existe ansiedad por riesgo de sangrado. Modificado de: Monteagudo E, Astigarraga I, Cervera A, Dasí MA, Sastre A, Berrueco R, et al. Protocolo de estudio y tratamiento de la trombocitopenia inmune primaria: PTI-2018. An Pediatr Barc. 2019;91(2):127.e1-10. IG: inmunoglobulina; i.v.: intravenoso; v.o.: vía oral.

2.2.2. Emergencias

En la **tabla 19-1** se indica la actitud a seguir en situaciones de emergencia en el paciente con PTI.

Tabla 19-1. Actitud en las urgencias de riesgo vital en el paciente con púrpura trombocitopénica inmunitaria

Situación	Tratamiento
Riesgo vital: • Hemorragias del **sistema nervioso central** • Otras hemorragias que comprometan la vida del paciente	**Se debe administrar sucesivamente:** • **Metilprednisolona por vía intravenosa (i.v.):** 10 mg/kg • **Gammaglobulina i.v.:** 400 mg/kg • **Plaquetas.** Niños < 15 kg: 10-20 mL/kg. Niños > 15 kg: una unidad de aféresis si fuese necesario hasta cada 6-8 h • **Gammaglobulina i.v. (segunda):** 400 mg/kg • **Esplenectomía urgente:** valorar según cada caso
Riesgo especial: • Traumatismo craneoencefálico • Paciente politraumatizado • Cirugía urgente	• **Plaquetas < 50.000/µL: inmunoglobulina i.v.** 0,8-1 g/kg • **Recuento < 10.000/µL:** transfundir plaquetas además de lo anterior
Riesgo especial: cirugía programada (valorar el riesgo hemorrágico según el tipo de intervención)	Plaquetas < 50.000/µL: **inmunoglobulina i.v.** 0,8-1 g/kg
Riesgo especial: Esplenectomía programada	• Plaquetas < 20.000/µL: **inmunoglobulina i.v.** 0,8-1 g/kg • Pinzamiento precoz de la arteria esplénica

2.2.3. Dosis de fármacos

A continuación se enumeran las opciones terapéuticas, así como las dosis de los fármacos utilizados en el paciente con PTI en aquellos casos en los que esté indicado iniciar tratamiento según el algoritmo de tratamiento (v. Fig. 19-1). En la tabla 19-2 se resumen las dosis de los tratamientos utilizados en el paciente con PTI.

Tabla 19-2. Dosis de los fármacos utilizados en el paciente con púrpura trombocitopénica inmunitaria

Fármaco	Dosis
Corticoides (prednisona por vía oral [v.o.], prednisolona v.o. o metilprednisolona intravenosa [i.v.])	**Dosis:** 4 mg/kg/día (dosis máxima: 180 mg/día) repartido en 3 dosis durante **4 días**; luego pasar a 2 mg/kg durante **3 días** y suspender
Inmunoglobulinas i.v.	• Es un hemoderivado: realizar extracción previa de anticuerpos antihepatitis B de superficie • **Dosis:** 0,8-1 g/kg/dosis única i.v., ritmo de infusión progresivo según la ficha técnica ajustado a los mL/kg. Al inicio de la infusión, la velocidad es más lenta; se recomienda seguir la pauta de velocidad de infusión indicada en cada preparado • Efectos secundarios: – **En pacientes con déficit de inmunoglobulina A:** pueden provocar anafilaxia. Se recomienda tener preparado el tratamiento específico y el equipo de reanimación para uso inmediato – **Otros:** cefalea, náuseas, vómitos (reducir la velocidad de infusión). Febrícula-fiebre, hemólisis autoinmunitaria limitada, meningitis aséptica

Objetivo: para los pacientes manejados **con tratamiento farmacológico**, el objetivo es incrementar las plaquetas hasta una cifra que reduzca el riesgo alto de sangrado. Normalmente, se maneja un objetivo de ≥20.000 a 30.000 en la mayoría de los casos, excepto en caso de cirugía o sangrado que amenace la vida, en los que se recomienda un recuento superior.

3. ALTA DE HOSPITALIZACIÓN

3.1. Indicaciones al alta de hospitalización	
Las indicaciones para padres de pacientes ingresados por PTI al alta de hospitalización se resumen a continuación.	
Si se produce sangrado mucoso por la nariz (epistaxis) o en la mucosa oral (gingivorragias)	• Puede aplicarse una gasa empapada en ácido tranexámico (Amchafibrin® ampollas) y ejercer presión. • Si el sangrado persiste a pesar de las medidas anteriores durante 10-15 minutos, el paciente deberá acudir al servicio de urgencias.
Acudir al servicio de urgencias o contactar con hematología en los casos descritos	• Aparición de nuevos hematomas (número >5 o >3 cm) y/o petequias (lesiones de color rojo no palpables que no ceden a la presión con los dedos o «puntitos rojos en la piel que no ceden al apretar con el dedo» en número >100). • En caso de sangrado por la vía urinaria o con la deposición. • Dolor de cabeza intenso, fundamentalmente recurrente o que no cede con analgesia.
Otras medidas	• **Evitar el ibuprofeno y otros antiinflamatorios no esteroideos:** emplear paracetamol. • **Evitar anticoagulantes.** • **Evitar inyecciones intramusculares.** • **Niños con <30.000 plaquetas:** deben evitar deportes de contacto (fútbol, boxeo, *hockey*, etc.) y otras actividades que tienen riesgo sustancial de heridas.
Citar en consulta de hematología según las indicaciones del hematólogo.	

4. IMÁGENES DIAGNÓSTICAS

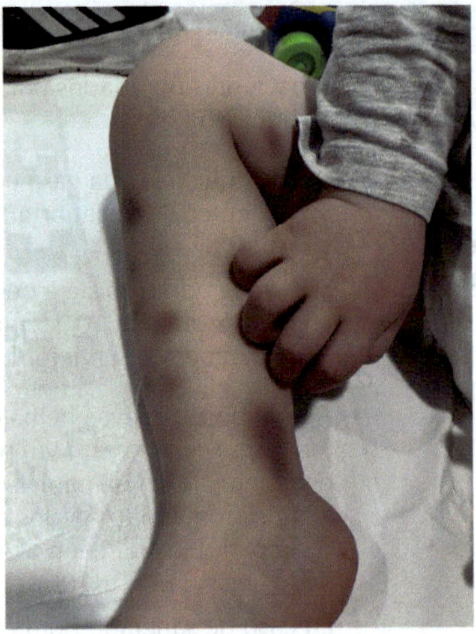

Figura 19-2. Paciente de 13 meses con hematomas en las extremidades inferiores como forma de presentación de la trombocitopenia inmunitaria primaria aguda.

BIBLIOGRAFÍA

Bussel JB. Immune thrombocytopenia in children: Initial management [monografía en Internet]. UpToDate. May 2022 [consultado 02/12/2022]. Disponible en: http://www.uptodate.com/

Fierro Urturi A. Púrpuras. Trombocitopenia inmune primaria. Pediatr Integral. 2016;20(5): 331-45.

Monteagudo E, Astigarraga I, Cervera A, Dasí MA, Sastre A, Berrueco R, et al. Protocolo de estudio y tratamiento de la trombocitopenia inmune primaria: PTI-2018. An Pediatr Barc. 2019;91(2):127.e1-10.

Schoettler ML, Graham D, Tao W, Stack M, Shu E, Kerr L, et al. Increasing observation rates in low-risk pediatric immune thrombocytopenia using a standardized clinical assessment and management plan (SCAMP®). Pediatr Blood Cancer. 2017;64(5):e26303.

ANEXO

Anemia: orientación inicial en el paciente ingresado

20

C. Álvarez Álvarez, M. J. Caldeiro Díaz, M. Ramos Cela y M. López Duarte

PUNTOS CLAVE

- La anemia se define como **la reducción de la masa de glóbulos rojos o de la concentración de hemoglobina**. Los valores normales de la hemoglobina y del hematocrito varían en función de la edad y el sexo (**Anexo 20-1**).
- A nivel práctico, se diagnostica cuando existe una disminución de la hemoglobina o del hematocrito por debajo de −2 desviaciones estándar del valor normal para la edad o sexo.
- La anemia fisiológica de la infancia aparece entre las 6 y 9 semanas de vida y se debe a una disminución de la eritropoyesis. El nadir de hemoglobina es de 9-10 mg/dL.
- En el paciente hospitalizado, la anemia es un hallazgo frecuente asociado a múltiples patologías como infecciones o procesos inflamatorios. En ocasiones, pacientes con anemias crónicas (esferocitosis, drepanocitosis, etc.) ingresan en hospitalización por presentar complicaciones de su enfermedad como infecciones, hemólisis o litiasis biliar, entre otras.
- La anemia ferropénica es la causa más frecuente de anemia en la infancia, y su tratamiento requiere administración de hierro, habitualmente por vía oral, durante 3-5 meses.
- En este capítulo se resume la orientación diagnóstica y terapéutica inicial del paciente ingresado que presenta anemia.

1. CLASIFICACIÓN DE LAS ANEMIAS SEGÚN EL MECANISMO DE PRODUCCIÓN

En la **tabla 20-1** se describe la clasificación inicial de las anemias según la actividad de la médula ósea.

Tabla 20-1. Clasificación inicial según la respuesta reticulocitaria

Anemias arregenerativas (fallo central, a nivel de la médula ósea)	No hay elevación de los **reticulocitos**	
	Anemias microcíticas	• Anemia ferropénica • Anemia por infección o inflamación crónica • Anemia por intoxicación por plomo
	Anemias normocíticas	• Aplasia medular, infiltración medular, crisis aplásica, eritroblastopenia transitoria en anemias hemolíticas corpusculares • Anemias infecciosas • Nefropatía crónica
	Anemias macrocíticas	• Déficit de ácido fólico o de vitamina B_{12} (vegetarianos estrictos) • Anemia de Fanconi, anemia de Blackfan-Diamond • Enfermedad hepática • Síndrome mielodisplásico • Anemia sideroblástica • Hipotiroidismo
Anemias regenerativas (fallo a nivel periférico, no en la médula ósea)	**Reticulocitos** elevados como mecanismo compensatorio	
	Anemias normocíticas	Por hemorragias
	Anemias normocíticas o microcíticas	Hemolíticas
	Otras	Anemia ferropénica en tratamiento

2. DIAGNÓSTICO

2.1. Anamnesis y exploración física	
Anamnesis	Edad de comienzo, tipo de dieta, pérdida de sangre a nivel gastrointestinal, presencia de diarrea, características de las menstruaciones e ingesta de fármacos o tóxicos.
Antecedentes familiares	Presencia de anemias en familiares; hemoglobinopatías.
Síntomas acompañantes	• **Anemia hemolítica:** ictericia, coluria, dolor abdominal, esplenomegalia o hepatomegalia, litiasis biliar, alteraciones óseas. • **Anemia carencial:** palidez, astenia, queilitis, glositis, alopecia, alteraciones ungueales, etc. • **Anemia de origen central:** sangrados e infecciones.
Exploración física	• Constantes (frecuencia cardíaca, presión arterial, etc.): objetivar si existe repercusión hemodinámica. • Determinar la presencia de palidez o ictericia de escleras, hepatomegalia, esplenomegalia o soplos cardíacos, además de llevar a cabo la exploración pediátrica habitual.

2.2. Estudios complementarios indicados para orientar el tipo de anemia		
Para orientar el tipo de anemia se debe solicitar: **hemograma con reticulocitos, frotis de sangre periférica y bioquímica específica**.		
Hemograma	**Índices eritrocitarios**	• **Volumen corpuscular medio (VCM):** clasificación en macrocítica, normocítica o microcítica. • **Hemoglobina corpuscular media.** • **Amplitud de distribución eritrocitaria:** mide la variación del tamaño de los hematíes (anisocitosis), que ayuda a discriminar entre distintas causas de anemia.
	Hallazgo de leucopenia y/o plaquetopenia	Orienta a hipoplasia de médula ósea por deficiencia de folatos o de vitamina B_{12}, hiperesplenismo o toxicidad por fármacos u otras sustancias.

(Continúa)

2.2. Estudios complementarios indicados para orientar el tipo de anemia (*cont.*)

Reticulocitos	• Son los glóbulos rojos más jóvenes de la circulación y orientan sobre la actividad eritropoyética de la médula ósea. • Valores normales de reticulocitos: 0,5-2 %. Interpretar con cautela, porque se deben ajustar calculando el índice de producción reticulocitaria según el número de hematíes de cada paciente. • Se pueden elevar tardíamente.	
	Reticulocitos elevados	Orientan a hemorragia, hemólisis o inicio reciente de tratamiento con hierro.
	Reticulocitos disminuidos	Orientan a déficit central: aplasia, infiltración, depresión de eritropoyesis por tóxicos o de nutrientes, deficiencia de eritropoyetina.
Frotis de sangre periférica	Permite visualizar el tamaño y la morfología de los hematíes. Es fundamental en la sospecha de trastornos como: • **Drepanocitosis:** células falciformes. • **Esferocitosis:** esferocitos. • **Hemoglobinopatías:** células en diana. • **Hemólisis:** cuerpos de Heinz.	
Bioquímica	• **Perfil de hierro:** incluir sideremia, transferrina, índice de saturación de transferrina, ferritina. • **Lactato-deshidrogenasa, bilirrubina indirecta, haptoglobina:** para descartar anemia hemolítica. • **Vitamina B_{12}, ácido fólico:** si existe macrocitosis.	

<table>
<tr><th colspan="3">2.3. Orientación diagnóstica según los resultados de los estudios complementarios</th></tr>
<tr><td>Resultados que orientan a anemia hemolítica</td><td colspan="2">Los siguientes resultados orientan a anemia hemolítica:
• En el hemograma:
– Anemia normocítica o macrocítica.
– Reticulocitos aumentados.
• En el frotis: esferocitos, esquistocitos.
• En la bioquímica: lactato-deshidrogenasa y bilirrubina indirecta elevadas. Haptoglobina baja.
Si los resultados orientan a anemia hemolítica: realizar prueba de Coombs para determinar la presencia de anticuerpos frente a hematíes.</td></tr>
<tr><td rowspan="4">Resultados que no orientan a anemia hemolítica</td><td colspan="2">Si los resultados analíticos y clínicos no son compatibles con hemólisis, orientar la anemia según el VCM.</td></tr>
<tr><td>VCM bajo</td><td>Solicitar perfil de hierro:
• Si ferropenia con ferritina elevada: anemia de trastornos crónicos. Si ferropenia con ferritina normal o disminuida: anemia ferropénica.
• Si no ferropenia: talasemias (aunque también se puede asociar a ferropenia), intoxicación por plomo, anemia sideroblástica.</td></tr>
<tr><td>VCM elevado</td><td>Solicitar determinación de vitamina B_{12}, ácido fólico (en la anemia megaloblástica está disminuido uno de los dos o ambos), hormonas tiroideas, serologías de parvovirus.</td></tr>
<tr><td colspan="2">• Si no corresponde a ninguno de los diagnósticos anteriores, valorar el estudio de médula ósea y descartar anemias de Fanconi o de Blackfan-Diamond, entre otras.
• Independientemente del VCM, si se trata de una anemia arregenerativa con reticulocitos muy bajos y/o citopenias combinadas, valorar el estudio medular (anemia aplásica y tumores).</td></tr>
</table>

3. ANEMIAS MÁS FRECUENTES EN LA INFANCIA

3.1. Generalidades	
Anemia ferropénica	Anemia más frecuente en la edad pediátrica.
Anemia de enfermedades crónicas	Puede ser producida por: • **Infecciones:** endocarditis, infecciones osteoarticulares, bronquiectasias, etc. • **Inflamación:** enfermedades reumatológicas, tumores malignos, enfermedades respiratorias crónicas, etc. • **Nefropatía avanzada:** por déficit de eritropoyetina producida en el riñón.
Anemias hemolíticas congénitas	• **De membrana del hematíe:** esferocitosis. • **Hemoglobinopatías:** talasemias, anemia falciforme (drepanocitosis). • **Enzimopatías:** déficit de glucosa-6-fosfato deshidrogenasa, déficit de piruvato-cinasa.

3.2. Anemia ferropénica	
3.2.1. Etiología	
Aporte insuficiente	La causa nutricional es la más frecuente: • **Lactancia materna prolongada:** la lactancia materna y la leche de vaca son alimentos pobres en hierro. Los lactantes alimentados a partir de los 6 meses de vida con lactancia materna exclusiva o leche de vaca pueden presentar anemia ferropénica. Los lactantes alimentados con fórmula, por estar estas fortificadas, tienen menor riesgo de anemia • **Dieta inadecuada:** vegetarianos, exceso de lácteos, anorexia.
Requerimientos elevados	• En lactantes y adolescentes. • Los primeros 2 años de vida **existe elevado riesgo de ferropenia** debido a la limitación dietética y a las necesidades incrementadas por el crecimiento.
Aumento de pérdidas	**Hemorragia crónica:** digestivas (enterocolitis por proteínas de leche de vaca), parasitosis intestinal, divertículo de Meckel, urológicas y coagulopatía.

(Continúa)

3.2.1. Etiología (*cont.*)	
Malabsorción	Celiaquía, enfermedad inflamatoria intestinal, *Helicobacter pylori,* intoxicación por plomo.

<table>
<tr><th colspan="3">3.2.2. Diagnóstico</th></tr>
<tr><td rowspan="5">Orden de alteración de los parámetros analíticos</td><td colspan="2">Las modificaciones se producen en el orden indicado a continuación.</td></tr>
<tr><td>Primero</td><td>Disminución de los depósitos de hierro: ferritina.</td></tr>
<tr><td>Segundo</td><td>Disminución de la sideremia.</td></tr>
<tr><td>Tercero</td><td>Aumento de la transferrina sérica, principal proteína de transporte de hierro en plasma que aumenta en la deficiencia de hierro para maximizar la utilización del hierro disponible y la capacidad de fijación de hierro, con disminución del índice de saturación de la transferrina (un índice bajo indica muchos sitios de unión libres para el hierro).</td></tr>
<tr><td>Cuarto</td><td>Anemia. En una fase posterior, además de ferropenia, aparece anemia microcítica e hipocroma.</td></tr>
<tr><td>Diagnóstico</td><td colspan="2">En general, cursa con descenso de la sideremia, del índice de saturación y de la ferritina; el diagnóstico es complejo porque los parámetros evaluados no tienen buena sensibilidad ni especificidad:
• Sideremia: es muy fluctuante y desciende en procesos infecciosos e inflamatorios.
• Índice de saturación de transferrina: varía también al ser obtenido a partir de la sideremia.
• Ferritina: es indicador de los depósitos de hierro, pero también es un reactante de fase aguda.</td></tr>
</table>

3.2.3. Diagnóstico diferencial de la anemia ferropénica

En la **tabla 20-2** se orienta el diagnóstico diferencial de la anemia ferropénica con la anemia de trastornos crónicos y la sideroblástica.

Tabla 20-2. Características analíticas diferenciales de la anemia ferropénica

	Ferropenia	Trastornos crónicos	Anemia sideroblástica
Volumen corpuscular medio	↓↓	N/↓	N/↑/↓
Sideremia	↓	↓	↑
Transferrina	↑↑	↓	↓
Índice de saturación de transferrina	↓	N	N/↑
Ferritina	↓	N/↑	↑
Hierro en médula ósea: macrófagos, sideroblastos	↓ ↓	↑ ↓	↑ ↑

N: normal.

3.2.4. Tratamiento de la anemia ferropénica

3.2.4.1. *Dieta*

- Aporte de **alimentos ricos en hierro**: ingesta de carne, pescado y/o huevos una vez al día, cereales fortificados en el desayuno y/o merienda, cítricos. Otras fuentes de alta biodisponibilidad: legumbres, salvado de trigo, frutos secos.
- Limitar productos lácteos a 500 mL/día.

3.2.4.2. *Fármacos*	
Dosis de hierro oral	• Se calcula a partir **del hierro elemental**, el cual va unido a una sal. • Las dosis son diferentes en función de si se administran sales ferrosas o sales férricas (v. dosis en las **tablas 20-3** y **20-4**).
Forma de ingesta	• **Sales ferrosas:** tomar en ayunas 15-30 minutos antes de desayunar, a ser posible con vitamina C, para mejorar su absorción. Tienen peor sabor y efectos secundarios gastrointestinales. • **Sales férricas:** no precisan ayuno previo. No interaccionan con alimentos ni otros fármacos. No tienen efectos gastrointestinales.
Presentaciones de fármacos	Las presentaciones más frecuentemente utilizadas de sales ferrosas se muestran en la **tabla 20-3** y las de sales férricas en la **tabla 20-4**.
Duración del tratamiento	Total de 3-5 meses. A los 2-3 meses existe una normalización de los niveles de hemoglobina. Se debe continuar 2-3 meses más, tras esta normalización, para corregir los niveles de las reservas.
Controles analíticos	Realizar a la semana de inicio del tratamiento, esperando encontrar una mejoría de la anemia y una elevación de los reticulocitos.

Tabla 20-3. Cálculo de dosis de sales ferrosas orales y presentaciones

Cálculo de dosis de hierro ferroso elemental (Glutaferro®, entre otros)

- **Tratamiento:** 3-6 mg/kg/día por vía oral repartido en 1 o 2 tomas. La dosis se calcula por hierro elemental de cada presentación comercial. **Dosis máxima de hierro elemental:** 100-200 mg/día; pacientes >40 kg, 150-200 mg/día
- **Profilaxis:** 1-2 mg/kg/día

Presentaciones de sales ferrosas orales

	Nombre comercial (®)	Cantidad de hierro elemental por unidad	Presentaciones
Glicina sulfato	Glutaferro gotas	1 mL = 30 mg	170 mg/mL de la sal, pero cálculo según hierro elemental (1 mL = 25 gotas)
	Ferro Sanol o Ferbisol	100 mg	Cápsulas de 567,7 mg 50 cápsulas
Sulfato	Tardyferon	80 mg	Comprimidos de 256,3 mg 30 comprimidos
	Fero-Gradumet	105 mg	Comprimidos de 525 mg 30 comprimidos

<table>
<tr><th colspan="3">Tabla 20-4. Cálculo de dosis de sales férricas orales y presentaciones</th></tr>
<tr><td colspan="3">Cálculo de dosis de hierro férrico sucrosomial (Ferrosol®)</td></tr>
<tr><td colspan="3">• La dosis es diferente al hierro ferroso, porque la biodisponibilidad del hierro férrico sucrosomial es 3 veces superior a la del sulfato ferroso
• La equivalencia es: 0,7 mg de hierro sucrosomial elemental equivalen a 2,1 mg de hierro elemental del sulfato ferroso</td></tr>
<tr><td rowspan="4">Dosis para tratamiento</td><td>Dosis terapéutica de hierro sucrosomial elemental</td><td>0,7-2,8 mg/kg/día (v. las presentaciones)</td></tr>
<tr><td>Otra forma rápida de cálculo de dosis</td><td>• Suspensión de 7 mg/mL: 0,1-0,2 mL/kg/día. Esta dosis equivaldría a 0,7-1,4 mg de hierro elemental/kg/día de hierro sucrosomial
• Suspensión de 14 mg/mL: 0,1-0,2 mL/kg/día. Esta dosis equivaldría a 1,4-2,8 mg de hierro elemental/kg/día de hierro sucrosomial</td></tr>
<tr><td>Pauta de sobres o flash</td><td>Dosis terapéutica en sobres (de 9 mg o de 14 mg): 1-2 sobres/día</td></tr>
<tr><td colspan="2">Normalmente se recomienda:
• Gotas hasta los 4 años
• Sobres de los 4 a los 7 años
• Flash a partir de 8 años</td></tr>
<tr><td>Dosis para profilaxis</td><td colspan="2">Dosis profiláctica hierro: 0,7 mg/kg/día</td></tr>
<tr><td colspan="3">Presentaciones de sales férricas orales</td></tr>
<tr><td>Presentaciones</td><td colspan="2">Según concentración de hierro elemental:
• Ferrosol gotas (7 mg/mL)
• Ferrosol gotas forte (14 mg/mL)
• Ferrosol sobres (9 mg de hierro/sobre)
• Ferrosol flash (14 mg/sobre bucodispersable). Los sobres llevan vitaminas C y B</td></tr>
</table>

En la tabla 20-5 se muestra la administración del hierro parenteral.

Tabla 20-5. Administración de hierro parenteral

Hierro parenteral		
Indicaciones	• Las indicaciones son muy restringidas por la posibilidad de efectos secundarios • La malabsorción es una posible indicación	
Cálculo de dosis de hierro	Cálculo (dosis de hierro a administrar, fórmula de Ganzoni) = déficit de hierro + depósito de reserva • **Déficit de hierro (mg):** peso en kg × (hemoglobina objetivo – hemoglobina de pacientes en g/L) × 0,24 (importante pasar las unidades de hemoglobina a g/L) • **Depósito de reserva:** menores de 35 kg, 15 mg/kg; mayores de 35 kg, 500 mg V. un ejemplo de cálculo de hierro intravenoso en el anexo 20-2	
Efectos adversos	Anafilaxia (< 1/1.000 con las nuevas formulaciones), fiebre, cefalea, etc.	
Presentaciones de hierro intravenoso		
Hierro carboximaltosa	Ferinject®	50 mg/mL. Viales de 2,10 y 20 mL
Hidróxido férrico sacarosa	Venofer®	20 mg/mL. Ampollas de 5 mL

3.3. Anemias hemolíticas congénitas más frecuentes

3.3.1. Enfermedades de membrana del hematíe

Esferocitosis hereditaria	Anomalía de la membrana que causa una deformación del hematíe que presenta forma esférica. Destrucción en el bazo.	
	Clínica variable	• Desde mínima hemólisis, casi asintomática, hasta hemólisis grave dependiente de transfusión. • La elevada degradación de los glóbulos rojos causa liberación de bilirrubina. La acumulación de bilirrubina puede producir cálculos biliares.
	Diagnóstico	• Antecedentes (75 % autosómica dominante [AD]). • Esferocitos en sangre periférica, esplenomegalia (bazo hiperfuncionante para degradar hematíes anómalos) y datos de anemia hemolítica.
	Tratamiento	• Suplementos de ácido fólico. • Puede precisar transfusiones. • Esplenectomía en formas graves. • Colecistectomía ante clínica secundaria a litiasis.

3.3.2. Hemoglobinopatías

Drepanocitosis/ anemia de células falciformes	• Glóbulos rojos en forma de luna creciente o de hoz, que ocluyen el vaso. Mayor prevalencia en la raza negra. • Forma más frecuente de anomalías de la hemoglobina (hemoglobina S). • Forma homocigota o anemia de células falciformes: es la más frecuente. Forma heterocigota: son portadores asintomáticos, no enfermos.

(*Continúa*)

3.3.2. Hemoglobinopatías (*cont.*)

Drepanocitosis/ anemia de células falciformes	**Clínica**	Tríada: anemia, infartos por vasooclusión (accidente cerebrovascular [ACV], óseos o pulmonares) y susceptibilidad incrementada a infecciones (asplenia funcional). • **Hemólisis intensa.** • **Manifestaciones isquémicas:** oclusión de vasos sanguíneos por masas de hematíes falciformes. Dolor agudo. • **Síndrome torácico agudo, priapismo, secuestro esplénico.** • **Susceptibilidad incrementada a las infecciones por distintos microorganismos encapsulados** (bazo con infartos y exceso de función).
	Tratamiento	Es importante el manejo correcto de un niño con drepanocitosis y fiebre, dado que las infecciones pueden ser fulminantes y son la principal causa de mortalidad por debajo de los 5 años en estos pacientes. **Antibioterapia de elección:** cefotaxima i.v.: 150 mg/kg/día en 3 dosis durante 7 días. En enfermedad grave añadir vancomicina i.v.: 40-60 mg/kg/día en 4 dosis.
Talasemia	• Es una anemia hemolítica microcítica. • Las formas homocigotas de alfatalasemia (hemoglobina H, tres genes afectos) o betatalasemia originan una anemia hemolítica grave en los primeros meses de vida.	
	Diagnóstico	• Electroforesis de hemoglobinas. • Estudio genético de mutación del gen de globina.
	Tratamiento	• Soporte transfusional, vitamina D (si niveles bajos) y ácido fólico. • Quelación crónica de hierro. • Si es dependiente de transfusión, considerar el trasplante alogénico hematopoyético.

3.3.3. Enzimopatías		
Déficit de glucosa-6-fosfato-deshidrogena (G-6-PDH)	• Herencia ligada al sexo (ligada al cromosoma X). • Déficit de esta enzima en el interior de los hematíes.	
	Clínica	• En general, el paciente está asintomático y sin datos de hemólisis. • Desencadenantes como infecciones y fármacos producen crisis hemolíticas que pueden requerir transfusión. • Algunos pacientes padecen **infecciones de repetición** por déficit de glucosa-6-fosfato deshidrogenasa en los neutrófilos.
	Tratamiento	Evitar sustancias desencadenantes (fármacos, alimentos como habas). En ocasiones, tras la crisis hemolítica el paciente requiere transfusiones.
Déficit de piruvato-cinasa	• Anemia hemolítica crónica. • **Diagnóstico:** medida de la actividad enzimática. • **Tratamiento de las formas graves:** transfusiones crónicas y quelación del hierro. Considerar trasplante de progenitores hematopoyéticos o inclusión en ensayos clínicos.	

4. INDICACIONES DE TRANSFUSIÓN EN EL PACIENTE CON ANEMIA (GUÍA DE TRANSFUSIÓN)

- No se debe usar únicamente **el valor de hemoglobina aislado** para decidir transfundir.
- Deben realizarse pruebas pretransfusionales previamente.
- Se deben valorar los parámetros indicados a continuación.

Presencia de síntomas	La decisión de transfundir se realiza más por parámetros clínicos que por el grado de hemoglobina.	
	Inestabilidad hemodinámica	Transfundir si: • *Shock*, hipotensión, taquicardia, alteración del estado mental. • Datos de hipoxia: acidosis láctica, isquemia en el electrocardiograma, etc.
	Hemodinámicamente estable sin hipoxia	• No transfundir si la hemoglobina ≥7 g/dL (hematocrito ≥21 %). • Excepciones: hemoglobinopatías, procesos oncológicos o pérdidas sanguíneas agudas.
Grado de anemia	• **Hemoglobina** >10 g/dL y **hematocrito** >30 %: no transfundir. • **Hemoglobina** 6-10 g/dL y **hematocrito** 18-30 %: depende de la situación clínica. • **Hemoglobina** <6 g/dL y **hematocrito** <15-18 %: transfundir en la mayoría de los casos.	
Anemia aguda frente a crónica	Si existen pérdidas agudas con hipovolemia o una elevada cantidad de pérdidas, el paciente podría necesitar transfusión.	
Enfermedad de base	Anemia de células falciformes, leucemia, talasemia (interconsulta a hematología).	

5. IMÁGENES DIAGNÓSTICAS

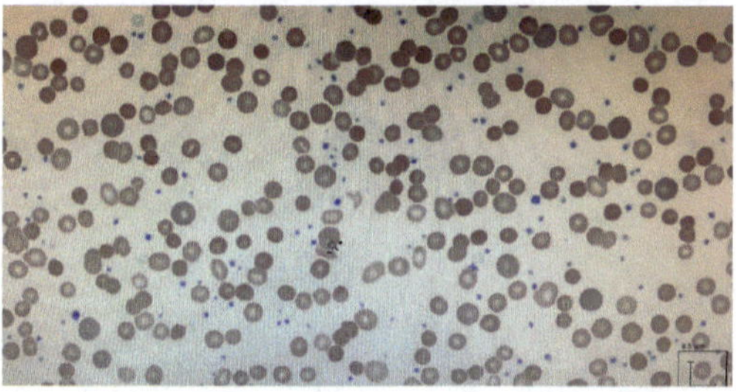

Figura 20-1. Frotis de sangre periférica en el que se visualizan hematíes con forma esférica en un paciente de 4 años con diagnóstico de esferocitosis congénita.

BIBLIOGRAFÍA

Blesa Baviera LC. Anemia ferropénica. Pediatr Integral. 2016;XX(5):297-307.

Colomé Rivero G. Epidemiología y fisiopatología del hierro. Módulo 1: Implicaciones clínicas. Abordaje y manejo del déficit de Hierro en la Edad Pediátrica. [Documento en línea]. Barcelona: Glosa [consultado 20/09/2023]. Disponible en: https://www.manejodelhierroenpediatria.com/programa.php?c=1

González García H. Anemias hemolíticas en la infancia. Pediatr Integral. 2021;XVI(5):378-86.

González Pérez C, Cervera Bravo Á. Fiebre en el niño con enfermedad de células falciformes (2021). En: Guía-ABE. Infecciones en Pediatría. Guía rápida para la selección del tratamiento antimicrobiano empírico [en línea] [consultado 18/10/2022]. Disponible en: http://www.guia-abe.es

Hernández M. Anemias en la infancia y adolescencia. Clasificación y diagnóstico. Pediatr Integral. 2016;XX(5):287-96.

Pons Espinal M, Berrueco Moreno R. Anemia aguda. Diagnóstico y tratamiento. En: Luaces Cubells C. Urgencias en pediatría. Protocolos diagnóstico-terapéuticos Hospital Sant Joan de Déu Barcelona. 6ª edición. Madrid: Ergon; 2022; p. 583-88.

Powers MJ, Sandoval C. Approach to the child with anemia [monografía en Internet]. UpToDate. Mar 2022 [consultado 15/10/2022]. Disponible en: http://www.uptodate.com/

Rodríguez Herrera A, Espín Jaime B, Pizarro Martín A, Rodríguez Ruiz JR. Administración de hierro intravenoso en niños. Aspectos prácticos. Acta Pediatr Esp. 2007;65(11):579-83.

Rubert Llobet A. Anemias hemolíticas En: Cruz M. Manual de Pediatría. 4ª edición. Madrid: Ergon; 2020; p. 1126-31.

Rosich del Cacho B, Mozo del Castillo Y. Anemias. Clasificación y diagnóstico. Pediatr Integral. 2021;XXV(5).214-21.

San Román Pacheco S, Mozo del Castillo Y. Síndrome anémico. En: Guerrero-Fernandez J, Cartón Sánchez A. Manual de diagnóstico y terapéutica en pediatría. 6ª edición. Madrid: Editorial Médica Panamericana; 2018; p. 117-30.

Vázquez-López MA. Anemias ferropénicas. En: Moro M, Málaga S, Madero L. (eds.). Cruz, Tratado de Pediatría. Madrid: Editorial Médica Panamericana; 2014; p. 1820-4.

Vázquez López MA. Diagnóstico clínico del déficit de hierro: anemia, ferropenia y patologías asociadas. Módulo 2: Abordaje y manejo del déficit de hierro en la Edad Pediátrica. [Documento en línea]. Barcelona: Glosa [consultado 20/09/2023]. Disponible en: https://www.manejodelhierroenpediatria.com/programa.php?c=1

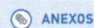

[illegible]

Bibliografía

[illegible]

Nefrología y metabolismo III

Conceptos básicos en nefrología pediátrica. Tubulopatías

21

C. Álvarez Álvarez, D. González-Lamuño Leguina y P. Frank de Zulueta

PUNTOS CLAVE

- La principal función del riñón es **depurar la sangre** con el fin de eliminar los productos metabólicos de desecho producidos por el organismo, que serán eliminados a través de la orina.
- Algunos de los productos de desecho eliminados mediante la orina son:
  - **Urea:** generada a partir del catabolismo de proteínas.
  - **Creatinina:** derivada de la actividad muscular.
  - **Otros:** ácido úrico producido a partir de ácidos nucleicos, productos finales de la degradación de la hemoglobina, ácidos orgánicos y toxinas presentes en determinadas condiciones clínicas.
- El glomérulo es el encargado de filtrar el plasma con el objetivo de depurarlo.
- En el túbulo se modifica la composición de este filtrado, reabsorbiendo y secretando sustancias, de modo que se equilibran los líquidos y electrolitos del organismo. La intervención tubular es fundamental para adaptar la excreción del agua y de los solutos (Na^+, K^+, P, etc.) en función de la dieta y la producción endógena.
- Existen una serie de parámetros para valorar la función glomerular y tubular del riñón utilizados en la práctica clínica diaria, que se describen en este capítulo.
- El filtrado glomerular renal es el mejor índice para valorar la función renal.

1. PRINCIPALES FUNCIONES DEL RIÑÓN

Además de depurar la sangre de sustancias de desecho, el riñón desempeña las funciones que se describen a continuación.	
Regular la cantidad de agua del organismo	Mediante la capacidad para concentrar y diluir la orina en el túbulo, donde se reabsorbe agua mediante la acción de la vasopresina secretada por la neurohipófisis.
Regular los niveles de electrolitos y el equilibrio ácido-base en la sangre	• Sodio, potasio, cloro, calcio, fósforo y magnesio. • La reabsorción y secreción de estas sustancias en los túbulos renales tiene por objetivo mantener el equilibrio en la sangre de estos electrolitos.
Controlar la presión arterial	Mediante dos mecanismos: • Control del volumen sanguíneo (regula el agua). • Control de la resistencia vascular mediante el sistema renina-angiotensina-aldosterona. La renina se libera en el riñón cuando la presión arterial baja; se produce angiotensina, que provoca la constricción muscular de las arteriolas y sube la presión. La angiotensina también libera aldosterona de las glándulas suprarrenales y vasopresina de la hipófisis. La aldosterona provoca retención de Na^+ y, como consecuencia, de agua, aumentando el volumen de sangre y la presión arterial.
Producir hormonas	En el riñón se produce: • Eritropoyetina: estimula la producción de hematíes en la médula ósea. • Metabolitos activos de la vitamina D. • Renina y prostaglandinas.

2. PARÁMETROS PARA VALORAR LA FUNCIÓN RENAL

La alteración en la **función renal** se puede producir a nivel **del glomérulo** o del **túbulo**.

2.1. Valoración de la función glomerular

- La creatinina sérica, por su sencillez, se utiliza para medir la función glomerular renal. Además de la creatinina, **se debe calcular siempre el filtrado glomerular renal (FGR)** con la fórmula de Schwartz (modificación de 2009).
- Otros parámetros: urea, cistatina C.

2.1.1. Características de los parámetros para valorar la función glomerular

Creatinina sérica	**Origen**	• Producto de desecho de la masa y actividad muscular. • Solo se elimina a través del riñón: se filtra mayormente en el glomérulo, y una mínima parte por secreción tubular proximal.
	Utilidad	• La cifra de creatinina plasmática es una medida indirecta del **FGR.** Cuando disminuye el FGR, la creatinina aumenta en sangre, reduciéndose en orina. Se precisan descensos importantes del FGR para que aumenten los niveles de creatinina. • Es más fiable como indicador de función renal que la urea, porque no está tan influida por la dieta, la hidratación o el metabolismo de las proteínas.
	Limitaciones	• Variación interindividual en función de la masa muscular, el sexo y la raza. • No se eleva significativamente en sangre hasta que la función renal ha disminuido a la mitad (igual que la urea). • El FGR es un marcador **más precoz** de insuficiencia renal.

(*Continúa*)

2.1.1. Características de los parámetros para valorar la función glomerular (*cont.*)		
Urea	**Origen**	• Producto metabólico de las proteínas consumidas en la dieta. • El 90 % se elimina por filtración. Una parte se reabsorbe en el asa de Henle y después pasa desde el túbulo al intersticio, contribuyendo a aumentar la concentración de solutos en el espacio extracelular. Esta difusión se incrementa cuanto menor es el flujo tubular. • **Por este motivo, la disminución del volumen urinario comporta un aumento de la reabsorción pasiva de urea** (aumenta la urea en estados de deshidratación).
	Utilidad	Es poco útil como indicador fiable del FGR.
Cistatina C	**Origen**	Proteína sintetizada de forma constante en las células nucleadas del organismo. Se elimina casi exclusivamente por filtración glomerular.
	Utilidad	• Detección **precoz** de alteraciones en la función renal. • Es **independiente** de la edad, el sexo y la masa muscular como ventaja frente a la creatinina (en obesos puede estar aumentada).
	Limitaciones	• Se ve **alterada** en el tratamiento corticoideo a dosis altas, hormonas tiroideas y concentraciones elevadas de proteína C reactiva. • No está disponible de urgencia.

(*Continúa*)

2.1.1. Características de los parámetros para valorar la función glomerular (*cont.*)		
Filtrado glomerular	**Utilidad**	• Es el mejor índice de valoración de la función renal: en estadios iniciales de insuficiencia renal, una disminución en el FGR conlleva solo un ligero aumento de la creatinina plasmática, porque en esa situación se eleva la secreción proximal tubular de creatinina. **Se precisan descensos importantes del FGR para que aumente la creatinina, no siendo así en el caso de la cistatina C.** • La gravedad de las enfermedades renales se clasifica según la **alteración del FGR**. • Su cálculo es fundamental en pacientes con daño renal progresivo y en otras situaciones clínicas agudas: para prescribir líquidos, electrolitos y fármacos de eliminación renal.
	Cálculo	Su cálculo mediante diversas fórmulas, como la de Schwartz modificada en 2009 (donde se debe conocer la talla), determina la **estimación de la función renal**.
	Valor normal	• El FGR normal a partir de los 2 años de vida se considera que debe ser superior a 90 mL/min/1,73 m^2. • En la **tabla 21-1** se muestran los valores normales en menores de 2 años.

Tabla 21-1. Valores normales de filtrado glomerular por edad

Edad en meses	Filtrado glomerular: media ± desviación estándar (mL/min/1,73 m²)
≤1,2	52 ± 9
1,2-3,6	61,7 ± 14,3
3,6-7,9	71,7 ± 13,9
7,9-12	82,6 ± 17,3
12-18	91,5 ± 17,8
18-24	94,5 ± 18,1
>24 meses	104,4 ± 19,9

Adaptada de: Espinosa Román L. Valoración de la función renal. Pediatr Integral. 2017;XXI(8):549-55.

2.1.2. Otros indicadores de lesión glomerular

En orina	• **Hematuria glomerular:** cilindros hemáticos, hematíes dismórficos, acantocitos en orina. • **Proteinuria glomerular:** albuminuria.
Otros	Hipertensión arterial, edemas.

2.2. Valoración de la función tubular

2.2.1. Parámetros para valorar la función tubular

- El **túbulo renal** desempeña un papel fundamental en el mantenimiento del equilibrio del agua en el organismo, de los electrolitos (reabsorción/secreción de electrolitos a nivel tubular) y del equilibrio ácido-base.
- Para valorar la función tubular se deben estudiar las capacidades de: acidificación de la orina (pH urinario), concentración (osmolaridad, densidad en la orina) y reabsorción y excreción de los componentes urinarios.

A continuación se describen los principales parámetros para valorar la función tubular.

(Continúa)

2.2.1. Parámetros para valorar la función tubular (*cont.*)		
Diuresis	**Diuresis normal**	• El volumen de diuresis está condicionado por la ingesta de líquidos. • Diuresis normal en la infancia: 1-3 mL/kg/hora. • Diuresis aproximada al día por edades: – 6-12 meses: 400-600 mL. – 2-4 años: 500-750 mL. – 6-7 años: 650-1.000 mL. – 8-19 años: 700-1.500 mL.
	Poliuria	• **Lactante:** >3 mL/kg/hora. • **Niño >1 año:** >2 mL/kg/hora.
pH urinario	**Interpretación**	Indica la cantidad de ácido excretado por el riñón y la capacidad de acidificación de la orina.
	Valores normales	• El pH fisiológico de primera orina de la mañana **es ácido**. Un pH <6 garantiza que la capacidad de acidificación de la orina está conservada. • Un pH alcalino (>7,5) debe ser evaluado en un contexto clínico. Puede ser normal por la dieta, inmadurez (lactantes) o puede indicar un defecto de acidificación urinaria (acidosis tubular renal) o infección de vías urinarias por *Proteus* spp.

(*Continúa*)

2.2.1. Parámetros para valorar la función tubular (*cont.*)		
Capacidad de concentración urinaria máxima	**Osmolalidad urinaria**	• Una osmolalidad urinaria espontánea >800 mOsm/kg (normalmente en la primera orina del día) indica que el riñón concentra adecuadamente. Esta osmolalidad equivale a una densidad urinaria de 1.025 g/L. • Una osmolalidad en orina normal prácticamente excluye una insuficiencia renal. • La **osmolalidad** se debe valorar en todos los niños con poliuria-polidipsia. Si la capacidad de concentración es normal, orienta a una polidipsia psicógena frente a otras causas orgánicas.
	Densidad urinaria	• Un valor ≥1.020-1.025 g/L tras restricción hídrica indica una capacidad de concentración conservada. • Los valores <1.005 g/L corresponden a hipostenuria, que puede aparecer en el lactante normal o por una alteración de los mecanismos de concentración tubular o tubulointersticial: pielonefritis, nefritis tubulointersticiales, tubulopatías, diabetes insípida nefrogénica o en insuficiencia renal.

(*Continúa*)

2.2.1. Parámetros para valorar la función tubular (*cont.*)		
Estudio de excreción y reabsorción de componentes urinarios a través del túbulo	**Excreción de electrolitos en orina**	• Los valores de eliminación en orina aislada de los distintos electrolitos deben ser comparados siempre con la cifra en sangre. • Cifras consideradas como normales pueden no serlo al relacionarlas con el plasma. Si el riñón funciona adecuadamente, debe equilibrar los déficits o excesos de iones en sangre. • Se deben calcular los índices de excreción de iones indicados a continuación.
	Índice o cociente urinario	Es la prueba funcional más simple. Expresa los miligramos o miliequivalentes de la sustancia que se quiere estudiar que aparecen en la orina en relación con la creatinina filtrada.
	Excreciones fraccionales	• La excreción fraccional de una sustancia es la fracción de la cantidad filtrada por el glomérulo que se excreta en orina. • **Ejemplo:** la **excreción fraccional de Na^+** mide el manejo global de sodio (Na^+) por el riñón e indica la proporción del Na^+ filtrado que es finalmente excretado por la orina. Se utiliza para: – Ayudar a determinar la afectación prerrenal frente a la renal. – Establecer la existencia de pérdidas tubulares elevadas en el diagnóstico de tubulopatías.
	Excreción de otros componentes en la orina	Descartar glucosuria o aminoaciduria.

2.2.2. Estudios complementarios indicados para valorar la función tubular		
Valoración de la función tubular	Estudios en orina: para valorar la función tubular se deben solicitar **en orina** los estudios indicados a continuación.	
	Concentración urinaria	Solicitar osmolaridad de la orina y densidad urinaria en ayunas.
	Acidificación de la orina	Solicitar pH urinario en ayunas.
	Reabsorción y excreción de los componentes urinarios	Valorar la presencia de glucosuria, proteinuria tubular e iones en orina.
	Además, se deben solicitar en sangre gasometría e iones.	
	Iones en sangre	• Calcular iones en sangre **simultáneos** a iones en orina para poder realizar una correcta interpretación. • Determinación del equilibrio ácido-base.

(*Continúa*)

2.2.2. Estudios complementarios indicados para valorar la función tubular (*cont.*)		
Normalidad de la función tubular	Para considerar normal la función tubular deben ser normales todas las determinaciones indicadas a continuación.	
	En orina	• Osmolalidad de orina en ayunas >800 mOsm/kg. • Densidad >1.025 g/L, sistemático de orina en ayunas con pH ácido 5,5 o menor, no existe glucosuria ni proteinuria tubular (el aumento de β2-microglobulina y α1-microglobulina es un marcador de proteinuria tubular). • Iones en orina normales interpretados con la extracción simultánea de iones en sangre.
	En sangre	• Gasometría con equilibrio ácido-base normal (en el túbulo se regula el equilibrio ácido-base). • **Determinación de iones (Na^+, K, Cl, Ca, P, Mg), paratohormona y ácido úrico:** todas estas sustancias se regulan en el túbulo. Solicitar iones en sangre y orina simultáneos, y cálculo de excreciones fraccionales. Los iones en orina orientan sobre la pérdida de solutos. • Las alteraciones de calcio, fósforo o vitamina D pueden originar tetania, raquitismo o nefrocalcinosis.
Función tubular patológica	Si se detecta una alteración en cualquiera de las determinaciones previas o hay glucosuria o proteinuria, que no deben aparecer, o una hipercalciuria marcada (índice calcio/creatinina), se debe valorar la posibilidad de una tubulopatía.	

3. TUBULOPATÍA: ETIOLOGÍA, CLÍNICA Y DIAGNÓSTICO

- Las enfermedades del túbulo renal se caracterizan por alteraciones específicas de la función tubular, sin disminución primaria del FGR.
- La composición del filtrado se modifica a su paso por los túbulos renales, donde por mecanismos de reabsorción y secreción de sustancias se transforma en orina.

Etiología	• Primarias: genéticas. • Secundarias: – Tóxicos (anfotericina B, etc.). – Otras enfermedades.
Clínica	• **Poliuria y polidipsia (en el túbulo se regula el agua):** deshidratación, sed, avidez por el agua y la sal. • **Síntomas generales:** astenia, malestar, irritabilidad. • **Clínica digestiva:** vómitos, dificultades en la alimentación y fallo de medro. • **Litiasis renal y/o nefrocalcinosis:** por hipercalciuria. • **Alteraciones oculares o hipoacusia.** • **Infecciones urinarias** de repetición.

4. DIAGNÓSTICO DIFERENCIAL DE INSUFICIENCIA RENAL FRENTE A PRERRENAL

4.1. Insuficiencia prerrenal frente a renal

- La insuficiencia renal aguda se caracteriza por un descenso brusco del FGR, con aumento de la concentración de productos nitrogenados en sangre (uremia) e incapacidad de mantener la homeostasis hidroelectrolítica, que puede acompañarse de oliguria (diuresis diaria <400 mL) y suele instaurarse rápidamente.
- **Insuficiencia renal prerrenal:** en situación de hipovolemia, la respuesta esperable del riñón es una mayor reabsorción tubular de agua y sodio. Se espera objetivar, por tanto, sodio en orina <20 mEq/L con excreción fraccional de Na <1 % (excluido el período neonatal). Un sodio elevado en una situación de contracción de volumen sugiere: uso de diuréticos, tubulopatía, síndrome pierde sal, diuresis osmótica o insuficiencia suprarrenal. En la tabla 21-2 se muestran los datos analíticos en orina que diferencian la insuficiencia renal prerrenal de la insuficiencia renal.

Tabla 21-2. Insuficiencia renal: diagnóstico diferencial entre prerrenal y renal

	Insuficiencia renal aguda prerrenal	Insuficiencia renal aguda de origen renal
Densidad urinaria	>1.020	<1.020
OSM orina (mOsm/kg)	>500	<300
Na^+ en orina	<20 mEq/L	>40 mEq/L
Excreción fraccional de Na	<1 %	>2 %
Excreción fraccional de urea	<35 %	>35 %

OSM: osmolalidad.

5. TERAPIAS DE REEMPLAZO RENAL

5.1. Indicaciones de terapia de reemplazamiento renal	
Indicaciones urgentes	• Sobrecarga significativa de fluidos con necesidad de soporte ventilatorio (por edema pulmonar y/o fallo cardíaco congestivo) sin respuesta a diuréticos y a restricción de líquidos. • Niños críticamente enfermos con hiperpotasemia persistente (>6,5 mEq/L) refractaria a manejo médico con riesgo de anormalidades en la conducción cardíaca. • Niños críticamente enfermos con acidosis metabólica refractaria a tratamiento médico. • Niños con complicaciones debidas a uremia, incluidas: pericarditis, encefalopatía urémica o cambios en el estado mental y sangrado. • Niños con exposición a toxinas exógenas o endógenas que son dializables y son inadecuadamente excretadas por el riñón.
Indicaciones no urgentes	• **Urea 80-100 mg/dL y con oliguria** que no responde a diuréticos, con anormalidades electrolíticas empeorando y necesidades nutricionales. Anteponerse al desarrollo de signos o síntomas de fallo renal agudo; no retrasar la diálisis hasta que el niño esté sintomático. • Pacientes que permanezcan **oligúricos** a pesar de la administración de diuréticos y que requieren volúmenes altos (nutrición, medicamentos y/o hemoderivados) para su tratamiento.

6. IMÁGENES DIAGNÓSTICAS

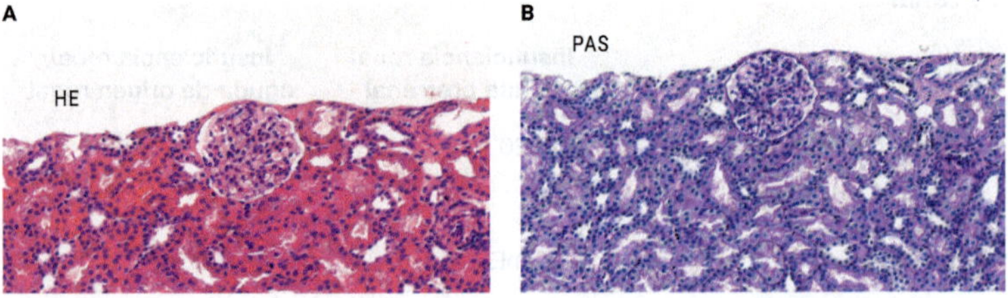

Figura 21-1. Imagen de la microscopia óptica de la biopsia renal de un paciente pediátrico en la que se observa un glomérulo de morfología normal, sin hallazgos histológicos destacables. **A)** Imagen de la tinción con hematoxilina-eosina (HE). **B)** Imagen de la tinción con ácido peryódico de Schiff (PAS). (Cortesía de Anatomía Patológica. Cedida por la Dra. Laura Rodríguez Merino. Realizada por José María Gómez Ortega).

BIBLIOGRAFÍA

Aguirre Meñica M, Lus Yanes MI. Tubulopatías. Protoc Diagn Ter Pediatr. 2022;1:155-76.

Brophy P, Muff-Lueft M. Pediatric acute kidney injury: Indications, timing and choice of modality for kidney replacement therapy [monografía en Internet]. UpToDate. Sept 2022 [consultado 10/2023]. Disponible en: http//www.uptodate.com

Espino Hernández M. Nefrología orientada a Atención Primaria. En: AEPap. Curso de Actualización en Pediatría. Madrid: Lúa Ediciones; 2016; p. 133-43.

Espinosa Román L. Valoración de la función renal. Pediatr Integral. 2017;XXI(8):549-55.

Fraga Rodríguez GM, Huertes Díaz B. Evaluación básica de la función renal en pediatría. Protoc Diagn Ter Pediatr. 2022;1:25-41.

Lumbreras Fernández J, Amil Pérez B. Poliuria y polidipsia. Protoc Diagn Ter Pediatr. 2022;1: 93-102.

Ramírez López L, Albarracín Suárez L, Castillo Zaraza D, Bueno Sánchez J, Aguilera Becerra A. Cistatina C vs marcadores convencionales de función renal: una actualización. Salud Uninorte. 2019;35(1):110-32.

Schwartz GJ, Schneider MF, Maier PS, MoxeyMims M, Dharnidharka VR, Warady BA, et al. Improved equations estimating GFR in children with chronic kidney disease using an immunonephelometric determination of cystatin C. Kidney Int. 2012;82:445-53.

Síndrome nefrótico

22

C. Álvarez Álvarez, D. González-Lamuño Leguina,
A. Gómez Arce, C. Santos Llorente y P. Frank de Zulueta

PUNTOS CLAVE

- El síndrome nefrótico es la enfermedad del glomérulo renal de causa primaria más frecuente en la infancia.
- Se produce por una lesión inmunológica o estructural en la barrera de filtración del glomérulo.
- La incidencia es de 2-7 casos/100.000 niños/año. La edad más frecuente de aparición es entre los 2 y los 8 años, y es más frecuente en varones.
- La **proteinuria** es el signo clínico de la lesión del podocito. Esta lesión causa pérdida de la permeabilidad selectiva de la membrana glomerular, produciéndose el paso de proteínas a través de la pared capilar glomerular.
- La forma primaria idiopática es la más frecuente (90 %) y se refiere a la ausencia de enfermedad sistémica identificable, pero el síndrome nefrótico también puede ser secundario a una enfermedad sistémica: glomerulonefritis, causa infecciosa, enfermedad reumatológica o neoplásica, o por fármacos. Estas causas deben ser descartadas en el estudio inicial durante el ingreso.
- El tratamiento de elección en los pacientes con un primer brote de síndrome nefrótico idiopático son los corticoides por vía oral, cuya administración no se debe realizar hasta haber descartado que el síndrome nefrótico sea secundario a otras patologías.
- El 75 % de los pacientes con síndrome nefrótico idiopático presenta en la biopsia hallazgos compatibles con cambios mínimos, siendo menos frecuentes la glomeruloesclerosis focal y segmentaria, y la proliferación mesangial difusa.

1. DIAGNÓSTICO

1.1. Criterios diagnósticos principales	
Se define por los siguientes datos clínicos y analíticos.	
Proteinuria nefrótica	• **En orina de 24 horas:** >40 mg/m²/hora o >3,5 g. • **En orina de 12 horas con recogida nocturna:** >40 mg/m²/hora. • **En orina aislada de primera micción de la mañana:** cociente proteínas/creatinina >2 mg/mg. Esta última se utiliza habitualmente por la facilidad en su recogida.
Hipoalbuminemia	• Albúmina <3 g/dL. • Proteínas totales <6 g/dL.
Edema	Típicamente periorbitario, se desplaza al final del día a las extremidades inferiores y los genitales.
Otros	• Dislipemia • Hipercoagulabilidad. • Alteración tiroidea. • Riesgo de infecciones.

1.2. Otros parámetros valorables para el diagnóstico	
Tensión arterial	• Se encuentra habitualmente normal o baja por depleción del volumen intravascular. • En algunas glomerulonefritis que cursan con síndrome nefrótico podría estar elevada.
Hematuria	Un 20% de los casos de síndrome nefrótico cursa con microhematuria.
Medición de la diuresis al ingreso	• Se debe estimar la diuresis. • La estimación del filtrado glomerular no se debe realizar en orina de 24 horas, ya que en ausencia de hipovolemia franca puede indicar hiperfiltrado por la proteinuria.

2. ESTUDIOS COMPLEMENTARIOS INDICADOS AL INGRESO

2.1. Solicitud de estudios complementarios en orina	
Cuantificación de proteínas de la noche (12 horas)	• Si no es posible, se realizará el índice proteína/creatinina en orina de primera micción de la mañana. • Se determinará con estos parámetros si la proteinuria está en **rango nefrótico** (v. «Criterios diagnósticos principales»).
Elemental y sedimento urinario	• Suelen encontrarse cilindros hialinos y eventualmente granulosos y celulares. • Puede observarse hematuria microscópica (20 % de los pacientes); la macrohematuria, salvo nefritis con proteinuria nefrótica, es excepcional, aunque si existe debe descartarse trombosis de vena renal. • Puede aparecer lipiduria.
Creatinina, urea e iones (Na^+, K^+ y cloro) en orina	• Se calcula la excreción fraccionada de Na^+ (concentración de Na^+ urinario), que mide el grado de depleción intravascular. • La excreción de Na^+ urinario es baja. • Aunque existe retención de agua, hay disminución efectiva de volumen e hipoperfusión renal.

2.2. Solicitud de estudios complementarios en sangre	
Los datos analíticos más importantes son: proteínas totales (albúmina), creatinina, urea y complemento. La creatinina no suele estar elevada, siendo la caída del filtrado glomerular un dato de gravedad.	
Hemograma y velocidad de sedimentación globular	Podrían orientar a algunas patologías: • Leucocitosis en infecciones. • Leucopenia en el lupus eritematoso sistémico.

(*Continúa*)

2.2. Solicitud de estudios complementarios en sangre (*cont.*)	
Bioquímica	• **Básica:** urea, creatinina, Na, K, Cl y PCr. La función renal se calcula por la fórmula de Schwartz modificada en 2009 según la talla. • **Proteínas totales (< 6 g/dL), albúmina (< 3 g/dL).** • Colesterol, triglicéridos. • Calcio total e iónico, fósforo, vitamina D. • Hormonas tiroideas. • Proteinograma: para descartar proteinuria tumoral. En el proteinograma normalmente se objetiva albúmina e inmunoglobulinas bajas.
Coagulación	Tiempo de tromboplastina parcial, tiempo de protrombina, fibrinógeno y dímero D.
Gasometría capilar	Alcalosis metabólica (hipopotasemia, hiperaldosteronismo).
Inmunología	Inmunoglobulinas (G, A, M, E), complemento (C3 y C4), anticuerpos antinucleares, anticuerpos antiácido desoxirribonucleico (anti-ADN).
Microbiología	Serologías: virus de las hepatitis B y C, de la inmunodeficiencia humana (VIH), de la varicela-zóster, de Epstein-Barr y del herpes humano 6; citomegalovirus; *Mycoplasma* spp., y parvovirus.
Estudio genético	• Realizar en pacientes < 3 meses. • Si la edad del paciente está en 4-12 meses, valorar si es sindrómico o corticorresistente.

2.3. Solicitud de otros estudios	
Microbiología	• Frotis faríngeo. • Urocultivo.
Prueba de Mantoux	• **Es importante realizarla en el momento del ingreso.** • No posponer, porque de su resultado depende el inicio del tratamiento. • Lectura a las 48-72 horas.

2.4. Solicitud de estudios radiológicos	
Ecografía renal	• No es necesario realizarla en el momento del ingreso, se puede llevar a cabo a lo largo del mismo. • Solicitar preferente si tiene hematuria macroscópica asociada (descartar trombosis de la vena renal) o se plantea biopsia renal.
Radiografía de tórax	• **Indicaciones:** realizarla solo si se observa dificultad respiratoria, edemas importantes o alteración en la auscultación. • **Hallazgos:** es probable la existencia de una pequeña cantidad de derrame pleural. La mayoría de los pacientes presentan derrame pleural sin disnea: la presencia de polipnea y/o hipoxemia obliga a descartar tromboembolia pulmonar.

2.5. Interpretación de las alteraciones analíticas		
Hiperlipidemia	Los pacientes presentan: • Aumento marcado del colesterol y los triglicéridos (incremento de los triglicéridos por disminución de la presión oncótica). • Las lipoproteínas de alta densidad se encuentran bajas por pérdida urinaria.	
Alteraciones de iones	**Calcio**	Disminución del calcio ligado a la albúmina y también del iónico por malabsorción y resistencia a la acción de la hormona paratiroidea.
	Sodio	Hiponatremia dilucional (en realidad, sodio total corporal aumentado).
	Potasio	Hipopotasemia por disminución del volumen circulante eficaz. El tratamiento con corticoides induce más hipopotasemia.

(*Continúa*)

2.5. Interpretación de las alteraciones analíticas (*cont.*)	
Alteraciones en la coagulación	• Se favorecen fenómenos tromboembólicos arteriales y venosos debido a: las pérdidas urinarias de antitrombina III, proteínas C y S, factores de la coagulación IX, XI y XII, junto con valores incrementados de fibrinógeno, activador del plasminógeno tisular y un aumento en la agregabilidad plaquetaria. • Se produce un empeoramiento, además, por hemoconcentración, inmovilidad o infecciones.
Alteraciones en la inmunidad	• Aumenta el riesgo de contraer infecciones por hipoalbuminemia, disfunción inmunitaria T y B, y **pérdida urinaria de inmunoglobulinas**. Fundamentalmente son de etiología neumocócica. • Predisposición a peritonitis primaria, empiema con o sin neumonía, celulitis en la zona de edema, meningitis o sepsis.
Alteraciones endocrinas	• Hipotiroidismo subclínico por pérdida de la proteína transportadora de hormonas tiroideas. • Pérdida de vitamina D, hiperparatiroidismo secundario con función renal normal.
Filtrado glomerular renal	• En muchos pacientes el filtrado glomerular estimado por el aclaramiento de creatinina está aumentado. Estará disminuido cuando la hipovolemia y la hipoperfusión renal sean significativas, debiendo normalizarse al recuperar la volemia. Constituye un dato de alarma si se produce una disminución del filtrado glomerular. • Los pacientes se encuentran en una situación de **hiperaldosteronismo** por la disminución de la perfusión renal, con un aumento del sodio corporal total y una distribución anormal del volumen extracelular (aumento intersticial).

2.6. Indicaciones de biopsia renal
• La indicación será realizada siempre por el nefrólogo pediátrico. • En general, en la primera manifestación de síndrome nefrótico idiopático está indicada si: – Insuficiencia renal, hematuria macroscópica, hipertensión arterial. – Edad <1 año o >10 años. – Síndrome nefrótico familiar. – Síndrome nefrótico corticorresistente.

3. TRATAMIENTO

3.1. Medidas generales	
Reposo relativo	• El niño debe realizar la actividad que pueda tolerar en función de los edemas. • El reposo absoluto en cama **está contraindicado**, ya que aumenta el riesgo de tromboembolia.
Dieta	• **Hiposódica** (ClNa <1 mmol/kg/día o 35 mg/kg/día). No restringir si la natremia <125 mEq/L. • No realizar otras restricciones en la dieta (normocalórica y normoproteica).
Balance diario	• Medir la diuresis, la ingesta de líquidos y el peso **diario con el niño sin ropa**. • Se deben conseguir balances negativos.

(Continúa)

3.1. Medidas generales (*cont.*)		
Líquidos	**Vía de administración**	• **Oral** siempre que sea posible. • Evitar administrar fluidoterapia intravenosa (i.v.) salvo necesidad extrema (hipovolemia, hiponatremia sintomática, peritonitis).
	Volumen a administrar en 24 horas	• Un tercio de las necesidades basales (Holliday) o 400 mL/m^2/día (equivalen a pérdidas pulmonares y por piel) + reponer diuresis por turno para evitar fallo prerrenal. • Los líquidos que se administran con la comida (purés, sopas) se deberían restar del total, aunque resulta difícil determinar esta cantidad en la práctica clínica.
	Cálculo práctico del volumen para reponer	Existen dos opciones para la administración de líquidos: • Reponer la diuresis por turno con agua por vía oral y que el paciente coma sin restringir los líquidos de las comidas. Se supone que los líquidos de las comidas equivalen a un tercio de las necesidades basales. • No administrar en la dieta purés o sopas y administrar un tercio de las necesidades basales por vía oral con agua + reponer diuresis por turno, también con agua.

3.2. Tratamiento médico	
• De elección es el tratamiento con corticoides. • **Nunca** se debe iniciar tratamiento con corticoides al debut hasta no confirmar que el síndrome nefrótico es **primario** y no secundario a las patologías indicadas a continuación.	
Infección	No iniciar la administración de corticoides **hasta asegurarse de que el resultado de la prueba de Mantoux es negativo.**

(*Continúa*)

3.2. Tratamiento médico (*cont.*)	
Nefritis	Comprobar que la tensión arterial es normal y no existe hematuria (el paciente puede presentar microhematuria).
Patología autoinmunitaria	El complemento (C3) debe ser normal (se produce un descenso de C3 en el lupus eritematoso sistémico).
Proceso tumoral	Descartar leucemia, linfoma, mieloma.
Otros	Tóxicos o fármacos.

3.2.1. Tratamiento con corticoides	
Dosis	• **Prednisona:** 60 mg/m²/día por vía oral en dosis única por la mañana o en 2 dosis (v. indicaciones de reparto de dosis a continuación) durante 4-6 semanas. **Máximo:** 60 mg/día si <60 kg u 80 mg/día si >60 kg. • **Posterior descenso paulatino:** 40 mg/m²/días alternos durante 4-6 semanas (máximo: 40 mg/día <60 kg o 60 mg/día >60 kg). El cálculo de la superficie corporal (m²) se realizará: $\sqrt{\frac{\text{Peso (kg)} \times \text{talla (cm)}}{3.600}}$
Número de tomas/día	• La dosis se administra habitualmente en una toma única matinal. • Repartida en 2 tomas si: niños <3 años, edema grave, diarrea, hiperglucemia o falta de respuesta a las 2 semanas de tratamiento con la dosis única matinal.
Tipo de corticoide	Preferiblemente prednisona, aunque también la prednisolona sería una opción (con menor efecto mineralocorticoide).
Omeprazol	Valorar. Solo se ha demostrado que los corticoides provocan gastritis cuando se asocian a antiinflamatorios no esteroideos.
Inicio del efecto	• Los corticoides tardan en hacer efecto unos 5-6 días; si son eficaces, se iniciará, en ese momento, la fase poliúrica. • **Se considera corticorresistente** si persiste el síndrome clínico o bioquímico nefrótico después de 6-8 semanas de tratamiento con esteroides.

El inicio del tratamiento con inmunosupresores está indicado en: síndrome nefrótico con recaídas frecuentes, dependencia o resistencia a corticoides.

3.2.2. Tratamiento con seroalbúmina y furosemida

- La seroalbúmina se utiliza para aumentar la presión oncótica intravascular, atraer agua del espacio intersticial al intravascular y posteriormente eliminarlo con la furosemida. No se debe administrar la furosemida sola, sino que siempre debe ir acompañada de seroalbúmina.
- La indicación para pautar seroalbúmina es **clínica**.
- Este tratamiento debe ser considerado con precaución debido al riesgo de complicaciones graves como edema pulmonar, hipertensión arterial o fallo cardíaco.

Indicaciones	• **Hipovolemia sintomática (taquicardia, oliguria, hipoperfusión periférica).** • Anasarca (edema masivo y generalizado incapacitante). • Ascitis a tensión. • Derrame pleural con dificultad respiratoria. • Síndrome nefrótico congénito. • Excreción fraccional de Na $<2\%$. • Infección grave. • Aumento progresivo de la creatinina.
Dosis	• Seroalbúmina al 20%: 0,5-1 g/kg i.v. a pasar en 2-4 horas. Se debe diluir al medio con suero glucosalino 1/5 o suero glucosado 5% (para convertirla en seroalbúmina al 10%) y administrar una dosis de furosemida de 1-2 mg/kg/dosis i.v. cuando falten 15 minutos para finalizar la infusión de seroalbúmina. • Monitorizar las constantes vitales (vigilar la tensión arterial antes, durante y tras la infusión) y la diuresis durante y tras la administración. • Si existe hipopotasemia se debe tener precaución al usar furosemida; valorar espironolactona.

3.2.3. Otros tratamientos	
Los diuréticos deben utilizarse excepcionalmente, ya que estos pacientes pueden presentar hipovolemia. Solo se pautarán en caso de edema grave en pacientes con volemia conservada y siempre **tras administrar seroalbúmina.**	
Tratamiento de las infecciones	• Se requiere tratamiento **precoz**. • Microorganismos más frecuentes: *Streptococcus pneumoniae* (el más habitual), *Escherichia coli*, estreptococo betahemolítico A, *Staphylococcus aureus* y *Haemophilus influenzae*. • En caso de **celulitis** en zonas de edema, cobertura especialmente de estreptococo betahemolítico A, *Staphylococcus aureus* y *Haemophilus influenzae*. • **Tratamiento de la peritonitis primaria (fiebre + dolor abdominal) o neumonía:** cefotaxima i.v. 150-200 mg/kg/día cada 6-8 horas durante 7-10 días.
Tratamiento antitrombótico	• No administrar **de rutina** tratamiento antiagregante ni anticoagulante **profiláctico**. • Indicaciones si: – Tromboembolia previa. – Situaciones de alto riesgo de tromboembolia. Situaciones de alto riesgo como: catéter central, punciones venosas repetidas, encamamiento o inmovilización prolongada, antecedentes familiares de tromboembolia, anasarca grave, **corticorresistencia** y corticoterapia prolongada, hipovolemia, alteraciones analíticas protrombóticas (aumento de dímero D, etc.). • Tratamiento: – Antiagregante vía oral (v.o.): ácido acetilsalicílico 50-100 mg/día o – Anticoagulante: heparina de bajo peso molecular (enoxaparina) 0,5-1 mg/kg cada 12 horas s.c.
Tratamiento antihipertensivo	De elección inhibidores de la enzima de conversión de la angiotensina o antagonistas de los receptores de la angiotensina II: enalapril 0,1-0,6 mg/kg/día en 2 tomas (máximo: 20 mg/día) o losartán 0,8-1 mg/kg/día cada 24 horas (máximo: 50 mg/día).

4. CRITERIOS DE ALTA

- Proteinuria en descenso, al menos en rango no nefrótico.
- Peso estable
- Tolerancia adecuada.

5. INDICACIONES AL ALTA

Medidas generales al alta en el domicilio	• Dieta pobre en sal. Resto de la dieta sin restricciones. • Evitar infecciones y ambiente infeccioso. No acudir temporalmente al colegio hasta indicación en consulta de nefrología debido a la susceptibilidad incrementada a infecciones. • **Tratamiento médico:** se mantendrán los corticoides durante 4-6 semanas para luego iniciar el descenso, según indicación de nefrología pediátrica.
Vacunaciones	• Indicación por nefrología pediátrica. • Administrar las vacunas habituales del calendario **si en ese momento no lo contraindica la inmunosupresión o la dosis de corticoides que el paciente está recibiendo**. • Vacunación frente a neumococo, vacunación anual de la gripe, varicela (virus vivos) **si en ese momento no lo contraindica la inmunosupresión o la dosis de corticoides que está recibiendo**. • Inmunizar a los convivientes, especialmente si están contraindicadas las vacunas previas.
Seguimiento	• La enfermedad suele cursar en brotes y recaídas. Pronóstico: hasta el 80 % recae y el 20 % son corticorresistentes. La resistencia al tratamiento se relaciona con evolución a fallo renal en el 50 % de los casos al cabo de 5 años. • El seguimiento se realizará hasta la adolescencia en consultas de nefrología pediátrica.

6. IMÁGENES DIAGNÓSTICAS

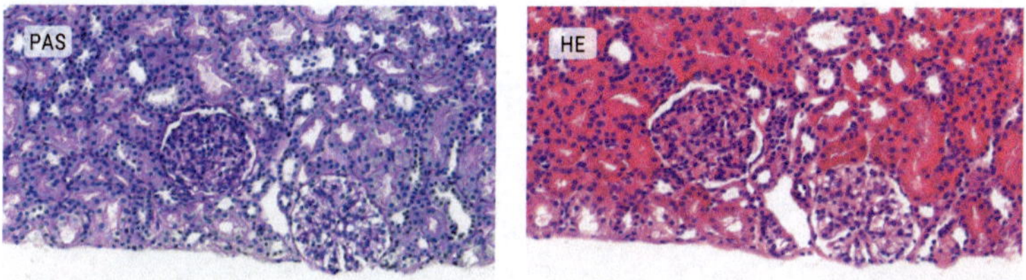

Figura 22-1. Imagen de la microscopia óptica con tinción con hematoxilina-eosina (HE) (izquierda) y tinción con ácido peryódico de Schiff (PAS) (derecha) de la biopsia renal de un paciente de 3 años con síndrome nefrótico idiopático corticodependiente con múltiples recaídas. Se observa un glomérulo con aumento de la matriz mesangial (PAS positiva), proliferación mesangial e hiperplasia podocitaria (izquierda de la imagen). El segundo glomérulo (derecha) presenta un discreto aumento de la matriz mesangial. (Cortesía de Anatomía Patológica. Cedida por la Dra. Laura Rodríguez Merino. Realizada por José María Gómez Ortega).

BIBLIOGRAFÍA

García Pose A, Peña Carrión A. Proteinuria. Sospecha de síndrome nefrótico. En: Guerrero-Fernández J. Manual de diagnóstico y terapéutica en pediatría. 6ª edición. Madrid: Editorial Médica Panamericana; 2018; p. 1681-94.

Gil Calvo M, Urisarri Ruiz de Cortázar A. Síndrome nefrótico. En: Cruz M. Manual de Pediatría. 4ª edición. Madrid: Ergon; 2020; p. 1163-8.

Niaudet P. Etiology, clinical manifestations and diagnosis of nephrotic syndrome in children [monografía en Internet]. UpToDate. 2023 [consultado 10/2023]. Disponible en: https://www.uptodate.com/contents/clinical-manifestations-diagnosis-and-evaluation-of-nephrotic-syndrome-in-children

Niaudet P. Symptomatic management of nephrotic syndrome in children [monografía en Internet]. UpToDate. 2023 [consultado 10/2023]. Disponible en: https://www.uptodate.com/contents/symptomatic-management-of-nephrotic-syndrome-in-children

Román Ortiz E. Síndrome nefrótico pediátrico. Protoc Diagn Ter Pediatr. 2022;1:317-37.

Hematuria en el paciente ingresado

23

E. de Lamo González, C. Álvarez Álvarez,
D. González-Lamuño Leguina y M. J. Caldeiro Díaz

PUNTOS CLAVE

- La hematuria se define como la presencia anormal de hematíes en la orina procedentes del riñón o de las vías urinarias.
- La hematuria microscópica se detecta en un análisis microscópico de orina, mientras que la macroscópica es visible a simple vista.
- El color **rojo o marrón** de la orina puede deberse a la presencia de sangre en la orina, la ingesta de determinadas sustancias como fármacos o alimentos, o ser producido por ciertos metabolitos.
- La tira reactiva de orina detecta hematíes, hemoglobina o mioglobina indistintamente, sin poder diferenciar entre estas tres sustancias. Se debe confirmar la presencia de hematuria con un sedimento que permita establecer el diagnóstico diferencial.
- En el primer episodio de hematuria macroscópica —descartadas en urgencias etiologías más frecuentes y tratables de forma ambulatoria (infecciones de las vías urinarias, etc.) si no es posible un seguimiento próximo en consultas de nefrología— suele estar indicado el ingreso hospitalario para realizar un estudio etiológico y descartar causas potencialmente graves.
- Las causas de hematuria macroscópica más frecuentes en pediatría son la infección de las vías urinarias, la irritación del meato o del periné, un traumatismo previo, litiasis y alteraciones metabólicas.
- Otros motivos de hematuria que pueden ser causa de ingreso son glomerulopatías: nefropatía por inmunoglobulina A, glomerulonefritis postestreptocócica, malignidad, anemia de células falciformes, coagulopatía (paciente hemofílico, etc.).

1. DIAGNÓSTICO

1.1. Confirmación diagnóstica. Diagnóstico diferencial	
Sospecha	• Orina de coloración macroscópica roja o marrón. • Tira reactiva de orina ≥1+ para hemoglobina.

(Continúa)

1.1. Confirmación diagnóstica. Diagnóstico diferencial (*cont.*)

Confirmación	Sedimento urinario (estudio microscópico *gold standard*): • >5 hematíes/campo en orina fresca centrifugada. • >5 hematíes/µL en orina fresca no centrifugada.	
Falsa hematuria	**Orina rosada/ anaranjada**	• Por enfermedad: hemoglobinuria, mioglobinuria, porfirinuria, infección de las vías urinarias por *Serratia marcescens*. • Por fármacos: cloroquinas, pirazolonas, deferoxamina, difenilhidantoína, fenazopiridina, fenacetina, ibuprofeno, nitrofurantoína, rifampicina, sulfasalacina, laxantes antraquinónicos (sen, hidroquinona).
	Orina oscura o negra	• Por enfermedad: alcaptonuria, aciduria homogentísica, metahemoglobinuria, tirosinosis. • Por alimentos: moras, remolacha, setas. • Por colorantes: colorantes nitrogenados, fenolftaleína (laxantes), rodamina B (confitería). • Por fármacos o tóxicos: metronidazol, metildopa, timol, resorcinol.
• Es muy importante **visualizar directamente** el aspecto macroscópico de la orina. • Solo 1 mL de sangre por litro de orina puede inducir un cambio de color visible. • La tira de orina no diferencia entre **hemoglobina y mioglobina**.		

1.2. Anamnesis

Entre los datos fundamentales de la anamnesis, además de los habituales en pediatría, siempre deben constar los indicados a continuación.

(*Continúa*)

1.2. Anamnesis (*cont.*)	
Antecedentes familiares	• Hematuria. • Coagulopatías. • Drepanocitosis. • Sordera. • Intolerancia al ejercicio. • Litiasis. • Insuficiencia renal en edad precoz.
Historia actual	• Ejercicio físico intenso. • Traumatismo abdominal o lumbar. • Infección respiratoria previa o concomitante. • Impétigo o faringoamigdalitis en las últimas 2-3 semanas. • Ingesta de fármacos, antihistamínicos o antiinflamatorios no esteroideos, entre otros. • Ingesta elevada de lácteos o de sal.
Síntomas asociados	• Síndrome miccional. • Dolor abdominal o en el costado, entre otros. • **Edemas.**

1.3. Estudios complementarios indicados al ingreso	
Orientar según la sospecha diagnóstica.	
Estudios básicos en sangre	• **Hemograma.** • **Bioquímica:** urea, creatinina, ácido úrico, albúmina, creatina cinasa, proteína C reactiva, ionograma incluyendo calcio y fósforo. • **Estudio de coagulación.** • **Inmunología:** – Anticuerpos antinucleares, antiestreptolisina O (ASLO), C3 y C4: **únicos estudios iniciales al ingreso.** – Posteriormente se podrá ampliar a anticuerpos anticitoplasma de neutrófilo, anticuerpos antimembrana basal u otros según la sospecha.

(*Continúa*)

1.3. Estudios complementarios indicados al ingreso (*cont.*)	
Estudios básicos en orina	• **Sedimento urinario:** solicitar hematíes dismórficos, preferiblemente en la orina de primera hora de la mañana. • Índice **calcio/creatinina** en orina de micción aislada, si se sospecha hipercalciuria. • La hematuria macroscópica siempre se acompaña de proteinuria leve (<2+, <100 mg/dL). La proteinuria, salvo que sea masiva, no es valorable en el contexto de una hematuria franca. • **Cuantificación de proteinuria:** relación proteína/creatinina en orina aislada o proteinuria en orina de 24 horas. • **Si existe sospecha de hematuria familiar:** sedimento de orina a los padres.
Estudios microbiológicos	• **Urocultivo.** • **Adenovirus** en orina. • **Frotis faríngeo.** • **Serologías:** virus de Epstein-Barr, citomegalovirus, *Mycoplasma* spp., virus de las hepatitis B, C y de la inmunodeficiencia humana.
Estudios radiológicos	**Ecografía** renal y vesical.

1.4. Orientación diagnóstica durante el ingreso en hospitalización

- En todo paciente que ingresa en hospitalización con hematuria se debe determinar el origen glomerular o extraglomerular (**Tabla 23-1**).
- Durante el ingreso: **vigilar la tensión arterial, la diuresis, los edemas y la estimación del filtrado glomerular por la posibilidad de aparición de síndrome nefrítico.**
- Los estudios complementarios que revisten mayor importancia en la hematuria glomerular son: ASLO, anticuerpos antinucleares y complemento, que orientan la etiología (es necesario conocer su resultado previamente al alta).

Tabla 23-1. Clasificación de la hematuria según el origen: glomerular frente a extraglomerular

Parámetros	Glomerular	Extraglomerular
Coloración macroscópica	Pardo oscura como Coca-Cola, verdosa-marrón	Rojiza, rosada
Coágulos	Ausentes	A veces presentes
Cilindros hemáticos	Generalmente presentes	Ausentes
Morfología de los hematíes	Dismórficos (>80 %)	• Eumórficos o isomórficos • Dismórficos (<20 %)
Acantocitos (patognomónicos de lesión glomerular)	>5 %	<5 %
Índices eritrocitarios	• VCM <60-70 fL • ADE elevada • VCMo/VCMs <1	• VCM similar a circulantes • ADE similar a circulantes • VCMo/VCMs ≥1
Proteinuria	• Frecuente • Variable (>100-500 mg/dL)	• Infrecuente • Leve (<100 mg/dL)
Datos clínicos	• Indolora • Uniforme durante la micción	• ± Síndrome miccional • A veces no uniforme

Adaptada de: Carrasco Hidalgo-Barquero M, De Cea Crespo JM. Hematuria. Protocolos diagnósticos y terapéuticos en pediatría. España: Asociación Española de Pediatría; 2022; p. 61-79. Disponible en: https://www.aeped.es. ADE: área de distribución eritrocitaria; VCM: volumen corpuscular medio; VCMo: VCM de hematíes en orina; VCMs: VCM de hematíes en sangre.

1.4.1. Hematuria glomerular: orientación diagnóstica según el resultado del complemento	
C3 bajo	• Glomerulonefritis postestreptocócica (C3 bajo, C4 normal). • Glomerulonefritis membranoproliferativa. • Nefritis lúpica (C3 y C4 bajos).

(Continúa)

1.4.1. Hematuria glomerular: orientación diagnóstica según el resultado del complemento (*cont.*)		
C3 normal	**Con antecedentes familiares**	• Síndrome de Alport. • Nefropatía por membrana basal fina.
	Sin antecedentes familiares	• Nefropatía por inmunoglobulina A (IgA). • Púrpura de Schönlein-Henoch. • Glomeruloesclerosis segmentaria focal. • Síndrome hemolítico urémico. • Otros.

2. ETIOLOGÍA MÁS FRECUENTE EN EL PACIENTE INGRESADO

2.1. Glomerulonefritis aguda postinfecciosa

- Aparece tras una infección: siempre se debe historiar sobre una posible infección reciente en el paciente con hematuria.
- Múltiples virus, bacterias y parásitos pueden originar una glomerulonefritis aguda postinfecciosa, pero el estreptococo betahemolítico del grupo A es el más frecuente.
- Posibilidad de desarrollar síndrome nefrítico.

2.1.1. Glomerulonefritis aguda postestreptocócica	
Epidemiología	• Niños de 5-12 años. • Antecedente de infección por estreptococo betahemolítico del grupo A: infección faringoamigdalar o cutánea **las semanas previas**.
Clínica	• Hematuria macroscópica. • Síndrome nefrítico agudo.
Diagnóstico	• Realizar cultivo de frotis faríngeo o de piel: debido a la latencia entre la infección y la hematuria (1-3 semanas en infecciones faríngeas y 3-6 semanas en formas cutáneas), el frotis faríngeo o cultivo de piel será positivo para estreptococo solo en el 25 % de los casos. • Títulos elevados de anticuerpos estreptocócicos (ASLO). • C3 descendido. C4 normal. • Disminución del filtrado glomerular en grado variable, pero de evolución autolimitada.

(*Continúa*)

2.1.1. Glomerulonefritis aguda postestreptocócica (*cont.*)	
Tratamiento	• Es muy importante realizar **reposo**. • Existe la posibilidad de desarrollar un síndrome nefrítico (hipertensión arterial, oliguria, edemas). • Medir la ingesta y la diuresis con balance de peso diario. • Manejo de líquidos: si se produce una disminución del filtrado glomerular, restringir los líquidos. Se deben reponer líquidos por vía oral limitándolos a 400 mL/m²/día + reposición de diuresis por turno. • Si se producen hipertensión arterial o edemas, pueden precisar furosemida u otros antihipertensivos.

2.2. Nefropatía por inmunoglobulina A o enfermedad de Berger	
Epidemiología	• Causa identificable más frecuente de macrohematuria de origen glomerular. • Población adolescente. En niños de menor edad tiene mejor pronóstico.
Clínica	• Episodios recurrentes de hematuria macroscópica **coincidentes con infecciones agudas o con latencia de hasta 5 días. Habitualmente, infecciones respiratorias o gastrointestinales.** • Con o sin hematuria microscópica persistente entre los episodios.
Diagnóstico	• Depósitos generalizados de IgA en el mesangio. • Niveles de complemento normales. • Habitualmente, el filtrado glomerular es normal.

2.3. Hematuria por hipercalciuria	
Epidemiología	• Causa más frecuente de microhematuria asintomática o de disfunción vesical. • Posible hematuria macroscópica.

(*Continúa*)

2.3. Hematuria por hipercalciuria (*cont.*)	
Etiología	• En la mayoría de los casos es idiopática. • Otras causas: dieta con exceso de sal, inmovilización, toma de diuréticos, intoxicación por vitamina D, hiperparatiroidismo y sarcoidosis.
Diagnóstico	• Calcio/creatinina en orina >0,21 mg/mg en niños >24 meses (v. valores normales según la edad en el **Anexo 23-1**). • No es necesario realizar la prueba en orina de primera hora de la mañana.

2.4. Hematuria familiar benigna	
Clínica	• Episodios recurrentes de hematuria en el contexto de sobrecarga glomerular, independientemente de procesos infecciosos. • Los pacientes presentan hematuria microscópica con episodios ocasionales de hematuria macroscópica (10 %).
Genética	Herencia autosómica dominante, aunque muchos miembros de la familia desconocen que tienen hematuria.
Diagnóstico	Si existe sospecha, solicitar durante el ingreso sedimento de orina a los padres.

2.5. Enfermedad de Alport
• Mutaciones hereditarias en el colágeno tipo IV (membrana basal). • El 85 % de los casos están ligados al cromosoma X. La afectación es más grave en varones. • El diagnóstico de certeza es genético. • Síntomas clínicos: insuficiencia renal en la segunda década de la vida. Puede cursar con o sin **pérdida auditiva** para alta frecuencia, con o sin lenticono anterior o maculopatía.

2.6. Púrpura de Schönlein-Henoch

- Los hallazgos a nivel renal pueden aparecer 3-4 meses después de la presentación inicial.
- Hematuria microscópica o macroscópica tardía + erupción purpúrica ± dolor abdominal ± heces con sangre ± artralgias.
- Se podría acompañar en casos graves de proteinuria patológica.

3. TRATAMIENTO

3.1. Medidas generales y tratamiento en el paciente ingresado

Medidas generales	• Durante el ingreso se deberá vigilar diariamente el aspecto macroscópico de la orina para objetivar aclaramiento y orientar el tipo de hematuria. • Medir la ingesta de líquidos y la diuresis. • Vigilar la tensión arterial y el peso diariamente. • Llevar a cabo un control analítico a las 24 horas del ingreso. • Si se sospecha síndrome nefrítico, instaurar dieta hiposódica con restricción de sal (máximo: 1-2 mEq/kg/día) normoproteica.
Tratamiento	• Reposo. • Puede ser necesario el uso de **furosemida** en pacientes con nefritis aguda: oliguria, edemas o hipertensión arterial. • Dosis de furosemida: 0,5-1 mg/kg/dosis por vía oral o intravenosa cada 6, 8, 12 o 24 horas. Dosis máxima por vía oral: 40 mg/día. Dosis máxima intravenosa: 20 mg/dosis. • Si en pacientes con nefritis no se logra el control de la tensión arterial con furosemida o no se puede esperar a conseguir su efecto, valorar otros antihipertensivos.

4. CRITERIOS DE ALTA HOSPITALARIA

- Situación clínica estable y con buen estado general.
- Función renal adecuada.
- No proteinuria significativa.
- Remisión de la hematuria macroscópica: en determinadas situaciones se puede valorar el alta, incluso sin remisión de la hematuria macroscópica en patologías conocidas y sin riesgo de fracaso renal, a los 7-10 días (por ejemplo, en la glomerulonefritis IgA) con posibilidad de seguimiento en consultas de nefrología pediátrica.

5. CRITERIOS DE DERIVACIÓN A NEFROLOGÍA PEDIÁTRICA

- **Criterios de derivación:**
  - Hematuria de causa desconocida.
  - Todas las hematurias macroscópicas cuyo curso sugiera origen glomerular.
  - Antecedentes familiares de hematuria asociada a insuficiencia renal, sordera o enfermedad quística renal.
  - Sospecha de urolitiasis con anomalía estructural.
- **No derivación.** No tienen criterio de derivación a nefrología aquellas hematurias secundarias a:
  - Infección de las vías urinarias (bajas o altas).
  - Traumatismos (interconsulta a cirugía pediátrica).
  - Hipercalciuria o litiasis sin anomalía estructural.

6. IMÁGENES DIAGNÓSTICAS

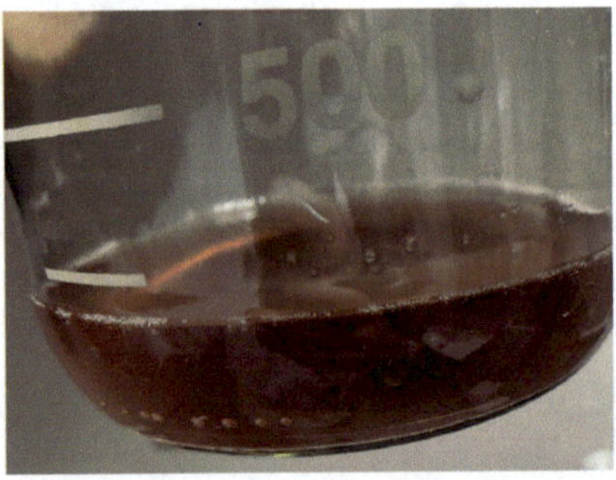

Figura 23-1. Aspecto macroscópico de orina hematúrica de origen glomerular (pardo oscuro, marrón) en un paciente de 3 años con diagnóstico final de nefropatía por inmunoglobulina A.

BIBLIOGRAFÍA

Boyer OG. Evaluation of gross hematuria in children [monografía en Internet]. Walthman (MA). UpToDate. Sep 2023 [consultado 10/2023]. Disponible en: https://www.uptodate.com/contents/evaluation-of-gross-hematuria-in-children

Carrasco Hidalgo-Barquero M, De Cea Crespo JM. Hematuria. Protocolos diagnósticos y terapéuticos en pediatría. España: Asociación Española de Pediatría; 2022; p. 61-79. Disponible en: https://www.aeped.es

Fernández Camblor C, Peña Carrión A. Hematuria Macroscópica. En: García S. Decisiones en urgencias pediátricas. 2ª edición. Madrid: Elsevier; 2020; p. 183, 904-7.

Guerrero Fernández J, Cartón Sánchez A, Barreda Bonis A, Menéndez Suso J, Ruiz Dominguez J. Hematuria. En: Manual de diagnóstico y terapéutica en pediatría. 6ª edición. Madrid: Editorial Médica Panamericana; 2018; p. 1653-62.

Mraz M, Hematuria in Children. Bristol Royal Hospital for children Guidelines. 2022.

Vergara Pérez I, Díaz Soto R. Hematuria-proteinuria. En: Cruz M. Manual de Pediatría. 4ª edición. Madrid: Ergon; 2020; p. 1155-63.

ANEXO

Orientación diagnóstica en el paciente con sospecha de error congénito del metabolismo

24

C. Álvarez Álvarez, D. González-Lamuño Leguina, S. Llorente Pelayo, M. A. Arias Rodríguez y A. Sariego Jamardo

PUNTOS CLAVE

- Los errores congénitos del metabolismo (ECM) se producen por alteraciones en la estructura o **en la función de una proteína y tienen un origen genético**.
- La diversidad e intensidad de los síntomas que presentan los pacientes (gran heterogeneidad clínica) dependen del grado de afectación del gen, el tipo de proteína cuya síntesis queda alterada y el nivel de actividad residual de esta.
- Dependiendo de que esta proteína actúe como una **enzima**, como una **hormona**, como un **receptor-transportador** de membrana celular o formando parte de una **organela celular** (lisosoma, peroxisoma, por ejemplo) surgen diferentes grupos de enfermedades muy variadas.
- Estas enfermedades pueden producirse por una **acumulación tóxica** de determinadas moléculas, como ocurre en las aminoacidopatías o acidemias orgánicas (ECM grupo I), un **déficit energético** de síntesis o de utilización defectuosa de compuestos (ECM grupo II) o un defecto en la degradación de moléculas complejas (ECM grupo III o enfermedades de depósito).
- Los ECM se manifiestan **en cualquier momento de la vida**, sobre todo en el período neonatal, pero también en la infancia o en la edad adulta en aquellos casos en los que el paciente presente **una deficiencia enzimática parcial**.
- El diagnóstico se realiza orientado por la sospecha clínica. Ante toda sospecha clínica se deben realizar estudios analíticos en situación basal y, si es posible, toma de muestras de sangre y orina y valorar el líquido cefalorraquídeo **en el episodio agudo** para enviar al laboratorio de referencia.
- En este capítulo se revisan los datos de sospecha clínica inicial de los ECM y los estudios necesarios para el diagnóstico.

1. GENERALIDADES DE LOS ERRORES CONGÉNITOS DEL METABOLISMO

1.1. Características generales	
Mecanismo de producción	Las alteraciones se producen por acumulación de los precursores metabólicos de la vía afectada, por déficit de los productos de la enzima, por metabolitos alternativos o por déficit energético.
Clínica	• Los signos y síntomas del debut pueden ser **inespecíficos** y afectar a cualquier órgano o sistema (aunque hay un 80 % de afectación neurológica). • Pueden debutar con **manifestaciones clínicas graves** que simulan otras patologías de las que pueden ser diagnosticadas erróneamente: infección similar a sepsis, intoxicación, deficiencia de nutrientes como la hipoglucemia, etc. • La presencia de una enfermedad intercurrente (fiebre, vómitos, diarrea) no descarta una patología metabólica. La susceptibilidad a infecciones puede ser mayor en estos enfermos y, aunque las infecciones sean leves, pueden descompensar la alteración metabólica de base y causar un cuadro grave.
Sospecha diagnóstica	• Su sospecha precoz permite una actuación rápida para prevenir secuelas permanentes. • Las alteraciones bioquímicas buscadas con frecuencia **solo se detectan** en el momento de la descompensación aguda. Cuando el paciente ha sido estabilizado, se puede perder la posibilidad de diagnóstico o resultar este más complejo. • Se recomienda **tomar muestras durante el episodio agudo**, cuando se sospecha sepsis o intoxicación y antes de iniciar cualquier tratamiento. Las muestras se guardan congeladas, decidiendo con posterioridad el estudio o estudios que se van a solicitar según la sospecha diagnóstica.

1.2. Bases moleculares de la degradación de los principios inmediatos	
Los hidratos de carbono, las proteínas y los ácidos grasos al ser metabolizados se degradan formando los distintos productos que se describen a continuación (Fig. 24-1).	
Degradación de las proteínas	• Se degradan en grupos amino y ácido. • El grupo **amino** se convierte en amoniaco y finalmente en urea mediante el ciclo de la urea, en el hígado. • Las alteraciones a este nivel originan **los trastornos del ciclo de la urea**.
Degradación de: • **Hidratos de carbono** • **Ácidos grasos** • **Grupo ácido de aminoácidos**	Todos se metabolizan a acetilcoenzima A, la cual al introducirse en el ciclo de Krebs de las mitocondrias origina trifosfato de adenosina (energía).

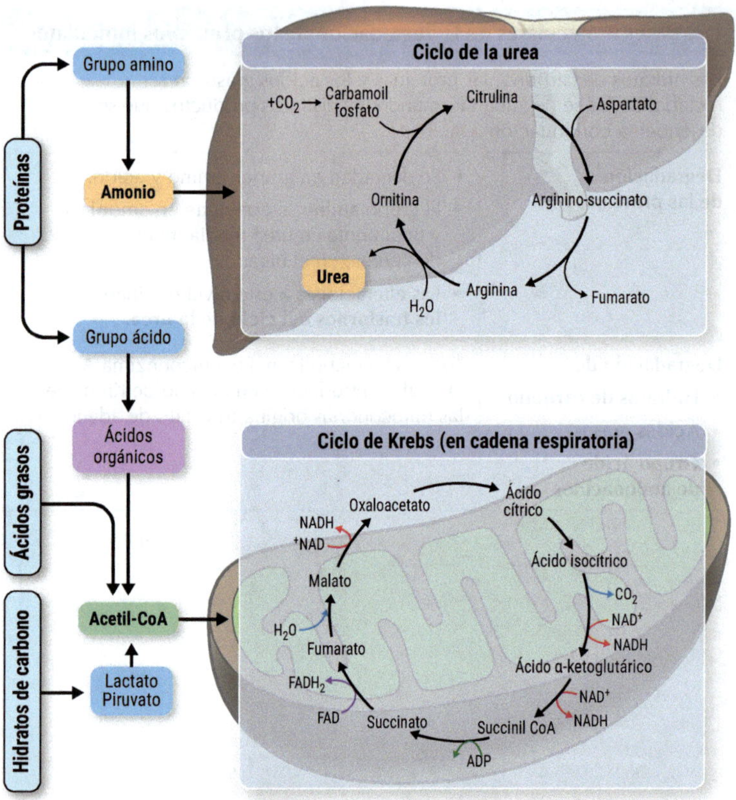

Figura 24-1. Degradación de los principios inmediatos (hidratos de carbono, ácidos grasos y proteínas). Acetil-CoA: acetilcoenzima A; ATP: trifosfato de adenosina.

2. CLASIFICACIÓN DE LOS ERRORES CONGÉNITOS DEL METABOLISMO

2.1. Introducción	
Clasificación	• **ECM por intoxicación** (grupo I). • **ECM energética** (grupo II). • **ECM de organelas** (grupo III).
ECM intermediario	• Son aquellos en los que se encuentra bloqueada **la vía metabólica de degradación de las proteínas, hidratos de carbono o lípidos** a equivalentes reducidos, para formar trifosfato de adenosina. • La clínica se produce por acumulación de sustancias tóxicas anteriores al bloqueo de la vía, produciéndose también disminución del producto. • Los ECM intermediario, en la clasificación anterior, se incluyen en el grupo I (tipo intoxicación) o el grupo II (energéticos) y dan manifestaciones fundamentalmente neurológicas o digestivas.

2.2. Grupo I: por intoxicación		
Se producen por déficit de una enzima, por lo que no se puede metabolizar un sustrato que se acumula. Incluye los ECM intermediario en los que existe una deficiencia en la vía de degradación de los principales principios inmediatos: aminoácidos, azúcares y ácidos grasos.		
Tratamiento urgente	Se consideran una **urgencia debido a su reversibilidad**. Es imprescindible realizar el diagnóstico y tratamiento precoces.	
Nivel clínico	**Desencadenantes**	Estrés, infecciones intercurrentes, períodos de ayuno o relacionados con la ingesta.
	Clínica	• Presentan un período libre de síntomas. • **Simulan una intoxicación aguda: vómitos,** rechazo de alimentos o **encefalopatía.** • Los órganos principalmente afectados por intoxicación son: **sistema nervioso central** (deficiencias de la vía de los aminoácidos) e **hígado** (deficiencias en el metabolismo de los hidratos de carbono y tirosinemia tipo I).

(Continúa)

2.2. Grupo I: por intoxicación (*cont.*)		
Nivel bioquímico	Presentan alguno de los signos guía indicados a continuación.	
	Hiperamoniemia	Sugestiva de alteración del ciclo de la urea o secundario a otros trastornos (betaoxidación, acidemia orgánica, etc.).
	Acidosis metabólica con *anion gap* elevado	Sugestiva de acidemia orgánica, defecto mitocondrial, etc.
	Hipoglucemia	Defecto de la betaoxidación o acidemias orgánicas.
Patologías	**De los aminoácidos**	Aminoacidopatías (fenilcetonuria, tirosinemia, enfermedad de la orina con olor a jarabe de arce, homocistinuria), acidurias orgánicas, trastornos del ciclo de la urea.
	De los hidratos de carbono (intolerancia a azúcares)	Galactosemia, fructosemia.

2.3. Grupo II: errores del metabolismo energético	
• La enzima deficiente interviene en la producción de energía. • Incapacidad del paciente para generar o utilizar energía.	
Nivel clínico	• Los pacientes presentan clínica de **déficit de energía** y de acumulación de sustancias tóxicas: **hipotonía o debilidad**, entre otros. • **Insuficiencia multiorgánica:** miocardiopatía, insuficiencia hepatocelular. • No presenta un período libre de síntomas (época neonatal).

(Continúa)

2.3. Grupo II: errores del metabolismo energético (*cont.*)

Nivel bioquímico	**Hiperlactacidemia**	• Sugiere afectación del metabolismo energético. • Asegurar la extracción adecuada sin hemólisis.
	Hipoglucemia hipocetósica	Déficit de la betaoxidación de los ácidos grasos o hiperinsulinismo.
Patologías	• Enfermedades mitocondriales (deficiencia de enzimas de cadena respiratoria mitocondrial) y acidosis lácticas congénitas por defecto del metabolismo del piruvato. • Trastornos de la betaoxidación de los ácidos grasos. • Defectos de la gluconeogénesis. • Glucogenosis hepática.	

2.4. Grupo III: anomalías de organelas o de moléculas complejas

Se producen por la acumulación de **sustancias complejas o grandes moléculas**, que no pueden ser metabolizadas y tienden a **acumularse dentro de organelas celulares.**		
Principales características	• No son una urgencia diagnóstica. • Son progresivas. • Su descompensación no suele estar asociada al ayuno o a la ingesta.	
Clínica	Síntomas permanentes y progresivos no relacionados con el ayuno o la ingesta.	
	Posibles síntomas	• **Lesión neurológica.** • **Lesión hepática:** hepatoesplenomegalia. • **Anomalías del esqueleto.**

(*Continúa*)

2.4. Grupo III: anomalías de organelas o de moléculas complejas (*cont.*)		
Patologías	**Enfermedades peroxisomales**	Son organelas celulares que contienen enzimas que intervienen en el metabolismo lipídico descomponiendo los ácidos grasos.
	Enfermedades lisosomales	Los lisosomas son organelas de las células que contienen enzimas que digieren lípidos, hidratos de carbono y proteínas y las descomponen en moléculas más simples.
	Otras	Defecto congénito de la glicosilación de las proteínas, trastornos hereditarios en la vía de síntesis endógena del colesterol y la deficiencia de mevalonato-cinasa, deficiencias del metabolismo de los neurotransmisores y otras implicadas en las encefalopatías.

2.4.1. Características de las enfermedades lisosomales	
Incapacidad de degradar macromoléculas	Defecto funcional específico que provoca la acumulación de macromoléculas en el lisosoma, causando la enfermedad.
Nombre de la enfermedad	Agrupación bajo los nombres químicos de los sustratos que no se degradan y se acumulan, por ejemplo: • Mucopolisacaridosis. • Lipidosis. • Glucoproteinosis.
Clínica	• Dismorfia física. • Visceromegalias. • Afectación del sistema nervioso central (leucodistrofia, etc.), trastornos oftalmológicos y cardiovasculares, entre otros.

2.5. Errores congénitos del metabolismo intermediario

- En la **figura 24-2** se exponen los principales ECM intermediario.
- Estas patologías pueden debutar con clínica de intoxicación **(grupo I)** y/o con clínica de déficit energético **(grupo II)**.

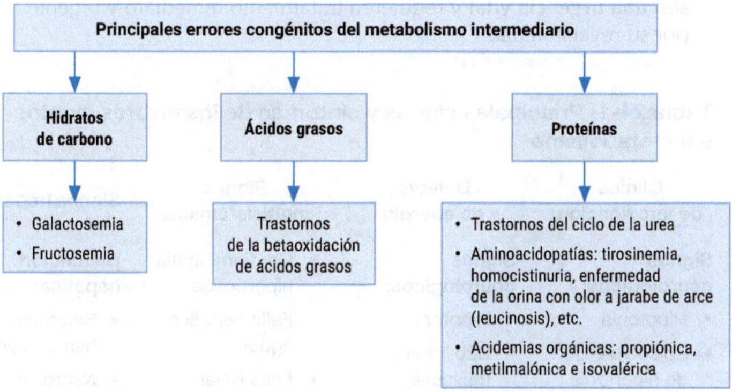

Figura 24-2. Algoritmo: errores congénitos del metabolismo intermediario.

3. FORMAS CLÍNICAS DE PRESENTACIÓN DE LOS ERRORES CONGÉNITOS DEL METABOLISMO

En la **figura 24-3** se muestran los aparatos más frecuentemente afectados en el paciente con ECM y sus síntomas.

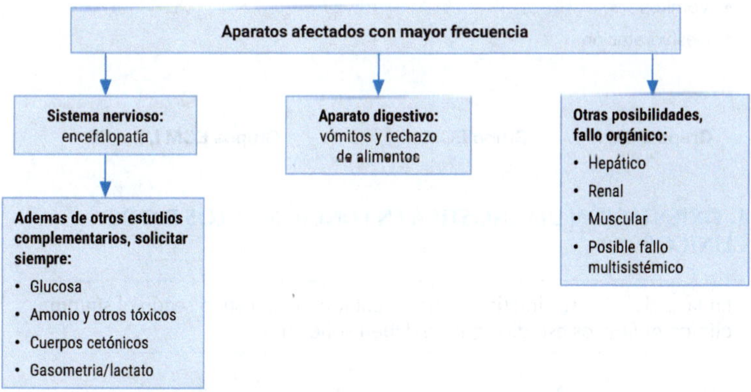

Figura 24-3. Algoritmo: aparatos que se afectan con mayor frecuencia en los ECM.

3.1. Síntomas clínicos de los errores congénitos del metabolismo

- A continuación se exponen las distintas formas de presentación clínica de los ECM (Tabla 24-1).
- Los trastornos que cursan con síntomas clínicos que simulan una **intoxicación aguda (vómitos, rechazo de alimentación o encefalopatía) son una urgencia vital** y requieren tratamiento inmediato y urgente por su reversibilidad.

Tabla 24-1. Principales signos y síntomas de los errores innatos del metabolismo

Clínica de intoxicación	Defecto de energía	Signos multisistémicos	Signos hepáticos
Signos neurológicos: • Hipotonía • Episodios de hipertonía • Convulsiones • Mioclonías • Letargia • Coma **Signos digestivos:** • Rechazo de alimentos • Vómitos • Deshidratación	**Signos neurológicos:** • Hipotonía • Debilidad muscular. Fatigabilidad • Ataxia • Accidente cerebrovascular • Mioglobinuria • Rabdomiólisis • HiperCKemia	• Cardiomiopatía hipertrófica • Fallo hepático agudo • Fallo renal agudo	**Disfunción hepática:** • Síndrome hemorrágico • Necrosis hepatocelular • Edema • Hepatomegalia • Ascitis • Hipoglucemia • Ictericia colestásica
↓ **Grupo ECM I**	↓ **Grupo ECM II**	**Grupos ECM I, II o III** (↓ signos multisistémicos y hepáticos)	

4. ORIENTACIÓN DIAGNÓSTICA EN FUNCIÓN DE LOS DATOS CLÍNICOS

En la tabla 24-2 se sintetiza cómo orientar el diagnóstico según el síntoma clínico guía y los estudios que se deben solicitar.

Tabla 24-2. Síntoma clínico guía y orientación diagnóstica

Encefalopatía aguda o enfermedades psiquiátricas desencadenadas por circunstancias catabólicas (Fig. 24-4A)	Vómitos recurrentes asociados con síntomas neurológicos como letargia o crisis (Fig. 24-4B)	ACV sin congruencia en el territorio vascular o ACV en una persona joven (Fig. 24-4C)
• Porfiria aguda • Alteraciones del ciclo de la urea • Aminoacidopatías • Acidemias orgánicas • Homocistinuria	• Acidemias orgánicas • Alteración del ciclo de la urea	• Alteraciones en la glicosilación (deficiencia de fosfomanomutasa 2) • Enfermedad mitocondrial • Síndrome MELAS (encefalomiopatía mitocondrial con acidosis láctica y ACV) • Homocistinuria • Enfermedad de Fabry
Estudios basales: • Gasometría venosa • Amonio y lactato en plasma **Estudios específicos:** • Aminoácidos en plasma • Perfil de acilcarnitinas en plasma y ácidos orgánicos en orina • Precursores de porfirina en orina de 24 h • Reservar muestra de sangre y orina para estudios posteriores (congelar)	**Estudios basales:** • Gasometría venosa • Amonio y lactato en plasma **Estudios específicos:** • Aminoácidos en plasma • Perfil de acilcarnitinas en plasma y ácidos orgánicos en orina • Reservar muestra de sangre y orina para estudios posteriores (congelar)	**Estudios basales:** • Gasometría venosa • Lactato en plasma • Homocisteína en plasma **Estudios específicos:** • Aminoácidos en plasma • Actividad de alfa-galactosidasa (sangre seca) • Reservar muestra de sangre y orina para estudios posteriores (congelar)

(*Continúa*)

Tabla 24-2. Síntoma clínico guía y orientación diagnóstica (*cont.*)

HiperCKemia grave, intolerancia al ejercicio en pacientes jóvenes (Fig. 24-4D)	Dolor abdominal recurrente asociado con hiponatremia o síntomas neurológicos (Fig. 24-4E)	Epilepsia refractaria, crisis desencadenadas por la ingesta/ayuno o estado epiléptico inexplicado (Fig. 24-4F)
• Enfermedad mitocondrial • Glucogenosis muscular • Anomalías en la betaoxidación de los ácidos grasos	• Porfirias hepáticas agudas	• Enfermedades mitocondriales • Alteración del ciclo de la urea • Otras (déficit de transportador de glucosa cerebral de tipo 1)
Estudios basales: • Gasometría venosa • Lactato en plasma • Creatina-cinasa en plasma **Estudios específicos, entre otros:** • Acilcarnitinas en plasma y ácidos orgánicos en orina	**Estudios específicos:** • Prueba de Hoesch (para diagnóstico de porfirias) en orina • Precursores de la porfirina (ácido aminolevulínico y porfobilinógeno en orina) • Porfirinas en orina	**Estudios específicos:** • Amonio en plasma • Gasometría venosa • Lactato en plasma • Creatina-cinasa en plasma • Acilcarnitinas en plasma y ácidos orgánicos en orina

ACV: accidente cerebrovascular.

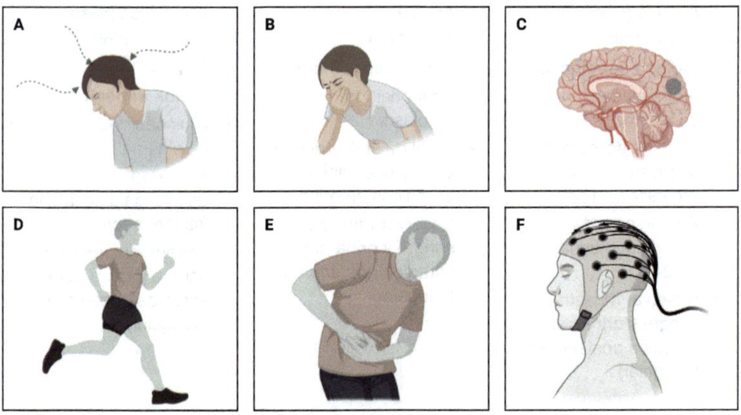

Figura 24-4. Esquemas de la orientación diagnóstica dependiente de datos clínicos. **A)** Encefalopatía aguda por circunstancias metabólicas. **B)** Vómitos recurrentes asociados con síntomas neurológicos. **C)** Accidente cerebrovascular sin congruencia en una persona joven. **D)** HiperCKemia grave por intolerancia al ejercicio. **E)** Dolor abdominal recurrente asociado con hiponatremia o síntomas neurológicos. **F)** Epilepsia refractaria desencadenada por la comida o estado epiléptico inexplicado. Adaptado de: https://pbs.twimg.com/media/FUUZtF5WYAMiizN?format=jpg&name=large [consultado 25/10/2023].

5. ESTUDIOS COMPLEMENTARIOS ANTE LA SOSPECHA DE ERRORES CONGÉNITOS DEL METABOLISMO

Ante la sospecha de ECM se realizará interconsulta a la unidad de metabolismo.

- Ante **toda sospecha de ECM** se debe realizar analítica en situación basal (v. apartado «Estudios complementarios en situación basal») y toma de muestras de sangre, orina y a valorar líquido cefalorraquídeo durante el **episodio agudo** para enviar al laboratorio de referencia (v. apartado «Estudios complementarios específicos: tipos»).
- **Rotular los tubos con: nombre del paciente, fecha y hora** de la toma de la muestra.

5.1. Estudios complementarios en situación basal

5.1.1. Estudios complementarios basales en sangre

Hemograma	• **Citopenias:** podrían orientar a acidurias orgánicas. • **Hemoglobina y volumen corpuscular medio:** si este último está elevado, orienta a una alteración en el metabolismo de la vitamina B_{12} o del ácido fólico.	
Bioquímica	**Perfil básico**	• **Glucosa:** si hay hipoglucemia, siempre solicitar cetonemia para descartar betaoxidación o hiperinsulinismo. • **Iones:** cálculo del *anion gap.* • **Perfil renal:** el fallo tubular sugiere tirosinemia, galactosemia o fructosemia.
	Perfil hepático	• **Hipertransaminasemia:** en alteración del ciclo de la urea y betaoxidación de los ácidos grasos. • **Incluir bilirrubina.**
	Perfil de hierro y lipídico	• **Perfil de hierro:** ferritina, transferrina. • **Perfil lipídico:** colesterol total (lipoproteínas de alta y de baja densidad). Triglicéridos.

(*Continúa*)

5.1.1. Estudios complementarios basales en sangre (*cont.*)		
Bioquímica	**Otros**	• **Creatina-cinasa:** hiperCKemias. Miopatías mitocondriales asociadas a acidosis, glucogenosis, trastornos de la betaoxidación. • **Lactato-deshidrogenasa y ácido úrico:** su elevación indica citólisis, que es posible en enfermedades mitocondriales. La lactato-deshidrogenasa también está elevada en enfermedades lisosomales. • **Osmolaridad sanguínea.** • **Vitaminas:** B_{12}, B_6. Están disminuidas en cuadros de malabsorción. Enfermedades metabólicas secundarias. Solicitar a madres vegetarianas que dan lactancia materna. • **Ácido fólico.** • **Homocisteína:** valores anormales (altos) pueden orientar a homocistinuria, metabolismo del folato y de la vitamina B_{12}.
Coagulación	Por posibilidad de fallo hepático.	
Gasometría venosa	**Lactato**	• **Ácido láctico:** producto terminal del metabolismo anaerobio de la glucosa. • **Hiperlactacidemia o acidosis láctica:** valores de ácido láctico en plasma superiores a la normalidad. Ocurre en: – Oxigenación insuficiente de los tejidos (hipoxia). – Defecto en la utilización del ácido láctico: metabolismo energético mitocondrial, aciduria orgánica. – Muestra mal extraída. Extracción de muestra: debe ser venosa y sin compresor, aunque la muestra capilar se puede utilizar de cribado.

(*Continúa*)

5.1.1. Estudios complementarios basales en sangre (*cont.*)		
Gasometría venosa	**Equilibrio ácido-base**	• **Alcalosis respiratoria:** sugestiva de trastorno del ciclo de la urea. • **Acidosis metabólica:** para orientar la acidosis se debe calcular el *anion gap*. En general, si es hiperclorémica orienta a diarrea o tubulopatía y si es hipoclorémica o normoclorémica orienta a metabolopatía. ***Anion gap* normal:** Na^+- (cloro + bicarbonato) = 8-16 mEq/L. • ***Anion gap* normal** (se acompaña de hipercloremia): indica una pérdida de bicarbonato del espacio extracelular, bien por pérdidas digestivas (diarrea, pérdidas pancreáticas, etc.) o renales (acidosis tubular renal). • ***Anion gap* elevado** (se acompaña de normocloremia): indica la presencia de otros ácidos orgánicos, como cetoacidosis por inanición (determinar cuerpos cetónicos), cetoacidosis diabética, acidosis láctica, insuficiencia renal, acidemia orgánica o intoxicación por otros ácidos (etilenglicol).
Amonio	**Extracción**	Para su determinación, extraer sangre venosa sin compresor e introducir en un recipiente con hielo.
	Hiperamoniemia	Orientaría hacia alteración del ciclo de la urea o acidurias orgánicas.
Cetonemia y cetonuria	Es obligatoria su determinación en toda situación de hipoglucemia o de acidosis.	

5.1.2. Estudios complementarios basales en orina

- **Elemental de orina e iones en orina:** glucosuria, cuerpos cetónicos (descartar betaoxidación).
- **Cuerpos reductores:** si son positivos orientan a galactosemia, fructosemia.

5.1.3. Estudios complementarios: imagen

Valorar según la sospecha diagnóstica: ecografía abdominal, ecocardiograma, fondo de ojo.

5.2. Estudios complementarios específicos: tipos

- Las muestras se deben extraer preferentemente **durante el episodio agudo** y antes de iniciar el tratamiento.
- Se utilizan para realizar un cribado básico inicial. Se envían al laboratorio metabólico de referencia. Véase el método de recogida de muestras en los **anexos 24-1** y **24-2**.
- Tras el resultado inicial, y en función de la clínica, se valorará la necesidad de ampliar la realización de estudios más específicos de manera orientada.

Sangre	**Venosa**	Obtener: • Un tubo de **hemograma**. • Un tubo de **bioquímica**. Se deben centrifugar, congelar y reservar para su posterior envío en nieve carbónica al laboratorio metabólico de referencia.
	Capilar (gota de sangre en papel)	En un papel de ***screening*** **neonatal** (v. **Anexo 24-1**): rellenar dos círculos con, preferentemente, sangre capilar. Se puede guardar y enviar en un sobre a temperatura ambiente (no en plástico). En estas muestras se solicitarán aminoácidos y acilcarnitinas en sangre.
Orina	Obtener: • Un tubo con 10 mL de orina y congelar. • En esta muestra se solicitarán ácidos orgánicos y aminoácidos en orina.	
Líquido cefalorraquídeo	No realizar el estudio sin interconsultar previamente a neuropediatría. En caso de que se realice una punción lumbar para el diagnóstico de urgencia de otras patologías y exista también sospecha de enfermedad metabólica, se debe reservar un tubo de líquido cefalorraquídeo (10 gotas) y congelarlo.	

6. SIGNOS GUÍA

Los resultados obtenidos en los estudios complementarios indicados previamente pueden ser signos guía que sirvan para realizar una orientación diagnóstica (**Figs. 24-5**, **24-6**, **24-7** y **24-8**).

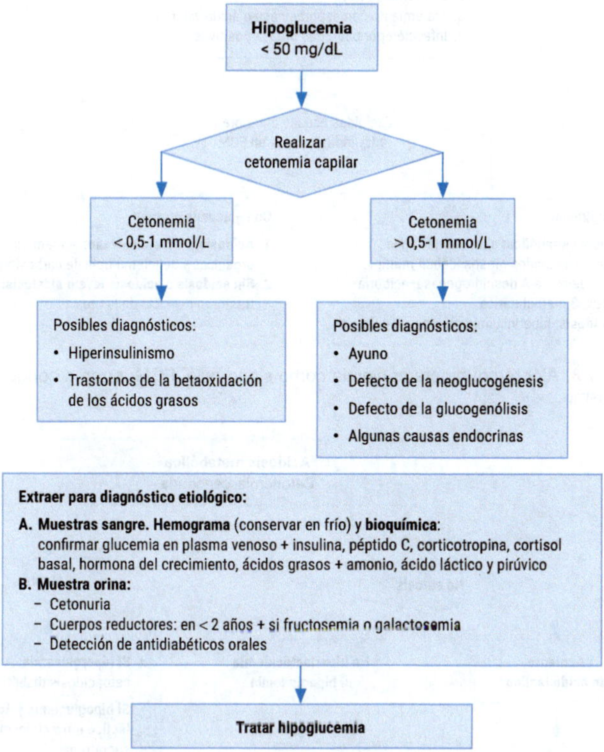

Hipoglucemia
< 50 mg/dL
Realizar
cetonemia capilar
Cetonemia
< 0,5-1 mmol/L
Cetonemia
> 0,5-1 mmol/L
Posibles diagnósticos:
• Hiperinsulinismo
• Trastornos de la betaoxidación de los ácidos grasos
Posibles diagnósticos:
• Ayuno
• Defecto de la neoglucogénesis
• Defecto de la glucogenólisis
• Algunas causas endocrinas
Extraer para diagnóstico etiológico:
A. Muestras sangre. Hemograma (conservar en frío) y bioquímica: confirmar glucemia en plasma venoso + insulina, péptido C, corticotropina, cortisol basal, hormona del crecimiento, ácidos grasos + amonio, ácido láctico y pirúvico
B. Muestra orina:
– Cetonuria
– Cuerpos reductores: en < 2 años + si fructosemia o galactosemia
– Detección de antidiabéticos orales
Tratar hipoglucemia

Figura 24-5. Algoritmo: hipoglucemia como signo guía.

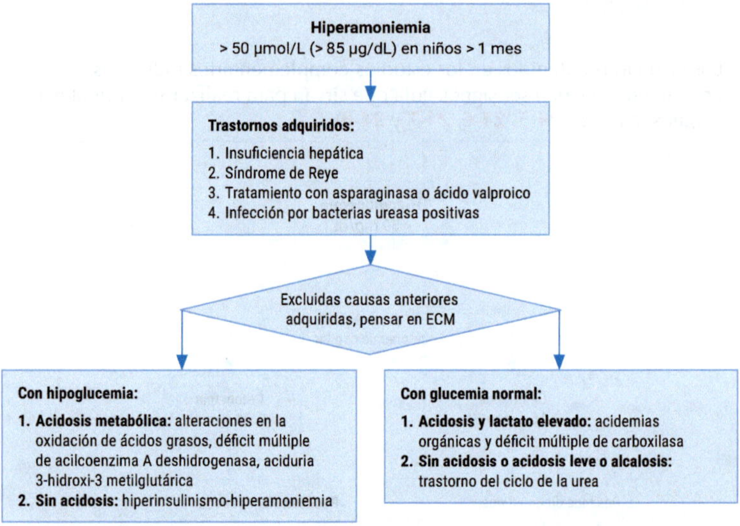

Figura 24-6. Algoritmo: hiperamoniemia como signo guía. ECM: errores congénitos del metabolismo.

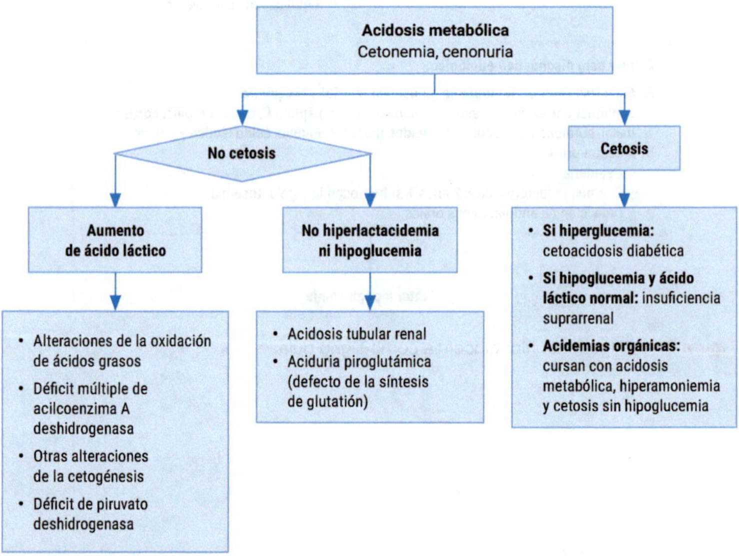

Figura 24-7. Algoritmo: signo guía acidosis metabólica con *anion gap* elevado como signo guía.

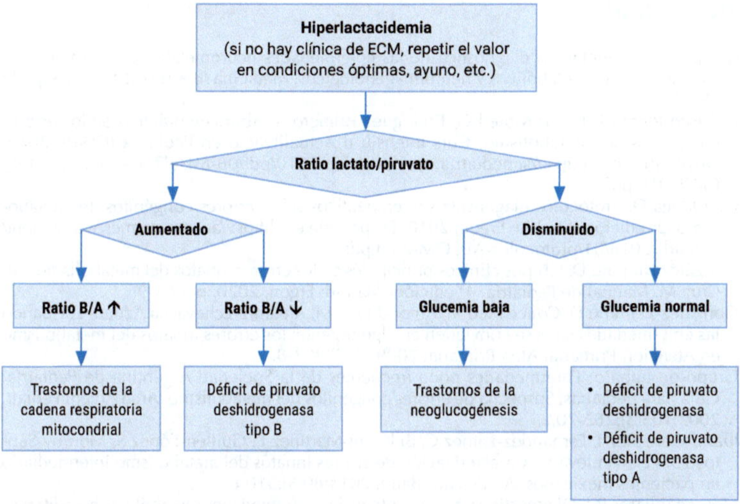

Figura 24-8. Algoritmo: signo guía hiperlactacidemia. A: acetoacetato; B: butírico.

7. IMÁGENES DIAGNÓSTICAS

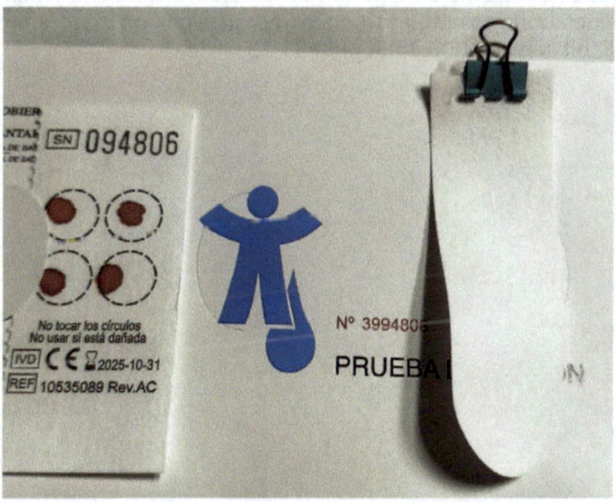

Figura 24-9. Muestras de sangre y orina para la realización de test metabólico.

BIBLIOGRAFÍA

Campistol J. Orientación diagnóstica de las enfermedades neurometabólicas basada en la clínica, estudios metabólicos y neuroimagenológicos. Medicina (B Aires). 2013;73(Supl. I): 55-62.

Del Toro Riera M, Pintos Morell G, Rodríguez Palmero A. Abordaje práctico de los errores congénitos del metabolismo. Curs Intensiu d´Actualització en Pediatria (CIAP). 2010. Disponible en: https://scpediatria.cat/docs/ciap/2010/pdf/08-MDelToro-GPintos-ARP_CIAP2010.pdf

Gil Ortega D. Protocolos diagnósticos y terapéuticos sobre errores congénitos del metabolismo. 2ª edición. Madrid: Ergon; 2018. Disponible en: https://aecom.com.es/wp-content/uploads/2018/01/protocolos-AECOM-2-ed.pdf

González Lamuño D. Grupos clínicos principales en los errores innatos del metabolismo. En: Cruz M. Manual de Pediatría. 4ª edición. Madrid: Ergon; 2020; p. 663-9.

González-Lamuño D, Couce Pico M, Amor Bueno M, Aldámiz-Echevarría Azuara L. Cuando las enfermedades raras se convierten en algo urgente: los errores innatos del metabolismo en Atención Primaria. Aten Primaria. 2009;41(4):223-8.

Grupo de trabajo: Enfermedades poco frecuentes de la Sociedad Argentina de Pediatría. Guía para pediatras. Sospecha de errores congénitos del metabolismo. Arch Argent Pediatr. 2007;105(3):262-70.

Ibarra-González I, Fernández-Laínez C, Belmont-Martínez L, Guillén-López S, Monroy-Santoyo S, Vela-Amieva M. Caracterización de errores innatos del metabolismo intermediario en pacientes mexicanos. An Pediatr (Barc). 2014;80(5):310-6.

Moreno Villares JM. Diagnóstico y tratamiento de las enfermedades metabólicas hereditarias. 5ª edición. Manual de Pediatría.

Palacios A, García O, García- Silva MT. Diagnóstico de los errores innatos del metabolismo. An Pediatr Contin. 2008;6(6):347-52.

Ribes Rubio A, Fernández Marmiesse A. Diagnóstico y tratamiento de las enfermedades metabólicas hereditarias. En: Cruz M. Manual de Pediatría. 4ª edición. Madrid: Ergon; 2020; p. 669-72.

Sanjurjo P, Baldellou A, Aldámiz Echevarría K, Montejo M, García Jiménez MC. Los errores congénitos del metabolismo como enfermedades raras con un planteamiento global específico. An Sist Sanit Navar. 2008;31(Supl 2):55-73.

ANEXOS

Tratamiento inicial del paciente con sospecha de error congénito del metabolismo

25

A. Sariego Jamardo, C. Álvarez Álvarez y D. González-Lamuño Leguina

PUNTOS CLAVE

- Los errores congénitos del metabolismo (ECM) son trastornos de origen genético producidos por alteraciones bioquímicas que producen alteración de una proteína y que pueden debutar de **forma aguda**.
- En el momento **agudo** se debe proceder a la recogida de muestras de, al menos, orina y plasma (v. Cap. 24), que se congelarán para realizar estudios posteriores; asimismo, se deben instaurar una serie de medidas terapéuticas con **carácter urgente si se sospecha ECM tipo I o II**.
- Estas medidas, que se desarrollarán en este capítulo, han de ser siempre temporales y se evaluarán de forma cuidadosa en cada paciente.
- En este capítulo se revisan **las medidas básicas** iniciales ante la sospecha de ECM grupo I o II. Estas medidas consisten principalmente en suspender la alimentación para no aportar sustancias que no se puedan metabolizar, administrar glucosa a dosis elevadas para frenar el catabolismo y administrar fármacos destinados a eliminar metabolismos tóxicos.
- El tratamiento **específico** de los distintos ECM será realizado por los médicos de la unidad de metabolismo y/o neuropediatría.

1. MEDIDAS TERAPÉUTICAS

- **Estabilización inicial:** asegurar el soporte ventilatorio y circulatorio.
- **Dieta absoluta y sueroterapia con aporte de glucosa:**
  - Evitar el aporte de alimentos que pueden resultar tóxicos.
  - En determinados ECM existe imposibilidad para utilizar proteínas, determinados tipos de hidratos de carbono o grasas, por lo que se evitará la administración de aquellas sustancias que no se puedan metabolizar.

(Continúa)

- **Eliminación de metabolitos tóxicos:**
  - En caso de hiperamoniemia se puede precisar la administración de fármacos como quelantes del amonio.
  - En casos graves, los pacientes pueden llegar a requerir depuración artificial.
- **Cóctel vitamínico:** valorar la administración de cóctel vitamínico fundamentalmente ante la sospecha de ECM tipo déficit energético (tipo II), sobre todo de tipo mitocondrial.

2. ESTABILIZACIÓN INICIAL

- **Vía aérea:** permeable.
- **Oxigenoterapia:** si el paciente la precisa. Valorar la necesidad de soporte ventilatorio.
- **Canalización de vía periférica:**
  - Si hay *shock*: suero salino fisiológico al 0,9 %, 10 mL/kg.
  - Si se objetiva hipoglucemia: suero glucosado al 10 %, 2,5-5 mL/kg (en adultos: 2,5 mL/kg y < 1 año: 5 mL/kg).
  - Extracción de estudio metabólico.
- **Si hay signos de edema cerebral:**
  - Puede ocurrir en caso de hiperamoniemia grave.
  - Elevación del cabecero de la cama 30° y manejo cuidadoso de líquidos (administrar el 80 % de las necesidades basales de líquidos).
  - No son útiles los fármacos osmóticos.
- **Corrección electrolítica:** aporte de iones, si el paciente lo precisa.

3. SUEROTERAPIA Y ALIMENTACIÓN

Se debe interrumpir todo tipo de alimentación las primeras 24 horas y administrar aportes elevados de glucosa intravenosa.

3.1. Dieta absoluta y sueroterapia

Dieta absoluta	Los objetivos de la interrupción de la alimentación se describen a continuación.	
	Eliminar el aporte de **proteínas**	Por la posibilidad de que presente una ECM con incapacidad para metabolizar proteínas.
	Eliminar los aportes de **galactosa o fructosa**	• Se deben eliminar todos los azúcares diferentes a la glucosa. La galactosa o la fructosa pueden estar presentes también en jarabes, suspensiones azucaradas, leche materna, de vaca o de fórmula. • Estos aportes pueden ser perjudiciales en pacientes que presenten galactosemia, glucogenosis tipo I, intolerancia hereditaria a la fructosa o deficiencia de fructosa-1,6-difosfatasa.
	Duración de la dieta absoluta	• **Un enfermo metabólico no debe estar en ayunas más de 48 horas.** • **Al reiniciar la alimentación** tras las primeras 24 horas de dieta absoluta, se debe administrar 0,5 g/kg/día de proteínas y progresar lentamente, subiendo 0,5 g/kg cada 24 o 48 horas, controlando el equilibrio ácido-base y el amonio (trastornos metabólicos relacionados con el metabolismo proteico). Si toma leche de fórmula: determinar la cantidad de proteína que se debe administrar según el contenido de proteína de la fórmula. En el niño mayor, se administrará una dieta restringiendo las proteínas, pero manteniendo las calorías. • **Importante:** si durante las primeras 24 horas de establecidas las medidas mencionadas el paciente mejora, pero al reiniciar la alimentación empeora nuevamente, es altamente probable que padezca un ECM intermediario.

(*Continúa*)

3.1. Dieta absoluta y sueroterapia (*cont.*)

Sueroterapia	**Tipo de suero**	• En un paciente metabólico, **el aporte de glucosa resulta fundamental** para evitar la metabolización de las proteínas y frenar el catabolismo: se utiliza habitualmente suero glucosado para que el sustrato energético sea la glucosa y evitar el catabolismo proteico. • Se deben evitar sueros excesivamente hiperosmolares, porque los enfermos metabólicos pueden tener una osmolaridad en sangre aumentada. • Si el paciente **no aporta recomendaciones específicas** de la unidad de metabolismo, se recomienda administrar uno de los siguientes dos tipos de sueros: – **Suero glucosado al 10 %.** – **Suero glucosalino 1/3 + glucosa al 50 % 10 mL/100 mL** (aportando así un 8 % de glucosa). • Este aporte elevado de glucosa solo puede ser perjudicial si existe deficiencia de piruvato deshidrogenasa o enfermedad mitocondrial con diabetes; en esos casos, el equilibrio ácido-base y el ácido láctico serán los indicadores de alarma. Por tanto, si se incrementan los niveles de lactato, se debe restringir el aporte de hidratos de carbono.

(*Continúa*)

3.1. Dieta absoluta y sueroterapia (*cont.*)		
Sueroterapia	**Ritmo del suero**	• Proceder al aporte de líquidos a un ritmo superior a las necesidades basales si no existe contraindicación. • Objetivos: favorecer la diuresis, corregir la deshidratación y las pérdidas por vómitos si existiesen. • Excepciones: si existe insuficiencia renal o edema cerebral (posible en caso de hiperamoniemia grave). • Asegurar 6-8 mg/kg/minuto de glucosa. En hiperamoniemia, 10 mg/kg/minuto. En trastornos de la betaoxidación, 7-10 mg/kg/minuto. Como aproximación inicial se puede administrar 5 mL/kg/hora de una solución glucosada al 8-10%, es decir, cualquiera de los dos tipos de suero indicados anteriormente (si administramos 5 mL/kg/hora de glucosado al 10% administraríamos 8,3 mg/kg/minuto de glucosa). Después ajustar calculando con exactitud a 6-10 mg/kg/minuto de glucosa según la patología metabólica. • **Realizar controles glucémicos:** si aparece hiperglucemia no se reducirá el aporte de glucosa a menos de 6-8 mg/kg/minuto sino que se deberá pautar insulina.

4. FÁRMACOS DEL BOTIQUÍN METABÓLICO

En situaciones de urgencia, existe un botiquín metabólico en el servicio de farmacia, que contiene:

- **Fármacos estimulantes del ciclo de la urea.**
- **Fármacos quelantes del amonio:** benzoato sódico, fenilbutirato sódico.
- **Cofactores:** vitaminas.

4.1. Fármacos indicados en caso de hiperamoniemia

4.1.1. Fármacos indicados según la gravedad de la hiperamoniemia

Leve (<150 µmol/L o 270 µg/dL)	Fármacos estimulantes del ciclo de la urea + cofactores.
Moderada (150-350 µmol/L o 270-635 µg/dL)	Fármacos estimulantes del ciclo de la urea + quelantes del amonio + cofactores.
Grave (>350 µmol/L o 635 µg/dL)	Todo lo anterior + depuración extrarrenal.

En casos de **hiperamoniemia**, se deben monitorizar de forma estrecha las cifras de amonio, y es muy importante analizar su tendencia para tomar decisiones.

4.1.2. Fármacos estimulantes del ciclo de la urea

Ácido carglúmico	**Dosis**	100 mg/kg/día por vía oral (v.o.) en 3 dosis; máximo: 250 mg/kg/día en 3 dosis.
	Presentaciones	Comprimidos dispersables 200 mg.
L-arginina	**Dosis:** • Preferible vía i.v. en situación aguda; si no posible, v.o. • i.v.: dosis de carga: 350 mg/kg en 90 minutos. Después dosis: 600 mg/kg/día en perfusión continua. Diluir 1 g en 50 mL de glucosa al 10 %. Tras diagnóstico específico puede disminuirse la dosis. Dosis altas pueden producir acidosis metabólica hiperclorémica. • v.o. o por sonda nasogástrica: 500 mg/kg/día en 4 dosis o en forma enteral continua (diluyendo 10 g en 100 mL de suero glucosado al 5 % y pasando la dosis total diaria por sonda al ritmo necesario).	

4.1.3. Fármacos quelantes del amonio

- Se usan en trastornos del ciclo de la urea o hiperglicinemia no cetósica. Son:
  - **Benzoato sódico.**
  - **Fenilbutirato sódico.**
- Cuando se usan quelantes de amonio debe monitorizarse la respuesta clínica, los niveles de amonio y los aminoácidos. Los pacientes requieren asimismo una dieta con restricción de proteínas, aporte de aminoácidos esenciales, aporte de carnitina y, según el ECM de que se trate, el aporte de algunos aminoácidos específicos.

	Indicaciones	Dosis
Benzoato sódico	**Hiperglicinemia no cetósica**	**Dosis:** 250-400 mg/kg v.o. en 3-4 dosis. Formas graves pueden requerir dosis de hasta 550-750 mg/kg/día v.o. en 3-4 dosis. • Vigilar en la intoxicación o sobredosis la hipoglicinemia y la hipocalcemia. • La dosis de benzoato se monitoriza según la glicinemia.
Benzoato sódico	**Trastornos del ciclo de la urea**	• **Dosis i.v.:** en situación aguda en neonatos se emplea dosis de carga de 250 mg/kg en 90 minutos y luego perfusión de 250-500 mg/kg/día. En niños mayores se administra a una dosis de 5,5 g/m². Preparar en suero glucosado al 5-10% protegido de la luz y con una concentración máxima de 25 mg/mL. • **Dosis oral:** en neonatos, 50-150 mg/kg 3-4 veces al día ajustando según respuesta hasta 250 mg/kg/dosis cada 6-8 horas. En niños mayores dosis 250-400 mg/kg/día v.o. en 3-4 dosis. • **Presentaciones:** – **Polvo** 100 g, 250 g, 1 kg o 5 kg para preparación de fórmulas magistrales. – **Comprimidos** 500 mg v.o. – **Solución oral** 100 mg/mL. – **Intravenoso:** Amzoate® (benzoato sódico i.v.) ampollas 2 g/10 mL.

(Continúa)

4.1.3. Fármacos quelantes del amonio (*cont.*)	
Fenilbutirato sódico	**Dosis:** • **Oral:** 3-6 tomas. En neonatos y <20 kg: 250-400 mg/kg/día. Niños >20 kg: 9,9-13 g/m²/día; dosis máxima: 20 g/día. • **Intravenosa:** neonatos y <20 kg: dosis de carga, 250 mg/kg en 90 minutos y, posteriormente, en perfusión continua, 250 mg/kg/día, pudiendo aumentarse hasta 500 mg/kg/día. En niños >20 kg: 13 g/m²/día. Se administra en perfusión continua los g totales al día. **Presentaciones:** • **Oral:** Ammonaps® comprimidos de 500 mg. • **Intravenosa:** ampollas 1 g/5mL (diluir en glucosa al 10%)

4.2. Fármacos del cóctel vitamínico o cofactores

- Deben administrarse sobre todo ante sospecha de déficit del metabolismo energético (ECM tipo II), especialmente si hay sospecha de enfermedad mitocondrial.
- La carnitina no se debe administrar hasta descartar un defecto de la betaoxidación de los ácidos grasos.

4.2.1. Dosis de vitaminas o cofactores	
Biotina (vitamina H)	• **Dosis:** – Sospecha de enfermedad mitocondrial: 10-15 mg/día oral en 1 dosis. – En hiperamoniemia (déficit múltiple de carboxilasas y biotinidasa): 30 mg/día v.o. • **Presentaciones:** biotina 5 mg comprimidos.
Hidroxicobalamina (vitamina B_{12})	• **Dosis:** 1 mg/día intramuscular (i.m.) (descrito hasta 5 mg i.m. al día), dosis única diaria i.m. • **Indicaciones:** obligada en acidemia metilmalónica si la homocisteína está elevada. • **Presentaciones:** ampollas 0,5 mg/mL (1.000 µg/2 mL. Ampolla 2 mL).

(*Continúa*)

4.2.1. Dosis de vitaminas o cofactores (*cont.*)	
Piridoxina (vitamina B_6)	• **Dosis:** – **Dosis de carga** monitorizando con electroencefalograma, electrocardiograma y saturación de O_2 (por el riesgo de apnea) en convulsiones sensibles a piridoxina: 50 mg i.v. (se pueden repetir dosis sucesivas de carga i.v. cada 10 minutos, pero sin sobrepasar 200-300 mg i.v.; máximo descrito: 500 mg i.v. En hiperamoniemia/atrofia *girata*: 300-600 mg/día). – **Dosis de mantenimiento:** piridoxina 50-100 mg/día en 2 dosis v.o. (5-30 mg/kg/día en 2-3 dosis). Máximo adolescentes: 100-300 mg v.o. al día en 2-3 dosis y dosis inicial en bolo i.v. 100 mg. • **Indicaciones:** – Útil en la atrofia *girata* (causante de hiperamoniemia) y alteración del ácido γ-aminobutírico. – Crisis sensibles a la piridoxina por mutaciones en *ALDH7A1* (junto ± ácido folínico, ya que algunas formas responden al ácido folínico y piridoxina). – Valorar en convulsiones neonatales refractarias o encefalopatías epilépticas refractarias en el primer año de vida. • **Presentaciones:** fórmula magistral de piridoxina 25 mg/mL jarabe. Piridoxina (Benadon®) 300 mg comprimidos. Ampollas i.v. piridoxina (Benadon®) 300 mg/2 ml.
Ácido folínico	• **Dosis:** 3 mg/kg/día en 2 dosis (3-5 mg/kg/día) v.o. • **Indicaciones:** asociado a piridoxina en convulsiones sensibles a piridoxina por variantes patogénicas en *ALDH7A1* (algunas formas no responden a piridoxina solamente). • **Presentaciones:** jarabe ácido folínico. Fórmula magistral 10 mg/mL.

(*Continúa*)

4.2.1. Dosis de vitaminas o cofactores (*cont.*)	
Tiamina (vitamina B_1)	• **Dosis:** 10 mg/kg/día i.v. o v.o. **0-3 años:** 150 mg/día i.v. o v.o., y **>3 años:** 300 mg/día i.v. o v.o. Oral 1 dosis e i.v. 3 dosis. • **Indicaciones:** útil en la enfermedad de la orina con olor a jarabe de arce, déficit de piruvato deshidrogenasa y de alfa-cetoglutarato deshidrogenasa (ciclo de Krebs), también en algunas formas de enfermedad mitocondrial y tercera línea en convulsiones neonatales. • **Presentaciones:** – Tiamina jarabe Fórmula Magistral 100 mg/mL. – Tiamina comprimidos (Benerva®) 300 mg (los comprimidos se pueden pulverizar y diluir). – Tiamina (Benerva®) 100 mg/mL solución inyectable i.v. (lenta) o i.m.
Riboflavina (vitamina B_2)	• **Dosis:** 100-300 mg/día v.o. en 1-3 dosis (menor o mayor de 3 años). • **Indicaciones:** útil en aciduria glutárica tipo I y II y defectos de cadena respiratoria. • **Presentaciones:** – Cápsulas 100 mg riboflavina, se pueden abrir y diluir. – Fórmula magistral 25 mg/mL solución oral.

(*Continúa*)

4.2.1. Dosis de vitaminas o cofactores (*cont.*)	
Carnitina	• **Indicaciones:** – Solo administrar **si se puede descartar** defecto de la betaoxidación de ácidos grasos. No administrar en el momento agudo si no se puede descartar este defecto. – La carnitina se utiliza para transportar los ácidos grasos de cadena larga dentro de la mitocondria para su betaoxidación de los ácidos grasos. Es crucial para la producción de energía en tejidos dependientes de la oxidación de ácidos grasos, como en el músculo esquelético y cardíaco. • **Dosis:** en defectos conocidos de carnitina: 100-200 mg/kg/día (en 4 dosis i.v. o 3-4 dosis v.o., igual dosis v.o. e i.v.). En hiperamoniemia: dosis de carga: 50 mg/kg en 90 minutos. Después 100 mg/kg/día en 4 dosis i.v. o en 3-4 dosis v.o. Importante administrar en acidemia orgánica. • **Presentaciones:** – Jarabe de carnitina (Carnicor®) 300 mg/mL solución oral y carnitina (Carnicor®) 100 mg/mL solución oral en ampollas bebibles. – Carnitina (Carnicor®) ampollas solución inyectable i.v. 200 mg/mL.
Coenzima Q10	• **Dosis:** 5-15 mg/kg/día (máximo: 30 mg/kg/día; 200 mg al día en neonatos y 300 mg al día en niño mayor) 2-3 dosis v.o. • **Indicaciones:** indicación en enfermedades mitocondriales. • **Presentaciones.** Medicación extranjera: Decorenone® coenzima Q10 cápsulas 50 mg y solución oral 5 mg/mL.

4.2.2. Cóctel metabólico ante sospecha de enfermedad mitocondrial	
Administrar	Biotina + tiamina + riboflavina + coenzima Q10 + carnitina.
Opción ambulatoria	AlcaLip® cápsulas: contiene ácido lipoico, carnitina, tiamina y vitamina B_{12}.

5. IMÁGENES

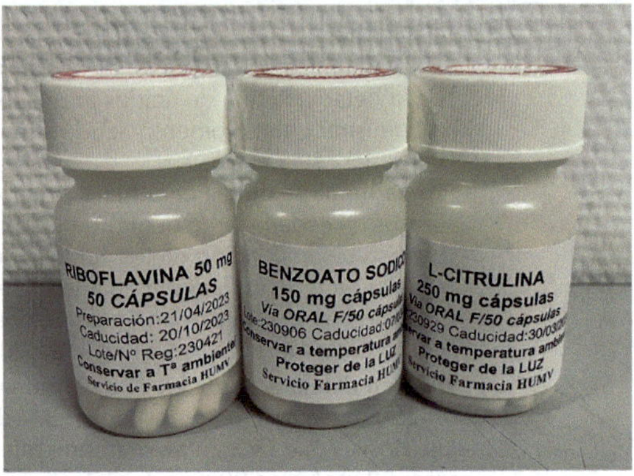

Figura 25-1. Imagen de algunos farmacos incluidos en el botiquín metabólico.

BIBLIOGRAFÍA

Comité de Medicamentos de la Asociación Española de Pediatría. Pediamécum Edición 2015 [consultado 08/09/2023]. Disponible en: https://www.aeped.es/comite-medicamentos/pediamecum

Couce ML, Bustos G, García-Alix A, Lázaro A, Martínez-Pardo M, Molina A,et al.; Asociación Española de Pediatría. [A guide to the clinical diagnosis and urgent treatment of neonatal hyperammonaemia]. An Pediatr (Barc). 2009;70(2):183-8. Spanish.

Delgado Díez B, Morais López A, Bergua Martínez A. Sospecha de error congénito del metabolismo. Manejo inicial de la descompensación aguda de la enfermedad metabólica. En: Guerrero-Fernández J, Cartón Sánchez AJ, Barreda Bonis AC, Menéndez Suso JJ, Ruiz Domínguez JA. Manual de diagnóstico y terapéutica en pediatría. 6ª edición. Madrid: Editorial Médica Panamericana; 2018; p. 147-56.

Martínez de Albéniz Margalef I, Martínez Sánchez L, Ormazábal Herrero A, García Cazorla A, García Volpe C. Manejo inicial de los pacientes con errores congénitos del metabolismo. En: Luaces Cubells C. Urgencias en Pediatría. Protocolos diagnóstico-terapéuticos del Hospital Universitari Sant Joan de Déu. 6ª edición. Madrid: Ergon; 2022; p. 452-6.

Martínez Zazo AB, Pedrón Giner C. Manual para la alimentación de pacientes con errores congénitos del metabolismo. 2017. Disponible en: https://www.seghnp.org/documentos/manual-para-alimentacion-de-pacientes-con-errores-innatos-del-metabolismo

Zschocke J, Hoffmann GF. Vademecum Metabolicum: Diagnosis and Treatment of Inborn Errors of Metabolism. 5ª edición. Germany: Thieme; 2021.

Líquidos y electrolitos

IV

Fluidoterapia en el paciente ingresado

26

C. Álvarez Álvarez, J. L. Guerra Díez,
D. González-Lamuño Leguina y O. C. Pérez Pardo

PUNTOS CLAVE

- La **fluidoterapia** o **sueroterapia** intravenosa es un tratamiento que permite administrar soluciones o sueros en el espacio intravascular que contienen agua, glucosa y/o electrolitos en distintas proporciones y para distintas finalidades.
- Hasta hace algunos años, los sueros hipotónicos (suero glucosalino 1/3 o 1/5) se utilizaban como fluidoterapia de mantenimiento en pediatría.
- A partir del año 2018 se recomienda en el paciente pediátrico sano el uso de sueros isotónicos (suero salino fisiológico al 0,9 %) para evitar las complicaciones asociadas a los sueros hipotónicos, principalmente **hiponatremia** yatrogénica, la cual conlleva riesgo de edema cerebral por paso de líquido del espacio intravascular al intracelular.
- La sueroterapia de mantenimiento indicada puede diferir entre el niño sano y el niño con distintas patologías previas.
- Los pacientes con patología renal, metabólica o con estados edematosos (insuficiencia cardíaca, síndrome nefrótico, etc.) pueden requerir sueroterapias específicas.
- En este capítulo, se resume la sueroterapia de **mantenimiento** en el niño sin patología previa y en pacientes con patologías concretas durante su ingreso en hospitalización.
- La sueroterapia en el paciente deshidratado se revisa en el **capítulo 27**.

1. FLUIDOTERAPIA EN EL PACIENTE INGRESADO

1.1. Uso adecuado de la fluidoterapia en el paciente ingresado	
No recomendado	• La utilización de sueroterapias innecesarias o si se puede utilizar otra vía de administración más fisiológica. • Uso de soluciones hipotónicas[a]: aumenta el riesgo de hiponatremia o incrementa su intensidad y duración, en especial en situaciones clínicas que aumentan la secreción de vasopresina (cirugía, patología cerebral, pulmonar, etc.). • Las soluciones hipotónicas están indicadas en situaciones médicas concretas (v. apartado «Sueroterapia en pacientes con disminución de la capacidad de concentración renal»).
Recomendado	Indicada la utilización de **soluciones isotónicas**[b] o con tonicidad cercana a la plasmática como fluidoterapia de mantenimiento en el niño sano para reducir el riesgo de hiponatremia adquirida en el hospital.

[a]**Soluciones hipotónicas:** los **glucosalinos 1/3 o 1/5** contienen 51 mEq/L o 30 mEq/L de Na^+, respectivamente.
[b]**Soluciones isotónicas:** el **suero salino fisiológico (SSF) (al 0,9 %)** contiene 154 mEq/L de Na^+ y el **Ringer lactato** contiene 131 mEq/L de Na^+. Concentración de sales similar al plasma. La **solución isotónica con glucosa** contiene glucosalino al 5 % (glucosa: 50 g por litro [5 %] y 154 mEq/L de Na^+).

En todo paciente **ingresado que reciba fluidoterapia**:

- Realizar control clínico y analítico periódico de iones (sobre todo de Na^+).
- Vigilar el **peso (diario)** y la **diuresis**.
- No existe una solución universal que se adecúe a todos y cada uno de los pacientes ingresados.

1.2. Conceptos básicos en sueroterapia		
Previamente a la administración de sueros intravenosos, se deben conocer los siguientes conceptos.		
Osmolaridad	**Definición**	• La **osmolaridad** se define como el número de solutos que existe en una solución por cada litro de agua. • La **tonicidad** es la osmolaridad realmente efectiva (determinada fundamentalmente por la cantidad de Na^+). • La osmolaridad normal del plasma es: **285-295 mOsm/kg**.
	Equilibrio osmótico	• Los espacios extracelular e intracelular deben tener **igual osmolaridad para mantener un equilibrio osmótico.** • Ambos espacios están separados por la membrana celular y tienen una presión osmótica similar, pero distinta composición de electrolitos. • Con la administración de sueros es posible modificar la composición del espacio intravascular y alterar la osmolaridad de este espacio aumentándola o disminuyéndola, produciendo así desplazamiento de líquidos entre el espacio intracelular y el extracelular. • Es decir, si los sueros administrados no presentan una tonicidad parecida al plasma (similar cantidad de Na^+), se producirá un movimiento de fluidos entre los espacios intravascular y extravascular.

(*Continúa*)

1.2. Conceptos básicos en sueroterapia (*cont.*)		
Tonicidad	• En el plasma, la **osmolaridad** depende de la cantidad de iones (Na^+, etc.), urea y glucosa. • La **tonicidad** viene determinada por el **Na^+**, porque es el componente osmóticamente activo y no pasa la membrana celular.	
	Contenido de glucosa de los sueros	• **Glucosa:** soluto poco efectivo porque pasa rápidamente dentro de las células sin contribuir a la tonicidad efectiva. • Aunque la osmolaridad de los sueros glucosalinos al 5 % es de 586 mOsm/L, se debe restar la osmolaridad que aporta la glucosa, la cual se metaboliza en los tejidos y no influirá en la tonicidad y, por tanto, **la tonicidad será bastante menor**. • Una solución de glucosa al 5 %, aunque sea isoosmolar respecto al plasma *in vitro*, en realidad es una **solución hipotónica** que deja gran cantidad de agua libre al cabo de unos minutos y contribuye al edema celular por su baja tonicidad (del vaso pasa al interior de la célula).
	Contenido de sodio de los sueros	• Cualquier **alteración en la concentración de Na^+** en el espacio extracelular genera un gradiente osmótico, produciendo un desplazamiento de agua entre ambos compartimentos (del de menor osmolaridad al de mayor, para lograr un equilibrio). • Por este motivo, **es muy importante conocer la cantidad de Na^+ que contienen los sueros administrados en el espacio intravascular** para no provocar paso de líquido entre distintos compartimentos, salvo en aquellos casos en los que se pretenda este objetivo. • Ejemplo: tratamiento del edema cerebral con sueros hiperosmolares (la tonicidad del suero administrado es superior a la del plasma) con el paso de agua de las células cerebrales al vaso, disminuyendo el edema celular.

1.3. Tipos de sueros clasificados según su tonicidad	
Sueros isotónicos	• Al ser administrados se mantienen en el espacio vascular, porque la osmolaridad de estos sueros es similar a la osmolaridad efectiva del plasma. • Son útiles en expansiones, porque se mantienen dentro del vaso y consiguen restaurar la perfusión tisular. • **SSF al 0,9 %, Ringer lactato, glucosalino al 5 %, Plasmalyte®.**
Sueros hipotónicos	• Al ser administrados pueden pasar al espacio intracelular, puesto que su osmolaridad efectiva es menor que la del plasma. Por tanto, pueden causar edema celular. • **Glucosalino 1/3 o 1/5.**
Sueros hipertónicos	• Al ser administrados, el líquido del interior de las células pasa al espacio extracelular (atraen agua al vaso). • **Suero salino hipertónico al 3 %.**

2. SUEROTERAPIA DE MANTENIMIENTO EN EL NIÑO SANO

2.1. Tipo de suero de mantenimiento y cálculo del ritmo en el niño sano	
• Se utiliza para asegurar la cobertura de las necesidades basales del paciente y mantener el metabolismo celular en determinadas circunstancias: ayuno, **ingesta escasa** o **cirugía**. • **Tipo:** se recomiendan soluciones **isotónicas**; **soluciones cristaloides** que contienen **agua, electrolitos (Na^+, K^+ y cloro) y glucosa** en diferentes proporciones. • Comprobar que el paciente no presenta ninguna situación especial (v. apartado «Sueroterapia de mantenimiento en situaciones especiales»).	
Elección del tipo de suero en el niño sano	**En niños mayores de 1 mes:** • **Si el paciente no precisa K^+:** glucosalino al 5 % (glucofisiológico al 5 %)*. • **Si se precisa añadir K^+:** 225 mL SSF al 0,9 % + 25 mL glucosa al 50 % ± ClK^+ 2 mEq/100 mL. Máximo: ClK 40 mEq/L (v. las indicaciones para administrar ClK).

(Continúa)

2.1. Tipo de suero de mantenimiento y cálculo del ritmo en el niño sano (*cont.*)		
Necesidades basales de agua	**Cálculo de las necesidades basales**	**Fórmula de Holliday-Segar:** se usa para calcular la cantidad de líquidos totales diarios. Se utiliza en niños sanos, con peso y talla normales.
		• **Primeros 10 kg:** 100 mL/kg. **Segundos 10 kg:** 50 mL/kg por cada kilo que pase de 10 kg. **A partir de 20 kg:** 20 mL/kg por cada kilo que pase de 20 kg. • **Volumen máximo de necesidades basales:** 2.400-2.500 mL/24 horas. • Con necesidades basales, cobertura de: – **Pérdidas insensibles:** respiración y transpiración cutánea. – **Pérdidas sensibles:** orina/heces.
Necesidades de glucosa	**Cálculo del porcentaje de glucosa** (si preparamos el glucosalino con SSF al 0,9% + glucosa al 50%)	• Cada 100 mL de glucosa al 50% aportan 50 g de glucosa. Si se añade al suero 25 mL glucosa al 50%, se estarán aportando 12,5 g de glucosa. • Estos gramos de glucosa se aportan por un total de 250 mL de suero glucosalino. En cada 250 mL de suero se aportan 12,5 g de glucosa; en consecuencia, en 100 mL de SSF se aportan 5 g de glucosa. • Por tanto, se estará administrando glucosa al 5%, que es el objetivo final para evitar la cetosis y frenar el catabolismo proteico.

(*Continúa*)

2.1. Tipo de suero de mantenimiento y cálculo del ritmo en el niño sano (*cont.*)		
Necesidades de potasio	• En ocasiones, puede ser necesario añadir K^+ al suero. • Previamente a su administración: conocer la potasemia y la función renal. Solo administrar si se ha comprobado la normalidad de la función renal, la diuresis está establecida y no existe hiperpotasemia.	
	Indicaciones de administrar ClK	• Si el paciente va a requerir fluidos **durante más de 12 horas** y no está recibiendo alimentación enteral/parenteral, necesitará, en muchas ocasiones, añadir aportes de potasio en el suero de mantenimiento. • Individualizar los aportes en función de las necesidades, los valores previos de K^+ y el estado del paciente.
	Necesidades basales de K^+ del paciente	• Dosis: 1-3 mEq/kg/día. **Máximo ClK:** 40 mEq/L. • Para evitar manipulaciones del K^+ existen sueros precargados con ClK^+: sueros con 500 mL de SSF que llevan 10 mEq de K^+, que equivalen a 2 mEq ClK/100 mL de SSF al 0,9 %. Esto equivaldría a las necesidades basales de K^+ de un paciente al día: 1-3 mEq/kg/día.

*Suero ya preparado con SSF al 0,9 % y glucosa al 5 %. Si no se dispone de este tipo de suero, se puede reconstituir con 225 mL de SSF al 0,9 % y 25 mL de glucosado al 50 %.

3. SUEROTERAPIA DE MANTENIMIENTO EN SITUACIONES ESPECIALES

3.1. Conceptos generales	
Pacientes hospitalizados	• Muchos niños **enfermos** hospitalizados tienen limitada la capacidad de excretar agua libre y, por tanto, presentan alto riesgo de hiponatremia con la administración de soluciones hipotónicas. • Además, en algunas situaciones patológicas la necesidad de agua es menor.

(*Continúa*)

3.1. Conceptos generales (*cont.*)	
Pacientes quirúrgicos **Pacientes con enfermedades del sistema nervioso central (meningitis, encefalitis y traumatismos craneoencefálicos graves)** **Pacientes con patología pulmonar**	• Presentan mayor exceso de vasopresina y, por tanto, tendrán mayor riesgo de hiponatremia dilucional si se les administran sueros hipotónicos debido a que tienen limitada la capacidad de excretar agua libre. • El paciente posquirúrgico tiene muchos estímulos para la liberación no osmótica de vasopresina, por lo que se deben utilizar sueros isotónicos.
Pacientes con patologías concretas	• La sueroterapia de mantenimiento en pacientes con patologías concretas puede diferir de la del niño sano, tanto en el tipo de suero que se debe administrar como en el cálculo de las necesidades basales. • En algunas patologías, la presencia de determinadas sustancias en sangre puede aumentar la osmolaridad sanguínea, como ocurre en **enfermos metabólicos o renales**, pudiendo requerir otro tipo de sueros con menor osmolaridad.

3.2. Situaciones y patologías que desaconsejan el uso de suero salino fisiológico al 0,9 % como fluidoterapia de mantenimiento	
Situaciones clínicas	• Pacientes <1 mes (si es prematuro, <1 mes de edad corregida). • **Insuficiencia renal** establecida de causa renal o parenquimatosa (el SSF al 0,9 % estaría indicado en la insuficiencia prerrenal). • **Diabetes insípida.** • **Estados edematosos:** insuficiencia cardíaca congestiva, síndrome nefrótico, cirrosis e hipoalbuminemia. Este apartado hace referencia a la sueroterapia de **mantenimiento**, no a la sueroterapia para reposición de pérdidas.
Tipos de suero recomendado	• En **niños >1 mes con patologías y situaciones clínicas indicadas previamente** se podría utilizar: glucosalino 1/2 o glucosalino 1/3. • Control estrecho de iones.

3.3. Sueroterapia en pacientes con disminución de la capacidad de concentración renal	
Patologías con disminución de la capacidad de concentración renal	• Diabetes insípida nefrogénica. • Uropatía obstructiva en fase aguda. • Displasia renal, nefritis tubulointersticial en fase aguda o necrosis tubular aguda.
Tipo de suero	• Puede estar indicada la administración de soluciones hipotónicas, pero siempre bajo estrecha supervisión clínica, con analítica de iones (sodio) y **por parte de un experto**. • En las hipernatremias causadas por **defecto de concentración renal**, es de elección la vía oral, administrando agua. • En caso de utilizarse la vía intravenosa (i.v.), si no hay depleción de volumen se puede administrar suero glucosado al 5 % (solución hipotónica). • Si hay depleción de volumen, se puede utilizar suero salino isotónico o bien hipotónico (suero glucosalino 1/3 o 1/5) en función de las pérdidas renales de sodio (solicitar iones en orina): si las pérdidas de Na^+ por orina están en 30-50 mEq/L, se repondría con suero glucosalino 1/3; si son superiores, con suero glucosalino 1/2, y si son <30 mEq/L, se utiliza suero glucosalino 1/5.

3.4. Sueroterapia de mantenimiento en pacientes diagnosticados de nefropatía de origen parenquimatoso	
Cálculo de las necesidades basales	• En estos pacientes no se calculan **las necesidades basales de líquidos** mediante la fórmula de Holliday, sino de la siguiente manera: **Necesidades basales:** 400 mL/m²/día* + reposición de pérdidas medibles por turno: diuresis y heces (a nivel práctico, reponer diuresis por turno). • Esta forma de calcular las necesidades basales sería aplicable también a pacientes con obesidad sin nefropatía. • La insuficiencia renal de causa prerrenal se maneja de manera diferente.

(*Continúa*)

3.4. Sueroterapia de mantenimiento en pacientes diagnosticados de nefropatía de origen parenquimatoso (*cont.*)	
Tipo de suero	• Si la nefropatía es de origen parenquimatoso (renal): individualizar el tipo de suero que se va a utilizar adaptándolo a la situación particular. • En general, el suero glucosalino 1/3 suele ser adecuado en esta situación como suero de mantenimiento. • Sin embargo, de forma más precisa se debe adaptar la concentración de sodio del suero a las pérdidas por orina. Para ello, solicitar pérdidas de iones en orina adaptando el sodio del suero al sodio perdido por orina (véase el contenido de sodio de los distintos tipos de suero en los **Anexos 26-1** y **26-2**). • Control estrecho de iones.
* Equivalen a pérdidas insensibles o no medibles, es decir: respiración + sudor.	

3.5. Sueroterapia en el paciente con error congénito del metabolismo (tipo I o II)	
Tipo de suero	• **Se debe aumentar el aporte de glucosa** para que no se metabolicen las proteínas. • **Tipo de suero: glucosado al 10 %** o **suero glucosalino 1/3 + glucosa al 50 % 10 mL/100 mL de suero** (se aporta el 8 % de glucosa).
Ritmo de suero	• Aproximadamente administrar 5-10 mL/kg/hora de cualquiera de los dos sueros previos. • Asegurar 6-8 mg/kg/minuto de glucosa.
• Si aparece hiperglucemia se debe pautar insulina, pero no se reducirá el aporte de glucosa a menos de 6-8 mg/kg/minuto. • El aporte de glucosa es perjudicial en algunas enfermedades mitocondriales (déficit de piruvato deshidrogenasa, etc.). En estos casos concretos el aporte de glucosa que se debe administrar se orientará según el equilibrio ácido-base y el ácido láctico. El aumento de la glucemia o acidosis láctica indica que el paciente no tolera unos aportes tan elevados de glucosa.	

3.6. Sueroterapia en grandes quemados	
Sueroterapia en las primeras 24 horas en quemaduras **graves** y grandes quemados.	
Tipo de suero	Ringer lactato: **En menores de 20 kg o <2 años:** asociar glucosa para obtener un suero con 5 % de glucosa. (En 250 mL de Ringer lactato, añadir 25 mL de glucosa al 50 %, retirando previamente 25 mL de Ringer lactato = Ringer lactato con glucosa al 5 %).
Necesidades y ritmo de suero	**Necesidades de sueroterapia.** Fórmula de Parkland: • **Cálculo de las necesidades basales:** por la fórmula de Holliday. • **Cálculo de mililitros por porcentaje de superficie corporal quemada (SCQ):** 4 mL × kg × SCQ. • **Sumar las dos anteriores.** • **Del total:** pasar el 50 % en las primeras 8 horas y el otro 50 % en las siguientes 16 horas.
Control estrecho de la diuresis	• Para modificar la sueroterapia según las necesidades. • A partir de las 24 horas de inicio de la sueroterapia, se utilizarán cristaloides (SSF al 0,9 %) o coloides (si se requieren altos volúmenes).
Ejemplo: Paciente con peso de 20 kg y superficie corporal quemada (SCQ) del 12 %. **Necesidades basales** = 1.500 mL. **SCQ:** 12 × 4 mL × 20 kg = 960 mL. **Total:** 2.460 mL en 24 horas (a pasar la mitad en las primeras 8 horas y la otra mitad en las siguientes 16 horas).	

3.7. Sueroterapia en el paciente quirúrgico

3.7.1. Paciente prequirúrgico: ayuno preoperatorio

- El ayuno preoperatorio es **una práctica anestésica universal** encaminada a reducir el contenido gástrico y, en consecuencia, el riesgo de aspiración broncopulmonar.
- Sin embargo, el **ayuno prolongado** induce un incremento del catabolismo y favorece el desarrollo de diversas complicaciones como hipoglucemia, cetosis, deshidratación, hipotensión, malestar emocional, y riesgo de náuseas y vómitos postoperatorios.
- En los últimos años, ha habido una tendencia **a reducir los tiempos de ayuno prequirúrgico** en los niños.

Tiempo de ayuno prequirúrgico	• Se excluyen de las siguientes recomendaciones los pacientes con patologías (agudas o crónicas) que retrasen el vaciamiento gástrico, obesidad mórbida o dificultad prevista en el manejo de la vía aérea. • Las recomendaciones actuales para tiempo de ayuno prequirúrgico son: – **Alimentos sólidos o leches naturales no humanas (vaca, soja):** 6 horas. – **Leches artificiales:** 4 horas. – **Leche materna:** 3 horas. – **Líquidos claros*** como agua, infusiones, bebidas carbonatadas (Aquarius®), zumos sin pulpa (manzana, piña): 1 hora.

* El volumen de líquido recomendado no debe superar los 3 mL/kg o bien 125 mL como máximo (si el peso supera los 40 kg).

3.7.2. Indicaciones de sueroterapia en el paciente prequirúrgico

Indicación de recibir sueroterapia de mantenimiento en el ayuno preoperatorio	• Pacientes que **requieran ayuno prolongado**: mayor de 8-12 horas. • Pacientes con depleción de volumen: vómitos, preparación intestinal, diuresis osmótica, etc. • Pacientes con factores de riesgo para el desarrollo de hipoglucemia: neonatos, disfunción hepática, desnutrición, metabolopatías, etc.

(*Continúa*)

3.7.2. Indicaciones de sueroterapia en el paciente prequirúrgico (*cont.*)	
Tipo de sueroterapia de mantenimiento	• Los niños, especialmente los más pequeños, tienen un riesgo aumentado de hipoglucemia y lipólisis perioperatoria, por lo cual se recomiendan soluciones glucosadas. • Sin embargo, el estrés quirúrgico predispone a la hiperglucemia, por lo que los sueros glucosados al 5 % resultan excesivos. **Se recomienda usar soluciones con concentraciones de glucosa del 1-2,5 %.**

3.7.3. Sueroterapia intraoperatoria y postoperatoria		
Sueroterapia intraoperatoria	**En cirugía menor o cirugía mayor ambulatoria**	• Se utilizará **suero isotónico con o sin glucosa.** • En general, puede usarse solución salina al 0,9 %, Ringer lactato o una solución balanceada sin glucosa, como Isofundin® o Plasmalyte®. • En niños menores de 4 años y aquellos con ayuno prolongado o factores de riesgo para hipoglucemia, se utilizarán soluciones glucosadas como Benelyte®.
	En cirugía mayor	• Especialmente en intervenciones de más de 3 horas, se utilizará **suero isotónico balanceado con glucosa**, como Benelyte®. • Las soluciones balanceadas, con o sIn glucosa (Benelyte® o Isofundin®), se caracterizan por una composición electrolítica y una osmolaridad efectiva similares al plasma y, por tanto, más fisiológicas cuando se requieren volúmenes de reposición importantes.
	El volumen de fluidoterapia de mantenimiento intraoperatorio se calcula igualmente de acuerdo con la fórmula de Segar-Holliday. A ello deberán sumarse las pérdidas intraoperatorias y, si lo hubiera, el déficit prequirúrgico.	
Sueroterapia en el postoperatorio inmediato	• La recomendación es: **suero isotónico con glucosa al 5 % (con soluciones balanceadas o no)**. • En caso de cirugía menor o cirugía mayor ambulatoria, se retirarán los sueros de forma precoz.	

4. POSIBLES EFECTOS SECUNDARIOS DE LA SUEROTERAPIA

- **Sueros isotónicos.** Mayor riesgo de aparición de:
  - Edemas.
  - Hipertensión.
  - Hipercloremia (por administración de cloruro sódico).
- **Sueros hipotónicos.** Más riesgo de:
  - Hiponatremia.
  - Edema celular.

5. IMÁGENES

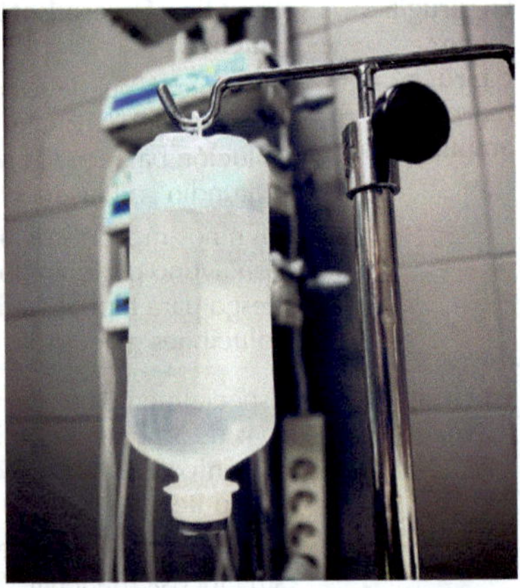

Figura 26-1. Suero isotónico para administración de sueroterapia intravenosa de mantenimiento en el niño sano.

BIBLIOGRAFÍA

Alcalá Minagorre PJ, Pérez Benito AM. Fluidoterapia intravenosa de mantenimiento en el niño hospitalizado. Hospital General Universitario de Alicante, Corporación Sanitaria y Universidad Parc Taullí. Junio 2018. Disponible en: https://sepih.es/wp-content/uploads/Protocolo-SEPHO-Fluidoterapia-mantenimiento-en-el-nino-hospitalizado-2.pdf

Barrow RE, Jeschke MG, Herndon DN. Early fluid resuscitation improves outcomes in severely burned children. Resuscitation. 2000;45(2):91-6.

Busto-Aguirreurreta N, Munar-Bauza F, Fernández-Jurado MI, Araujo-López A, Fernández-López A, Serrano-Casabón S, et al. Fluidoterapia perioperatoria en el paciente pediátrico. Recomendaciones. Rev Esp Anestesiol Reanim. 2014;61(Suppl 1):1-24.

Feld LG, Neuspiel DR, Foster BA, Leu MG, Garber MD, Austin K, et al.; Subcommittee on Fluid and Electrolyte Therapy. Clinical Practice Guideline: Maintenance Intravenous Fluids in Children. Pediatrics. 2018;142(6):e20183083.

Foster BA, Tom D, Hill V. Hypotonic versus isotonic fluids in hospitalized children: a systematic review and meta-analysis. J Pediatr. 2014;165:163.

García Herrero MA, López López MR, Molina Cabañero JC. Manual para el diagnóstico y tratamiento de la deshidratación y de los trastornos hidroelectrolíticos en Urgencias de Pediatría. Madrid: Ergon; 2018. Disponible en: https://seup.org/pdf_public/gt/manual_deshidratacion.pdf

Inisterra L, De Ceano-Vivas de la Calle M, López López R. Líquidos y electrólitos en pediatría. En: Guerrero-Fernández J. Manual de diagnóstico y terapéutica en pediatría. 6ª edición. Madrid: Editorial Médica Panamericana; 2018; p. 169-204.

Lehtiranta S, Honkila M, Kallio M, Paalanne N, Peltoniemi O, Pokka T, et al. Risk of Electrolyte Disorders in Acutely Ill Children Receiving Commercially Available Plasmalike Isotonic Fluids: A Randomized Clinical Trial. JAMA Pediatr. 2021;175(1):28-35.

Pérez-Moreno J, Gutiérrez-Vélez A, Torres Soblechero L, González Martínez F, Toledo del Castillo B, Vierge Hernán E, et al. Do we overestimate intravenous fluid therapy needs? Adverse effects related to isotonic solutions during pediatric hospital admissions. Nefrologia (Engl Ed). 2022;42(6):688-95.

Romanowski KS, Palmieri TL. Pediatric burn resuscitation: past, present, and future. Burns Trauma. 2017;5:26.

Sanz Marcos NE, Algarrada Vico L, Boada Farrás M, Colom Gordillo A. Deshidratación. En: Luaces Cubells C. Urgencias en pediatría. 6ª edición. Madrid: Ergon; 2022; p. 446-51.

Rehidratación en el paciente ingresado

27

C. Álvarez Álvarez y J. L. Guerra Díez

PUNTOS CLAVE

- La rehidratación enteral, preferentemente por **vía oral** o por **sonda nasogástrica**, es el tratamiento de elección en los niños con deshidratación leve o leve-moderada.
- La rehidratación **intravenosa** está indicada en: deshidrataciones moderadas-graves, graves o cuando falle la vía enteral.
- Los niños con vómitos, si estos no son muy intensos, pueden ser rehidratados por vía oral. Algunos autores recomiendan la administración de **suero de rehidratación oral** por sonda nasogástrica, antes de recurrir a la vía intravenosa si no existe contraindicación.
- En el paciente no deshidratado será suficiente con reponer las pérdidas producidas por vómitos o diarrea, habitualmente por vía oral. En el paciente deshidratado se debe calcular el porcentaje de deshidratación a partir del peso previo, o bien a través de la escala de Gorelick si se desconoce este dato, para reponer este déficit.
- La reposición de las pérdidas se realizará de forma diferente en función de que la deshidratación sea hiponatrémica, isonatrémica o hipernatrémica.
- Un porcentaje elevado de los pacientes que ingresan en hospitalización por precisar rehidratación presentan un proceso gastrointestinal (vómitos o gastroenteritis aguda).
- En este capítulo se revisan la **rehidratación por vía enteral** (oral o por sonda nasogástrica) y la rehidratación por **vía intravenosa** en el paciente deshidratado, fundamentalmente en el contexto de una gastroenteritis aguda.

1. PREVENCIÓN DE LA DESHIDRATACIÓN EN EL CONTEXTO DE GASTROENTERITIS AGUDA

1.1. Soluciones de rehidratación oral	
Utilidad	Se utilizan para reponer pérdidas de agua y de electrolitos.
Composición	Fundamentalmente están compuestas de: agua, sodio, cloruro, potasio, glucosa y una base (bicarbonato, citrato sódico, acetato).
Soluciones de rehidratación de elección	• Actualmente se utilizan soluciones de suero oral (suero de rehabilitación oral) **hiposódicas (75 mEq/L) para rehidratación enteral**. • En los últimos años, se ha disminuido la cantidad de sodio en estas soluciones respecto a los sueros de rehidratación oral previos con el objetivo de descender la osmolaridad y favorecer la absorción de agua por el intestino. Además, las diarreas en nuestro medio no producen tanta pérdida de sodio como en los niños en países en vías de desarrollo, para quienes se diseñó el primer suero de rehabilitación oral de la Organización Mundial de la Salud.

1.2. Composición de la solución de rehidratación oral de la Organización Mundial de la Salud de 2002					
Glucosa: 75 mmol/L	Na^+: 75 mEq/L	K^+: 20 mEq/L	Cl^-: 65 mEq/L	Base (citrato): 10	Osmolaridad: 245 mOsm/L

1.3. Recomendaciones: pauta de suero de rehabilitación oral en el paciente con gastroenteritis aguda	
Paciente no deshidratado	• Se recomienda administrar soluciones de rehidratación por vía oral para reponer las pérdidas. • Administrar 2-5 mL/kg para reponer las pérdidas causadas por cada vómito y 10 mL/kg por cada deposición.
Paciente deshidratado	Véase el apartado «Rehidratación enteral».

2. PACIENTE DESHIDRATADO: ESTIMACIÓN DE LA DESHIDRATACIÓN

Para abordar el manejo del paciente deshidratado se debe:

- Clasificar la deshidratación según la natremia.
- Calcular el grado de deshidratación.

2.1. Clasificación de la deshidratación según la natremia

Deshidratación hipotónica	Na^+ <130 mEq/L.
Deshidratación isotónica	Na^+ 130-150 mEq/L.
Deshidratación hipertónica	Na^+ >150 mEq/L

2.2. Cálculo del porcentaje de deshidratación

2.2.1. Parámetros para el cálculo del porcentaje de deshidratación

El porcentaje de deshidratación se puede calcular a partir de:

- Pérdida de peso objetivada, si está disponible este dato.
- Escala de Gorelick si no se dispone del peso previo.

Pérdida de peso	• Es el **patrón de referencia**: se debe conocer el peso previo y el actual y calcular así el porcentaje de pérdida. • Clasificación de deshidratación en: leve, moderada o grave.	
	Grado de deshidratación	• Deshidratación leve: <5 % de pérdida de peso. • Deshidratación moderada: 5-9 % de pérdida de peso. • Deshidratación grave: ≥10 % de pérdida de peso.
Escala de Gorelick (**Tabla 27-1**)	Si no se dispone del peso previo, se pueden utilizar parámetros clínicos para calcular el grado de deshidratación mediante la escala de Gorelick.	

Tabla 27-1. Escala de Gorelick

Se utiliza para calcular el grado de deshidratación en aquellos casos en los que se desconoce el peso previo	
• Elasticidad cutánea disminuida • Relleno capilar >2 s • Alteración del estado general • Ausencia de lágrimas • Respiración alterada	• Mucosas secas • Ojos hundidos • Pulso radial débil • Taquicardia >150 lpm • Diuresis disminuida
Cada apartado se puntúa con **1 punto:** • **Deshidratación leve:** 1-2 puntos • **Deshidratación moderada:** 3-6 puntos • **Deshidratación grave:** 7-10 puntos	

3. VÍA Y MÉTODO DE REHIDRATACIÓN

3.1. Rehidratación enteral

3.1.1. Contraindicaciones de la rehidratación enteral

- *Shock*, sepsis, inestabilidad hemodinámica.
- Pérdidas >10 mL/kg/hora.
- Deshidratación >10 %.
- Alteración del nivel de conciencia.
- Íleo paralítico.
- Abdomen agudo.
- Vómitos intensos.
- Alteración grave del estado general.

3.1.2. Método de rehidratación por vía enteral (oral o sonda nasogástrica)

Primera fase: reposición del déficit	**Estimación del déficit (%)**	• Cálculo del porcentaje de deshidratación (v. apartado «Paciente deshidratado: estimación de la deshidratación»). • Tras conocer el porcentaje de deshidratación, **calcular los mililitros que se deben reponer (déficit) mediante la siguiente fórmula:** Mililitros a reponer = % de deshidratación × 10 × peso Lo que equivale aproximadamente: – **Deshidratación leve:** 30-50 mL/kg. – **Deshidratación moderada:** 75-100 mL/kg.
	Tiempo de reposición del déficit	Se utilizará suero de rehabilitación oral para reponer el déficit: • **Deshidratación hipotónica o isotónica:** reponer el déficit en 4-6 horas. • **Deshidratación hipertónica:** reponer el déficit en 12 horas.
	Pérdidas mantenidas	Durante esta fase, reponer también de forma horaria **las pérdidas mantenidas**: por deposición, 10 mL/kg, y por vómito, 2-5 mL/kg.
	• **Reevaluar tras la reposición:** si persiste la deshidratación, calcular de nuevo el déficit y reponer; si no persiste, pasar a la fase de mantenimiento. • **Máximo en esta fase:** 12 horas y 150 mL/kg.	
Segunda fase: mantenimiento	• Inicio precoz de la alimentación. • Reponer las pérdidas mantenidas con suero de rehidratación oral: en la **gastroenteritis aguda**, 5-10 mL/kg por deposición y 2-5 mL/kg por vómito.	

3.2. Rehidratación intravenosa

3.2.1. Fases de la rehidratación intravenosa

Primera fase: reposición de la volemia	**Si el paciente está en *shock*, e independientemente de que la deshidratación sea hiponatrémica, isonatrémica o hipernatrémica:** suero salino fisiológico (SSF) al 0,9%, 10 mL/kg; máximo: 500 mL por bolo y reevaluación.	
Segunda fase: rehidratación	**Cantidad de líquidos a administrar al día**	Necesidades basales (NB) según la fórmula de Holliday y Segan + déficit estimado + pérdidas mantenidas (– volumen administrado en la primera fase).
	Tiempo de reposición del déficit estimado	• **Hiponatrémica:** reponer las pérdidas en 24 horas. Es decir, sueroterapia a pasar en 24 horas: NB + total de déficit – volumen de primera fase. • **Isonatrémica:** reponer pérdidas en 24 horas o en 36 horas si la deshidratación es grave. Es decir, sueroterapia a pasar en 24 horas: NB + total del déficit o bien 2/3 del déficit – volumen de primera fase. • **Hipernatrémica:** reponer pérdidas en 48-72 horas. Como norma general, cuanto más alta sea la natremia y más crónica su instauración, más lentamente se debe realizar la corrección. Es decir, sueroterapia a pautar en 24 horas: NB + 1/2 o 1/3 del déficit – volumen de primera fase. En deshidrataciones moderadas, calcular un déficit mínimo del 7 % y reponerlo en al menos 48 horas. En deshidrataciones graves o crónicas, reponer en 72 horas, o incluso más tiempo, con un déficit mínimo del 10 % en las graves.
	Tipo de suero	**Deshidratación isonatrémica:** sueros isotónicos (SSF al 0,9 % + glucosa al 5 % o glucosalino al 5 %, también llamado glucofisiológico al 5 %).

(Continúa)

3.2.1. Fases de la rehidratación intravenosa (*cont.*)		
Segunda fase: rehidratación	**Tipo de suero**	• **Deshidratación hiponatrémica:** utilizar **sueros que no contengan más de 30 mEq/L de sodio** respecto al Na^+ que presenta el paciente en plasma para evitar correcciones rápidas. Normalmente se utilizan sueros isotónicos (SSF al 0,9 % + glucosa al 5 % o glucosalino al 5 %, también llamado glucofisiológico al 5 %). El SSF al 0,9 % contiene 154 mEq/L de Na^+. Comprobar que su contenido en sodio (154 mEq/L) no supera >30 mEq/L la natremia del paciente en ese momento. • Modificar el tipo de suero para cambiar el aporte de sodio según el ritmo de corrección del Na^+: es decir, si se observa un ascenso muy rápido de la natremia, administrar suero con menos contenido de sodio, y viceversa.
		• **Deshidratación hipernatrémica:** utilizar sueros de manera que la diferencia entre la natremia del paciente y el contenido de sodio del suero que se va a administrar no sea >30 mEq/L. El SSF al 0,9 % contiene Na^+ 154 mEq/L y el suero glucosalino (SGS) 1/3 Na^+, 51 mEq/L. • **A nivel práctico, se suele administrar:** SSF al 0,9 % con glucosa al 5 % (si la diferencia de sodio del plasma respecto al suero no es > 30 mEq/L). • Si administrando este suero el descenso es demasiado lento, se puede cambiar a otro suero con una concentración de Na^+ ligeramente inferior (Ringer lactato, por ejemplo).
	Máximo: normalmente en rehidratación convencional no administrar más de 1,5 o 2 veces las necesidades basales.	

3.2.2. Controles de natremia y ritmo de descenso de Na^+	
Deshidratación hiponatrémica	• **Ritmo de ascenso del Na^+:** <0,5-1 mEq/L/hora. • **Máximo:** 10 mEq/L en 24 horas o 6-8 mEq/L/día si se trata de hiponatremia crónica.
	Controles de Na^+: cada 2-4 horas y luego según la evolución.
Deshidratación hipernatrémica	**El ritmo de descenso del Na^+ debe ser** <0,5 mEq/L/hora o un máximo de 12 mEq/L/día.
	Controles de Na^+: inicialmente, cada 1-2 horas.

3.2.3. Pérdidas mantenidas por diarrea	
Si el paciente presenta diarrea, se deben reponer las pérdidas mantenidas de la manera indicada a continuación.	
Diarrea leve	10-15 mL/kg/día.
Diarrea moderada	25-50 mL/kg/día.
Diarrea grave	50-75 mL/kg /día.

4. IMÁGENES DIAGNÓSTICAS

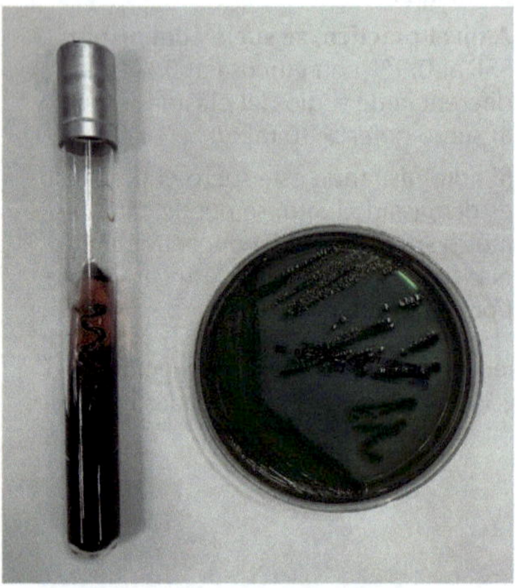

Figura 27-1. Placa de cultivo con crecimiento de *Salmonella* spp. en un paciente ingresado por gastroenteritis aguda con deshidratación y hemocultivo positivo a *Salmonella enterica*. Tubo Agar con hierro y triple azúcar (TSI) y medio agar Hektoen: la *Salmonella* produce ácido sulfhídrico, lo que se traduce en un oscurecimiento del medio TSI y colonias negras en el agar Hektoen. (Cortesía de la Dra. María Pía Roiz Mesones, Servicio de Microbiología).

BIBLIOGRAFÍA

Fernández Calderón L, Guerra Díez JL, Palacios Sánchez M. Deshidratación aguda. Pautas de rehidratación. En: Cabero Pérez MJ, Guerra Díez JL, González Lamuño Leguina D. Manual práctico de clínica pediátrica. Universidad de Cantabria; 2018; p. 61-7.

Fonseca BK, Holdgate A, Craig JC. Enteral vs intravenous rehydration therapy for children with gastroenteritis: a meta-analysis of randomized controlled trials. Arch Pediatr Adolesc Med. 2004;158(5):483-90.

García Herrero MA, Olivas López de Soria C, López Lois MG. Deshidratación aguda. Protoc Diagn Ter Pediatr. 2020;1:21.

Hidalgo Montes I, De Ceano-Vivas de la Calle M, Martín Sánchez J. Deshidratación: rehidratación oral, rehidratación intravenosa rápida y rehidratación clásica. En: Guerrero-Fernández J. Manual de diagnóstico y terapéutica en pediatría. 6ª edición. Madrid: Editorial Médica Panamericana; 2018; p. 177-88.

Inisterra L, De Ceano-Vivas de la Calle M, López López R. Líquidos y electrólitos en pediatría. En: Guerrero-Fernández J. Manual de diagnóstico y terapéutica en pediatría. 6ª edición. Madrid: Editorial Médica Panamericana; 2018; p. 169-204.

Manrique-Martínez I, Mora-Capín A, Álvarez-Calatayud G. Nuevas pautas de rehidratación en el manejo de la gastroenteritis aguda en urgencias. An Pediatr Contin. 2011;9(2):106-15.

Molina Cabañero JC. Deshidratación. Rehidratación oral y nuevas pautas de rehidratación parenteral. Pediatr Integral. 2019;XXIII(2):98-105.

Plaza Luna L, Parra Cotanda C. Gastroenteritis aguda en pediatría. En: Luaces Cubells C. Urgencias en pediatría. 6ª edición. Madrid: Ergon; 2022; p. 285-96.

Alteraciones electrolíticas del sodio y del potasio

28

C. Álvarez Álvarez, A. M. Sangrador Rasero y R. Cuesta González

PUNTOS CLAVE

- Los trastornos hidroelectrolíticos suelen acompañar a otros procesos patológicos, y su monitorización es fundamental, especialmente **en el niño grave**.
- Los electrolitos se distribuyen en los espacios intracelular y extracelular de manera diferente, pero la osmolaridad debe ser igual en ambos:
  - **Espacio extracelular:** sodio, calcio, bicarbonato y cloro se encuentran sobre todo en líquidos extracelulares. El sodio es el principal catión extracelular.
  - **Espacio intracelular:** potasio, magnesio y fosfatos se encuentran principalmente en líquidos intracelulares. El potasio es el principal catión intracelular y el fosfato, el principal anión intracelular.
- Cualquier situación que genere un desequilibrio entre entradas y salidas de agua y/o de electrolitos puede provocar alteraciones electrolíticas.
- Los trastornos hidroelectrolíticos se pueden producir por:
  - Exceso o defecto absoluto de electrolitos: manteniendo un nivel de agua corporal normal.
  - Exceso o defecto relativo de electrolitos: por aumento o disminución del nivel de agua corporal.
- Cuando se detecta un trastorno hidroelectrolítico, siempre hay que identificar la **causa**. Las causas más frecuentes de **déficits** hidroelectrolíticos son: pérdidas gastrointestinales, pérdidas renales y alteraciones endocrinas.
- En este capítulo se revisarán las alteraciones electrolíticas del sodio y del potasio.

1. ALTERACIONES DEL SODIO

1.1. Hiponatremia

1.1.1. Gravedad de la hiponatremia

- La cifra normal de Na^+ en sangre es: 135-145 mEq/L.
- Según el tiempo de instauración, la hiponatremia se clasifica en:
  - **Aguda:** <48 horas.
  - **Crónica:** >48 horas o desconocido.

Leve	135-130 mEq/L.
Moderada	129-125 mEq/L.
Grave	≤125 mEq/L.

1.1.2. Etiología

Las causas más frecuentes de hiponatremia son: gastroenteritis aguda, síndrome de secreción inadecuada de vasopresina (SIADH) o administración de líquidos hipotónicos.

Por pérdidas excesivas de sodio	**Na^+ corporal total disminuido:** • Pérdidas gastrointestinales: por diarrea, vómitos. • Pérdidas por orina: síndrome pierde sal, diuréticos, insuficiencia suprarrenal. • Pérdidas por sudor: fibrosis quística, deportistas de fondo que se hidratan con agua sin reponer sodio.
Por retención de agua	• **Na^+ corporal total normal:** SIADH, polidipsia primaria, dolor o estrés poscirugía (por producir SIADH). • **Na^+ corporal total aumentado** (clínica de edemas): insuficiencia cardíaca congestiva, cirrosis, síndrome nefrótico, fallo renal agudo o crónico.

1.1.3. Orientación diagnóstica del paciente con hiponatremia

Primero: solicitar osmolaridad en sangre	Permite diferenciar una hiponatremia verdadera, donde la osmolaridad en sangre está disminuida, de una falsa hiponatremia, donde es normal o está elevada (**Tabla 28-1**).

(*Continúa*)

1.1.3. Orientación diagnóstica del paciente con hiponatremia (*cont.*)	
Segundo: si se confirma la hiponatremia verdadera, determinar el estado de volemia o de hidratación.	**Paciente edematoso (estado hipervolémico):** el Na^+ realmente **no está disminuido**, sino que es normal o está aumentado. Existe un exceso total de agua libre en el intersticio. **Causas:** • Síndrome nefrótico. • Insuficiencia renal. • Cirrosis. • Insuficiencia cardíaca congestiva.
	Paciente normohidratado (estado euvolémico): exceso de fluido extracelular sin edema. El Na^+ real es normal. **Causas:** • SIADH. • Intoxicación con agua. • Causa endocrina: insuficiencia suprarrenal, hipotiroidismo, hipocortisolismo.
	Paciente deshidratado (estado hipovolémico). **Causas:** diarrea, tubulopatías, quemados, déficit de mineralocorticoides, etc.
Tercero: determinar Na^+ en orina.	**Paciente edematoso:** aumento de Na^+ y agua corporal total. **Na^+ u > 20 mEq/L:** insuficiencia renal; **Na^+ u < 20 mEq/L:** • Insuficiencia cardíaca congestiva. • Cirrosis. • Síndrome nefrótico.
	Paciente normohidratado: en realidad, hay un aumento del agua corporal total. **Na^+ u > 20 mEq/L:** SIADH, hipotiroidismo, déficit de glucocorticoides. **Na^+ u < 20 mEq/L:** intoxicación acuosa.
	Paciente deshidratado: **Na^+ u < 20-30 mEq/L:** pérdida extrarrenal. • Tracto gastrointestinal: diarrea, fístula, ostomía. • Sudor. • Tercer espacio: quemados. **Na^+ u > 20-30 mEq/L:** pérdida por riñón, como tubulopatías, diuréticos, síndrome pierde sal central, déficit de mineralocorticoides.

Tabla 28-1. Falsa hiponatremia

La hiponatremia verdadera cursa con **osmolaridad baja** en sangre, porque el Na^+ es el principal responsable de la osmolaridad plasmática	
Osmolaridad en sangre normal	Sodio falsamente disminuido por elevación de lípidos o paraproteínas. Causas: hiperlipidemia o hiperproteinemia
Osmolaridad en sangre elevada	Presencia de solutos osmóticamente activos en el líquido extracelular. Aumento en el líquido extracelular de: urea, glucosa u otros tóxicos o fármacos (manitol, glicerol)

1.1.4. Tratamiento del paciente con hiponatremia

Si presenta síntomas graves	Se debe iniciar el tratamiento urgente descrito en el apartado «Tratamiento urgente: hiponatremia con síntomas graves».
Si no presenta síntomas graves	El tratamiento es diferente según la causa y se orientará en función de la volemia (v. apartado «Tratamiento de la hiponatremia asintomática aguda»).

1.1.4.1. *Tratamiento urgente: hiponatremia con síntomas graves*

Hiponatremia con síntomas neurológicos (convulsiones, coma, alteración del nivel de conciencia)	**Administrar suero salino hipertónico (SSH) al 3 %***	2 mL/kg por vía intravenosa (i.v.), como máximo 100 mL, a pasar en 10-15 minutos con bomba de perfusión.
	Aumento máximo de Na^+	Evitar incrementos >5 mEq en la primera hora o incluso menos si cesan los síntomas. Normalmente, la natremia aumenta 2 mEq/L.
	Repetir pauta	En caso de que persistan los síntomas.
	Detener esta pauta	La corrección debe detenerse cuando cese la clínica o cuando la natremia esté en 120-125 mEq/L.
	Si SIADH	Añadir furosemida: 0,5-1 mg/kg.

(Continúa)

1.1.4.1. *Tratamiento urgente: hiponatremia con síntomas graves* (cont.)		
Hiponatremia con síntomas neurológicos (convulsiones, coma, alteración del nivel de conciencia)	**Tras pauta de SSH al 3 %**	**Continuar con suero salino fisiológico (SSF) al 0,9 % evitando incrementos de Na^+ superiores a:** • Hiponatremias agudas: 10 mEq/L/día. • Hiponatremias crónicas o desconocidas: 6-8 mEq/L/día.
Hiponatremia con *shock* hipovolémico	**Primero**	SSF (0,9 %): 10 mL/kg. Repetir según sea necesario.
	Segundo	Continuar con fluidoterapia para corregir el déficit de agua y sodio. Consultar el tratamiento de la hiponatremia hipovolémica (deshidratación).
	Controlar el ascenso lento del sodio.	
*__Preparación de SSH al 3 %:__ si no se dispone de SSH al 3 % ya preparado, se puede preparar mezclando 100 mL de SSF al 0,9 % + 12 mL de suero salino al 20 %. **Objetivos:** elevar la natremia no a valores normales, sino a valores de seguridad de 120-125 mEq/L y, además, tratar la causa subyacente.		

1.1.4.2. *Tratamiento de la hiponatremia asintomática aguda*		
Conceptos generales		
• **Si se desconoce el tiempo de evolución de una hiponatremia**, se debe considerar crónica y corregir lentamente para evitar la desmielinización osmótica. • El tratamiento no urgente de la hiponatremia aguda es diferente según la causa. • Realizar controles frecuentes del sodio para evitar aumentos bruscos.		
Elegir tratamiento en función de la volemia	**Si hipovolemia**	Administrar fluidoterapia para mejorar la volemia (por ejemplo, en gastroenteritis aguda).
	Si hipervolemia o euvolemia	Restringir volumen ± administrar diuréticos (por ejemplo, en la insuficiencia cardíaca congestiva).

(*Continúa*)

<table>
<tr><th colspan="3">1.1.4.2. Tratamiento de la hiponatremia asintomática aguda (cont.)</th></tr>
<tr><th colspan="3">Tratamiento</th></tr>
<tr><td rowspan="4">Hiponatremia hipovolémica (deshidratación)</td><td colspan="2">• La hiponatremia hipovolémica es la más frecuente en pediatría y suele ser secundaria a una gastroenteritis aguda. Existe una disminución del agua total.
• Ascenso de natremia en caso de hiponatremia aguda: como máximo 10 mEq/L en 24 horas o 0,5-1 mEq/hora.
• Controles de Na^+ cada 2-4 horas.</td></tr>
<tr><td>Casos leves con tolerancia oral</td><td>Reposición oral.</td></tr>
<tr><td rowspan="2">En caso de necesitar reposición i.v.</td><td>Ritmo de suero: necesidades basales + reposición del déficit estimado en 24 horas.</td></tr>
<tr><td>Tipo de suero:
• Utilizar sueros que no contengan más de 30 mEq/L de sodio respecto al sodio que presenta el paciente en plasma para evitar correcciones rápidas.
• Normalmente, se utilizan sueros isotónicos: glucosalino al 5 % (SSF al 0,9 % + glucosa al 5 %). El SSF al 0,9 % contiene 154 mEq/L de Na^+. Comprobar que su contenido en sodio (154 mEq/L) no >30 mEq/L la natremia del paciente en ese momento.
• Modificar el tipo de suero para cambiar el aporte de sodio según el ritmo de corrección del sodio; es decir, si hay un ascenso muy rápido de la natremia, administrar suero con menos contenido de sodio, y viceversa.</td></tr>
</table>

(*Continúa*)

1.1.4.2. *Tratamiento de la hiponatremia asintomática aguda* (cont.)

Hiponatremia euvolémica	• Suele ser producida, entre otras causas, por SIADH. • **Tratamiento:** restricción de líquidos, si la situación hemodinámica lo permite. • **Si SIADH:** restricción de líquidos al 50-70%. En casos concretos, valorar añadir furosemida 1 mg/kg i.v. para aumentar la pérdida de agua libre. • Realizar controles del sodio.
Hiponatremia hipervolémica	• **Tratamiento de la causa desencadenante:** insuficiencia cardíaca congestiva, insuficiencia renal, etc. • **Programar balance hídrico negativo:** restricción de líquidos. • **Realizar controles del sodio.**

1.1.5. Entidades específicas causantes de hiponatremia: síndrome de secreción inadecuada de vasopresina y síndrome pierde sal

En la **tabla 28-2** se describen dos entidades causantes de hiponatremia: el SIADH y el síndrome pierde sal cerebral.

Tabla 28-2. Características del SIADH y del síndrome pierde sal

Entidad	Mecanismo
SIADH	• La vasopresina se libera en condiciones normales en respuesta al aumento de la osmolaridad en sangre o a la disminución de la volemia • En el SIADH se segrega de forma patológica e independientemente de estos estímulos. Causas: lesiones del sistema nervioso central, trastornos torácicos, fármacos o cirugía, sobre todo torácica o neurocirugía
Síndrome pierde sal cerebral	• Aumento de secreción de **péptido natriurético cerebral** • Pérdida de agua y sal por la orina por una lesión cerebral (meningitis, encefalitis, traumatismo craneoencefálico, tumores, cirugía del sistema nervioso central, etc.)

1.1.5.1. *Diagnóstico diferencial del síndrome de secreción inadecuada de vasopresina y el síndrome pierde sal cerebral*

Diuresis	En el síndrome pierde sal, la diuresis está aumentada, mientras que en el SIADH está disminuida.	
Estado de volemia	En el síndrome pierde sal puede haber síntomas de hipovolemia (hipotensión, aumento de urea o deshidratación); en el SIADH, hay un estado euvolémico o hipervolémico.	
	SIADH	**Pierde sal**
Clínica	Estado euvolémico o hipervolémico.	Estado hipovolémico.
Sangre (osmolaridad en sangre)	<275 mOsm/kg.	<275 mOsm/kg.
Orina	• **Diuresis:** disminuida, <1 mL/kg/hora. • **Osmolaridad urinaria:** >500 mOsm/kg. Inapropiadamente elevada para la osmolaridad plasmática. • **Densidad urinaria:** >1.020 mg/mL. • **Na^+ urinario:** >60 mmol/L.	• **Diuresis:** aumentada, >3 mL/kg/hora. • **Osmolaridad urinaria:** >300 mOsm/kg. • **Densidad urinaria:** >1.010 mg/mL. • **Na^+ urinario:** >120 mmol/L.

(Continúa)

1.1.5.1. *Diagnóstico diferencial del síndrome de secreción inadecuada de vasopresina y el síndrome pierde sal cerebral* (cont.)

	SIADH	Pierde sal
Tratamiento	• **Restricción hídrica:** 50-70 % de las necesidades basales. • **Diuréticos de asa:** si la osmolaridad urinaria es más del doble de la plasmática. Furosemida 1 mg/kg para aumentar la excreción de agua libre. • **Si hiponatremia con síntomas neurológicos:** SSH al 3 % (v. apartado «Tratamiento urgente: hiponatremia con síntomas graves»).	• Tratamiento normalmente en la unidad de cuidados intensivos pediátricos. • **Reponer líquidos y Na^+ (pérdidas):** generalmente con sueros isotónicos SSF al 0,9 %. Realizar un aumento **lento** de la natremia, excepto si se produce convulsión o encefalopatía hiponatrémica. • **Si hiponatremia sintomática:** SSH al 3 % en la unidad de cuidados intensivos pediátricos (v. apartado «Tratamiento urgente: hiponatremia con síntomas graves»). • **Corrección lenta de la natremia, excepto si existe encefalopatía.** • **Paciente ya estable:** suplemento oral de cloruro sódico o fármacos: fludrocortisona o hidrocortisona.

1.2. Hipernatremia

1.2.1. Cifras plasmáticas

Na^+ >145 mEq/L (algunos autores la establecen en >150 mEq/L).

- **Leve:** 145-150 mEq/L.
- **Moderada:** 150-169 mEq/L.
- **Grave:** ≥170 mEq/L.

Tiempo de evolución:

- **Aguda:** <24 horas.
- **Crónica:** >24 horas.

1.2.2. Etiología	
Pérdida de agua libre (existe deshidratación)	Es la causa más frecuente. Pérdida de agua superior a los solutos (Na^+): • **Pérdidas gastrointestinales:** en niños, la causa más frecuente es la gastroenteritis aguda; malabsorción. • **Pérdidas renales:** diabetes insípida. Diuresis osmótica: manitol, urea, glucosa. • **Pérdidas insensibles:** sudoración profusa, fiebre, ejercicio intenso, quemaduras, polipnea (se produce hipernatremia si no se realizan aportes adecuados de agua).
Aportes exógenos de Na^+	• Sueros hipertónicos i.v., aporte de bicarbonato sódico. • Leches de fórmula mal preparadas. • Por inmersión en agua salada.
Otros	• Trastornos de la sed o falta de acceso al agua. • Hiperaldosteronismo. • Convulsiones.

1.2.3. Diagnóstico	
Solicitar en sangre	• Bioquímica: glucosa, creatinina, urea, Na^+, K^+, Cl, albúmina y osmolaridad plasmática. • Gasometría venosa.
Solicitar en orina	Osmolaridad urinaria (dato clave) y sodio en orina. Ambos son los mejores indicadores para determinar **la causa de la hipernatremia**.

1.2.4. Tratamiento de la hipernatremia: conceptos generales

- Depende de **la causa**.
- Es fundamental realizar un descenso lento de la natremia, porque el descenso brusco puede ocasionar **edema cerebral**.
- **Cuanto mayor sea la natremia y mayor el tiempo de instauración, más lenta debe ser la reposición del déficit.**

(*Continúa*)

1.2.4. Tratamiento de la hipernatremia: conceptos generales (*cont.*)			
Etiología	**Tratamiento**		
Deshidratación	**Con *shock***	Expansión con SSF al 0,9 %, 10 mL/kg en bolo, para tratar la depleción de volumen y posteriormente corregir la hipernatremia.	
	Sin *shock*	**Rehidratación enteral**	
		Si hay deshidratación sin *shock* poco sintomática con tolerancia oral: soluciones de rehidratación oral, a ser posible con alto contenido en Na^+ (90 mEq/L). Véase el **capítulo 27**.	
		Rehidratación i.v.	
		Líquidos a administrar	Necesidades basales + reposición del déficit estimado en 48-72 horas (menos volumen administrado en la fase de *shock*). Es muy importante reponer el déficit muy lentamente: en 48 horas en las deshidrataciones moderadas —calculando un déficit mínimo del 7 %— y en 72 horas en las graves o crónicas, o incluso en más tiempo, con déficit mínimo del 10 %.

(*Continúa*)

<table>
<tr><th colspan="4">1.2.4. Tratamiento de la hipernatremia: conceptos generales (cont.)</th></tr>
<tr><th>Etiología</th><th colspan="3">Tratamiento</th></tr>
<tr><td rowspan="3"></td><td rowspan="2">Sin shock</td><td colspan="2">Rehidratación i.v.</td></tr>
<tr><td>Tipo de suero</td><td>Para elegir el tipo de suero:
• La diferencia entre el contenido de Na^+ del suero y el Na^+ del plasma del paciente no debe ser >30 mEq/L.
• El SSF al 0,9 % contiene Na^+ 154 mEq/L y el SGS 1/3 contiene Na 51 mEq/L (v. Cap. 26).
• En la deshidratación aguda, sobre todo en las primeras horas habitualmente: SSF al 0,9 % con glucosa al 5 % (glucosalino al 5 %). Si administrando este suero el descenso es demasiado lento, se puede cambiar a otro suero con una concentración de Na^+ ligeramente inferior a la plasmática (Ringer lactato).</td></tr>
<tr><td colspan="3">• Ritmo de descenso: realizar descenso lento del sodio; la disminución debe ser <0,5 mEq/L/hora y máximo 12 mEq/L en 24 horas (en agudas).
• Controles: cada 1-2 horas en las primeras 6 horas.
• Si se producen convulsiones mientras se está rehidratando al paciente: posibilidad de edema cerebral. Parar la rehidratación y administrar cloruro sódico al 3 % por posible edema cerebral. Véase el apartado «Tratamiento urgente: hiponatremia con síntomas graves».
• Valorar realizar una tomografía computarizada craneal.</td></tr>
<tr><td>Por diabetes insípida central estable</td><td colspan="3">Tratamiento de la causa:
• Desmopresina.
• Agua oral.</td></tr>
<tr><td>Por administración de solutos</td><td colspan="3">• Suele requerir eliminar sodio y agua.
• Puede precisar diálisis.</td></tr>
</table>

2. ALTERACIONES DEL POTASIO

2.1. Hipopotasemia

2.1.1. Cifras

La cifra normal de K^+ en sangre es: 3,5-5,3 mEq/L. **Hipopotasemia:** <3,5 mEq/L.

- **Leve:** 3,4-3,1 mEq/L.
- **Moderada:** 3-2,6 mEq/L.
- **Grave:** 2,5-2,1 mEq/L.
- **Crítica:** ≤ 2 mEq/L.

2.1.2. Etiología

Fundamentalmente se produce por pérdidas de potasio renales o intestinales.

Por falta de aporte	Déficit de ingesta o en nutriciones parenterales.
Por pérdida renal (K^+ en orina >15 mEq/L)	• Tubulopatías. • Diuréticos. • Antibióticos: anfotericina B, penicilina y gentamicina. • Alteraciones endocrinas: hiperaldosteronismo, aumento de glucocorticoides. • Diuresis osmótica (glucosuria). • Hipomagnesemia.
Por pérdida extrarrenal (K^+ en orina <15 mEq/L)	• La causa **más frecuente de hipopotasemia** es la diarrea aguda. Otras causas gastrointestinales: vómitos, laxantes, fístulas, obstrucción intestinal. • Fibrosis quística.
Por redistribución: K^+ bajo en sangre por paso desde la sangre al espacio intracelular (K^+ en orina <15 mEq/L)	El K^+ total del organismo es normal. Producido por: • Fármacos: insulina, β_2-adrenérgicos, bicarbonato, cafeína, intoxicaciones. • Bicarbonato, alcalosis metabólica. • Otros: parálisis periódica hipopotasémica hipotermia.

2.1.3. Tratamiento de la hipopotasemia

- Siempre que sea posible, utilizar la vía oral para la reposición.
- La mayor preocupación **de usar potasio i.v.** es la administración inadvertida de potasio en cortos períodos de tiempo, produciendo **hiperpotasemia**. Es más segura la vía oral. **No administrar nunca en bolo** porque puede producir arritmias letales.
- Actualmente, existen sueros con concentraciones fijas de potasio para evitar manipulaciones.
- Si se observa refractariedad al tratamiento, sospechar hipomagnesemia.

2.1.4. Corrección de la hipopotasemia por vía oral

Indicaciones	Asintomático, electrocardiograma (ECG) normal e hipopotasemia leve. Pérdidas no muy acusadas. Tolera la vía oral.
Dosis	**Dosis de K^+ por vía oral (sales de potasio):** 2-4 mEq/kg/día repartidos en 4 tomas, además del K^+ aportado por la alimentación habitual. Máximo: 20 mEq/dosis.
Formas de presentación (Tabla 28-3)	• **Las formas de potasio oral van unidas a una sal (sales de potasio):** cloruro, bicarbonato, acetato, citrato. La elección de la sal depende de: – **Presencia de alcalosis metabólica:** se utilizarán sales de cloruro potásico. – **Presencia de acidosis metabólica:** se utilizarán sales de bicarbonato, acetato o citrato potásico.
Otros	• Añadir alimentos ricos en K^+: plátano, aguacate. • En pacientes que precisen diuréticos: elegir ahorradores de potasio (amilorida o espironolactona). • Corregir la hipomagnesemia si existiese: es causa de hipopotasemia refractaria.

Tabla 28-3. Presentaciones de K^+ por vía oral

Equivalencias: 1 mmol de K^+ = 1 mEq de K^+ = 40 mg de K^+

Nombre comercial (®)	mEq de K^+ por comprimido, cápsula o mL	Presentación
BOI K aspártico	**25 mEq de K^+**/ácido ascórbico 500 mg/ácido aspártico 350 mg/comprimido	Comprimidos efervescentes
BOI K	**10 mEq K^+**/ácido ascórbico 250 mg/comprimido	Comprimidos efervescentes
Potasion 600 mg (cloruro potásico)	**8 mEq K^+**/cápsula	Cápsulas
Citrato potásico 1,08 g (Acalka)	**10 mEq K^+**/comprimido. Citrato potásico: 1.080 g	Comprimidos
Citrato potásico (farmacia hospitalaria)	**Posibilidad de otras preparaciones. Comprobar. 1,96 mEq** de K^+/mL	Suspensión

2.1.5. Corrección de la hipopotasemia por vía intravenosa

Indicaciones:

- Paciente sintomático o con alteración en el ECG.
- Pérdidas muy acusadas.
- No tolera la vía oral.

Si alguna de las siguientes:	Reponer en la unidad de cuidados intensivos pediátricos por vía venosa central. Monitorización cardíaca continua.
• **Sintomático:** debilidad muscular marcada o parálisis. • **Alteración en el ECG.** • **Son necesarios >50 mEq/L de potasio.**	• Corregir la causa. • **Por vía venosa central** se puede infundir hasta un máximo de 150-180 mEq/L. • **Velocidad máxima de infusión:** 0,3-0,5 mEq/kg/hora; máximo: 20 mEq/hora.

(Continúa)

2.1.5. Corrección de la hipopotasemia por vía intravenosa (*cont.*)	
Asintomático y ECG normal o con escasas alteraciones	• Corregir la causa. • **Dosis ClK i.v.:** 0,5-1 mEq/kg. • **Máximo de potasio a administrar:** 40-50 mEq/L. Se podría llegar a aumentar en el plan de hidratación la concentración de cloruro potásico hasta 40 mEq/L. Utilizar sueros preformados para evitar manipulaciones de potasio con 20 mEq/L (2 mEq/100 mL) o 40 mEq/L (4 mEq/100 mL). • **Velocidad máxima de infusión**: 0,1-0,2 mEq/kg/hora. • No añadir glucosa al suero. Administrarlo preferentemente diluido en solución fisiológica. • Debe realizarse en un mínimo de 2 horas. • Controlar los niveles de potasio **cada 4 horas**.

2.2. Hiperpotasemia

2.2.1. Cifras

La cifra normal de K^+ en sangre es: 3,5-5,3 mEq/L.
Hiperpotasemia: >5,5 mEq/L.

- **Leve:** 5,5-6,5 mEq/L.
- **Moderada:** 6,5-7 mEq/L.
- **Grave:** >7 mEq/L (generalmente, paciente sintomático).

2.2.2. Conceptos básicos

- **Si hiperpotasemia verdadera:** realizar ECG. Si se observan alteraciones en el ECG, se considera una emergencia.
- Es un trastorno grave, potencialmente mortal.

2.2.3. Etiología	
Seudohiperpotasemia	Es muy importante diferenciar una **verdadera hiperpotasemia** de la seudohiperpotasemia por extracción y procesamiento inadecuado de muestras. En la seudohiperpotasemia, el K^+ sale al exterior de la célula por lisis celular debido a: • Extracción traumática. • Punción en el talón. • Torniquetes • Retraso de análisis que causa **hemólisis.** • Leucocitosis o trombocitosis intensa.
Aumento de entradas o de aportes (K^+ en orina >15 mEq/L)	• Transfusiones masivas. • Parenteral. • Aumento de ingesta.
Disminución de la eliminación renal (K^+ en orina <15 mEq/L)	• Insuficiencia renal, alteraciones tubulares. • Alteraciones endocrinas: hipoaldosteronismo o disminución del eje renina-angiotensina-aldosterona (hiperplasia suprarrenal congénita, insuficiencia adrenal, enfermedad de Addison). • Ingesta de fármacos: diuréticos ahorradores de K^+, inhibidores de la enzima de conversión de la angiotensina, antiinflamatorios no esteroideos. • Hipovolemia: eliminación alterada de K^+ en orina.
Paso transcelular (K^+ en orina >15 mEq/L)	• Daño celular: sale K^+ de la célula por rabdomiólisis, hemólisis, lisis tumoral. • Sin daño celular: acidosis metabólica, déficit de insulina, betabloqueantes, parálisis familiar hiperpotasémica, etc.

2.2.4. Tratamiento de la hiperpotasemia	
K^+ <7 mEq/L y pacientes asintomáticos	• Si la función renal es normal y los valores de K^+ están entre 6 y 6,5 mEq/L, furosemida i.v.: 1 mg/kg/dosis. • Controlar las causas favorecedoras: hipovolemia y acidosis metabólica. • Restringir la ingesta de K^+.
K^+ >7 mEq/L o alteraciones en el ECG o aumento rápido o síntomas	**Derivar a la unidad de cuidados intensivos pediátricos, donde se realizará:** 1º **Expansión con SSF al 0,9 %:** para dilución del espacio extracelular. 2º **Gluconato cálcico al 10 %:** para estabilizar la membrana celular del miocardio. 3º **Promover la entrada de K^+ al espacio intracelular** (por este orden): – Glucosa + insulina rápida. – Bicarbonato sódico 1 M (solo si existe acidosis concomitante). – β_2-adrenérgicos: salbutamol nebulizado. 4º **Eliminación de K^+** (por este orden): – Diuréticos de asa (furosemida) si no hay insuficiencia renal. – Resinas de intercambio iónico por vía digestiva (oral o rectal): su efectividad es limitada y controvertida, y tardan tiempo en hacer efecto. Están contraindicados si: íleo u obstrucción intestinal, pacientes posquirúrgicos y prematuros. 5º **Diálisis o hemofiltración:** si el paciente no responde al tratamiento previo o presenta disfunción renal grave.

3. IMÁGENES DIAGNÓSTICAS

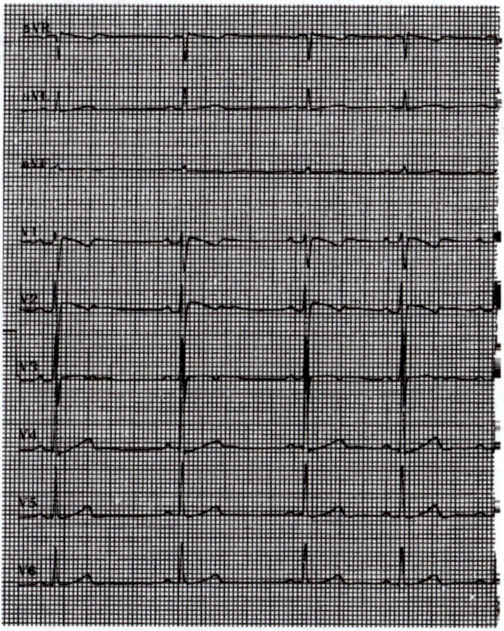

Figura 28-1. El electrocardiograma muestra un discreto aplanamiento de la onda T y descenso del segmento ST en un paciente con hipopotasemia secundaria a la administración de anfotericina B. No se aprecian alteraciones del intervalo QT ni aparición de onda U características de la hipopotasemia más grave.

BIBLIOGRAFÍA

Aguirre Meñica M, Herrero Goñi M. Alteraciones hidroelectrolíticas y del equilibrio ácido-base. En: Cruz M. Manual de pediatría. 4ª edición. Madrid: Ergon; 2020; p. 1168-78.

Carbonero Celis MJ, Montero Valladares C. Hiponatremia. En: García Herrero MA, López López MR, Molina Caballero JC, eds. Manual para el diagnóstico y tratamiento de la deshidratación y de los trastornos hidroelectrolíticos en Urgencias de Pediatría [Internet]. Madrid: Ergon; 2018; p. 27-34. Disponible en: https://seup.org/pdf_public/gt/manual_deshidratacion.pdf

García Herreo MA, González Martín L, Zamora Gómez L. Hipernatremia. En: García Herrero MA, López López MR, Molina Caballero JC, eds. Manual para el diagnóstico y tratamiento de la deshidratación y de los trastornos hidroelectrolíticos en Urgencias de Pediatría [Internet]. Madrid: Ergon; 2018; p. 35-40. Disponible en: https://seup.org/pdf_public/gt/manual_deshidratacion.pdf

Gilabert Iriondo N. Alteraciones del potasio. En: García Herrero MA, López López MR, Molina Caballero JC, eds. Manual para el diagnóstico y tratamiento de la deshidratación y de los trastornos hidroelectrolíticos en Urgencias de Pediatría [Internet]. Madrid: Ergon; 2018; p. 41-8. Disponible en: https://seup.org/pdf_public/gt/manual_deshidratacion.pdf

Pérez Costa E, De Ceano-Vivas la Calle M. Trastornos hidorelectrolíticos y del equilibrio ácido-base. En: Guerrero Fernández J. Manual de diagnóstico y terapéutica en pediatría. 6ª edición. Madrid: Editorial Médica Panamericana; 2018; p. 188-204.

Rowensztein H, Monteverde M. Manejo de las alteraciones del potasio. Hospital Garrahan [Internet]. 2015 [consulta 22/10/2023]. Disponible en: https://www.garrahan.gov.ar/images/intranet/guias_atencion/gap_historico/GAP2015-MANEJO-DEL-POTASIO.pdf

Vega Hanna L, Algarrada Vico L. Trastornos hidroelectrolíticos. En: Luaces Cubells C. Urgencias en Pediatría. Protocolos diagnóstico-terapéuticos Hospital Sant Joan de Déu Barcelona. Madrid: Ergon; 2022; p. 430-8.

Alteraciones electrolíticas del calcio, el fósforo y el magnesio

29

C. Álvarez Álvarez, M. L. Bertholt Zuber,
A. M. Sangrador Rasero y P. Docio Pérez

PUNTOS CLAVE

- El calcio (Ca), el fósforo (P) y el magnesio (Mg) son elementos que intervienen en múltiples procesos biológicos, por lo que el mantenimiento de su equilibrio en el organismo es fundamental para la supervivencia.
- La regulación del calcio y del fósforo depende generalmente de la acción de tres hormonas, llamadas *hormonas calciotropas*:
  - **Hormona paratiroidea.**
  - **Calcitonina.**
  - **1,25 vitamina D o calcitriol.**

  Estas hormonas actúan en tres lugares: intestino, hueso y riñón.
- Otros factores que también intervienen en la regulación del calcio son el fósforo, el magnesio y el equilibrio ácido-base. La acidemia disminuye la unión del calcio a las proteínas, mientras que la alcalosis aumenta su unión.
- La alteración de estos iones puede deberse a múltiples causas, principalmente alteraciones endocrinas, renales, malnutrición o hepatopatía, entre otras.
- En general, se deben descartar alteraciones de estos iones (además del sodio y el potasio) en pacientes con clínica neuromuscular, parestesias, mioclonías o alteraciones en el electrocardiograma, entre otras manifestaciones.

1. CALCIO

- **Valores normales:** la forma activa del calcio es la **forma iónica**, causante de las manifestaciones clínicas, por lo que su determinación es fundamental.
  - **Calcio total:** 8,5-10,5 mg/dL.
  - **Calcio iónico:** 4,2-5,2 mg/dL o 1,1-1,3 mmol/L.
- **Hipocalcemia:**
  - **Calcio iónico:** <4,2 mg/dL o <1 mmol/L.
- **Hipercalcemia:**
  - **Calcio iónico:** >5,2 mg/dL o >1,3 mmol/L.

1.1. Hipocalcemia	
1.1.1. Etiología	
Principales causas	• Insuficiencia renal. • Insuficiencia hepática. • Sepsis.
Alteraciones endocrinas	• Hipoparatiroidismo o seudohipoparatiroidismo. • Déficit de vitamina D.
Alteraciones electrolíticas	• Hipomagnesemia. • Hiperfosforemia. • Alcalosis respiratoria.
Otros	• Déficit de aportes. • Otros: quemaduras, politraumatismos, pancreatitis aguda, tubulopatía, drogas o fármacos (enemas de fosfato, laxantes, furosemida, etc.), intoxicación por flúor, transfusiones de sangre masivas.

1.1.2. Clínica	
Depende de si la instauración es aguda o crónica y de la cifra de calcio iónico.	
Hipocalcemia aguda	• **Síntomas neuromusculares:** parestesias periorales y en las yemas de los dedos (síntoma inicial), espasmos carpopedales, tetania. • **Otros síntomas neurológicos:** convulsiones, delirio. • **Síntomas cardíacos:** hipotensión, prolongación del intervalo QT, arritmias ventriculares.
Hipocalcemia crónica	• Manifestaciones oftalmológicas: cataratas, edema de papila. • Manifestaciones dermatológicas: depilación de cejas, piel seca. • Otras: cardiovasculares, neurológicas, abdominales.

1.1.3. Estudio de las alteraciones del calcio
• **Debe incluir el estudio del metabolismo fósforo-calcio (en sangre y orina):** albúmina (su descenso por malnutrición o hepatopatía, entre otras causas, puede originar una falsa hipocalcemia), proteínas totales, fósforo, magnesio, fosfatasa alcalina, paratohormona, creatinina y vitamina D. • Interconsulta a **endocrinología infantil**.

1.1.4. Tratamiento de la hipocalcemia: conceptos generales	
Primero: determinar si alteraciones iónicas asociadas	**Comprobar los valores de magnesio y fósforo:** la hipocalcemia refractaria puede deberse a la presencia de otras alteraciones iónicas. Una hipomagnesemia, hipopotasemia o hiperfosfatemia no corregidas favorecen la hipocalcemia. **Si existiese hipomagnesemia, corregirla administrando** sulfato de magnesio.
Tratar la causa	• Déficit de vitamina D. • Hipoparatiroidismo. • Seudohipocalcemia: por disminución de los niveles de albúmina en malnutridos, hepatopatía, etc. • Otras.
Controles de calcio	En la hipocalcemia grave, realizar controles cada 4-6 horas.
Paso a vía oral	• Cuando el paciente sea capaz de tomar suplementos orales. • Asociar a vitamina D, que ayuda a absorber el calcio (la hipocalcemia intensa requiere calcio asociado a vitamina D).

1.1.5. Tratamiento de la hipocalcemia por vía intravenosa	
Indicaciones de tratamiento intravenoso (i.v.)	• **Sintomática:** convulsiones, insuficiencia respiratoria, prolongación del intervalo QT. O: • **Grave**: Ca^{+} iónico <0,75 mmol/L (<3 mg/dL).
Características de la corrección i.v.	• Debe ser **lenta, con monitorización cardíaca.** • **Nunca** administrar con bicarbonato, ni en venas de escaso calibre (ya que si hay extravasación produce necrosis cutánea).

(*Continúa*)

1.1.5. Tratamiento de la hipocalcemia por vía intravenosa (*cont.*)

Presentaciones de calcio i.v.	El calcio puede administrarse en forma de gluconato o de cloruro: • **Gluconato:** produce menos acidosis, pero precisa que la función hepática sea normal. • **Cloruro:** indicado en caso de parada cardiorrespiratoria o si existe insuficiencia hepática.	
Dosis	**La dosis es distinta si se administra en forma de gluconato o de cloruro.**	
	Dosis de gluconato cálcico en la hipocalcemia aguda	Gluconato cálcico al 10 % (1 mL = 0,45 mEq) i.v. lento: 1-2 mL/kg/dosis diluido al medio (1:1) con suero glucosado al 5 % o con suero salino fisiológico (SSF) en 15-20 minutos. Dosis máxima: 10 mL/bolo. Máximo ritmo: 1 mL/minuto.
	Dosis de gluconato cálcico en la hipocalcemia crónica	El tratamiento se realiza con suplementos orales, aunque también se puede administrar por vía i.v. con gluconato cálcico al 10 %: 0,2-0,4 mL/kg/día i.v. repartido en 3-4 dosis. Máximo: 10 mL/dosis.
	Dosis de cloruro cálcico	Cloruro cálcico al 10 % (1 mL = 27 mg calcio elemental): 0,2 mL/kg con un máximo de 10 mL/bolo, para pasar lentamente en 10 minutos con monitorización cardíaca. Se puede repetir este bolo hasta que cesen las manifestaciones clínicas.

Presentaciones de ampollas de calcio i.v.	Mg calcio elemental/ mL	Mmol calcio elemental/ mL	mEq calcio elemental/ mL
Gluconato cálcico al 10 % (Suplecal®), ampolla 10 mL	9,22 mg Ca/mL	0,23 mmol Ca/mL	0,46 mEq Ca/mL
Cloruro de calcio al 10 %, ampolla 10 mL (comprobar que sea hexahidratado)	18,4 mg Ca/mL	0,45 mmol Ca/mL	0,91 mEq Ca/mL

1.1.6. Tratamiento de la hipocalcemia por vía oral	
Indicaciones	Se podrá tratar por vía oral si: • Calcio iónico >3 mg/dL (>0,75 mmol/L). Y: • Paciente asintomático o síntomas leves tipo parestesias.
Dosis (v. presentaciones orales)	Dosis de **calcio elemental** por vía oral: • **Lactantes:** 200-500 mg de calcio elemental/día. • **Niños:** 20-50 mg/kg/día o unos 200-500 mg/día. • **Adolescentes:** 1.200-1.600 mg de calcio elemental/día. • **Adultos:** 1-4 g de calcio elemental/día.
Otros	Si hay hipercalciuria: restringir sodio de la dieta y administrar tiacidas.
Presentaciones orales	
• El calcio va unido a una sal, pero la dosis se calcula **por mg de calcio elemental**. • Los comprimidos de calcio pueden ir asociados a vitamina D (necesaria para que se absorba el calcio).	
Calcio 500 mg/ colecalciferol 400 mg Mastical D®	• Comprimidos masticables. • **Cada comprimido contiene:** calcio elemental 500 mg + colecalciferol (vitamina D_3) 400 UI.
Calcio acetato (435 mg/235 mg)	• Comprimidos recubiertos. • **Cada comprimido contiene:** – **De calcio:** acetato de calcio 435 mg (sal), equivalentes a calcio elemental 110 mg. – **De magnesio:** carbonato de magnesio 235 mg, equivalentes a magnesio 60 mg.
Calcio acetato 500 mg, cápsula dura	• Cápsula dura. • **Cada cápsula contiene:** acetato de calcio 500 mg (sal), que equivalen a calcio elemental 127 mg.
Mastical® 1.250 mg carbonato cálcico (500 mg de calcio)	• Comprimidos masticables. • **Cada comprimido contiene:** carbonato cálcico 1.250 mg (sal), que equivalen a calcio elemental 500 mg.

1.2. Hipercalcemia

1.2.1. Etiología

Causas más prevalentes:

- Enfermedades neoplásicas, inflamatorias.
- Aportes excesivos.
- Fármacos.
- Hiperparatiroidismo primario: secreción excesiva de paratohormona por las glándulas paratiroideas.
- Otras: insuficiencia renal, intoxicación de vitamina D, aumento de reabsorción ósea, síndrome de Williams, enfermedad granulomatosa, acidosis tubular renal, etc.
- Realizar el estudio según las indicaciones de **endocrinología pediátrica**.

1.2.2. Clínica

Depende de la velocidad de instauración, al igual que en la hipocalcemia.

Presentación clínica	• Cardiovascular: arritmias, hipertensión arterial. • Renal: insuficiencia renal. • Alteraciones del sistema nervioso central. • Otras: poliuria, polidipsia, dolor abdominal, anorexia.

Elevaciones de calcio iónico >1,75 mmol/L pueden producir obnubilación y coma.

1.2.3. Generalidades

Tras la confirmación analítica.

Determinación de albúmina y proteínas séricas	• Corregir el calcio según la albúmina. • Calcio corregido (mg/dL) = calcio medido + 0,8 × (4 – albúmina en mg/dL).
Hipercalcemia moderada y paciente asintomático	Diferir el tratamiento hasta conocer la causa.
Si calcio total >14 mg/dL o calcio iónico >1,75 mmol/L	• El tratamiento médico debe iniciarse **sin demora**, aun en ausencia de un diagnóstico definitivo. • Amenaza vital.

1.2.4. Tratamiento de la hipercalcemia	
Si el valor de calcio iónico >6 mg/dL o **1,5 mmol/L**.	
SSF al 0,9 % **+ furosemida**	• Retirar los fármacos hipercalcemiantes o los aportes de calcio/vitamina D. • **SSF al 0,9 %:** bolo de 10 mL/kg seguido de **furosemida** 1 mg/kg/dosis i.v. cada 8 horas para promover la eliminación urinaria de sodio y de calcio, y prevenir la sobrecarga hídrica. Controlar K^+. • Seguir con el doble de las **necesidades basales** durante 24-48 horas.
Si el calcio iónico >7 mg/dL o **>1,75 mmol/L**, además del abordaje anterior, están indicados otros tratamientos que se enumeran a continuación.	
Calcitonina y corticoides (no respuesta a medidas previas)	• **Calcitonina (4 UI/kg):** 4-6 UI/kg cada 6 horas por vía subcutánea o intramuscular; máximo: 50-100 UI/dosis. Sus efectos se pueden prolongar si se administra de forma simultánea con corticoides. • **Efectos secundarios:** náuseas, intenso malestar y erupciones cutáneas. • **Corticoides:** metilprednisolona i.v. 1-2 mg/kg/día (reduce la absorción de calcio) o corticoide oral; máximo: 60 mg/día.
Bisfosfonatos (no respuesta a medidas previas)	**Pamidronato dosis única i.v.:** 0,5-1 mg/kg/día en perfusión continua en 6 horas; máximo: 60 mg/hora.
Cuarto nivel de especial gravedad (insuficiencia renal o cardíaca o si no se consigue una calcemia total <14 mg/dL)	• **Unidad de cuidados intensivos pediátricos.** • **Hemodiálisis o diálisis peritoneal** con productos exentos de calcio.
Bloqueantes de los canales de calcio: si hay arritmias o hipertensión.	

2. FÓSFORO

- **Valores normales:** no se han establecido claramente valores de referencia de normalidad en pediatría. De forma aproximada:
  - **Niños 1-3 años:** 3,8-6,5 mg/dL (1,2-2,1 mmol/L).
  - **Niños 4-11 años:** 3,7-5,6 mg/dL (1,2-1,8 mmol/L).
  - **Niños 12-15 años:** 2,9-5,4 mg/dL (0,95-1,7 mmol/L).
  - **Adultos:** 2,7-4,5 mg/dL (0,9-1,5 mmol/L).
- **Hipofosforemia:**
  - **Hipofosforemia si el fósforo** <2,5 mg/dL (<0,8 mmol/L).
  - **Hipofosforemia grave si el fósforo** <1 mg/dL (<0,3 mmol/L).
- **Hiperfosforemia:**
  - **Niños pequeños:** >7 mg/dL (>2,25 mmol/L).
  - **Resto de niños y adultos:** >5 mg/dL (>1,6 mmol/L).

2.1. Hipofosforemia

2.1.1. Etiología

Aumento de pérdidas renales	• Diuréticos. • Cetoacidosis diabética. • Hiperparatiroidismo. • Hipocalcemia. • Déficit de vitamina D, entre otras.
Falta de aporte en la dieta, disminución de absorción intestinal y pérdidas digestivas	• Malabsorción. • Vómitos, diarrea. • Desnutrición. • Antiácidos con hidróxido de aluminio.
Paso al espacio intracelular	• Alcalosis respiratoria. • Recuperación de estados catabólicos como quemados o sepsis, tratamiento con insulina en la cetoacidosis diabética. • **Síndrome de realimentación** (v. **Cap. 53**).

2.1.2. Tratamiento de la hipofosforemia por vía oral	
Indicaciones	La vía oral está indicada en los siguientes casos: • **Leve (valor de fósforo: 1-2,5 mg/dL).** • **Paciente asintomático.**
Dosis	**Fosfato:** 2-3 mmol/kg/día repartidos en 3-4 dosis. El fosfato oral puede ser sódico o potásico.

2.1.3. Presentaciones orales de fosfatos	
Fosfato sódico monobásico, sobre 3,56 g	Presentación en sobres: 799 mg P/sobre.
Solución de fosfatos fórmula magistral (10 mg P/mL), solución oral	Presentación en fórmula magistral 10 mg P/mL: 0,32 mmol P/mL.

2.1.4. Tratamiento de la hipofosforemia por vía intravenosa	
Indicaciones	En caso de que sea: • Grave (fósforo <1 mg/dL). O: • Sintomática.
Dosis	La administración i.v. de fosfato es **potencialmente peligrosa**, ya que puede desencadenar la precipitación de calcio con hipocalcemia, insuficiencia renal o arritmias (valorar el ingreso en la unidad de cuidados intensivos pediátricos para su administración). Precisa controles frecuentes y monitorización continua. • **Fosforemia de 0,5-1 mg/dL:** 0,08-0,24 mmol/kg/dosis i.v. a pasar en 6 horas. **Ritmo:** 0,012-0,040 mmol/kg/hora. • **Fosforemia <0,5 mg/dL:** 0,15-0,36 mmol/kg/dosis i.v. a pasar en 6 horas. **Ritmo:** 0,025-0,060 mmol/kg/hora.
Otros	• Reponer durante 6 horas o hasta conseguir niveles plasmáticos de fósforo >2 mg/dL. • Vigilar el calcio, el magnesio y el fósforo.

2.1.5. Presentaciones intravenosas de fosfatos (con Na^+ o con K^+)

	Fósforo elemental		
	mg/mL	**mmol/mL**	**mEq/mL**
Fosfato dipotásico 1 M ampolla 10 mL	31 mg P/mL	1 mmol P/mL	2 mEq P/mL
Fosfato monosódico 1 M ampolla 10 mL*	31 mg P/mL	1 mmol P/mL	2 mEq P/mL

* **Preparación de la perfusión de fosfato:** diluir una ampolla de fosfato monosódico 1 M en SSF o glucosado al 5 % para alcanzar una concentración de:

- Por vía periférica: 0,05 mmol/mL.
- Por vía central: 0,12 mmol/mL.

2.2. Hiperfosforemia

2.2.1. Etiología

Origen renal	Insuficiencia renal aguda o crónica; disminución de excreción renal por fallo renal o aumento de reabsorción tubular: calcinosis tumoral, heparina.
Alteraciones endocrinas	• Hipoparatiroidismo, acromegalia, hipertiroidismo (por aumento de la reabsorción tubular). • Suele ser crónica.
Administración exógena de fósforo	• Laxantes. • Enemas.
Destrucción masiva de tejido	• Paso de fósforo al espacio extracelular (hipertermia). • Lisis tumoral, rabdomiólisis.
Hiperlipemia, hiperglobulinemia y hemólisis	Pueden dar valores falsamente elevados.

2.2.2. Tratamiento de la hiperfosforemia	
El tratamiento general consiste en: • Fundamental: **tratar la causa desencadenante.** • Disminuir los aportes de fósforo. • Si se acompaña de hipocalcemia sintomática, esta se debe corregir.	
Disminuir la absorción de fósforo con antiácidos	**Hidróxido de aluminio (suspensión 350 mg/5 mL):** 1 mL/kg cada 6 horas por vía oral.
Forzar la diuresis	**SSF al 0,9 %**, 5 mL/kg/hora **y furosemida i.v.** 1 mg/kg/dosis o **manitol i.v. al 20 %** 0,5 g/kg/dosis cada 4-6 horas.
Diálisis	Si existe un aumento rápido del fósforo o del fósforo plasmático >10 mg/dL sin respuesta al tratamiento anterior o insuficiencia renal acompañante.

3. MAGNESIO

- **Valores plasmáticos normales:** 1,7-2,4 mg/dL (1 mmol = 2 mEq = 24,6 mg).
- **Hipomagnesemia:** <1,7 mg/dL o <1,4 mEq/L o <0,7 mmol/L.
- **Hipermagnesemia:** >2,5 mg/dL o >2,2 mEq/L o >0,95 mmol/L.

3.1. Hipomagnesemia	
3.1.1. Etiología	
Disminución de aportes	• Si se constata disminución de los aportes. • También tras la administración de glucosa y aminoácidos en pacientes desnutridos.
Pérdidas gastrointestinales	• Causa más frecuente. • Malabsorción, diarrea prolongada, intestino corto, fibrosis quística, etc.
Pérdidas renales	• Tubulopatías. • Fármacos: aminoglucósidos, anfotericina B, cisplatino, ciclosporina, diuréticos.
Alteraciones endocrinas	Diabetes *mellitus*, hiperaldosteronismo.
Otras	Quemaduras, hipotermia.

3.1.2. Clínica	
Neuromuscular	Tetania, debilidad, temblor, espasmo carpopedal, ataxia, convulsiones, síntomas psiquiátricos (similar a hipocalcemia), etc.
Cardiovascular	Hipotensión arterial, insuficiencia cardíaca, ensanchamiento del complejo QRS, prolongación del espacio PR, entre otros.

3.1.3. Tratamiento de la hipomagnesemia	
• Puede asociarse a **hipocalcemia** con frecuencia, así como a **hipopotasemia**. • Una hipomagnesemia no corregida favorece la persistencia de hipocalcemia.	
Leve asintomática (magnesio: 1-1,4 mg/dL)	• Tratar la **causa.** • **Alimentos ricos en magnesio:** soja, judías verdes, arroz integral, almendras, avellanas, nueces y verduras de hoja verde. • **Sales de magnesio por vía oral.**
Aguda sintomática (magnesio < 1 mg/dL)	• Síntomas: convulsiones, arritmias. • Tratamiento: **sulfato de magnesio i.v. (diluido al 10-50 %)** 25-50 mg/kg/dosis; dosis única máxima: 2 g; administrar en 2-3 horas. • **No administrar en bolo rápido**, ya que puede producir bloqueo auriculoventricular, hipotensión y bradicardia. • **Posteriormente, pauta de mantenimiento:** 30-60 mg/kg/día.
Ampolla de sulfato de magnesio de 10 mL	
Ampolla: 1,5 g de sulfato de magnesio/10 mL; 148 mg de magnesio por ampolla (14,8 mg/mL); 0,6 mmol/mL; 1,2 mEq/mL.	

(*Continúa*)

3.1.3. Tratamiento de la hipomagnesemia (*cont.*)

Presentaciones orales de magnesio

Nombre comercial (®)	Presentación	Sal asociada a magnesio	mg de magnesio elemental
Actimag 2 g/5 mL	Solución oral de 100 mL	Pidolato magnésico	34,7 mg/mL
Magnesioboi	50 comprimidos	Lactato de magnesio	48,62 mg/ comprimido
Magnesium Pyre	50 comprimidos	Cloruro, bromuro, ioduro y fluoruro de magnesio	64 mg/ comprimido
Magnogene	45 comprimidos	Hidróxido de magnesio, fluoruro, bromuro de magnesio	53 mg/ comprimido
Magnesio NM	20 sobres	Hidóxido de magnesio y lactato de magnesio	200 mg/sobre

3.2. Hipermagnesemia

3.2.1. Etiología

- Insuficiencia renal o alteraciones electrolíticas.
- **Alteraciones endocrinas:** hiperparatiroidismo, hipotiroidismo, insuficiencia suprarrenal.
- **Fármacos:** laxantes, enemas.
- **Otras:** lisis celular, yatrogénica.

3.2.2. Clínica

Neuromuscular	Debilidad, pérdida de reflejos osteotendinosos, depresión neurológica.
Cardiovascular	Anomalías del ritmo, hipotensión, bradicardia.

- Niveles >3-4 mg/dL: inicio de la clínica.
- Niveles >7,5 mg/dL: parálisis muscular.

Manifestaciones clínicas: a partir de 3-4 mg/dL.

3.2.3. Tratamiento de la hipermagnesemia	
Suspender los aportes y tratar la causa	• Si recibía aportes, suspenderlos. • Estudiar la causa.
Forzar la diuresis	**Administrar SSF al 0,9 % y furosemida i.v.** Furosemida i.v.: 1 mg/kg/dosis.
Gluconato cálcico al 10 %	1 mL/kg i.v. lento en caso de urgencia, como antagonista del magnesio; máximo: 10 mL; diluido al medio.
Si hay insuficiencia renal, riesgo vital	Diálisis.

4. IMÁGENES DIAGNÓSTICAS

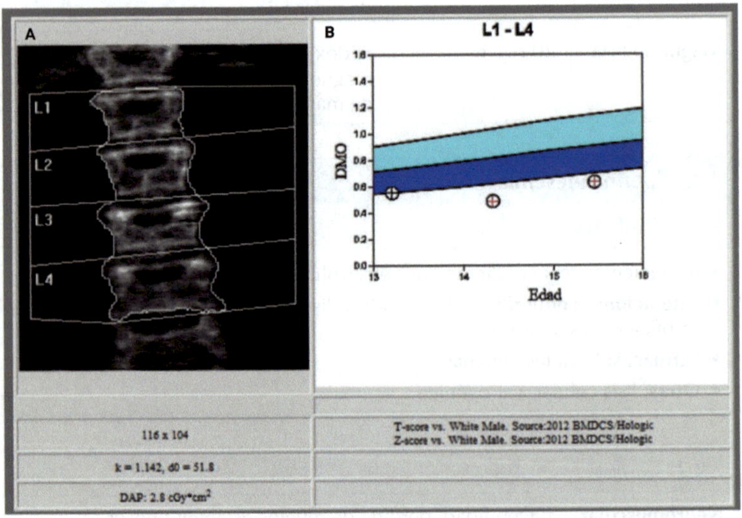

Figura 29-1. A) Densitometría de la columna lumbar (L1-L4) de un paciente con hipocalcemia. La densidad mineral ósea a los 14,3 años está por debajo de −2 desviaciones estándar para su edad y sexo. **B)** Recuperación posterior a los 15,5 años, tras un año de tratamiento con bisfosfonatos intravenosos.

BIBLIOGRAFÍA

Albalate M, De Seguera P, Izquierdo E, Rodríguez M. Trastornos del calcio, fósforo y magnesio. Nefrología al día. 2022. Disponible en: https://www.nefrologiaaldia.org/es-articulo-trastornos-del-calcio-fosforo-magnesio-206.

Amanzadeh J, Reilly RF. Hypophosphatemia: an evidence-based approach to its clinical consequences and management. Nat Clin Pract Nephrol. 2006;2(3):136-48.

Carbonero Celis MJ, Montero Valladares C. Hipernatremia. En: García Herrero MA, López López MR, Molina Cabañero JC. Manual para el diagnóstico y tratamiento de la deshidratación y de los trastornos hidroelectrolíticos en Urgencias de Pediatría. Madrid: Ergon; 2018; p. 35-40.

De la Cal MA. Manejo agudo de los trastornos electrolíticos y del equilibrio ácido-base. 2ª edición. Andalucía: Digital Asus; 2016.

Florenzano P, Cipriani C, Roszko KL, Fukumoto S, Collins MT, Minisola S, et al. Approach to patients with hypophosphatemia. Lancet Diabetes Endocrinol. 2020;8(2):163-74.

López R, De Ceano-Vivas M, Álvarez G. Otros trastornos iónicos: calcio, fósforo, magnesio. En: García MA, López MR, Molina JC. Manual para el diagnóstico y tratamiento de la deshidratación y de los trastornos hidroelectrolíticos en Urgencias de Pediatría. Madrid: Ergon; 2018; p. 49-58.

Peacock M. Phosphate metabolism in health and disease. Calcif Tissue Int. 2021;108(1):3-15.

Pérez E, De Ceano-Vivas M. Trastornos hidroelectrolíticos y del equilibrio ácido-base. En: Guerrero-Fernández J, Cartón A, Barreda A, Menéndez J, Ruiz J. Manual de diagnóstico y terapéutica en pediatría. 6ª edición. Madrid: Editorial Médica Panamericana; 2018; p. 188-201.

Rey C, Concha A, Menéndez S. Fluidoterapia. Alteraciones hidroelectrolíticas. En: López-Herce J, Calvo C, Rey C, Rodríguez A. Manual de cuidados intensivos pediátricos. 5ª edición. Madrid: Publimed; 2019; p. 317-27.

Rey C, Menéndez S. Trastornos electrolíticos. Bol Pediatr. 2006;46(1):76-83.

Vega L, Algarrada L. Trastornos hidroelectrolíticos. En: Luaces C. Protocolos diagnóstico-terapéuticos Hospital Sant Joan de Déu Barcelona. 6ª edición. Madrid: Ergon; 2022; p. 430-8.

Yeste D, Campos A, Fábregas A, Soler L, Mogas E, Clemente M. Patología del metabolismo del calcio. Protoc Diagn Ter Pediatr. 2019;1:217-37.

Neuropediatría

V

Actuación ante el paciente ingresado con un primer episodio convulsivo

30

A. Sariego Jamardo, B. Jiménez Montero, J. L. Fernández Torre y E. Marco de Lucas

PUNTOS CLAVE

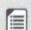

- Durante la edad pediátrica, los episodios paroxísticos pueden constituir un motivo de ingreso en hospitalización, siendo necesario realizar en estos casos un diagnóstico diferencial entre los siguientes procesos:
  - **Crisis provocadas o sintomáticas agudas:** resultan de un estímulo o causa aguda, como fiebre (crisis febriles), infección del sistema nervioso central (SNC), fármacos, tóxicos, alteraciones hidroelectrolíticas y metabólicas (hiponatremia/hipernatremia, hipocalcemia, hipoglucemia) o traumatismo craneoencefálico, entre otros. Presentan menor riesgo de recurrencia que la crisis epiléptica.
  - **Crisis epiléptica (Anexo 30-1):** manifestación paroxística brusca e inesperada de distintos signos y/o síntomas motores, sensitivos, cognitivos, etc., provocados por una actividad neuronal anómala excesiva o simultánea hipersíncrona en el cerebro, de origen cortical, con correlato electroclínico —sintomatología y trazado en el electroencefalograma—. Son crisis no provocadas, no relacionadas con un precipitante inmediato o agudo, con un alto riesgo de recurrencia y que se presentan en el contexto de epilepsia.
  - **Epilepsia:** enfermedad del SNC que se define por alguna de las siguientes circunstancias (**Anexo 30-2**):
    - Al menos **dos crisis epilépticas no provocadas** separadas por más de 24 horas.
    - **Una crisis epiléptica no provocada** y una **probabilidad de presentar nuevas crisis epilépticas** durante los 10 años siguientes, similar al riesgo de recurrencia tras la aparición de dos crisis no provocadas (al menos el 60 %). Existe riesgo aumentado en caso de: registro de actividad epileptiforme en el electroencefalograma y existencia de una lesión epileptógena en el estudio de neuroimagen. Este supuesto podría hacer considerar el diagnóstico de epilepsia en un primer episodio de crisis epiléptica e iniciar por tanto tratamiento antiepiléptico.
- En estos pacientes será necesario seleccionar los estudios complementarios que se deben realizar durante el ingreso (videoelectroencefalograma [VEEG], pruebas de imagen, estudios metabólicos, etc.).
- En este capítulo se revisa la actitud diagnóstico-terapéutica en hospitalización ante un paciente que ingresa por un episodio paroxístico.

1. HISTORIA CLÍNICA

1.1. Anamnesis	
Semiología del episodio	• Características referidas por el propio paciente o por testigos. • Visualización de vídeos caseros.
Temporalidad	• Determinar si ocurre durante la vigilia o durante el sueño. • En tránsito sueño-vigilia.
Secuencia del episodio	Inicio/fin bruscos o graduales.
Circunstancias en que se produce	• Factores desencadenantes: fiebre, privación de sueño, emociones, ambiente caluroso. • Pródromos: aura típica, sensación premonitoria, urgencia, mareo, palidez, etc. • Factores que originan la extinción del episodio.
Respuesta al tratamiento de rescate	Cede o no tras la medicación.
Manifestaciones postictales	• Presencia de período poscrítico y duración. • Mordedura de la lengua, pérdida de control de esfínteres. • Somnolencia, agitación, llanto. • Parálisis de Todd.
Actitud del paciente ante el episodio	En las crisis psicógenas: *belle indifférence*.
Antecedentes personales	Valorar el riesgo de epilepsia: incrementado si existe discapacidad intelectual, trastorno del neurodesarrollo y del desarrollo psicomotor, antecedentes perinatales patológicos como accidente cerebrovascular, encefalopatía hipóxico-isquémica, malformaciones del SNC, etc.
Antecedentes familiares	• De epilepsia o trastorno paroxístico no epiléptico (TPNE) (por ejemplo, migraña), crisis febriles y patología del SNC en general (valor limitado). • Cardiopatía. • Patología psiquiátrica.

1.2. Exploración física	
La **exploración física sistémica y la exploración neurológica** son fundamentales en todo paciente con una primera crisis epiléptica y para establecer el diagnóstico diferencial con otros procesos.	
Exploración sistémica	Orientada a evaluar: • Fiebre, signos de infección. • Signos de patología sistémica (endocrinológica, disfunción hepática, etc.). • Otros: deshidratación, alteraciones cardiovasculares, rasgos dismórficos, etc.
Examen psíquico	Orientado a evaluar: • Trastorno del neurodesarrollo. • Déficit cognitivo. • Patología psiquiátrica.
Exploración neurológica completa	Orientado a evaluar: • Signos de focalidad neurológica intercrítica y poscrítica. • Meningismo. • Descartar hipertensión intracraneal.

2. ACTITUD AL INGRESO EN HOSPITALIZACIÓN

2.1. Medidas generales	
Toma de constantes	Constantes/turno.
Vigilancia neurológica	• Indicar por escrito el modo de actuar ante una crisis convulsiva: colocar al paciente en posición lateral de seguridad, administrar oxígeno, avisar al médico de guardia y precargar la medicación anticonvulsiva de rescate. • Se debe precargar la siguiente medicación: – Midazolam por vía intravenosa (i.v.): 0,1-0,2 mg/kg; máximo: 5 mg a pasar en 2 minutos o – Diazepam i.v.: 0,2 mg/kg; máximo: 10 mg en 2 minutos.

(*Continúa*)

2.1. Medidas generales (*cont.*)	
Dieta y fármacos	Dieta habitual y medicaciones habituales.
Vía venosa periférica	Todo paciente debe ingresar con al menos una vía periférica por la posibilidad de tener que administrar medicación intravenosa en caso de crisis.
Inicio de tratamiento antiepiléptico	La indicación de inicio de tratamiento antiepiléptico será realizada por neuropediatría tras la evaluación de la anamnesis, la exploración física y las pruebas complementarias, así como la valoración del riesgo de recurrencia y de diagnóstico de epilepsia tras un primer episodio de crisis epiléptica.

2.2. Actitud en hospitalización ante el paciente trasladado de la unidad de cuidados pediátricos con estado epiléptico	
Si tiene fármacos anticrisis pautados i.v.	• Mantener las medicaciones antiepilépticas i.v. a igual dosis durante 24 horas. • Posteriormente, si no repite crisis y se observa estabilidad clínica, pasar a vía oral (v.o.) a la dosis que corresponda (v. **Cap. 31**). En caso de ácido valproico y levetiracetam, la dosis v.o. es la misma que la i.v.

(*Continúa*)

<table>
<tr><th colspan="3">2.2. Actitud en hospitalización ante el paciente trasladado de la unidad de cuidados pediátricos con estado epiléptico (cont.)</th></tr>
<tr><td rowspan="4">Si perfusión en bomba de infusión continua (BIC) de benzodiacepina, ácido valproico u otros antiepilépticos</td><td colspan="2">En el paciente trasladado de la unidad de cuidados pediátricos con una perfusión en BIC de benzodiacepina, ácido valproico u otros antiepilépticos, se actuará como se indica a continuación.</td></tr>
<tr><td>En caso de ácido valproico</td><td>Sustituir BIC de ácido valproico por ácido valproico i.v. en 4 dosis fraccionadas durante 24 horas para luego pasar a v.o. si se mantiene la estabilidad clínica en las 24 horas siguientes.</td></tr>
<tr><td>En caso de benzodiacepina</td><td>Disminuir gradualmente la dosis de la perfusión hasta suspenderla, ajustando el resto de los fármacos anticrisis por v.o. o i.v. previamente (para conseguir la estabilidad clínica sin crisis).</td></tr>
<tr><td colspan="2">Posteriormente, se realizarán ajustes de las dosis v.o., simplificación de los fármacos o del esquema terapéutico por neuropediatría, así como de las dosis de fármacos en función de la respuesta clínica y/o de los niveles de antiepilépticos, toxicidad, tolerancia, etc.</td></tr>
</table>

3. ESTUDIOS COMPLEMENTARIOS

3.1. Aspectos generales
• El diagnóstico se orientará por la anamnesis y la exploración física. • Las pruebas complementarias tienen un valor limitado y nunca sustituyen a la historia clínica. Ayudarán en el diagnóstico o confirmación de la sospecha clínica, pero también pueden confundir, de modo que nunca deben emplearse para confirmar o descartar el diagnóstico de un TPNE. • En la mayoría de las crisis febriles y TPNE no será necesaria la realización de pruebas complementarias.

(*Continúa*)

3.1. Aspectos generales (*cont.*)	
Indicaciones de solicitud de estudios complementarios	• Los estudios complementarios pueden ayudar en la **decisión de inicio de tratamiento con fármacos anticrisis (FAc).** • Valorar el riesgo de recurrencia: alteración en las pruebas de neuroimagen, patrones electroencefalográficos característicos que orientan sobre el **riesgo de recurrencia** de un segundo episodio y por tanto del diagnóstico de epilepsia.
	Descartar **causas tratables en crisis sintomáticas agudas u otros TPNE** (p. ej., síncope cardiogénico), para lo cual se realizarán estudios complementarios orientados: electrocardiograma, citoquímica de líquido cefalorraquídeo (LCR), bioquímica con reactantes de fase aguda, cultivos, etc.

3.2. Pruebas complementarias indicadas al ingreso	
Estudios en sangre	**Hemograma, bioquímica y gasometría** en todo paciente en que no se haya solicitado en urgencias.
Electrocardiograma	En el caso de que esté indicado y no se haya solicitado en urgencias.
VEEG al ingreso	• En el primer episodio de crisis epiléptica. • Ante dudas diagnósticas con TPNE, no solicitar VEEG al ingreso y esperar a la valoración por neuropediatía, quien solicitará VEEG en el caso de que esté indicado.
Pruebas de imagen (v. apartado «Estudios de neuroimagen»)	• **Ecografía transfontanelar:** si la fontanela es permeable al ingreso, y cuando esté indicada, en el primer episodio de crisis epiléptica. • **Resonancia magnética (RM) cerebral al ingreso** con/sin sedación: solo si tiene indicación de realización urgente/preferente ingresado.
Otras pruebas	De laboratorio, genéticas, metabólicas, inmunológicas, etc.
Interconsulta a neuropediatría: si se trata del primer episodio de crisis epiléptica o si existen dudas diagnósticas (TPNE frente a crisis epiléptica).	

A continuación se revisan cada uno de los estudios complementarios indicados en el apartado anterior.

3.3. Pruebas de laboratorio: analítica en sangre

Indicación:

- Siempre al ingreso en el primer episodio de crisis epiléptica: determinan la **etiología** de las crisis sintomáticas.
- Previamente a iniciar el tratamiento antiepiléptico.

Hemograma y gasometría	Gasometría venosa o capilar completa.
Bioquímica	• Pruebas de función renal. • Pruebas de función hepática. • Ionograma con calcio, glucemia, creatina-fosfocinasa (CPK). • Hormonas tiroideas, lactato, amonio*.
Velocidad de sedimentación globular (VSG), proteína C reactiva (PCr) o procalcitonina	Con fiebre o sospecha de infección del SNC o de otras infecciones.
Prolactina	Valorar solicitud para diagnóstico diferencial con TPNE (elevado en las crisis epilépticas).

*Solicitar en menores de 1 año, alteración del nivel de conciencia o conducta; en el resto, valorar individualmente.

3.4. Electrocardiograma

Indicaciones	• Síncope. • Alteración aguda del nivel de conciencia, especialmente en el contexto de esfuerzo. • Sospecha de patología cardíaca. • Antecedentes familiares o personales de patología cardíaca. • Espasmo del sollozo pálido y cianótico. • Cianosis/apnea durante el episodio. • Crisis febriles atípicas (especialmente atónicas o síncopes febriles) para estudiar posible síndrome de Brugada.

Si tiene indicación y no se ha realizado en urgencias, solicitar electrocardiograma al ingreso en hospitalización pediátrica.

3.5. Videoelectroencefalograma

3.5.1. Generalidades del videoencefalograma

Se trata de una prueba fundamental para el estudio de episodios paroxísticos.

Niños sin epilepsia	Pueden tener **VEEG patológicos** (el 3,5-5 % de los casos pueden presentar paroxismos epileptiformes, más frecuentes en niños con trastornos del neurodesarrollo).
Niños con epilepsia	• Pueden tener **VEEG inicialmente normales.** • Puede tratarse de focos profundos que no detecta el VEEG de superficie. • En casos anteriores son importantes las maniobras de provocación: hiperventilación, estimulación luminosa intermitente, etc.
Interpretación del VEEG	• Orienta sobre el tipo de crisis (focal/generalizada), el tipo de epilepsia y el tipo de síndrome epiléptico: apoyará la decisión de inicio del tratamiento. • Los hallazgos del VEEG ayudan a **apoyar** la sospecha diagnóstica de crisis epiléptica en base a la anamnesis y la exploración física: **congruencia de la topografía** de paroxismos del VEEG con la **sospecha** diagnóstica (v. semiología de las crisis y signos localizadores en el **Anexo 30-3**). • Hallazgo de datos compatibles con **síndrome electroclínico epiléptico** bien definido. • El resultado del VEEG por sí solo no confirma ni descarta el diagnóstico de epilepsia. El resultado del VEEG confirmaría la sospecha de epilepsia si se registran crisis epilépticas (por ejemplo, crisis de ausencia con la hiperventilación, crisis focales).

3.5.2. Indicaciones del videoencefalograma	
Indicaciones	• Primera crisis epiléptica (sospecha por la anamnesis y la exploración). • Estado epiléptico y estado epiléptico no convulsivo. • Monitorización de la respuesta al tratamiento de los espasmos epilépticos. • Cambio en las características o frecuencia de las crisis en el paciente epiléptico conocido. • Convulsiones neonatales.
No indicado	• TPNE. • Control de la respuesta al tratamiento con FAc (excepto estado eléctrico en sueño lento y espasmos infantiles). • Crisis sintomáticas agudas. • Crisis febriles típicas. • Epilepsia bien controlada con buena evolución. • Ante un segundo o sucesivos episodios de crisis epiléptica en el paciente diagnosticado sin cambios en sus crisis ni aspectos cognitivos/conductuales.
Podría estar indicado	Valoración individualizada por neuropediatría: • Crisis febriles atípicas (**focales**). • Estado febril. • Alteración cognitiva inexplicable o de la conducta o el rendimiento escolar en el paciente epiléptico: descartar estado eléctrico en el sueño lento, estado epiléptico no convulsivo. • Monitorización de la respuesta en las epilepsias generalizadas idiopáticas en casos dudosos (hay mayor correlación electroencefalográfica con la actividad de la epilepsia que en las epilepsias focales).

3.5.3. Solicitud de videoencefalograma en hospitalización

- Solicitud al ingreso en caso de crisis epiléptica clara.
- Si se plantean dudas entre crisis epiléptica y TPNE, solicitar **interconsulta a neuropediatría**, que **decidirá si procede o no la solicitud de VEEG**.
- Desde el servicio de neurofisiología se darán las pautas de preparación del paciente en función de cuándo se vaya a realizar la prueba, así como las recomendaciones e indicaciones respecto a maniobras facilitadoras e indicaciones de privación de sueño, etc.

3.6. Estudios de neuroimagen

3.6.1. Indicaciones

- Son fundamentales para definir la **etiología.**
- Preferiblemente RM cerebral.

Indicaciones	**Urgente/ preferente ingresado** (realizar durante el ingreso)	• Convulsiones neonatales. • Síndrome de West. • Asocia cefalea con signos de hipertensión intracraneal. • Alteración en la exploración neurológica. • Crisis sintomáticas agudas focales: sospecha de infección del SNC, como meningitis, absceso, etc. • Alteración persistente del nivel de conciencia. • Parálisis poscrítica prolongada. • Estado epiléptico (primer episodio).
	No urgente/ preferente	Se puede realizar ambulatoriamente, solicitar previamente al alta hospitalaria como **preferente no ingresado**. • Primer episodio de crisis focal. • Paciente con primera crisis epiléptica y patología del neurodesarrollo: trastorno del espectro autista (autismo), discapacidad intelectual, alteración del desarrollo psicomotor. • Encefalopatía epiléptica: síndrome de Lennox-Gastaut (SLG), síndrome de Dravet (SDr), etc. • Crisis febriles atípicas (**focales**).

(Continúa)

3.6.1. Indicaciones (*cont.*)	
Cuándo no están indicados	• En TPNE, en general, aunque en algunos casos concretos podría estar indicado. • Crisis febriles **típicas**. • Epilepsias generalizadas idiopáticas: ausencias, epilepsia mioclónica juvenil. • Crisis tónico-clónica generalizada aislada. • Diagnóstico de epilepsia rolándica.

3.6.2. Modalidades	
RM cerebral	• De elección. • Indicar en la petición radiológica si debe realizarse **con o sin sedación**: – Considerar sin sedación en niños >5 años sin patología del neurodesarrollo asociada. – Si precisa sedación, realizar interconsulta a anestesiología.
Tomografía computarizada cerebral	• Cuando no se puede demorar la realización de una prueba de imagen (**prueba urgente**), por lo que habitualmente se solicita desde urgencias de pediatría. • En hospitalización, salvo sospecha de complicación aguda, se solicitará siempre RM. • Indicación: – Encefalopatía/alteración aguda del nivel de conciencia. – Parálisis poscrítica prolongada >2 horas. – Sospecha de hipertensión intracraneal. – Sospecha de infección del SNC en casos en que no se pueda demorar la realización de la RM.
Ecografía transfontanelar	• Si la fontanela anterior es permeable y hay indicación de prueba de neuroimagen: **solicitar siempre al ingreso**. • Primera aproximación diagnóstica, no precisa sedación. • Se valorará por **neuropediatría** la necesidad o no de completar con otras pruebas complementarias.

3.6.3. Neuroimagen funcional

Tipos	• Tomografía por emisión de positrones y tomografía por emisión de fotón simple. • RM funcional.
Indicaciones	• Nunca se solicitarían en **un primer episodio paroxístico/primera crisis epiléptica.** • Generalmente, se realizan en centros de referencia nacional y unidades especializadas en epilepsia y cirugía de la epilepsia para la valoración prequirúrgica y posquirúrgica —en el contexto de cirugía resectiva— para minimizar las secuelas y realizar una determinación más exacta del área epileptógena y las áreas funcionales. • Su solicitud será indicada por neuropediatría.

3.7. Otros estudios de laboratorio

3.7.1. Tóxicos en orina

- Generalmente, se solicitan en urgencias previamente al ingreso.
- **Indicaciones:**
  - Adolescentes.
  - Sospecha de abuso de sustancias y deprivación.
  - Intoxicación accidental/malos tratos en lactantes.

3.7.2. Estudio de citoquímica en líquido cefalorraquídeo

Generalmente, se realizará en urgencias tras una prueba de imagen (tomografía computarizada urgente) y estudio de coagulación.

Solicitudes	Citoquímica LCR: células, glucosa, proteínas.
Indicación	• Sospecha de infección del SNC/crisis sintomáticas agudas. • Considerar en crisis febriles, especialmente atípica en <12 meses. • Sospecha de déficit del transportador de glucosa cerebral de tipo 1 (GLUT-1) (ausencias de debut precoz, discinesias asociadas, ataxia, trastorno del movimiento): razón glucosa LCR/glucosa plasma (N: 0,65 ± 0,1), siendo N el valor normal de la ratio.

3.7.3. Estudio microbiológico	
Tipo de estudio	• Hemocultivos. • LCR: tinción de Gram, cultivo de bacterias, reacción en cadena de la polimerasa para virus neurotrópicos. • Serologías (crisis parainfecciosas): *Mycoplasma*, virus de Epstein-Barr, *Borrelia burgdorferi,* virus del herpes simple tipo 1 y virus de la varicela-zóster. • Frotis rectal y faríngeo: enterovirus. • Otros cultivos: urocultivo, etc., según proceda.
Indicación	• Ante sospecha de infección intercurrente en cualquier momento del ingreso. • Realización individualizada según el contexto clínico de cada prueba: – Crisis sintomáticas agudas en el contexto de infección del SNC. – Crisis sintomáticas agudas parainfecciosas. – Crisis febriles. – Crisis en un contexto febril.

3.7.4. Estudio metabólico	
Indicación	Por neuropediatría: • Convulsiones neonatales. • Regresión psicomotriz. • Encefalopatía epiléptica. • Síndrome de West. • Epilepsias mioclónicas progresivas. • Se valorará en epilepsias de debut en <1 año.
Tipo de muestra	Muestras de **sangre, orina y LCR** (cuatro tubos, cada uno con 10 gotas de LCR, en hielo, y uno de ellos con papel de plata para evitar la luz).

(Continúa)

3.7.4. Estudio metabólico (*cont.*)		
Tipo de solicitud	**Sangre**	Amonio, lactato, piruvato, aminoácidos, vitamina B_{12}, folato, homocisteína, ácido α-aminoadípico semialdehído, ácido pipecólico, defecto congénito de la glicosilación (CDG)/perfil sialotransferrinas en plasma, actividad biotinidasa en plasma, ácidos grasos de cadena muy larga.
	Orina	Ácidos orgánicos, glucosaminoglucanos, oligosacáridos en orina, purinas/pirimidinas en orina, guanidinoacetato, creatina/creatinina, α-aminoadípico semialdehído, sulfitest.
	LCR	Pterinas, neurotransmisores, ácido γ-aminobutírico (GABA), vitamina B_6, aminoácidos, lactato, piruvato, folato/metilentetrahidrofolato (MHTF), ácido pipecólico.
	Estudios enzimáticos	Sangre seca, leucocitos, fibroblastos: ceroidolipofucsinosis, enfermedad de Krabbe (deficiencia de galactosilceramidasa).

3.7.5. Estudios inmunólogicos	
Indicaciones	Indicaciones por neuropediatría: • **Encefalopatía:** ante la sospecha de encefalitis autoinmune con crisis, antirreceptor de N-metil-D-aspartato (anti-NMDAR), antirreceptor de ácido γ-aminobutírico A (anti-$GABA_A$-R). • **Sospecha de crisis en el contexto de enfermedades autoinmunitarias con expresión en el SNC:** lupus eritematoso sistémico, encefalitis de Hashimoto, celiaquía (crisis occipitales, calcificaciones), etc.
Anticuerpos antineuronales en LCR	• **Tipos:** anti-NMDAR, anti-GABA, anticuerpos antiproteína 1 inactivada del glioma rica en leucina (anti-LGI1), antirreceptor del ácido α-amino-3-hidroxi-5-metilo-4-isoxazolpropiónico (anti-AMPA), anti glutamato decarboxilasa (anti-GAD). • **Muestra:** 1 mL de LCR, 10-20 gotas, en un tubo normal estéril sin congelar (depende de si el niño es mayor o pequeño).

(*Continúa*)

3.7.5. Estudios inmunólogicos (*cont.*)	
Otros estudios inmunológicos	• **Anticuerpos antineuronales en sangre**: anti-GAD, anti-NMDAR, anti-AMPA-R, anti-LGI1, anti-$GABA_A$-R, anti-$GABA_B$-R, antirreceptor glicina (anti-Gly-R), antiproteína asociada a la contactina 2 (anti-CAPRS2). • **Autoanticuerpos en suero**: anticuerpos antinucleares (ANA), antiácido desoxirribonucleico (anti-ADN), anticardiolipina, anti-β_2-glicoproteína I, anti-Ro, anti-La, anti-SM, anti-RNP, anticoagulante lúpico (AL), antiendomisio, antitransglutaminasa, antigliadina, antiperoxidasa (anti-TPO), antitiroglobulina (anti-TG). • **Inmunoglobulina y subclases.**

3.7.6. Estudio genético	
Lo solicitará **neuropediatría**, según la sospecha clínica, generalmente de forma ambulatoria y en algunos casos individualizados durante el ingreso.	
Indicación de estudio genético	Encefalopatías epilépticas especialmente de inicio en <2 años; sospecha de epilepsias monogénicas y familiares autosómicas dominantes; epilepsias graves y epilepsias mioclónicas progresivas; sospecha de síndrome neurocutáneo (complejo de esclerosis tuberosa); síndrome de West; malformaciones del desarrollo cortical, incluyendo trastornos de la migración, proliferación y organización neuronal (algunas polimicrogirias y displasias corticales focales pueden estar en el contexto de mutaciones somáticas o infecciones del SNC), trastorno del neurodesarrollo asociado; rasgos dismórficos, y alteración en la exploración física.
Tipos de estudios	• Citogenética: estudio de *arrays* de hibridación genómica comparada (CGH), cariotipo. • Genética molecular: paneles génicos mediante técnica de *next generation sequencing*. • Exoma clínico y trío: muestras de ADN del paciente y de los padres.

3.7.7. Niveles de fármacos anticrisis	
FAc que precisan niveles	Fenobarbital (PB), fenitoína, lamotrigina, ácido valproico, carbamacepina, etosuximida, topiramato (TPM), levetiracetam, zonisamida (ZNS), vigabatrina (VGB).

(*Continúa*)

3.7.7. Niveles de fármacos anticrisis (*cont.*)	
Indicación	• Pacientes epilépticos conocidos: comprobar la adherencia. • Cambio de tratamiento. • Cambio de dosis. • Cambio de forma farmacéutica: jarabe frente a comprimidos, v.o. frente a i.v. • Sospecha de toxicidad dependiente de la dosis.
Realización	• Realizar la extracción 12 horas después de la última dosis de FAc, antes de la toma de la dosis de FAc de la mañana. • Anotar el peso en la petición y la dosis actual en miligramos. • El resultado de los niveles de FAc suele estar disponible en 24-48 horas, aunque algunos pueden tardar más.

4. INTERCONSULTAS

4.1. Interconsultas: indicaciones	
Neuropediatría	**Precisan valoración por neuropediatría:** • Episodio compatible con **primera crisis epiléptica**. • Dudas diagnósticas de TPNE frente a crisis epiléptica. • Paciente epiléptico conocido descompensado. • Estado epiléptico. • Crisis febril atípica **focal**. • Alteración en la exploración neurológica: focalidad. • Trastorno del neurodesarrollo asociado. • Encefalopatía. • Encefalopatía epiléptica: síndrome de West (SW). **No precisan valoración por neuropediatría:** • TPNE. • Crisis sintomáticas agudas, incluyendo crisis febriles típicas y parainfecciosas.

(Continúa)

4.1. Interconsultas: indicaciones (*cont.*)	
Cardiología infantil	• Sospecha de canalopatía: asociada al gen *SCN1A*, entre otros. • Mayor riesgo de muerte súbita inesperada en personas con epilepsia (SUDEP). • Sospecha de síncope de origen cardíaco. • Previamente al inicio de algunos tratamientos antiepilépticos: lacosamida (valorar). • Alteración en el electrocardiograma.
Psiquiatría infantojuvenil	• Pacientes con trastornos por síntomas somáticos: crisis psicógenas, trastornos conversivos, etc. En una proporción de pacientes epilépticos pueden presentarse seudocrisis además de crisis epiléptica. • Patología psiquiátrica comórbida que dificulte el manejo terapéutico. La comorbilidad psiquiátrica es más frecuente en pacientes con epilepsia. • Maladaptación al rol de enfermo, diagnóstico de epilepsia. Estrategias de afrontación.

4.2. Otras interconsultas: unidad de metabolismo, gastroenterología infantil, endocrinología infantil/nefrología infantil

- Se solicitará en el caso de que en el cribado ante una primera crisis epiléptica se evidencie patología endocrinológica, metabólica o de otra índole.
- También podría estar indicada cuando en el transcurso de un tratamiento antiepiléptico o neuroinmunomodulador (corticoides, corticotropina) el paciente presente reacciones adversas que pudiesen tener que ser controladas por otras subespecialidades: síndrome de Cushing yatrógeno, alteraciones de las hormonas tiroideas, hipertensión, hiperglucemias, nefrocalcinosis, etc.

5. DIAGNÓSTICO DIFERENCIAL DE LAS CRISIS EPILÉPTICAS

- **TPNE:**
  - Manifestación paroxística de inicio y fin bruscos, de corta duración, que no está ocasionada por una descarga hipersíncrona neuronal.
  - Incluye el síncope vasovagal, los episodios de ensimismamiento, los episodios de estremecimiento, de autoestimulación, etc.
  - Es 10 veces más frecuente que las crisis epilépticas.
- **Trastornos del movimiento.** Hipercinéticos y discinéticos: estereotipias, tics, corea, atetosis, discinesias, temblor, mioclonías, etc., muchos incluidos clásicamente en el TPNE y el trastorno del movimiento hipocinético (síndrome rígido-acinético/parkinsonismo, en este caso es más fácil la distinción).
- **Trastorno por síntomas somáticos/patología psiquiátrica:** síncopes, seudocrisis, etc.
- **Crisis epilépticas (no provocadas):** distinguir de las **crisis provocadas/ sintomáticas agudas.**
- **Malos tratos/síndrome de Münchhausen por poderes:** múltiples ingresos, historia no congruente, mala respuesta a los tratamientos, etc.

Las características del episodio pueden ayudar a diferenciar una crisis epiléptica de los TPNE y otros episodios paroxísticos con los que es necesario realizar el diagnóstico diferencial (**Anexo 30-4**). Cuantas más características del episodio sean compatibles con crisis epiléptica, mayor posibilidad habrá de que el episodio paroxístico sea realmente una crisis epiléptica.

6. INDICACIONES AL ALTA HOSPITALARIA TRAS EL INGRESO POR LA PRIMERA CRISIS EPILÉPTICA

- **Citar en consultas externas de neuropediatría:** primera consulta en 1-2 meses.
- **Realización de prueba de neuroimagen. Si está indicada** la realización de una prueba de neuroimagen **y no se realizó** durante el ingreso, se solicitará para su realización ambulatoria: **RM cerebral preferente** con/sin sedación.
- **Tratamiento antiepiléptico con FAc.** Se solicitará:
  - **Analítica:** hemograma, bioquímica con función renal, hepática, ionograma, perfil lipídico, perfil de hierro, calcio y hormonas tiroideas.
  - **Niveles de antiepilépticos**, que se realizará **1 semana antes de acudir a la consulta de neuropediatría**, siempre en ayunas y sin tomar la dosis de FAc de la mañana (extracción de los niveles 12 horas después de la última dosis). Una vez se haya realizado la extracción, el paciente desayunará y tomará la medicación de forma habitual.
- **Recomendaciones por escrito:** se darán recomendaciones por escrito sobre la forma de actuar ante una crisis epiléptica, así como una hoja de recomendaciones e información a las familias.

7. IMÁGENES DIAGNÓSTICAS

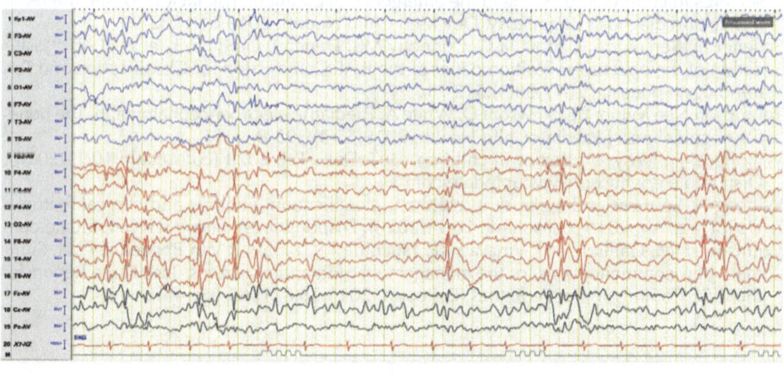

Figura 30-1. Electroencefalograma: puntas focales centrotemporales derechas en un paciente de 10 años con epilepsia rolándica.

BIBLIOGRAFÍA

Benbadis SR. Localization-related (focal) epilepsy: Causes and clinical features [consultado 10/11/2020]. Disponible en: https://www.uptodate-com.scsalud .a17.csinet.es/contents/localization-related-focal-epilepsy-causes-and-clinical-feature

Berg AT. Risk of recurrence after a first unprovoked seizure. Epilepsia. 2008;49(Suppl 1):13-8.

Bergey GK. Management of a First Seizure. Continuum (Minneap Minn). 2016;22(1 Epilepsy):38-50.

Campistol Plana J. Trastornos paroxísticos no epilépticos en la infancia. Pediatr Integral. 2015;XIX(9):622-31.

Cancho Candela R, Andrés de Álvaro M. Síndromes epilépticos según la edad. Pediatr Integral. 2020;XXIV(7):375-82.

Fisher RS, Cross JH, D'Souza C, French JA, Haut SR, Higurashi N, et al. Instruction manual for the ILAE 2017 operational classification of seizure types. Epilepsia. 2017;58(4):531-42.

Fisher RS, Cross JH, French JA, Higurashi N, Hirsch E, Jansen FE, et al. Operational classification of seizure types by the International League Against Epilepsy: Position Paper of the ILAE Commission for Classification and Terminology. Epilepsia. 2017;58(4):522-30.

García Peñas JJ. Valoración del niño con una primera crisis no provocada. Medicina (B Aires). 2018;78(Suppl 2):6-11.

López González FJ, Villanueva Haba V, Falip Centelles M, Toledo Argany M, Campos Blanco D, Serratosa Fernández J. Manual de Práctica Clínica en Epilepsia. Recomendaciones diagnóstico-terapéuticas de la SEN 2019 [Internet]. Madrid: Luzán 5; 2019 [consultado 26/02/2021]. Disponible en: https://www.sen.es/pdf/guias/GuiaEpilepsiaSEN2019.pdf

Nice.org.uk [Internet] Epilepsies: diagnosis and management [Internet]. National Institute (NICE); 2012; consultado 08/11/2020]. Disponible en: https://www.nice.org.uk/guidance/cg137

Pack AM. Epilepsy Overview and Revised Classification of Seizures and Epilepsies. Continuum (Minneap Minn). 2019;25(2):306-21.

Panayiotopoulos CP. A clinical guide to epileptic syndromes and their treatment. 2ª edición revisada. Londres: Springer-Verlag; 2010.

Sartori S, Nosadini M, Tessarin G, Boniver C, Frigo AC, Toldo I, et al. First-ever convulsive seizures in children presenting to the emergency department: risk factors for seizure recurrence and diagnosis of epilepsy. Dev Med Child Neurol. 2019;61(1):82-90.

Scheffer IE, Berkovic S, Capovilla G, Connolly MB, French J, Guilhoto L, et al. ILAE classification of the epilepsies: Position paper of the ILAE Commission for Classification and Terminology. Epilepsia. 2017;58(4):512-21.

Thompson Nee Milner BE, Newsom D, White A. Paediatric electroencephalograph: The benefits of guidelines. J Paediatr Child Health. 2019;55(4):393-8.

Wilfong A. Epilepsy syndromes in children. UpToDate. Feb 2020 [consultado 10/11/2020]. Disponible en: https://www.uptodate.com

Wilfong A. Seizures and epilepsy in children: classification, etiology and clinical features. UpToDate. Abr 2019 [consultado 10/11/2020]. Disponible en: https://www.uptodate.com

Wilmshurst JM, Gaillard WD, Vinayan KP, Tsuchida TN, Plouin P, Van Bogaert P, et al. Summary of recommendations for the management of infantile seizures: Task Force Report for the ILAE Commission of Pediatrics. Epilepsia. 2015;56(8):1185-97.

Tratamiento de la epilepsia: fármacos y otras opciones terapéuticas

31

A. Sariego Jamardo, M. J. Caldeiro Díaz y C. Álvarez Álvarez

PUNTOS CLAVE

- El 15 % de los niños o adolescentes menores de 16 años sufrirán un episodio paroxístico a lo largo de su vida.
- De estos episodios, el 60-70 % corresponderán a trastornos paroxísticos no epilépticos, el 20-25 % serán crisis provocadas o sintomáticas (incluyendo las crisis febriles) y solo el 5-10 % serán verdaderas crisis epilépticas, crisis no provocadas.
- En este capítulo se revisan las principales opciones terapéuticas en pacientes con epilepsia.
- Los fármacos de primera línea utilizados para el tratamiento agudo de la crisis epiléptica son el midazolam y el diazepam.
- Existen múltiples fármacos anticonvulsivos para el tratamiento crónico de la epilepsia que se pueden administrar solos o en combinaciones concretas que pueden ser sinérgicas. Además, en este capítulo se describen las interacciones con otros fármacos y las posibles reacciones adversas.
- Existen otras opciones terapéuticas no farmacológicas que normalmente se utilizan como coadyuvantes para la epilepsia, como la dieta cetógena o el estimulador del nervio vago, ambos indicados en caso de epilepsia farmacorresistente.

1. FÁRMACOS PARA REVERTIR UNA CRISIS CONVULSIVA

En la **tabla 31-1** se revisan los fármacos utilizados para el tratamiento de una crisis epiléptica aguda, junto con las dosis y vías de administración.

Tabla 31-1. Fármacos para el tratamiento de la crisis epiléptica aguda prolongada/estado epiléptico

		Vía rectal	Vía bucal (mucosa yugal)	Vía intranasal	Vía intravenosa	Vía intramuscular
Fármacos de primera línea	**Diazepam**	**Stesolid®** 5 y 10 mg No recomendado en <6 meses **Dosis:** 0,2-0,5 mg/kg • Peso <20 kg: Stesolid® 5 mg • Peso >20 kg: Stesolid® 10 mg			No recomendado en <1 mes **Dosis:** 0,1-0,2 mg/kg (máximo: 10 mg en >5 años y 5 mg en <5 años) Repetir, si precisa, a los 5-10 min Administrar lento en 3-5 min	
	Midazolam		**Buccolam®** 2,5; 5; 7,5 y 10 mg **Dosis:** 0,2-0,5 mg/kg (máximo: 10 mg/dosis) • <1 año: 2,5 mg • 1-5 años: 5 mg • 5-10 años: 7,5 mg • >10 años: 10 mg	0,2-0,3 mg/kg (máximo: 10 mg)	**Dosis:** 0,1-0,2 (0,15) mg/kg Se puede repetir dosis a los 5-10 min Dosis máxima total: 0,4 mg/kg (máximo: 10 mg [5 mg/dosis]) BIC 0,05-0,20 (0,10) mg/kg/h	0,2 mg/kg (máximo: 10 mg)

Fármacos de segunda línea	**Ácido valproico**				**Dosis:** 20-40 (20) mg/kg (máximo: 1,5 g en 5 min infusión) BIC 1-3 mg/kg/h (máximo 5 mg/kg/h)	
	Levetiracetam				**Dosis:** 30-60 (50) mg/kg (máximo: 4,5 g en 5 min infusión) Mantenimiento: 40-60 mg/kg/día en 2 dosis i.v./v.o.	
	Fenitoína				**Dosis:** 15-20 mg/kg. Pasar diluido en SSF en 20 min mínimo Ritmo infusión: 1 mg/kg/min Mantenimiento: 4-7,5 mg/kg/día i.v./v.o. en 2 dosis (máximo: 1,5 g/día)	
	Fenobarbital				**Dosis:** 15-20 mg/kg a pasar en 20 min (máximo: 1 g/dosis Mantenimiento: 2,5-5 mg/kg/día en 2 dosis i.v./v.o.	
	Lacosamida				**Dosis:** 5-10 mg/kg a pasar en 15 min (máximo: 400 mg/dosis) Mantenimiento: 10 (máximo: 12) mg/kg/día en 2 dosis i.v./v.o.	

BIC: bomba de infusión continua; SSF: suero salino fisiológico.

2. TRATAMIENTO FARMACOLÓGICO CRÓNICO DE LA EPILEPSIA

2.1. Indicaciones de inicio del tratamiento

- La decisión de iniciar tratamiento no debe basarse únicamente en el control de las crisis epilépticas, sino en un balance entre el riesgo (reacciones adversas) y el beneficio que reporte al paciente en su calidad de vida.
- La decisión de comenzar el tratamiento se basará en los factores indicados a continuación.

Riesgo de recurrencia de las crisis	**Mayor riesgo si:** debut en >10 años o en < 1 año, determinados síndromes electroclínicos, epilepsias sintomáticas, alteraciones del neurodesarrollo, antecedentes perinatales positivos, alteraciones en el videoelectroencefalograma, etc.
Características del paciente y perfil de los efectos adversos de los fármacos anticrisis	• Preferencias de la familia y del propio paciente (menor maduro). • Adherencia terapéutica: número de tomas, presentación, monoterapia frente a politerapia.
Tipo de crisis predominantes en un paciente y en los principales síndromes epilépticos en la infancia	Indicaciones de los fármacos anticrisis dependiendo del tipo de crisis predominantes en un paciente y de los principales síndromes epilépticos en la infancia (primera línea y segunda línea o terapia añadida) (Tabla 31-2).

- Siempre que se inicie tratamiento antiepiléptico, se intentará que sea en **monoterapia** a la **mínima dosis eficaz** para intentar evitar interacciones farmacológicas y reacciones adversas. En la tabla 31-3 se indican los principales fármacos anticrisis empleados en pediatría, así como sus dosis.
- No obstante, existen **asociaciones** entre fármacos anticrisis **sinérgicas** y también pautas de politerapia establecidas para algunos síndromes epilépticos.

Tabla 31-2. Principales indicaciones de fármacos anticrisis en función del tipo de crisis (v. abreviaturas de los fármacos en el Anexo 31-1)

Tipo de crisis Síndrome electroclínico	Fármacos indicados Primera línea	Fármacos o tratamientos indicados Segunda línea	Fármacos contraindicados
Crisis focales y focales secundariamente generalizadas	OXC, CBZ, LTG, LEV, CLB, TPM	DPH, ESL, VGB, LCM, PER, GBP, CZP, ESL, VPA, BRV, ZNS, RFM, CNB	
Crisis generalizadas	VPA, LEV, LTG, ZNS, TPM	CLB, CZP, DPH, PRM, PB, ¿PER?	OXC, CBZ, ESL, ESM (puede empeorar las CTCG)
Crisis de ausencia	VPA, ESM	LTG, ZNS	CBZ, OXC, ESL, PB, VGB, DPH, TPM, LEV (no eficaz en ausencias típicas)
Crisis mioclónicas	VPA, LEV, CLB, CZP	TPM, ZNS, FBM, ESM, PRM	LTG, CBZ, OXC, ESL, VGB, GBP, DPH
Crisis atónicas	VPA, LTG, RFM, ZNS, TPM, CLB, CZP	LEV, ESM, FBM, corticoides, estimulador del nervio vago, callosotomía, dieta cetógena, gammaglobulinas i.v.	OXC, CBZ, ESL, VGB, GBP, DPH, VGB
Crisis tónicas	VPA, LTG, RFM, ZNS, TPM, LEV, CLB, CZP	DPH, PB, PRM, ESL ¿?	BZD i.v. pueden agravar o dar lugar a estado tónico (DZP, CZP)

(Continúa)

Tabla 31-2. Principales indicaciones de fármacos anticrisis en función del tipo de crisis (v. abreviaturas de los fármacos en el Anexo 31-1) (*cont.*)

Tipo de crisis Síndrome electroclínico	Fármacos indicados Primera línea	Fármacos o tratamientos indicados Segunda línea	Fármacos contraindicados
Crisis reflejas fotosensibles	VPA, LEV	CLB, LTG, ESM, TPM	¿?
Epilepsia por punta-onda continua durante el sueño lento o síndrome de Penélope	VPA + LEV, VPA + CLB, VPA + LEV + ESM + CLB, STM (EBI atípica Aicardi), corticoides i.v. o v.o. (distintas pautas)	Dieta cetógena Estimulador del nervio vago	OXC, ESL, CBZ, GBP, VGB, DPH
Síndrome de West Espasmos infantiles	ACTH ACTH ± VGB (MDC) VGB (complejo esclerosis tuberosa) Causa desconocida: ensayo piridoxina v.o. o i.v.	Dieta cetógena Corticoides orales TPM, LEV, ZNS CLB, CZP	¿?
Síndrome de Dravet[a]	VPA + TPM + CLB ± STP	STP, CBD, LEV, FFA, dieta cetógena	LTG, CBZ, OXC, ESL, VGB, GBP
Síndrome de Lennox-Gastaut	VPA + LTG, VPA + LTG + CLB, VPA + LTG + RFM, VPA + RFM + TPM ± CLB ± RFM	CBD, FFA, FBM (graves efectos secundarios, monitorización estrecha) Corticoides, callosotomía, estimulador del nervio vago, dieta cetógena	CBZ, GBP, VGB, OXC

Síndrome de Doose	VPA	LTG, CLB, CZP, ESM, LEV, TPM, ZNS	CBZ, GBP, OXC, DPH, VGB
***Febrile infection-related epilepsy syndrome* (FIRES)**	Anakinra (fase aguda y crónica), dieta cetógena, CBD	Bolos metilprednisolona (3-5 días en fase aguda), inmunoglobulinas i.v. (2-5 días en fase aguda), CNB[b], VPA, LEV, BRV, TPM, PB, CBZ, OXC, tocilizumab (fase aguda no respondedores a anakinra)	¿?
Epilepsia benigna de la infancia (EBI)-rolándica	No tratamiento ¿CBZ?, VPA	LEV, OXC¿?, GBP	CBZ¿?, OXC¿?, LTG

[a] Algunos de estos tratamientos han de valorarse en epilepsia generalizada con crisis febriles-plus aparte de las medidas profilácticas.
[b] Basado en observación personal y de casos clínicos: buena respuesta en crisis focales refractarias de la fase crónica (no publicado).
CTCG: crisis tónicoclónica generalizada .

Tabla 31-3. Dosificación de los fármacos anticrisis

	Dosis inicio (mg/kg/día)	Dosis mantenimiento (mg/kg/día) Adulto (mg/día)	N.º tomas e intervalo ascenso	Presentaciones comerciales y fórmula magistral (FM)	Dosis i.v. (mg/kg/dosis) N.º dosis diarias
Ácido valproico (VPA)	10	20-40 Máx. 50-60 500-3.000	2-3 4-7 días	• Depakine® sol. oral 200 mg/mL • Depakine® comp. 200 y 500 mg • Depakine® crono comp. 300 y 500 mg	• **Si previamente recibía VPA oral:** misma dosis oral (mg/kg/día), pero en 4 dosis i.v. BIC 1-3 mg/kg/h i.v. (máximo 5 mg/kg/h con FAC inductores) • **Si no recibía previamente VPA:** dosis de carga a 15 mg/kg i.v. (lento en 3-5 min) y tras 30 min continuar con BIC 1 mg/kg/h i.v. o VPA i.v. a 20-30 mg/kg/día en 4 dosis
Brivaracetam (BRV)	1	1-4 (2) 50-200	2 7 días	• Briviact® sol. oral 10 mg/mL • Briviact® 10, 25, 50, 75 y 100 mg comp.	Se puede emplear a iguales dosis que dosis oral en mg/kg/día y dividido en 2 dosis al día si no fuese posible la vía oral

Cannabidiol (CBD)	5	5-10 Máx. 20	2 7 días	Epidyolex® sol. oral 100 mg/mL (dispensación hospitalaria)	
Carbamacepina (CBZ)	4	15-20 Máx. 30 400-1.200	2-3 7 días	Tegretol® comp. 200 y 400 mg	
Cenobamato (CNB)	12,5	4 Escalada 0,5 mg/kg en cada aumento 200-400	1 14 días	Ontozry® comp. 12,5; 25; 50; 100; 150 y 200 mg	
Clobazam (CLB)	0,25	0,25-2 10-40	1-2 7 días	Noiafren® comp. 10 y 20 mg	

(*Continúa*)

Tabla 31-3. Dosificación de los fármacos anticrisis (*cont.*)

	Dosis inicio (mg/kg/día)	Dosis mantenimiento (mg/kg/día) Adulto (mg/día)	N.º tomas e intervalo ascenso	Presentaciones comerciales y fórmula magistral (FM)	Dosis i.v. (mg/kg/dosis) N.º dosis diarias
Clonazepam (CZP)	<10 años: 0,025 Niño >10 años: inicio 1-1,5 mg hasta máximo 6 mg al día	<10 años: 0,1-0,3 Dosis media Aprox. 1 gota/kg/día Máx. 3 gotas/kg/día Niño >10 años 3-6 mg/día	1-3 3-5 días	• Rivotril® gotas 2,5 mg/mL 0,125 mg/gota • Rivotril® 0,5 y 2 mg comp.	• Diluir en SSF o suero glucosado al 5 % • Evitar bolsas y equipos que contengan PVC (reduce la concentración del fármaco) • Ritmo infusión lento: máximo 0,3 mg/min • Lactantes y niños: 0,03 mg/kg i.v. lento en 2 min • BIC 0,01-0,03 mg/kg/h i.v. (rango mayor 0,02-0,05 mg/kg/h) • Máximo 10 mg/día
Estiripentol (STP)	10-20	50	2-3 7 días	• Diacomit® 250 y 500 mg sobres polvo • Diacomit® 250 y 500 mg cápsulas duras	

Etosuximida (ESM)	10	20-40 500-2.000	2-3 7 días	• Etosuximida FAcS® 250 mg cápsulas • Zarontin® sol. oral 50 mg/mL (med. extranjera)	
Fenfluramina (FFA)	Sin STP: 0,2 Con STP: 0,2	Sin STP: 0,2-0,7 (máximo 13 mg/12 h) Con STP: 0,2-0,4 (máximo 8,6 mg/12 h)	2 4-7 días	Fintepla® sol. oral 2,2 mg/mL (med. extranjera)	

(Continúa)

Tabla 31-3. Dosificación de los fármacos anticrisis (*cont.*)

	Dosis inicio (mg/kg/día)	Dosis mantenimiento (mg/kg/día) Adulto (mg/día)	N.º tomas e intervalo ascenso	Presentaciones comerciales y fórmula magistral (FM)	Dosis i.v. (mg/kg/dosis) N.º dosis diarias
Fenitoína (DPH)	5 Dosis de carga: 15-20 mg/kg i.v./v.o.	5-6 (10) 200-500	1-3 7 días	• Sinergina® 100 mg comp. • Epanutin® 6 mg/mL (med. extranjera)	• Dosis de carga i.v.: 10 mg/kg en dosis única • A las 12 h comenzar con dosis mantenimiento: 5 mg/kg/día en 2 dosis i.v. o v.o. (ambas vías pueden usarse tras carga i.v.) • Monitorizar respuesta y niveles, dosis habitual 4-8 mg/kg/día i.v./v.o. (ocasionalmente 10 mg/kg/día) • Frecuencia de dosis: 2 dosis (o a veces 3 dosis) i.v. o v.o. • Administrar diluido (dilución SSF <6 mg/mL) • Ritmo infusión i.v. máximo 0,5-1 mg/kg/min

Fenobarbital (PB)	3-5	Niños 3-5 Lactantes 5-8 50-200	1-2 7 días	• Fenobarbital FM 10 mg/mL • Luminaletas® 15 mg comp. • Gardenal® 50 mg comp. • Luminal® 100 mg comp.	• Dosis de carga: – Niño: 10-20 mg/kg i.v. (máximo 300 mg) – Velocidad infusión 60 mg/min • Dosis mantenimiento: – Niños: 5-10 mg/kg día i.v. – Se divide en 2 dosis i.v. – La dosis de mantenimiento i.v. se comenzará 12-24 h después de dosis de carga
Lacosamida (LCM)	2	10 (12) 200-400	2 7 días	• Vimpat® sol. oral 10 mg/mL • Vimpat® 50, 100, 150, 200 mg comp.	• Bioequivalencia dosis orales • Mismas dosis en mg/kg/día i.v. que v.o. • Dividida en 2 dosis i.v. • Puede administrarse sin diluir • Perfundir durante 15-60 min

(Continúa)

Tabla 31-3. Dosificación de los fármacos anticrisis (*cont.*)

	Dosis inicio (mg/kg/día)	Dosis mantenimiento (mg/kg/día) Adulto (mg/día)	N.º tomas e intervalo ascenso	Presentaciones comerciales y fórmula magistral (FM)	Dosis i.v. (mg/kg/dosis) N.º dosis diarias
Lamotrigina (LTG)	Inductores y monoterapia: 0,7 Asociado a VPA: 0,15 (adultos monoterapia 25 mg al día, inductores 50 mg al día y con VPA 12,5 mg al día)	Monoterapia: 3-6 (máx. 10) Con VPA: 1-5 100-300 Con inductores: 5-15 100-500	2-3 1-2 semanas	• Lamictal ® comp. dispersables 2, 5, 25, 50, 100 y 200 mg • Labileno® comp. dispersables 25, 50, 100 y 200 mg	
Levetiracetam (LEV)	10-20	40-60 Máx. 90-100 1.000-3.000	2 5-7 días	• Keppra® sol. oral 100 mg/mL • Keppra® comp. 250, 500 y 1.000 mg	• Intravenoso a igual dosis mg/kg/día que dosis oral en 2 dosis i.v. • También se puede poner dosis diaria total en mg en BIC/perfusión i.v. (diluir mg diarios en 100 mL de suero glucosado al 5 %, SSF o Ringer lactato a pasar a ritmo de 4 mL/h)

Oxcarbacepina (OXC)	8-10	20-40 Máx. 60 900-2.400	2 7-14 días	• Trileptal® sol. oral 60 mg/mL • Trileptal® comp. 300 y 600 mg	
Perampanel (PER)	2 mg/día	4-12 mg/día	1 nocturna 2-4 semanas Días alternos	• Fycompa® sol. oral 0,5 mg/mL • Fycompa® 2, 4, 6, 8, 10 y 12 mg comp.	
Rufinamida (RFM)	<30 kg sin VPA: 200 mg/día <30 kg con VPA: 200 mg/día >30 kg: 400 mg/día	<30 kg sin VPA: 200-1.000 mg día (máx. 3.600 mg/día) <30 kg con VPA: 200-600 mg/día >30 kg sin VPA: 30-50 kg: 1.800 mg/día; 50-70 kg: 2.400 mg/día; >70 kg: 3.200 mg/día >30 kg con VPA: 30-50 kg: 1.200 mg/día; 50-70 kg: 1.600 mg/día; >70 kg: 2.200 mg/día Dosis máxima sin VPA 4.000-4.800 mg	2 2 días	• Inovelon® 100, 200 y 400 mg comp. • Inovelon® sol. oral 40 mg/mL	

(*Continúa*)

Tabla 31-3. Dosificación de los fármacos anticrisis (*cont.*)

	Dosis inicio (mg/kg/día)	Dosis mantenimiento (mg/kg/día) Adulto (mg/día)	N.º tomas e intervalo ascenso	Presentaciones comerciales y fórmula magistral (FM)	Dosis i.v. (mg/kg/dosis) N.º dosis diarias
Sultiamo/ Sulthiame (STM)	3-5	10-15 EBI-R: 5-10	3 7 días	Ospolot® 50 y 200 mg comp. (med. extranjera)	
Topiramato (TPM)	1	3-8 (máx. 30 en politerapia) 200-500	2 7 días	• Topiramato 6 mg/mL FM • Topamax® dispers. cáps. 15, 25 y 50 mg • Topamax® comp. 25, 50, 100 y 200 mg	
Vigabatrina (VGB)	40 (1.000 mg dosis de inicio de adulto)	50-200 1.000-3.000	2 7 días	• Sabrilex® sobres 500 mg • Sabrilex® 500 mg comp.	
Zonisamida (ZNS)	2	4-8 300-500	2 7 días	• Zonegran® 25, 50 y 100 mg cápsulas • Zonisamida FM 10 mg/mL	

BIC: bomba de infusión continua; FM: fórmula magistral; i.v.: intravenoso; SSF: suero salino fisiológico; v.o.: vía oral.

2.2. Interacciones de los fármacos anticrisis

- Los fármacos anticrisis presentan un estricto margen terapéutico. Especialmente en epilepsias refractarias o de difícil control, la farmacocinética de los fármacos genéricos y de referencia no es exactamente equivalente.
- Podría ser que los fármacos genéricos no fuesen igual de eficaces que el medicamento de referencia para controlar las crisis.
- Se prefieren regímenes **en monoterapia** porque los fármacos anticrisis pueden influir sobre el metabolismo hepático de otros antiepilépticos y, por tanto, modificar sus niveles y eficacia o bien inducir toxicidad.
- Cuando se dosifiquen **en politerapia**, se deben tener en cuenta los fármacos inductores o inhibidores enzimáticos.

VPA	Es un **inhibidor enzimático** potente que aumenta los niveles de otros fármacos de metabolismo fundamentalmente hepático, incluyendo otros antiepilépticos (RFM, CBZ, LTG, etc.).
CBZ, OXC, PER (a altas dosis), **PB, DPH o TPM** (inductor débil)	Actúan como **inductores enzimáticos** y disminuyen la concentración plasmática de los demás fármacos.

2.3. Fármacos que interaccionan con los fármacos anticrisis

Los fármacos anticrisis pueden presentar interacciones farmacológicas en su uso concomitante con los fármacos indicados a continuación.

Omeprazol	Aumentan los niveles plasmáticos de CBZ y DPH.
Antiácidos	Disminuyen la absorción de algunos antiepilépticos (DPH, CBZ, GBP, PB) y es necesario separar su toma.
Anticoagulantes orales	Los inductores enzimáticos disminuyen su efecto anticoagulante.
Antiarrítmicos, antihipertensivos	Los fármacos inductores enzimáticos pueden aumentar el metabolismo de los antiarrítmicos, betabloqueantes, dihidropiridinas, antagonistas del calcio y ser necesario un ajuste de dosis.
Digoxina	La DPH disminuye los niveles de digoxina.

(Continúa)

2.3. Fármacos que interaccionan con los fármacos anticrisis (*cont.*)	
Diuréticos	• Emplear con precaución con OXC, CBZ y ESL por riesgo de hiponatremia. • La DPH puede disminuir la eficacia de la furosemida.
Antiinfecciosos	• **Antirretrovirales:** pueden aumentar los niveles de DPH, VPA y LTG al alterar su unión a proteínas plasmáticas e inhibición del metabolismo hepático de estos. • **Carbapenemes:** reducen los niveles de VPA. • **Claritromicina, eritromicina, fluconazol y ketoconazol:** aumentan los niveles de CBZ. • Algunos antibióticos como las cefalosporinas pueden favorecer *per se* la aparición de crisis epilépticas. • **Antituberculosos:** – Isoniacida: aumenta los niveles de CBZ, DPH, VPA. – Rifampicina: disminuye los niveles de CBZ, LTG, PB, DPH y VPA. • Los fármacos anticrisis pueden disminuir la eficacia de algunos antiparasitarios y algunos antirretrovirales, y es necesario revisar su dosis.
Inmunosupresores	• Algunos inmunosupresores (ciclosporina, tacrolimus) pueden provocar crisis epilépticas. • Los fármacos anticrisis inductores enzimáticos deben evitarse por disminución de niveles de fármacos inmunosupresores (ciclosporina, sirolimus, tacrolimus). • VPA aumenta los niveles de micofenolato mofetil. • En los pacientes tratados con inmunosupresores, son fármacos anticrisis que producen pocas interacciones y son seguros por este motivo: BRV, LEV, LCM, GBP, VGB.

(*Continúa*)

2.3. Fármacos que interaccionan con los fármacos anticrisis (*cont.*)	
Anticonceptivos	• Los anticonceptivos orales que contienen estrógenos disminuyen los niveles de LTG (también pueden disminuir en menor medida los niveles de OXC, ESL y VPA). • Los antiepilépticos inductores enzimáticos pueden disminuir la eficacia de la anticoncepción hormonal (incluso con el implante de progesterona), pudiendo ser necesario un aumento en su dosificación. • Los inductores enzimáticos también pueden disminuir la eficacia de la anticoncepción poscoital. En pacientes epilépticas, el método de elección será el dispositivo intrauterino de levonorgestrel incluso como anticoncepción de urgencia, o en el caso de emplear la píldora poscoital debería indicarse a dosis doble.

2.4. Reacciones adversas	
Dosis dependiente	• Pueden ser sistémicas o neurológicas (neurotoxicidad: temblor, somnolencia, efectos conductuales, etc.). • Mejoran en general con un ajuste de la dosis o ajustando los horarios de administración.
Idiosincrásicas	• No dependen de la dosis. • En caso de ser graves e intolerables para el paciente, debe retirarse de inmediato el fármaco. • En algunos casos, los síntomas de neurotoxicidad pueden mejorar en semanas y podrían ser más tolerables si se realiza un ascenso más lento del fármaco antiepiléptico (LEV, PER, que incluso puede aumentarse a días alternos y más lentamente según la tolerancia del paciente).

2.4.1. Tipos de reacciones adversas según el sistema afectado

2.4.1.1. *Neurotóxicas/cognitivas*

- **Hiperamoniemia leve:** está mediada por el tratamiento con VPA (también con CBD), y los síntomas podrían mejorar con la administración concomitante de carnitina oral en 3 dosis a 50 mg/kg/día con las comidas.
- **Síntomas conductuales:** aquellos asociados al tratamiento con LEV pueden mejorar en algunos casos, además de con una titulación más lenta, asociando al tratamiento vitamina B_6 (piridoxina oral 7 mg/kg/día en 1 dosis diaria, como máximo 300 mg al día v.o.).
- Si se sospecha neurotoxicidad o síntomas dependientes de la dosis, los niveles de fármacos anticrisis pueden ser útiles pero no indispensables para realizar el ajuste de tratamiento.

2.4.1.2. *Reacciones adversas cardiológicas*

- Algunos fármacos anticrisis, como los bloqueantes de los canales de sodio (OXC, CBZ, LCM, DPH), pueden provocar **alteraciones del ritmo cardíaco**.
- Si se sospechan, requieren valoración cardíaca urgente y electrocardiograma con medición del intervalo QT corregido.
- Especial atención en pacientes con determinadas canalopatías y epilepsia, que pueden ser más vulnerables y presentar un mayor riesgo de SUDEP (mutaciones en *SCN1A*, síndrome de Dravet, *MECP2*, etc.). Valorar el electrocardiograma basal antes del inicio de dichos tratamientos.

2.4.1.3. *Reacciones adversas renales*

- TPM y ZNS pueden asociarse a **litiasis renal**, especialmente en aquellos pacientes que reciban tratamiento concomitante con dieta cetógena.
- En ocasiones es necesario retirar el fármaco.
- En los pacientes en los que se realice dieta cetógena (mayor riesgo de litiasis) puede realizarse profilaxis con citrato potásico y monitorizar al paciente con analíticas, urinoanálisis y pruebas radiológicas (ecografía) si fuese necesario.
- Hay fármacos anticrisis con metabolismo y excreción urinaria alta que requieren ajuste de dosis en **insuficiencia renal** mayor de grado III: LEV, ESL, OXC, LCM, GBP, VGB o TPM.
- Otros fármacos como VPA pueden, sin embargo, usarse con mayor seguridad en el paciente con insuficiencia renal.

2.4.1.4. *Reacciones adversas dermatológicas*	
Síndrome DRESS (*drug rash with eosinophilia and systemic symptoms*)	• Puede presentarse secundariamente al uso de cualquier antiepiléptico, generalmente en la 2ª a la 6ª semana de inicio del fármaco. • Los síntomas son: fiebre, exantema, eosinofilia, adenopatía, alteraciones analíticas (elevación de transaminasas, anemia, linfocitosis, agranulocitosis, trombopenia, alteración en pruebas de función renal) y síntomas sistémicos (disfunción hepática, renal, cardíaca). • Tanto el síndrome DRESS como **el síndrome de Stevens-Johnson** y la **necrólisis epidérmica tóxica** requieren **valoración urgente**, realización de analítica urgente, suspender el fármaco anticrisis de forma inmediata e indicar tratamiento de soporte y tratamiento corticoideo o sintomático con antihistamínicos.
Toxicodermia por antiepiléptico	• Menos grave y sin afectación sistémica. • Será suficiente con la suspensión del fármaco, el cambio por otro fármaco anticrisis que no provoque toxicidad cruzada (como es el caso de OXC, CBZ) y tratamiento sintomático con corticoides y antihistamínicos. • No obstante, debe vigilarse el caso estrechamente y valorar la necesidad de realización de analíticas y/o control clínico/analítico.

En la **tabla 31-4** se indican las reacciones adversas más frecuentemente asociadas a los distintos antiepilépticos.

Tabla 31-4. Principales reacciones adversas de los fármacos anticrisis (v. abreviaturas de los fármacos en el Anexo 31-1)

	Reacciones adversas dependientes de dosis		Reacciones adversas idiosincrásicas
	Sistémicas	**Neurológicas**	
VPA	Aumento de peso, alopecia, hematomas cutáneos	Temblor, mareo, síntomas TDAH-*like*, trastorno de conducta	Agranulocitosis, SSJ/NET, anemia, hepatopatía, pancreatitis, síndrome de ovario poliquístico, hipertirotropinemia
CBZ	Hiponatremia, erupción cutánea	Somnolencia, cefalea, mareo, diplopia	Hipertirotropinemia, agranulocitosis, SSJ/NET, dermatitis, pancreatitis, insuficiencia hepática
OXC	Hiponatremia, erupción cutánea	Vértigo, ataxia, diplopia	Hipercolesterolemia, agranulocitosis, pancitopenia, SSJ/NET
LTG	Erupción cutánea, náuseas	Mareo, temblor, diplopia	SSJ/NET, meningitis aséptica
TPM	Pérdida de peso	Depresión, afasia, parestesias	Nefrolitiasis, miopía aguda y glaucoma, oligohidrosis e hipertermia
ZNS	Náuseas, pérdida de peso, anorexia	Ataxia, confusión, depresión	Nefrolitiasis, hiperhidrosis, agranulocitosis, anemia aplásica, SSJ/NET
LEV	Infección, fatiga	Ansiedad, irritabilidad, depresión	Pancitopenia, anafilaxia, psicosis, SSJ/NET
ESM	Náuseas, vómitos	Somnolencia, hiperactividad	Agranulocitosis, insuficiencia hepática, dermatitis, anemia aplásica, SSJ/NET
BRV	Náuseas, vómitos, estreñimiento, fatiga	Somnolencia, ataxia, irritabilidad	Broncoespasmo, angioedema, neutropenia, leucopenia, psicosis
PER	Aumento de peso, fatiga, náuseas	Agresividad, depresión, vértigo, mareo	Efectos neuropsiquiátricos graves

(Continúa)

Tabla 31-4. Principales reacciones adversas de los fármacos anticrisis (v. abreviaturas de los fármacos en el Anexo 31-1) (*cont.*)

	Reacciones adversas dependientes de dosis		Reacciones adversas idiosincrásicas
	Sistémicas	**Neurológicas**	
CLB	Estreñimiento, aumento de salivación	Somnolencia, insomnio, ataxia, irritabilidad	Depresión respiratoria, SSJ/NET
VGB	Fatiga, pérdida de visión	Somnolencia, mareo	Cambios en neuroimagen (necrosis estriatal)
LCM	Náuseas, vómitos, fatiga	Ataxia, mareo, cefalea, diplopia	PR prolongado, bloqueo auriculoventricular, neutropenia
PB	Náuseas, vómitos	Hiperactividad, mareo, somnolencia, cefalea	Agranulocitosis, trombopenia, tromboflebitis Por vía i.v.: depresión respiratoria, broncoespasmo y laringoespasmo
DPH	Hipertrofia gingival, erupción cutánea	Confusión, disartria, diplopia, ataxia	SSJ/NET, anemia aplásica, agranulocitosis, hepatopatía, dermatitis, adenopatías y seudolinfoma, neuropatía, ataxia e hirsutismo

Modificado de: Poza JJ, Becerra JI. Principios farmacológicos del tratamiento antiepiléptico. En: López FJ. Manual de práctica clínica en epilepsia. Recomendaciones diagnóstico-terapéuticas de la SEN 2019. Madrid: Luzán 5; 2019; p. 79-87. i.v.: intravenosa; SSJ/NET: síndrome de Stevens-Johnson y necrólisi epidérmica; TDAH: trastorno por déficit de atención e hiperactividad.

3. OTROS TRATAMIENTOS DE LA EPILEPSIA

3.1. Concepto de epilepsia farmacorresistente

- Aquella epilepsia en la que no se logra un adecuado control de las crisis tras haber empleado dos fármacos en monoterapia o biterapia a dosis adecuadas, y según indicación adecuada y bien tolerados, durante el tiempo suficiente se considera farmacorresistente.
- Un 20-30 % de las epilepsias en niños son **farmacorresistentes**.
- En estos casos, pueden valorarse otros tratamientos, generalmente coadyuvantes al tratamiento con fármacos anticrisis, que permiten reducir las dosis y los efectos secundarios.

3.2. Dieta cetógena

- Es una dieta con un **contenido elevado de grasas** y baja en hidratos de carbono y proteínas.
- La dieta es más eficaz si se asocia con el tratamiento con estimulador del nervio vago y también con el tratamiento con ZNS. Se ha observado también mejoría a nivel cognitivo y de la conducta.
- Los pacientes realizarán seguimiento hospitalario en la unidad de nutrición.

Indicaciones	• Es el tratamiento de elección en el déficit de transportador de glucosa cerebral de tipo 1 y en el de piruvato deshidrogenasa. • En epilepsias: indicado en el tratamiento de los síndromes de West (no primera línea), Doose y Dravet, y podría tener utilidad en epilepsias focales sintomáticas, otras epilepsias sintomáticas genéticas o en el síndrome de Lennox-Gastaut (SLG) y otras epilepsias refractarias, aunque con menor evidencia.
Contraindicaciones	• Déficit de piruvato carboxilasa. • Déficit primario de carnitina. • Déficit de carnitina palmitoiltransferasa y traslocasa. • Trastornos de la betaoxidación.
Efectos adversos	• Aumento o disminución de peso. • Estreñimiento o diarrea. • Hiperlipidemia e hipercolesterolemia. • Nefrocalcinosis: agravada con el tratamiento concomitante con ZNS y puede mejorar con la administración de citrato potásico.

3.3. Tratamiento con corticoides	
La ACTH y los corticoides en distintos regímenes de administración y dosis (pautas de 6 y 21 meses, orales, i.v., pautas de ACTH a mayor o menor dosis durante 1-2 meses, etc.) se emplean para el tratamiento de epilepsias refractarias y encefalopatías epilépticas o incluso en el estado epiléptico refractario.	
Indicaciones	• Constituyen primera indicación en el síndrome de West (ACTH) y en el síndrome de Penélope (corticoterapia) pero también pueden emplearse en el SLG y otros síndromes epilépticos con menor evidencia. • La mayor evidencia respecto a la corticoterapia se encuentra en el síndrome de West; en el resto de formas de epilepsia y de encefalopatías epilépticas y del desarrollo, su uso tiene menor evidencia y esto debe ser considerado por el médico tratante cuando decida emplear la corticoterapia.
Dosis	• Existen pautas muy variadas tanto de ACTH como de corticoides intravenosos y orales en la literatura médica para las distintas indicaciones en epilepsia, sin existir un consenso claro. • **Bolos corticoides i.v.:** metilprednisolona i.v. 30 mg/kg/día (máximo: 1 g) durante 3-5 días. Normalmente en epilepsia, 3 días. El ciclo de corticoides i.v. puede seguirse o no de una pauta de corticoides orales. Posteriormente puede repetirse si precisa un nuevo ciclo de corticoides i.v. • **Corticoides orales:** existen distintas pautas, pero pueden emplearse pautas de prednisolona oral 1-2 mg/kg/día (descritas pautas de hasta 8 mg/kg/día de corticoides orales, pero sin exceder los 60 mg al día) durante 2 semanas (antes de valorar la respuesta), y posteriormente se realiza una pauta descendente hasta la retirada de 2 semanas más (total 1 mes) o se han empleado otros protocolos de 2 meses y hasta un total de 6 meses de duración. Estos regímenes de corticoides orales se emplean también en algunos centros en sustitución de las pautas intravenosas para evitar la hospitalización. La evidencia científica en todos estos protocolos, como se ha indicado, es baja.

(Continúa)

3.3. Tratamiento con corticoides (*cont.*)	
Efectos adversos	Durante el tratamiento corticoideo prolongado será necesario vigilar y monitorizar los posibles efectos adversos: osteopenia (valorar suplementación con calcio y vitamina D), hiperglucemia, aumento de peso, hipertensión arterial.
Otros	• Si se está recibiendo tratamiento con corticoides a dosis altas (mayores de 2 mg/kg/día de prednisona durante más de 14 días), debe posponerse la vacunación con vacunas vivas atenuadas como la triple vírica o la de la varicela. Como norma general: posponer 3 meses tras finalizar el tratamiento las vacunas de virus vivos atenuados. • En el caso de proceso intercurrente (vómitos graves, fiebre) será necesario administrar una dosis doble de corticoides por la supresión del eje suprarrenal en el tratamiento prolongado.

3.4. Tratamiento con gammaglobulina	
Las gammaglobulinas intravenosas pueden administrarse en diferentes pautas y regímenes.	
Indicaciones	• Tratamiento de algunas encefalopatías epilépticas refractarias como el SLG, síndrome de Landau-Kleffner. • Encefalitis de Rasmussen. • Especialmente en epilepsias inmunomediadas por anticuerpos antineuronales.
Dosis	Pauta de gammaglobulinas i.v. (no bien establecida): 2 g/kg en 2 días consecutivos (1 g/kg/día) cada 15 días y durante 3 meses.
Precauciones	Tras la administración de gammaglobulinas debe demorarse la administración de vacunas de virus vivos atenuados de 8 a 11 meses, dependiendo de la dosis total.

3.5. Estimulador del nervio vago	
• Es un tratamiento dentro de las terapias de neuromodulación de estimulación extracraneal. • Consta de un electrodo helicoidal que se enrolla alrededor del nervio vago izquierdo, un generador que se implanta en la región infraclavicular, un cable que conecta ambos y un imán externo. • La familia dispone de dicho imán para interrumpir las crisis, evitando la administración de tratamiento de rescate con BZD. El imán ha de pasarse 1-2 segundos sobre el generador situado en la región infraclavicular para iniciar una estimulación adicional que finalice la crisis epiléptica. • Requiere cirugía para su implantación. Los modelos más modernos permiten una programación secuencial del ajuste, un modo día y un modo noche, detección del prono y disponen de un modo AutoStim que es capaz de detectar el inicio de una crisis epiléptica basándose en cambios experimentados en la frecuencia cardíaca basal (taquicardia ictal) enviando un estímulo adicional que sea capaz de yugular la crisis epiléptica antes de que comience.	
Indicaciones	• **Especialmente:** para crisis tipo *drop-attacks* como las que se presentan en encefalopatías epilépticas tales como el SLG o el síndrome de Doose. • En general, podría tener utilidad para cualquier epilepsia focal no candidata a tratamiento con cirugía y para cualquier epilepsia generalizada.
Contraindicaciones	• Vagotomía bilateral, parálisis de cuerda vocal derecha o arritmias graves. • Contraindicaciones relativas: síndrome de apnea/hipopnea del sueño.
Efectos secundarios más frecuentes	• Tos, afonía y carraspeo o voz ronca. • No provoca sedación, a diferencia de los fármacos anticrisis.
Eficacia	• El mayor nivel de eficacia se observa a largo plazo, incluso a los 2-4 años de la implantación. • Sus resultados mejoran asociado a la dieta cetógena, y en pacientes con encefalopatía epiléptica se observan efectos positivos adicionales a nivel cognitivo, del nivel de alerta o de la conducta.

3.6. Cirugía de la epilepsia

- Debe plantearse en todo paciente epiléptico con **una epilepsia refractaria** de forma precoz por el riesgo de deterioro cognitivo y de la calidad de vida, especialmente en pacientes pediátricos.
- Requieren evaluación multidisciplinar exhaustiva clínica, neurocognitiva y mediante pruebas funcionales de neuroimagen en el centro de referencia para cirugía de la epilepsia.
- Dicha derivación se realizará desde la consulta de neuropediatría en aquellos casos indicados.
- La cirugía puede ser curativa mediante lesionectomía o hemiferestomía (pacientes con epilepsia focal sintomática por lesión o malformación del desarrollo cortical, obteniendo mejores resultados en cirugía temporal que extratemporal) o paliativa: transacción subpial múltiple o callosotomía.

4. IMÁGENES DIAGNÓSTICAS

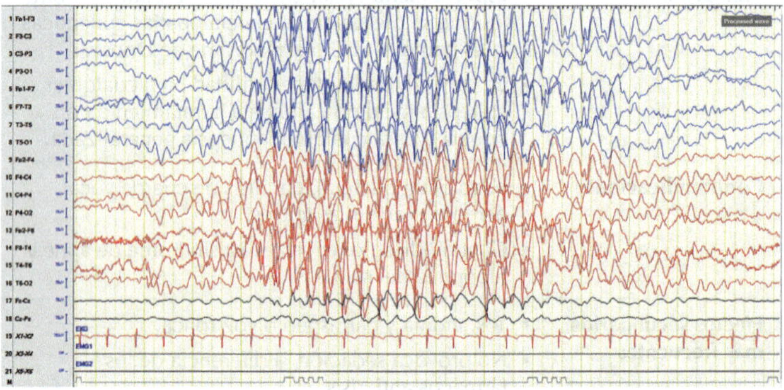

Figura 31-1. Electroencefalograma: paroxismos punta-onda generalizada en un paciente de 4 años con episodios de mirada fija y parpadeo con diagnóstico de ausencias de inicio precoz.

BIBLIOGRAFÍA

Cancho Candela R, Andrés de Álvaro M. Síndromes epilépticos según la edad. Pediatr Integral. 2020;XXIV(7):375-82.

López González FJ, Villanueva Haba V, Falip Centelles M, Toledo Argany M, Campos Blanco D, Serratosa Fernández J. Manual de Práctica Clínica en Epilepsia. Recomendaciones diagnóstico-terapéuticas de la SEN 2019 [Internet]. Madrid: Luzán 5; 2019 [consultado 26/02/2021]. Disponible en: https://www.sen.es/pdf/guias/GuiaEpilepsiaSEN2019.pdf

Makridis KL, Bast T, Prager C, Kovacevic-Preradovic T, Bittigau P, Mayer T, et al. Real-World Experience Treating Pediatric Epilepsy Patients With Cenobamate. Front Neurol. 2022;13:950171.

Nice.org.uk. Epilepsies: diagnosis and management [Internet]. National Institute (NICE); 2012; consultado 08/11/2020]. Disponible en: https://www.nice.org.uk/guidance/cg137

Panayiotopoulos CP. A clinical guide to epileptic syndromes and their treatment. 2ª edición revisada. Londres: Springer-Verlag; 2010.

Wilfong A. Epilepsy syndromes in children. UpToDate. Feb 2020 [consultado 10/11/2020]. Disponible en: https://www.uptodate.com

Wilfong A. Seizures and epilepsy in children: classification, etiology and clinical features. UpToDate. Abr 2019 [consultado 10/11/2020]. Disponible en: https://www.uptodate.com

Wilmshurst JM, Gaillard WD, Vinayan KP, Tsuchida TN, Plouin P, Van Bogaert P, et al. Summary of recommendations for the management of infantile seizures: Task Force Report for the ILAE Commission of Pediatrics. Epilepsia. 2015;56(8):1185-97.

Abordaje multidisciplinar del síndrome de West

32

V. A. Oreña Ansorena, M. Justel Rodríguez,
C. Álvarez Álvarez y D. González-Lamuño Leguina

PUNTOS CLAVE

- El síndrome de West es la encefalopatía epiléptica más frecuente en lactantes.
- La incidencia máxima se presenta entre los 4 y los 7 meses de edad, siendo excepcional después del año.
- Es más frecuente en varones, y la incidencia es de 2-3 pacientes/10.000 nacidos vivos.
- Se caracteriza por la tríada: espasmos, regresión psicomotriz e hipsarritmia en el electroencefalograma.
- Tras la confirmación diagnóstica se deben realizar los estudios complementarios necesarios para determinar la etiología.
- El síndrome de West puede ser sintomático o secundario a una causa prenatal, perinatal o posnatal como malformaciones cerebrales, causas cromosómicas, metabólicas o agresiones perinatales. En un 4-5 % de los casos, la causa es idiopática, presentando estos pacientes mejor pronóstico. En ocasiones, se sospecha una causa primaria que no se consigue identificar (etiología criptogénica).
- El tratamiento se realiza, en la mayoría de los casos, con corticotropina (ACTH) y requiere ingreso en hospitalización. Su administración puede conllevar la aparición de múltiples efectos secundarios —la mayoría reversibles—, que se deben vigilar estrechamente mientras el paciente permanece hospitalizado.
- El efecto secundario más frecuente de la ACTH es la hipertensión arterial (HTA), y en algunas ocasiones es necesaria la administración de fármacos antihipertensivos.
- Durante el ingreso se debe evaluar la respuesta al tratamiento de los espasmos y se realizarán controles con electroencefalograma para poder establecer la duración del tratamiento con ACTH.
- En hospitalización pediátrica el abordaje es multidisciplinar, e incluye a neuropediatras y pediatras de hospitalización, requiriendo en ocasiones la valoración por otras especialidades como nefrología o endocrinología infantil.

1. DIAGNÓSTICO

1.1. Criterios diagnósticos

El diagnóstico se realiza por la presencia de la **tríada** indicada a continuación.

Espasmos infantiles	• **Contracciones axiales** en flexión o en extensión del cuello, acompañadas de la abducción/aducción de miembros superiores de <2 segundos de duración, y que suelen repetirse en salvas o *clusters*. • Frecuentes durante la **transición vigilia-sueño**. • Es habitual la historia de movimientos sutiles de semanas o meses de evolución. • El paciente suele llorar tras los *clusters* de espasmos, por lo que se debe establecer el diagnóstico diferencial con los cólicos del lactante.
Hipsarritmia interictal en el electroencefalograma	• Patrón **interictal** desorganizado, caótico, caracterizado por continuas descargas de alto voltaje (ondas lentas, puntas, ondas agudas) sin sincronización entre ambos hemisferios. • Puede no estar presente al inicio.
Regresión psicomotriz	• Pérdida del seguimiento visual y/o de la sonrisa social (más frecuente). • El desarrollo psicomotor puede ser inicialmente normal y alterarse tras la aparición de los espasmos.

1.2. Estudios complementarios indicados al ingreso

Al ingreso se deben realizar los siguientes estudios complementarios.

Videoelectroencefalograma	Para confirmar el diagnóstico.
Hemograma y bioquímica	• Se debe descartar infección intercurrente. • En bioquímica: pruebas de función hepática, glucosa, iones y proteína C reactiva.
Electrocardiograma	• Recomendado: previamente a la administración de ACTH. • Si está alterado, orienta a patología cardíaca.

1.3. Estudios complementarios para establecer el diagnóstico etiológico	
Una vez confirmado el diagnóstico en hospitalización, se realizarán los siguientes estudios complementarios dirigidos a establecer la etiología (v. apartado «Etiología del síndrome de West»).	
Resonancia magnética cerebral	• Se debe realizar siempre. • Solicitar una tomografía computarizada si hay signos de alarma o focalidad neurológica. • Si la etiología es desconocida tras el videoelectroencefalograma y la resonancia magnética cerebral, realizar estudios metabólicos y genéticos según la sospecha clínica.
Estudios metabólicos	• **Sangre:** amonio, lactato, piruvato, aminoácidos en suero incluyendo ácido pipecólico en plasma (en el perfil de aminoácidos en plasma para detectar las convulsiones sensibles a la piridoxina). • **Orina:** ácidos orgánicos en orina, purinas/pirimidinas, glicosaminoglicanos (sobre todo ante fenotipo dismórfico), creatina/creatinina, guanidinoacetato en orina (déficits de creatina cerebral que pueden debutar con crisis epilépticas); valorar también la sulfito oxidasa en orina. • **Líquido cefalorraquídeo:** neurotransmisores, ácido γ-aminobutírico, aminoácidos (glicina), folato/metiltetrahidrofolato, glucosa, pipecólico.
Estudio genético	• Cariotipo: para descartar cromosoma 20 en anillo, entre otros. • Valorar solicitar otros estudios genéticos: ante fenotipo sindrómico, fenotipo sugestivo de esclerosis tuberosa, si se sospecha encefalopatía epiléptica monogénica, etcétera.
Estudio para descartar esclerosis tuberosa	En caso de sospecha, se solicitarán además ecocardiograma y ecografía abdominal.
Fondo de ojo	Para descartar: • Coriorretinitis u otras alteraciones coriorretinianas (síndrome de Aicardi). • Coloboma del nervio óptico y mancha rojo cereza (en enfermedades lisosomales).

1.4. Etiología del síndrome de West

Etiología sintomática	Hasta un 70-80 % de los casos.	
	Malformaciones del sistema nervioso central	Displasia cortical (30 %), disgenesia cerebral: síndrome de Aicardi, lisencefalia (síndrome de Miller-Dieker), holoprosencefalia y hemimegalencefalia, entre otras.
	Complejo esclerosis tuberosa	• El 10-30 % de los casos. • En general, es de mal pronóstico, con epilepsia refractaria y afectación cognitiva.
	Genética	Anomalías cromosómicas (15 %): • Síndrome de Down: el más común. • Otros: duplicación 18q, duplicación 7q, deleción del gen *MAGI2* en el cromosoma 7q11.23-q21.11 y trisomía parcial en 2p. Mutación en *FOXG1*, *STXBP1*, *CASK*, *ALG13*, *PNPO*, *ADSL*, *PHACTR1* y *PLCB1*.
	Errores innatos del metabolismo	Fenilcetonuria, síndrome de Leigh o enfermedad de Menkes, entre otros.
	Infecciones congénitas	TORCH (toxoplasma, rubéola, citomegalovirus, herpes).
	Causas perinatales	Encefalopatía hipóxico-isquémica.
	Causas posnatales	Infecciones del sistema nervioso central, traumatismo del sistema nervioso central, entre otras.
Etiología criptogénica	• Más del 10-20 %. • Son probablemente sintomáticos, pero la causa no se consigue identificar.	
Etiología idiopática	• Aproximadamente el 4-5 %. • La causa es probablemente genética. • Presentan un desarrollo psicomotor normal, sin alteraciones en la resonancia magnética cerebral.	

2. ABORDAJE EN HOSPITALIZACIÓN

La terapia hormonal, habitualmente con ACTH, es el tratamiento de elección en la mayoría de los pacientes.

2.1. Corticotropina: mecanismo de acción y efectos secundarios

Mecanismo de acción de la ACTH	• El mecanismo de acción de la ACTH en el tratamiento de los espasmos infantiles se desconoce. • Los pacientes con espasmos infantiles podrían tener mayor actividad de la hormona liberadora de corticotropina, que es un neuropéptido excitador. La ACTH puede disminuir la liberación de esta hormona. • El tratamiento con ACTH puede originar efectos secundarios graves, cuya aparición es preciso vigilar, puesto que estimula la liberación en la corteza suprarrenal de glucocorticoides y mineralocorticoides.	
Efectos secundarios de la ACTH	• Un 5 % de mortalidad derivada del tratamiento. • Los efectos secundarios más frecuentes, que son reversibles, se describen a continuación.	
	Hipertensión moderada o grave	Efecto secundario más frecuente.
	Inmunosupresión	Infecciones graves.
	Trastornos hidroelectrolíticos	Produce alcalosis metabólica e hipopotasemia.
	Trastornos renales	Nefrocalcinosis.
	Hipertrofia cardíaca reversible	• Miocardiopatía hipertrófica en tratamientos prolongados con dosis elevadas. • En estos casos, controlar con electrocardiograma y ecocardiograma (interconsulta a cardiología).
	Otros efectos secundarios	• **Apariencia Cushing:** hirsutismo. • **Irritabilidad, trastornos del sueño.** • **Atrofia cerebral.** • **Alteraciones gastrointestinales.** • **Opacidad ocular.** • **Deficiencia del crecimiento.**

2.2. Algoritmo de tratamiento durante el ingreso (Fig. 32-1)

- Plantear tratamiento con **piridoxina** como ensayo terapéutico al inicio de la administración de ACTH, mientras se van realizando los estudios iniciales.
- Posteriormente, valorar retirarlo o mantenerlo en función de la respuesta.

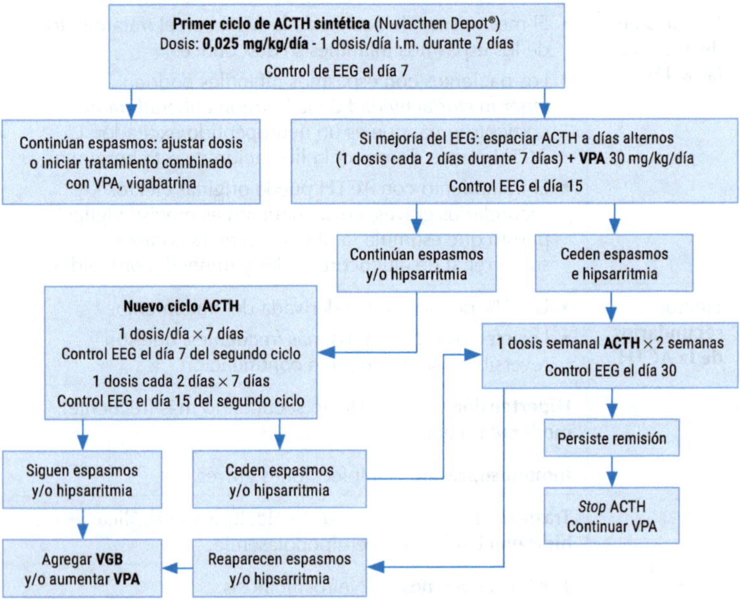

Figura 32-1. Algoritmo de tratamiento durante el ingreso. ACTH: corticotropina; EEG: electroencefalograma; i.m.: intramuscular; VGB: vigabatrina; VPA: ácido valproico.

2.3. Seguimiento en hospitalización

A continuación, se indican las medidas en hospitalización al iniciar el tratamiento con ACTH. Es preciso vigilar los efectos secundarios de este tratamiento.

Constantes	Toma de constantes por turno: es importante especialmente el control de la **presión arterial** por turno.
Aislamiento inverso	Vigilar y tratar si aparecen complicaciones infecciosas: fiebre, irritabilidad.

(Continúa)

2.3. Seguimiento en hospitalización (*cont.*)	
Dieta	Dieta hiposódica.
Control de peso diario	Vigilar edemas.
Crisis	Registro del número de crisis diarias.
Controles analíticos	• **Controles gasométricos:** al inicio, deben ser diarios. Cuando la ACTH se administre a días alternos, realizar solo el día de administración. En estos controles, se prestará especial atención al equilibrio ácido-base, al sodio (la ACTH estimula la aldosterona, que provoca retención tubular de sodio e hipercalciuria) y al potasio (hipopotasemia). • Glucemias cada 8 horas.
Otros	• **Calciuria:** una vez al mes. • **Ecografía renal:** realizar cada 3 semanas.

2.4. Abordaje terapéutico de las complicaciones del tratamiento con corticotropina	
Las principales complicaciones derivan del hiperaldosteronismo secundario al estímulo de la ACTH. La aldosterona se sintetiza en la corteza suprarrenal y actúa en el riñón. Aumenta el sodio en sangre mediante la reabsorción tubular renal con hipervolemia secundaria, pudiendo causar HTA, y disminuye el K^+ en el espacio extracelular.	
Inmunodeficiencia	• Realizar aislamiento inverso. • Evitar el contacto con personas con cuadros infecciosos. El manejo será como en el paciente inmunodeprimido, con control precoz de infecciones y antibioterapia. • Administración de vacunas según las indicaciones del apartado **«Seguimiento al alta y recomendaciones»**.

(*Continúa*)

2.4. Abordaje terapéutico de las complicaciones del tratamiento con corticotropina (*cont.*)

HTA	• El aumento de peso puede ser un signo de retención de líquido que puede causar HTA. Vigilar edemas. • **Tratamiento de la HTA:** administración de diuréticos.	
	Furosemida v.o.	• Indicada si se presenta HTA de forma puntual. Si se observa HTA relacionada con la administración de ACTH, valorar pautar furosemida tras cada dosis de ACTH. • **Dosis de furosemida en lactantes y niños:** 0,5-2 mg/kg/día en 1-2 dosis. • Si se precisa el uso mantenido de furosemida, iniciar tratamiento con espironolactona (antagonista de la aldosterona). Esta podría sustituir a la furosemida, o si no se controla la presión arterial, se podrían combinar ambos tratamientos (utilizando furosemida de forma puntual) y vigilando los iones.
	Espironolactona	• Diurético que actúa mediante inhibición competitiva de la aldosterona. Elimina agua y sodio por la orina y retiene potasio e hidrógeno. • Vigilar la hiperpotasemia. • **Dosis de espironolactona v.o.:** 1-3 mg/kg/día en 1-2 dosis; dosis máxima: 100 mg diarios. Suspensión: 2 mg/mL.

(*Continúa*)

2.4. Abordaje terapéutico de las complicaciones del tratamiento con corticotropina (*cont.*)		
Trastornos hidroelectrolíticos	**Alcalosis metabólica**	• Aumento del bicarbonato con la posible compensación respiratoria. Acumulación de bicarbonato debido a la pérdida de ácido. • La alcalemia grave provoca hipocalcemia, que es importante vigilar.
	Hipopotasemia	• Vigilar una posible hipopotasemia, que puede evitarse administrando amilorida (diurético ahorrador de potasio). • En caso de hipopotasemia, administrar potasio v.o.

(*Continúa*)

2.4. Abordaje terapéutico de las complicaciones del tratamiento con corticotropina (*cont.*)

Nefrocalcinosis	Depósitos de sales de calcio en el parénquima renal. El hiperaldosteronismo provoca hipercalciuria, que podría producir nefrocalcinosis. Realizar los siguientes controles: • Calciuria: índice calcio/creatinina en orina aislada una vez al mes o calciuria en orina de 24 horas; esta última no de rutina por su dificultad para la recogida de orina por este método en lactantes. • Ecografía renal: solicitar cada 3 semanas.	
	Tratamiento preventivo	• Valorar administrar **citrato potásico v.o.** como tratamiento preventivo de nefrocalcinosis en niños tratados con ACTH durante > 1 mes o en los que han precisado uso prolongado de furosemida. El citrato puede aumentar la alcalosis: vigilar el equilibrio ácido-base. • **Dosis:** 1-1,5 mEq/kg/día de citrato en varias dosis. Algunas presentaciones posibles: – **Citrato potásico solución intrahospitalaria:** 2,53 mEq de citrato y 1,96 mEq de K^+ por cada mililitro de solución. Consultar con farmacia hospitalaria. – **Citrato potásico preparación extrahospitalaria:** 2,5 g/20 mEq. Consultar.
	Tratamiento ante nefrocalcinosis instaurada	Hidroclorotiacida: 1-2 mg/kg/día en dosis única o divididos cada 12 horas. Dosis máxima en lactantes: 37,5 mg/día. La dosis se va incrementando hasta conseguir una excreción de calcio en orina de 24 horas <4 mg/kg y la desaparición de las manifestaciones clínicas, si las hubiese.

3. SEGUIMIENTO AL ALTA Y RECOMENDACIONES

Todos los pacientes serán derivados a consultas de neuropediatría.

- **Derivación a endocrinología pediátrica:** si presenta síntomas clínicos endocrinológicos.
- **Derivación a nefrología pediátrica y/o metabolismo:** si al alta recibe tratamiento con antihipertensivos, presencia de nefrocalcinosis o alteraciones metabólicas.
- **Manejo de infecciones intercurrentes al alta durante el tratamiento con ACTH:** si hay un proceso infeccioso intercurrente, tratar como paciente inmunodeprimido.
- **Manejo del riesgo de insuficiencia suprarrenal tras la suspensión del tratamiento de ACTH y durante el año siguiente:** existe posibilidad de insuficiencia suprarrenal con procesos intercurrentes. Durante estos procesos, intercurrentes, controlar la presión arterial y los iones (Na^+ y K^+) realizando gasometría capilar, al menos, por si fuese necesario administrar hidrocortisona.

4. VACUNACIÓN

- **Vacunas de virus vivos atenuados:**
  - La administración de vacunas vivas atenuadas se debe retrasar 3 meses después de la finalización de cualquiera de las pautas de corticoides que causan inmunosupresión de alto grado, excepto si la duración del tratamiento es inferior a 14 días.
  - Algunos autores también recomiendan esperar el mismo plazo en pautas de esteroides de cualquier dosis que duren más de 28 días.
- **Vacunas inactivadas:**
  - Aunque no existe contraindicación para la administración de vacunas inactivadas durante el tratamiento, la respuesta suele ser inadecuada.
  - **Si es necesario administrar una vacuna inactivada durante el tratamiento, se revacunará una vez finalizado este, idealmente 1-3 meses después.**
- **Otras vacunas:** en caso de tratamiento prolongado es aconsejable el uso sistemático de la vacunación antineumocócica (tanto conjugada como polisacárida), así como de la antigripal (>6 meses).

5. IMÁGENES DIAGNÓSTICAS

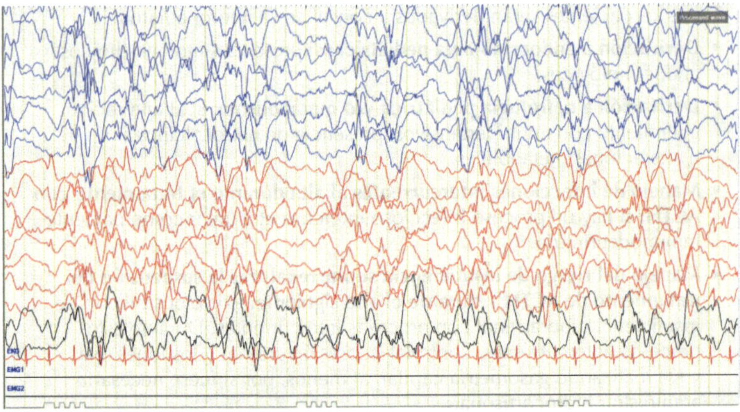

Figura 32-2. Electroencefalograma que muestra hipsarritmia en un paciente de 4 meses de edad ingresado en hospitalización con síndrome de West de causa sintomática.

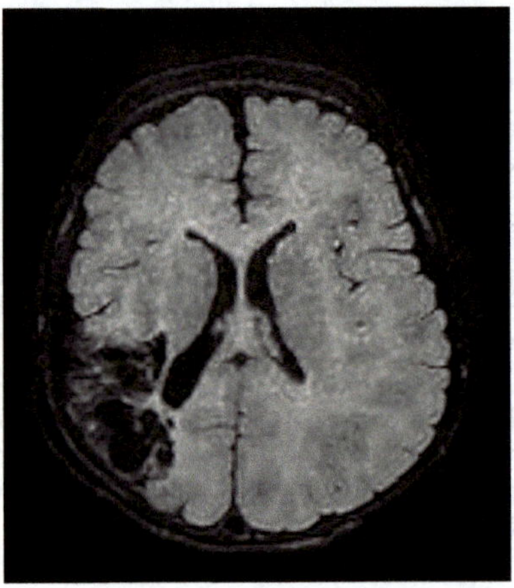

Figura 32-3. Resonancia magnética cerebral (axial FLAIR) en la que se identifica un área de encefalomalacia quística temporoparietal derecha (probable infarto isquémico perinatal) en el mismo paciente de la **figura 32-2** con síndrome de West sintomático.

BIBLIOGRAFÍA

D'Alonzo R, Rigante D, Mencaroni E, Esposito S. West syndrome: A review and guide for paediatricians. Clin Drug Investig. 2018;38(2):113-24.

Djuric M, Kravljanac R, Tadic B, Mrlješ-Popovic N, Appleton RE. Long-term outcome in children with infantile spasms treated with vigabatrin: a cohort of 180 patients. Epilepsia. 2014;55(12):1918-25.

Glaze D. Clinical features and diagnosis of infantile spasms. UpToDate. Mar 2023 [actualizado 01/2020; consultado 05/2023). Disponible en: http://www.uptodate.com/

Glaze D. Management and prognosis of infantile spasms. UpToDate. Mar 2023 [actualizado 2021; consultado 03/2023]. Disponible en: http://www.uptodate.com/

Go CY, Mackay MT, Weiss SK, Stephens D, Adams-Webber T, Ashwal S, et al. Evidence-based guideline update: medical treatment of infantile spasms. Report of the Guideline Development Subcommittee of the American Academy of Neurology and the Practice Committee of the Child Neurology Society. Neurology. 2012;78(24):1974-80.

Knupp KG, Leister E, Coryell J, Nickels KC, Ryan N, Juarez-Colunga E, et al.; Pediatric Epilepsy Research Consortium. Response to second treatment after initial failed treatment in a multicenter prospective infantile spasms cohort. Epilepsia. 2016;57(11):1834-42.

Kotagal P. Should You Use ACTH or Vigabatrin for Infantile Spasms? Or Why Not Use Both Together? Epilepsy Curr. 2017;17(5):285-287.

Pellock JM, Hrachovy R, Shinnar S, Baram TZ, Bettis D, Dlugos DJ, et al. Infantile spasms: a U.S. consensus report: Infantile Spasms. Epilepsia. 2010;51(10):2175-89.

Wilmshurst JM, Gaillard WD, Vinayan KP, Tsuchida TN, Plouin P, Van Bogaert P, et al. Summary of recommendations for the management of infantile seizures: Task Force Report for the ILAE Commission of Pediatrics. Epilepsia. 2015;56(8):1185-97.

Ataxia aguda: abordaje práctico

33

M. S. Pérez Poyato, C. Álvarez Álvarez y M. J. Caldeiro Díaz

PUNTOS CLAVE

- La ataxia se caracteriza por la alteración del **equilibrio** y de la **coordinación** de los **movimientos voluntarios.**
- Clínicamente se objetiva:
  - Marcha inestable con aumento de la base de sustentación o rechazo a caminar en los niños.
  - Alteración en el equilibrio: caídas frecuentes e imposibilidad para mantener la postura adecuada.
  - Alteración en la realización de movimientos finos, rápidos y precisos.
- La ataxia aguda tiene una evolución **inferior a 72 horas** y aparece en un niño previamente sano que presenta súbitamente inestabilidad y alteración del movimiento fino.
- El origen puede ser cerebeloso, vestibular, sensitivo o ser causada por un trastorno conversivo. Las dos causas más frecuentes son: postinfecciosa y secundaria a intoxicación, pero puede ser la forma de presentación de un cuadro grave (cerebelitis, tumor, etc.).
- La **ataxia aguda postinfecciosa** es la causa más frecuente de ataxia. Suele aparecer 2-3 semanas después de una infección vírica o vacunación, y tiene un curso autolimitado de 1-2 semanas, presentando el paciente buen estado general. Con menos frecuencia es la manifestación de una cerebelitis, cuadro grave que se diferencia de la ataxia aguda postinfecciosa en que la primera puede cursar con fiebre, alteración del nivel de conciencia, focalidad neurológica o signos de hipertensión intracraneal.
- En este capítulo se revisa la actitud diagnóstico-terapéutica en el paciente ingresado por ataxia aguda.

1. HISTORIA CLÍNICA AL INGRESO EN HOSPITALIZACIÓN

1.1. Anamnesis

Realizar la anamnesis dirigida sobre los datos indicados a continuación.

Tiempo de evolución	Aguda: evolución <72 horas.
Episodios previos	La ataxia recurrente está causada por patologías concretas (v. apartado «Ataxia recurrente»).
Posibilidad de ingesta de tóxicos/fármacos	Benzodiacepinas, antiepilépticos, antitusígenos, etc.
Antecedentes de traumatismo cervical o craneal	Síndrome posconmoción u otros cuadros de mayor gravedad (disección arterial).
Presencia de infección o vacunación reciente (hasta 3 semanas antes)	• Si la infección data de 2-3 semanas antes y el paciente presenta buen estado general, orienta a ataxia cerebelosa aguda. • Si existe fiebre o afectación del estado general en este contexto, descartar cerebelitis aguda (cuadro grave).
Infección actual	Descartar proceso infeccioso: meningitis, encefalitis o abscesos, entre otros.
Signos de hipertensión intracraneal	• Cefalea, vómitos, alteraciones visuales. • Orienta, entre otros diagnósticos, a: cerebelitis, tumores.
Signos otorrinolaringológicos	• Sensación de giro de objetos, náuseas, vómitos y sudoración acompañantes: orienta a posible **vértigo**. • Otitis media aguda reciente: orienta a posible laberintitis.
Antecedentes personales y familiares	Preguntar por enfermedades autoinmunitarias, neurológicas o alteraciones en el neurodesarrollo.

1.2. Exploración física	
Constantes	• Temperatura, presión arterial, frecuencia cardíaca, frecuencia respiratoria. • Glucemia. • Peso, talla, perímetro cefálico.
Exploración física	Exploración pediátrica habitual.
Exploración neurológica	Destacando: • **Maniobra de Romberg:** colocar al paciente de pie con los pies juntos, y si presenta desequilibrio o caída al cerrar los ojos **hacia uno o cualquier lado, se considera signo de Romberg positivo.** En ataxias de origen vestibular, el signo de Romberg es positivo presentando al cerrar los ojos caída siempre hacia el mismo lado; en las ataxias de origen sensitivo, el signo de Romberg es positivo, ya que hay caída hacia cualquier lado al cerrar los ojos, y en las cerebelosas se produce caída tanto con los ojos abiertos como cerrados (signo de Romberg negativo) y hacia cualquier lado. • Reflejos osteotendinosos: su ausencia orienta la posibilidad de síndrome de Guillain-Barré o síndrome de Miller-Fisher. • Presencia de otras focalidades y/o signos de hipertensión intracraneal.

2. ETIOLOGÍA SEGÚN LA EXPLORACIÓN NEUROLÓGICA

- Tras la anamnesis y la exploración física se puede realizar una **orientación etiológica inicial en**: ataxia cerebelosa, vestibular, sensitiva o conversiva.
- A continuación, se sintetiza la exploración neurológica característica de cada uno de los cuatro tipos de ataxia.
- Las ataxias más frecuentes son las de origen **cerebeloso** y **vestibular**.

2.1. Ataxia cerebelosa	
Afecta tanto al equilibrio como a la marcha y a los movimientos.	
Origen	En el cerebelo: hemisférico, vermiano o global.
Marcha	• Marcha de ebrio (en zigzag) con aumento de la base de sustentación. • **No** varía con los ojos abiertos y cerrados: es decir, siempre realiza mal la marcha. Puede existir ataxia de tronco.
Signo de Romberg	• Signo de Romberg negativo porque se cae igual con los ojos abiertos que cerrados (en el verdadero signo de Romberg, solo se cae con los ojos cerrados). • El paciente de pie con los pies juntos presenta oscilaciones hacia todos los lados. Se observa inestabilidad tanto con los ojos abiertos como cerrados.
Otros síntomas	• **Dismetría:** en las pruebas dedo-nariz y talón-rodilla. • **Temblor de intención:** al intentar coger un objeto. • Disdiadococinesia y habla escandida. Asinergia (dificultad en la combinación de movimientos que componen una acción). Discronometría (trastorno en la velocidad de inicio y terminación de los movimientos).

2.2. Ataxia vestibular	
• Principalmente con afectación del equilibrio; los movimientos son normales. • **Ataxia de origen vestibular:** las **causas más frecuentes** son laberintitis, neuritis vestibular y vértigo paroxístico benigno.	
Origen	Disfunción del sistema vestibular. • **Sistema vestibular periférico:** laberinto y rama vestibular del VIII par craneal (inflamación por tumores o fármacos). • **Sistema vestibular central:** los núcleos vestibulares del bulbo se pueden dañar, entre otras causas, por isquemia bulbar (accidente cerebrovascular).

(Continúa)

2.2. Ataxia vestibular (*cont.*)	
Marcha	• En el vértigo periférico: el paciente se lateraliza hacia el oído afecto. • En el vértigo central: marcha inestable e incluso imposibilidad para caminar. • El cierre de los ojos acentúa mucho el trastorno de la marcha. Marcha en estrella: con cierre de los ojos, cuando camina hacia atrás, camina haciendo «picos» (dibujando una estrella).
Signo de Romberg	• Signo de Romberg positivo al lado afecto. • Inestabilidad, **inclinación/caída en bipedestación** hacia un lado, siempre hacia el mismo: el de la lesión.
Otros síntomas	• **Vértigo periférico:** asocia sensación rotatoria o giro de objetos y nistagmo horizontal periférico en resorte. • En crisis agudas intensas puede caerse tanto con los ojos abiertos como cerrados.

2.3. Ataxia sensitiva	
Origen	• Disfunción de los cordones posteriores de la médula espinal o de los nervios sensitivos periféricos. • Causas: déficit de vitamina B_{12}, tabes dorsal y polineuropatías sensitivas.
Marcha	Insegura, brusca, talonante, **discinesias**.
Signo de Romberg	Signo de Romberg positivo (a cualquier lado): estando de pie con los pies juntos y los ojos abiertos no se cae, pero con los ojos cerrados pierde el equilibrio inmediatamente, pudiendo caerse al momento. Esta exploración se considera el verdadero signo de Romberg.
Otros signos/ síntomas	• Arreflexia, algias espontáneas y parestesias. • Alteración de la sensibilidad vibratoria con diapasón.

2.4. Ataxia conversiva	
Origen	Psiquiátrico.
Marcha	Es una marcha histérica con inestabilidad exagerada, oscilando llamativamente, con balanceo grotesco pero **sin llegar a caerse**, sin evidencia de déficit de coordinación ni aumento de la base de sustentación o debilidad, siendo el resto de la exploración neurológica normal.
Sedestación y coordinación de movimientos	El paciente permanece asintomático durante la sedestación y no hay alteraciones en la coordinación de movimientos.
Diagnóstico	• El diagnóstico es por observación y exclusión de otros procesos. • Se deben realizar maniobras de distracción (hacer caminar al paciente hacia atrás, realizar alguna actividad mental mientras camina, girar sobre su eje), y con estas maniobras desaparece la inestabilidad.

3. ESTUDIOS COMPLEMENTARIOS

3.1. Estudios de laboratorio	
Estudios básicos en sangre	• Hemograma. • Bioquímica: iones, perfil hepático y renal; valorar vitamina B_{12}, ácido fólico, proteína C reactiva y procalcitonina. • Amonio y lactato si hay sospecha de metabolopatía. • Gasometría: valorar el equilibrio ácido-base y la carboxihemoglobina. • Valorar tóxicos en sangre.
Tóxicos en orina	Descartar ingesta de benzodiacepinas, entre otros fármacos.

(Continúa)

3.1. Estudios de laboratorio (*cont.*)	
Microbiología	• Hemocultivo: ante sospecha de causa infecciosa. • Si se trata de un episodio infeccioso actual o reciente: serología de *Mycoplasma pneumoniae*, *Chlamydia*, virus de Epstein-Barr, virus del herpes simple, citomegalovirus, virus de la varicela-zóster, parvovirus B19, parotiditis y otros estudios microbiológicos o serologías de forma dirigida según la clínica*.
***Realizar cribado en caso de sospecha clínica o epidemiológica de:** virus de la gripe A y B, coronavirus tipo 2 causante del síndrome respiratorio agudo severo (SARS-CoV-2), adenovirus, rotavirus, rubéola, sarampión (no vacunados), sífilis, virus de la inmunodeficiencia humana, virus de la hepatitis A, virus JC, malaria, virus del herpes humano tipo 6, *Borrelia burgdorferi*. Arbovirus: *Flavivirus* como virus del Nilo occidental, dengue y zika (cuadros neurológicos agudos graves). Solicitar prueba de la reacción en cadena de la polimerasa o anticuerpos específicos en el suero y/o líquido cefalorraquídeo de pacientes con ataxias infecciosas.	

3.2. Estudios de neuroimagen: indicaciones	
• Se debe realizar neuroimagen **en todas las ataxias agudas**, salvo casos de intoxicación, y valorar no realizar en la ataxia aguda postinfecciosa si la causa está clara. La ataxia aguda postinfecciosa es un diagnóstico de exclusión y la evaluación adicional (neuroimagen y/o análisis de líquido cefalorraquídeo) puede estar justificada en algunos casos. Los pacientes presentan buen estado general, sin signos de hipertensión intracraneal ni otros datos de alarma. • La técnica de neuroimagen, la modalidad y las indicaciones se describen a continuación.	
Indicaciones de tomografía computarizada urgente	• Signos neurológicos focales. • Síntomas o signos de hipertensión intracraneal. • Antecedente de traumatismo. • Alteración del nivel de conciencia.

(*Continúa*)

3.2. Estudios de neuroimagen: indicaciones (*cont.*)	
Indicaciones de resonancia magnética (RM)/angio-RM craneomedular	• Es la prueba de elección, aunque está menos disponible que la tomografía computarizada. • Indicaciones: – Sospecha clínica de accidente cerebrovascular agudo. – Vasculitis del sistema nervioso central. – Enfermedades desmielinizantes (esclerosis múltiple, encefalitis aguda diseminada). – Procesos inflamatorios/infecciosos del sistema nervioso central (meningitis, rombencefalitis, cerebelitis postinfecciosa). • Si se realizó previamente al ingreso una tomografía computarizada craneal: realizar una RM cerebral/medular si se considera necesario por la evolución del paciente o por sospecha clínica en hospitalización. • Si no se ha llevado a cabo una prueba de imagen al ingreso: si se considera necesario realizar una prueba de imagen por sospecha clínica y/o evolución del paciente, solicitar directamente una RM/angio-RM cerebral.

3.3. Estudio del líquido cefalorraquídeo: indicaciones de punción lumbar	
Indicaciones	• Realizar previamente una prueba de neuroimagen para comprobar que no existe ninguna contraindicación para su realización. • A modo de resumen, se indicará en el paciente con sospecha de patología infecciosa, inflamatoria o desmielinizante: – Sospecha de meningitis, encefalitis, rombencefalitis. – Fiebre y afectación del estado general: cerebelitis postinfecciosa. – Signos de focalidad neurológica: realizando previamente una prueba de imagen por si existiese contraindicación de la punción lumbar. – Sospecha: síndromes de Guillain-Barré o de Miller-Fisher. – Sospecha: esclerosis múltiple, encefalomielitis aguda diseminada. – Crisis epilépticas. – Alteración del nivel de conciencia. La ataxia aguda postinfecciosa es un diagnóstico de exclusión. La evaluación adicional (neuroimagen y/o análisis de líquido cefalorraquídeo) puede estar justificada en algunos casos.

(*Continúa*)

3.3. Estudio del líquido cefalorraquídeo: indicaciones de punción lumbar (*cont.*)		
Peticiones	Las peticiones en el líquido cefalorraquídeo se realizarán según la sospecha, en relación con los hallazgos de la neuroimagen previa.	
	Bioquímica	• Células. • Proteínas. • Glucosa.
	Microbiología	• **Gram.** • **Prueba de la reacción en cadena de la polimerasa** de virus neurotropos y de bacterias. • **Cultivo.**
	Otras	• **Si existe sospecha de patología inflamatoria o desmielinizante**, añadir: – **Inmunoglobulinas.** – **Bandas oligoclonales:** si se sospecha enfermedad desmielinizante. – **Valorar anticuerpos antineuronales:** antiglucoproteína de la mielina oligodendrocítica y antiacuaporina 4 para el diagnóstico diferencial. • **Otras sospechas:** estudios metabólicos y/o de anatomía patológica.

3.4. Estudios neurofisiológicos

- **Electroencefalograma:** si existen crisis epilépticas focales complejas o estado no convulsivo.
- **Electromiograma y velocidad de conducción nerviosa:** en la ataxia sensitiva aguda.

3.5. Interconsultas

Tras el ingreso del paciente:

- Interconsulta a neuropediatría.
- Valorar interconsulta a otorrinolaringología si hay sospecha de vértigo, laberintitis u otras causas otorrinolaringológicas.

4. ORIENTACIÓN DIAGNÓSTICA DEL PACIENTE INGRESADO POR ATAXIA AGUDA

A continuación, se describen las causas más frecuentes que se deben descartar en el paciente ingresado por ataxia aguda.

4.1. Ataxias por intoxicación o traumatismo	
Orientación diagnóstica en la mayoría de los casos en la unidad de urgencias.	
Ingesta de tóxicos	Solicitar tóxicos en orina y/o sangre. • Consumo accidental/drogas (30 %). • Síndrome de Münchhausen por poderes.
Poscontusión craneal o cervical	Solicitar tomografía computarizada craneal. • Síndrome poscontusión. • Hematoma intracraneal. • Disección vertebrobasilar: cuadro grave por traumatismo cervical, oclusión traumática de las arterias vertebrobasilares. Según la sospecha, valorar la necesidad de completar el estudio con RM o angio-RM y de interconsulta a neurocirugía.

4.2. Causas infecciosas e inmunitarias	
Ataxia aguda postinfecciosa (30-50 %)	• Es la causa más frecuente de ataxia en los primeros 6 años de vida. • Se produce 2-3 semanas más tarde de la infección o vacunación. • Los pacientes presentan buen estado general. Si aparece fiebre, hipertensión intracraneal o alteración del nivel de conciencia, pensar en otros diagnósticos. • Cuadro autolimitado, en ocasiones, a 2 semanas.
Cerebelitis aguda	• Cuadro grave con afectación del estado general. • Puede originar hipertensión intracraneal. Puede tener fiebre. • Precisa con frecuencia tratamiento con bolos de corticoides.

(Continúa)

4.2. Causas infecciosas e inmunitarias (*cont.*)	
Otras causas infecciosas	Meningitis, encefalitis, encefalitis del tronco (encefalitis de Bickerstaff), abscesos, enfermedad de Lyme.
Causas inmunitarias	Encefalomielitis aguda diseminada, esclerosis múltiple.

4.3. Causas oncológicas	
Tumores cerebrales	• Tumores supratentoriales (especialmente si cursan con hidrocefalia) o de la fosa posterior. • Hemangioblastoma cerebeloso (enfermedad de Von Hippel-Lindau).
Síndrome paraneoplásico	Síndrome de Kinsbourne u opsoclono/mioclono.

4.4. Causa vascular

- Accidente cerebrovascular isquémico.
- Accidente cerebrovascular hemorrágico.

4.5. Ataxia recurrente

- Intoxicaciones.
- Enfermedades metabólicas:
  - Enfermedad de la orina con olor a jarabe de arce.
  - Déficit de piruvato deshidrogenasa.
  - Déficit de piruvato carboxilasa.
  - Déficit del transportador de glucosa cerebral de tipo 1.
- Esclerosis múltiple.
- Genética o hereditaria.
- Migraña.
- Epilepsia.

4.6. Ataxia vestibular (oído interno)	
Migraña	• Primer episodio de migraña vestibular. • Clínica: se describe como vértigo que se acompaña de cefaleas de carácter migrañoso, presentando a veces sonofobia y fotofobia.
Disfunción unilateral vestibular aguda	• Vértigo paroxístico benigno infantil. • Neuritis vestibular. • Laberintitis. • Contusión vestibular.

4.7. Ataxia sensitiva
• Síndrome de Guillain-Barré: arreflexia. • Síndrome de Miller-Fisher: oftalmoplejia, ataxia y arreflexia. • Otros.

5. IMÁGENES DIAGNÓSTICAS

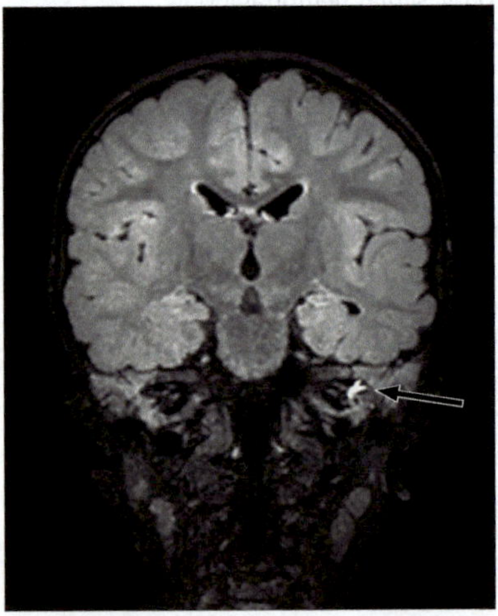

Figura 33-1. Resonancia magnética cerebral, corte coronal: alteración de señal en el vestíbulo y los conductos semicirculares izquierdos que sugiere contenido mucoso o hemorrágico compatible con diagnóstico final de laberintitis en un paciente de 2 años ingresado por ataxia. Precisó drenajes transtimpánicos.

BIBLIOGRAFÍA

Agrawal D. Approach to the child with acute ataxia [monografía en Internet]. UpToDate. May 2023 [consultado 10/2023]. Disponible en: http//www.uptodate.com

Arias Vivas E, Pareja Bosh A, López Lobato M. Manual clínico de Urgencias de Pediatría. Ataxia aguda. Sevilla: Hospital Universitario Virgen del Rocío; 2022.

Caffarelli M, Kimia AA, Torres AR. Acute Ataxia in Children: A Review of the Differential Diagnosis and Evaluation in the Emergency Department. Pediatr Neurol. 2016;65:14-30.

Chacón Pascual A, Arrabal Fernández L, Miranda Herrero MC. Ataxia aguda. Protoc Diagn Ter Pediatr. 2022;1:331-9.

Fogel BL. Childhood cerebellar ataxia. J Child Neurol. 2012;27(9):1138-45.

García Pastor C, Álvarez Solís GA. La prueba de Romberg y Moritz Heinrich Romberg. Rev Mex Neuroci. 2014;15(1):31-5.

Greenberg DA, Aminoff MJ, Simon RP. Clinical Neurology. Disorders of Equilibrium. 5ª edición. Nueva York: McGraw-Hill Education; 2002.

Javalkar V, Kelley RE, González-Toledo E, McGee J, Minagar A. Acute ataxias: differential diagnosis and treatment approach. Neurol Clin. 2014;32(4):881-91.

Kirik S, Aslan M, Özgör B, Güngör S, Aslan N. Acute Ataxia in Childhood: Clinical Presentation, Etiology, and Prognosis of Single-Center Experience. Pediatr Emerg Care. 2021; 37(3):e97-9.

Nieto Serrano AM, Oliva EA, García Campos O. Del síntoma al diagnóstico diferencial. ¿Qué diagnósticos te sugiere un niño con ataxia aguda? Form Act Pediatr Aten Prim. 2015; 8(2):79-86.

Overby P, Kapklein M, Jacobson RI. Acute Ataxia in Children. Pediatr Rev. 2019;40(7):332-43.

Pavone P, Praticò AD, Pavone V, Lubrano R, Falsaperla R, Rizzo R, et al. Ataxia in children: early recognition and clinical evaluation. Ital J Pediatr. 2017;43(1):6.

Petley E, Prasad M, Ojha S, Whitehouse WP. Investigating ataxia in childhood. Arch Dis Child Educ Pract Ed. 2020;105(4):214-21.

Poretti A, Benson JE, Huisman TAGM, Boltshauser E. Acute ataxia in children: approach to clinical presentation and role of additional investigations. Neuropediatrics. 2013;44(3): 127-41.

Prasad M, Ong MT, Setty G, Whitehouse WP. Fifteen-minute consultation: The child with acute ataxia. Arch Dis Child Educ Pract Ed. 2013;98(6):217-23.

Ryan MM, Engle EC. Acute ataxia in childhood. J Child Neurol. 2003;18(5):309-16.

Sivaswamy L. Approach to acute ataxia in childhood: diagnosis and evaluation. Pediatr Ann. 2014;43(4):153-9.

Thakkar K, Maricich SM, Alper G. Acute Ataxia in Childhood: 11-Year Experience at a Major Pediatric Neurology Referral Center. J Child Neurol. 2016;31(9):1156-60.

Whelan HT, Verma S, Guo Y, Thabet F, Bozarth X, Nwosu M, et al. Evaluation of the child with acute ataxia: a systematic review. Pediatr Neurol. 2013;49(1):15-24.

Yildirim M, Gocmen R, Konuskan B, Parlak S, Yalnizoglu D, Anlar B. Acute Cerebellitis or Postinfectious Cerebellar Ataxia? Clinical and Imaging Features in Acute Cerebellitis. J Child Neurol. 2020;35(6):380-8.

Paciente con parálisis cerebral ingresado en hospitalización: comorbilidades

34

C. Álvarez Álvarez, M. S. Pérez Poyato, R. Sancho Gutiérrez, M. Palacios Sánchez y M. J. Caldeiro Díaz

PUNTOS CLAVE

- El término parálisis cerebral (PC) describe un grupo de trastornos **permanentes** del desarrollo del **movimiento y de la postura** que se caracterizan por:
  - Ser causantes de una limitación de la actividad.
  - Ser atribuidos a las perturbaciones **no progresivas** que se produjeron en el período de desarrollo del cerebro fetal o infantil.
  - Presentar otras alteraciones a otros niveles que se pueden añadir al trastorno motor: sensorial, cognitivo, comunicación, perceptivo, conductual y/o epilepsia.
- En la práctica clínica, la PC se considera sinónimo de secuelas neurológicas a largo plazo derivadas de una lesión perinatal o infantil precoz:
  - Complicaciones de la prematuridad: hemorragia intraventricular y periventricular, leucomalacia periventricular.
  - Encefalopatía hipóxico isquémica neonatal.
  - Accidentes cerebrovasculares perinatales.
  - Infección del sistema nervioso central.
  - Traumatismos.
- Se considera que es la causa más frecuente de discapacidad motora en la edad pediátrica. Además, esta patología asocia múltiples comorbilidades que suponen un motivo frecuente de ingreso hospitalario.
- Los problemas motores se asocian a mayor riesgo de broncoaspiración, que puede favorecer las infecciones respiratorias frecuentes. Siempre se debe descartar la posibilidad de broncoaspiración ante infecciones respiratorias recurrentes en estos pacientes.
- La mayor parte de los pacientes presentan patología gastrointestinal asociada a su condición de base, destacando: malnutrición, reflujo gastroesofágico, disfagia orofaríngea asociada a la alteración oromotora y estreñimiento.
- En este documento se revisan la clasificación de la PC, los fármacos utilizados con mayor frecuencia en estos pacientes y las principales **comorbilidades** que causan ingreso hospitalario.

1. CLASIFICACIÓN DE LA PARÁLISIS CEREBRAL

- A lo largo del tiempo se ha clasificado de múltiples formas.
- La clasificación más comúnmente aceptada en la actualidad es la propuesta por el grupo Surveillance of Cerebral Palsy in Europe **(SCPE)**, basada en el tipo y distribución del trastorno motor.

1.1. Clasificación Surveillance of Cerebral Palsy in Europe

PC espástica	• Es la presentación más frecuente, supone el 80 % de las PC. • Los pacientes presentan aumento persistente del tono muscular sin mostrar variabilidad. Puede ser: – Bilateral: tetraparesia y diplejia. – Unilateral.
PC discinética	Los pacientes presentan posturas o movimientos anormales. Existen dos tipos: • Distónica. • Coreoatetósica.
PC atáxica	• Por afectación del cerebelo pueden presentar síndrome cerebeloso completo (hipotonía, ataxia, dismetría, incoordinación). • Presentación variable: dificultad para realizar movimientos coordinados, sobre todo la marcha.
PC no clasificable	No se puede incluir en ninguno de los grupos anteriores.

1.2. Clasificación clásica de Hagberg

- La **clasificación clásica de Hagberg**, desde el punto de vista clínico, sigue siendo de utilidad para distintos aspectos: tratamiento con fisioterapia, farmacológico o quirúrgico, relación con problemas asociados y para el pronóstico evolutivo.
- Se clasifica según la extremidad y/o parte del cuerpo afectada.

Diplejia	Afectación de las cuatro extremidades con claro predominio de afectación de las inferiores.
Hemiplejia	Afectación de la extremidad superior e inferior de un mismo lado; generalmente, la repercusión funcional es mayor en la extremidad superior.

(*Continúa*)

1.2. Clasificación clásica de Hagberg (*cont.*)	
Tetraplejia (cuadriplejia)	Afectación global, incluyendo el tronco y las cuatro extremidades.
Triplejia	Afectación de tres extremidades.
Monoplejia	Afectación exclusiva de una extremidad.

En los últimos años, se han ido introduciendo otras clasificaciones de tipo funcional que permiten usar el mismo lenguaje entre diferentes grupos, informan sobre el grado de dependencia y, además, sirven para predecir el tipo de complicaciones que presentará cada tipo de paciente. Ofrecen información del pronóstico evolutivo y son susceptibles de cambio tras determinados tratamientos (intervención de fisioterapia, toxina, cirugía, etc.).

2. FÁRMACOS FRECUENTEMENTE UTILIZADOS EN NIÑOS CON PARÁLISIS CEREBRAL

- A continuación, se resumen los principales fármacos utilizados en niños con PC para tratar la **espasticidad** y la **distonía.**
- La **espasticidad** es un signo clínico de disfunción de la neurona motora superior y se clasifica en positiva y negativa. La positiva incluye hiperreflexia, clono, espasmos y posturas anormales, mientras que la pérdida de destreza, la pérdida de fuerza, la fatiga y el dolor son signos de espasticidad negativa.

2.1. Fármacos para la espasticidad

Fármaco	Dosis y presentaciones
Baclofeno	• **Inicio:** 0,3 mg/kg/día repartidos en 2 tomas. Aumentos semanales hasta alcanzar la dosis suficiente para cubrir las necesidades del niño. • **Mantenimiento:** 0,75-2 mg/kg/día repartidos en 2 tomas; dosis máxima: 40 mg/día (<8 años) y 60 mg/día (>8 años). • **Presentaciones:** Lioresal® comprimidos de 10 y 25 mg.
Diazepam	• **Dosis:** 0,01-0,30 mg/kg/día divididos en 2-4 dosis; máximo: 10 mg/dosis. La dosis inicial habitual ≥5 años es de 2 mg cada 12 horas. • **Presentaciones:** Diazepam (*Valium*®) comprimidos de 2, 2,5, 5, 10 y 25 mg; gotas 2 mg/mL; ampollas 10 mg/2 mL; supositorios 5 y 10 mg.

(*Continúa*)

2.1. Fármacos para la espasticidad (*cont.*)

Fármaco	Dosis y presentaciones
Tizanidina	• **Dosis:** 0,1-0,2 mg/kg/día cada 8-12 horas. • **Inicio:** – **Niños 18 meses-7 años:** 1 mg/día por la noche y aumentar según la respuesta. – **Niños 7-12 años:** 2 mg/día en 1 o 2 dosis y aumentar según la respuesta. – **Niños >12 años:** inicio 2 mg/día en 1 o 2 dosis y aumentar 2 mg cada 3-4 días; dosis máxima: 36 mg/día. • **Presentaciones:** Sirdalud® comprimidos 2 y 4 mg.
Toxina botulínica	• En mayores de 2 años. • Para tratamiento **localizado** de la espasticidad. • **Presentaciones:** toxina botulínica tipo A, solución inyectable de 50, 100, 200, 500 U (Ona-BTA Botox®, Abo-BTA Dysport®, Inco-BTA Xeomin®).
Baclofeno intratecal	Permite obtener en el líquido cefalorraquídeo concentraciones mayores que en su presentación oral. • **Pacientes subsidiarios:** pacientes con espasticidad, tetraparesia espástica, paraplejia espástica (postraumatismo medular, origen vascular, etc.). Distónicos. • **Criterios:** edad >4 años; cuadro clínico estable, respuesta inadecuada a otras opciones terapéuticas.

2.2. Fármacos para la distonía

Fármaco	Dosis y presentaciones
Trihexifenidilo	Indicaciones: 1. Distonía primaria, secundaria, distonía focal si falla la toxina botulínica. 2. Sialorrea. • **Distonía:** 0,5 mg/día vía oral; incremento semanal de 0,5 mg (>5 años: 1 mg). Mantenimiento: 10-20 mg/día, cada 6-8 horas (máximo: 60 mg). • **Sialorrea:** 0,2 mg/kg/día en 3 dosis y en caso de escasa respuesta aumentar cada 3-7 días hasta 4-6 mg/día en 3-4 tomas. • **Presentaciones:** Artane® tabletas de 2 y 5 mg.

(*Continúa*)

2.2. Fármacos para la distonía (*cont.*)	
Fármaco	**Dosis y presentaciones**
Levodopa	Distonía generalizada primaria, secundaria o hereditaria degenerativa. • **Inicio:** 1 mg/kg/día cada 6 horas, aumentar 1 mg/kg/semana. Si después de 4 semanas con 10 mg/kg/día no se objetiva respuesta, suspenderlo. • **Presentaciones:** fórmula magistral de levodopa/carbidopa 5/1,25 mg/mL suspensión; Sinemet® comprimidos 25/100 mg; 25/250 mg; comprimidos *retard* 25/100 mg; 50/200 mg.

3. PATOLOGÍA DIGESTIVA

3.1. Nutrición	
La malnutrición en estos pacientes es frecuente y multifactorial debido a ingestas insuficientes y problemas gastrointestinales (disfagia orofaríngea, reflujo gastroesofágico, trastornos digestivos funcionales, pérdida de apetito secundaria a fármacos antiepilépticos, etc.).	
Requerimientos energéticos	• Son dependientes del grado de actividad y de la hiperactividad muscular; generalmente, pueden ser hasta de un 70-80 % respecto a los niños sanos. • Menos frecuentemente, pueden estar aumentados debido a una **elevada** espasticidad, discinesias u otras patologías asociadas.
Dieta	• Se pueden enriquecer las comidas con: mantequilla, nata, aceite o módulos comerciales de hidratos de carbono, lípidos o mixtos. • Si no se observa mejoría, se pueden utilizar fórmulas poliméricas hipercalóricas (1,5-2 kcal/mL), generalmente con fibra.

(*Continúa*)

Elección de la vía de administración	• La **vía oral** es de elección siempre que la deglución sea segura, con medidas posturales o dispositivos externos (por ejemplo, soportes de sostén cefálico). • Cuando la ingesta oral es insuficiente o no es segura, debe valorarse la **gastrostomía**, que es la técnica de elección, pudiendo administrarse por ella dietas trituradas o fórmulas poliméricas completas. • La **sonda nasogástrica** debe reservarse para períodos cortos de nutrición enteral (<3 meses), empleando fórmulas poliméricas, puesto que los triturados pueden obstruirla.

3.2. Disfagia orofaríngea

- Se define como la incapacidad para la deglución de alimentos sólidos o líquidos.
- Está presente hasta en el 80% de los pacientes con PC.

Sospecha	Durante la ingesta: • Signos de dificultad respiratoria, tos, atragantamiento, cianosis, sudoración, rubefacción facial o historia clínica recurrente de infecciones respiratorias. • Babeo excesivo, problemas de masticación, expulsión de comida de la cavidad oral, excesiva duración de las comidas (>45 minutos).
Diagnóstico de confirmación	Tres opciones diagnósticas: • La **videofluoroscopia** detecta aspiraciones silentes; es la técnica de elección. • La **videoendoscopia de la deglución**. • El tránsito superior con estudio de succión-deglución puede poner de manifiesto incoordinación y broncoaspiraciones.
Tratamiento	• En casos leves: aumentar la viscosidad y disminuir el volumen del bolo alimenticio. • En casos moderados/graves: **gastrostomía**. Es de elección cuando existe dificultad clínica para la deglución, aspiraciones frecuentes asociadas a enfermedad respiratoria crónica o malnutrición grave con imposibilidad para la ingesta.

3.3. Reflujo gastroesofágico	
Causas	• Alteración de la motilidad esofágica y del esfínter esofágico inferior. • Retraso del vaciamiento gástrico. • Incremento de la presión intraabdominal por estreñimiento, espasticidad, convulsiones o escoliosis. • Alteración del aclaramiento esofágico por posición supina.
Signos clínicos de sospecha	• Dolor, irritabilidad injustificada. • Rechazo de la alimentación, vómitos. • Hipersalivación, distonías o hipertonías del cuello y la cara. • **Signos indirectos:** erosiones dentales, anemia o hipoproteinemia. • **Clínica respiratoria:** como apnea, asma, tos crónica e infecciones respiratorias de repetición.
Diagnóstico	• **Medición del pH o impedanciometría:** patrón de oro. • **Endoscopia con biopsia:** para valorar la enfermedad por reflujo y esofagitis.
Tratamiento	• **Inhibidores de la bomba de protones:** 1-4 mg/kg/día cada 12-24 horas; máximo: 40 mg/día. • Los procinéticos están en desuso. • En sintomatología refractaria o broncoaspiraciones: **funduplicatura de Nissen.**

3.4. Estreñimiento	
• **Se produce en el 60-70 %** de los pacientes con PC. • Estos pacientes presentan peor respuesta a los tratamientos convencionales.	
Etiología	• Alteraciones en la motilidad intestinal debido a las lesiones neurológicas que afectan a todo el colon. • **Otras causas:** inmovilidad prolongada, ausencia de postura erecta, escoliosis, hipotonía, escasa ingesta de fibra o líquidos y uso de fármacos como anticonvulsivos u opioides.

(*Continúa*)

3.4. Estreñimiento (*cont.*)	
Tratamiento	• Similar al de pacientes sin PC. • **Primera fase:** desimpactar con enemas durante 3 días o laxantes osmóticos por vía oral como polietilenglicol 1,5 mg/kg/día. • **Mantenimiento:** laxantes osmóticos por vía oral como el polietilenglicol 0,8 mg/kg/día. • Precauciones en estos pacientes: – Restringir el uso de aceites minerales tipo parafina, ya que se han descrito casos de neumonía lipoídica por aspiración. – Limitar la limpieza intestinal con altas dosis de polietilenglicol en los pacientes con alto riesgo de broncoaspiración. • Si se observan lesiones anales: cremas locales.

4. PATOLOGÍA RESPIRATORIA

4.1. Introducción

- Supone una de las principales causas de morbimortalidad en los niños afectados de PC.
- La prevalencia e intensidad de la afectación respiratoria es directamente proporcional a la **gravedad de la afectación motora**.
- Los principales problemas respiratorios son:
  - Infecciones respiratorias de repetición.
  - **Neumonías recurrentes por aspiración.**
  - Hiperreactividad bronquial.
  - Tos crónica.
  - Síndrome de apneas e hipopneas durante el sueño.
  - Insuficiencia respiratoria.
  - Muerte súbita durante el sueño.

4.2. Etiología de las infecciones respiratorias	
Los pacientes con PC presentan con frecuencia infecciones pulmonares recurrentes y crónicas que suponen motivo de hospitalización.	
Causas	• Tos ineficaz con retención de secreciones por disfunción glótica y de la musculatura respiratoria, y menor sensibilidad de los receptores tusígenos. • Aspiraciones recurrentes secundarias a disfunción orofaríngea y/o reflujo gastroesofágico. • Malnutrición crónica que conlleva debilidad de la musculatura respiratoria. • Cifoescoliosis y otras alteraciones morfológicas de la caja torácica que condicionan un aumento del esfuerzo respiratorio, una disminución de la capacidad vital y una ventilación pulmonar desigual con mayor riesgo de insuficiencia respiratoria a largo plazo. • Alteraciones respiratorias durante el sueño, fundamentalmente síndrome de apneas e hipopneas durante el sueño, en relación con la pérdida de tono muscular de la faringe. • Disfunción respiratoria de origen central.

4.3. Colonización por microorganismos

- El papel de la microflora en el desarrollo de infecciones respiratorias en pacientes con PC es desconocido, aunque algunos estudios han demostrado que la colonización por *Pseudomonas aeruginosa* y otros bacilos gramnegativos se asocia con más morbilidad respiratoria y mayor gravedad de las neumonías, incluida la necesidad de ingreso en la unidad de cuidados intensivos pediátricos.
- Sin embargo, no está protocolizado el uso de antimicrobianos activos contra bacilos gramnegativos en el tratamiento de la neumonía ni el uso de terapias de erradicación de estos bacilos (por ejemplo, antibióticos inhalados) en niños con PC colonizados por dichos gérmenes.

4.4. Tratamiento	
Aclaramiento de secreciones	Véase el **capítulo 39**.
Tratamiento broncodilatador	• En pacientes en los que se demuestre hiperreactividad bronquial. • Puede estar indicado también el tratamiento crónico con glucocorticoides inhalados.
Antibioterapia precoz	• Indicada si existe sospecha de enfermedad respiratoria bacteriana, utilizando de primera elección amoxicilina-ácido clavulánico. • **En el paciente con colonización crónica bacteriana**, valorar la elección de un tipo de antibiótico en cada caso, según el microorganismo y la situación clínica del paciente.
Síndrome de apneas e hipopneas durante el sueño	Ventilación no invasiva.
Inmunizaciones	• Gripe estacional a partir de los 6 meses. • Pautas mixtas de vacunación de neumococo (vacuna conjugada antineumocócica 13-valente y vacuna polisacárida antineumocócica 23-valente). • Palivizumab estacional en <2 años con hipotonía marcada o compromiso respiratorio grave.

5. IMÁGENES DIAGNÓSTICAS

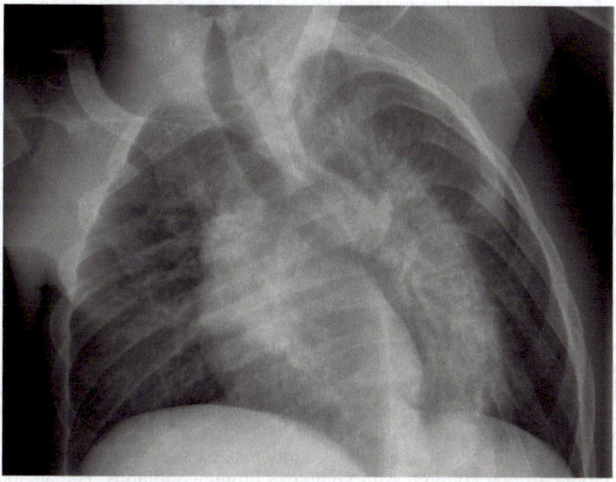

Figura 34-1. Radiografía de tórax anteroposterior: se observa escoliosis grave en un paciente con parálisis cerebral que condiciona un importante patrón restrictivo pulmonar.

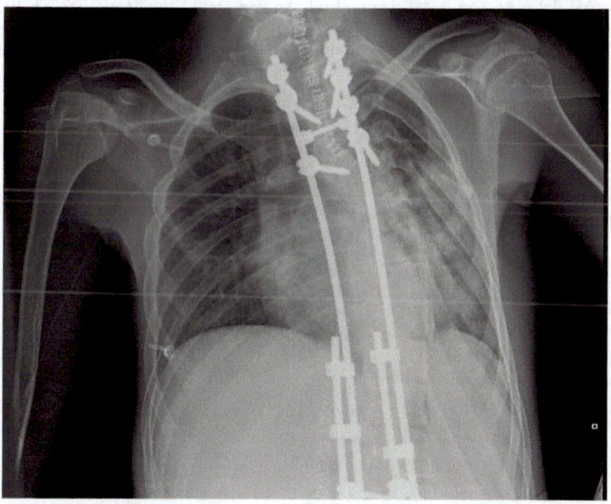

Figura 34-2. Radiografía de tórax anteroposterior: neumonía por broncoaspiración en el mismo paciente tras intervención quirúrgica de escoliosis.

BIBLIOGRAFÍA

Barkpudah E. Cerebral palsy: Clinical features and classification. Shefner JM (ed.) UpToDate. Waltham, MA [consultado 25/11/2022].

Barkpudah E. Cerebral palsy: Overview of management and prognosis. Shefner JM (ed.). UpToDate. Waltham, MA [consultado 25/11/2022].

Bax M, Goldstein M, Rosenbaum P, Leviton A, Paneth N, Dan B, et al.; Executive Committee for the Definition of Cerebral Palsy. Proposed definition and classification of cerebral palsy, April 2005. Dev Med Child Neurol. 2005;47(8):571-6.

Colver A, Fairhurst C, Pharoah PO. Cerebral palsy. Lancet. 2014;383(9924):1240-9.

Gerdung CA, Tsang A, Yasseen AS 3rd, Armstrong K, McMillan HJ, Kovesi T. Association Between Chronic Aspiration and Chronic Airway Infection with Pseudomonas aeruginosa and Other Gram-Negative Bacteria in Children with Cerebral Palsy. Lung. 2016;194(2): 307-14.

Jiménez DG, Martín JD, García CB, Treviño SJ. Patología gastrointestinal en niños con parálisis cerebral infantil y otras discapacidades neurológicas. An Pediatr (Barc). 2010;73(6): 361.e1-6.

Korzeniewski SJ, Slaughter J, Lenski M, Haak P, Paneth N. The complex aetiology of cerebral palsy. Nat Rev Neurol. 2018;14(9):528-43.

Lagos-Guimarães HN, Teive HA, Celli A, Santos RS, Abdulmassih EM, Hirata GC, et al. Aspiration Pneumonia in Children with Cerebral Palsy after Videofluoroscopic Swallowing Study. Int Arch Otorhinolaryngol. 2016;20(2):132-7.

Leyenaar JK, Lagu T, Shieh MS, Pekow PS, Lindenauer PK. Management and outcomes of pneumonia among children with complex chronic conditions. Pediatr Infect Dis J. 2014;33(9):907-11.

Peláez-Cantero MJ, Cordón-Martínez A, Madrid-Rodríguez A, Núñez-Cuadros E, Ramos-Fernández JM, Gallego-Gutiérrez S, et al. Parálisis cerebral en pediatría: problemas asociados. Revista Ecuatoriana de Neurología. 2021;30(1):115-24.

Peláez Cantero MJ, Moreno Medinilla EE, Cordón Martínez A, Gallego Gutiérrez S. Abordaje integral del niño con parálisis cerebral. An Pediatr. 2021:S1695-4033(21)00249-6.

Proesmans M, Vreys M, Huenaerts E, Haest E, Coremans S, Vermeulen F, et al. Respiratory morbidity in children with profound intellectual and multiple disability. Pediatr Pulmonol. 2015;50(10):1033-8.

Neumología

VI

Bronquiolitis aguda en el paciente ingresado

35

R. Sancho Gutiérrez, E. Pérez Belmonte, C. Álvarez Álvarez, M. J. Caldeiro Díaz, M. J. Cabero Pérez, C. López Fernández y A. de Diego Díez

PUNTOS CLAVE

- La **bronquiolitis aguda** se define como el primer episodio de dificultad respiratoria bronquial distal en un niño menor de 2 años, precedido de síntomas catarrales y caracterizado en la auscultación pulmonar por subcrepitantes o sibilancias espiratorias.
- Son **factores de riesgo para presentar enfermedad más grave**: prematuridad, bajo peso al nacimiento, edad menor de 12 semanas, defectos anatómicos en las vías aéreas, enfermedad pulmonar crónica —particularmente displasia broncopulmonar—, cardiopatía congénita con repercusión hemodinámica significativa, inmunodeficiencia o enfermedad neurológica.
- El **virus respiratorio sincitial** (VRS) es el agente etiológico más frecuente, siendo la causa de un 70-80 % de los casos, hasta la introducción de la profilaxis frente al VRS, seguido del **rinovirus**.
- Otros virus implicados son: parainfluenza, metaneumovirus, gripe, adenovirus, coronavirus y bocavirus humano.
- La coinfección vírica ocurre en una tercera parte de los lactantes hospitalizados con bronquiolitis.
- Constituye una de las causas más frecuentes de ingreso hospitalario en la edad pediátrica. La gravedad del episodio se puede clasificar mediante la escala del hospital Sant Joan de Déu, entre otras, y determinará la elección del tratamiento.
- Los pacientes menores de 2 años que han presentado un episodio de bronquiolitis están predispuestos a desarrollar sibilancias recurrentes.

1. DIAGNÓSTICO

1.1. Estudios complementarios indicados siempre al ingreso

- El diagnóstico es **clínico.**
- Los estudios complementarios indicados en el momento del ingreso se describen a continuación.

Estudios microbiológicos	**Lugar de recolección de la muestra**	Lavado nasofaríngeo.
	Microorganismos	• VRS, virus de la gripe y SARS-CoV-2 (coronavirus tipo 2 causante del síndrome respiratorio agudo severo). • Adecuar la solicitud de los dos últimos virus a la situación epidemiológica. • Estudio de otros virus (reacción en cadena de la polimerasa [PCR] multiplex) en función de los resultados de los estudios microbiológicos previos.
	Técnica microbiológica	• **Antígeno: VRS** (sensibilidad del 98 % y especificidad del 99,9 %); **SARS-CoV-2** (sensibilidad del 89,09 % y especificidad del 96 %). • **PCR: gripe** (sensibilidad del 98 % y especificidad del 99 %), **VRS** (sensibilidad del 99,8 % y especificidad del 96,6 %), **SARS-CoV-2** (sensibilidad del 99 % y especificidad del 100 %). La **PCR multiplex** incluye el estudio de múltiples virus. Se solicitará cuando los virus anteriores sean negativos y el paciente no presente un diagnóstico alternativo.

1.2. Estudios complementarios: individualizar según la indicación		
Radiografía de tórax	**Indicaciones**	• Bronquiolitis grave. • Mala evolución. • Curso atípico. • Dudas diagnósticas. • Sospecha de complicaciones.
Hemograma y reactantes de fase aguda	**Consideraciones generales**	La infección por VRS produce leucocitosis y desviación izquierda. La PCr y la procalcitonina son más específicas de infección bacteriana.
	Indicaciones	• Fiebre y sospecha de infección bacteriana potencialmente grave. • Evolución anormal, prolongada o grave. • **Lactantes de 1-2 meses**: fiebre >38 °C axilar + afectación del estado general o factores de riesgo (prematuridad <37 semanas, patología pulmonar, antibioterapia los 7 días previos, patología de base) o factores de riesgo materno (rotura prematura de membranas o *Streptococcus agalactiae* positivo). • **En >60 días de vida:** ante mala evolución, afectación del estado general o fiebre prolongada.
Cribado de infección de las vías urinarias	**Indicaciones**	Si existe clínica sugestiva de infección de las vías urinarias (principalmente fiebre) y factores de riesgo: infección de orina previa o malformación de las vías urinarias.
Gasometría	**Indicaciones**	• Bronquiolitis grave. • Ingreso en la unidad de cuidados intensivos pediátricos. • Apneas recurrentes. • Previamente a la colocación de oxigenoterapia de alto flujo. Requiere alto flujo y no presenta mejoría o presenta empeoramiento. • Niños que necesitan fracción inspirada de oxígeno (FiO_2) >0,5. • Sospecha de fallo respiratorio inminente.

2. CLASIFICACIÓN SEGÚN LA GRAVEDAD

- La escala del Hospital Sant Joan de Déu para medir la gravedad de la bronquiolitis se describe en la **tabla 35-1**.
- Se recomienda la desobstrucción de la vía aérea previamente a valorar la gravedad del paciente y a aplicar la puntuación.
- Clasificación de la bronquiolitis según esta escala:
  - **Leve:** 0-6.
  - **Moderada:** 7-9.
  - **Grave:** ≥10.

Tabla 35-1. Escala del Hospital Sant Joan de Déu

Sibilancias o estertores	0: No 1: Sibilancias espiratorias/crepitantes inspiratorios 2: Sibilancias/crepitantes inspiratorios-espiratorios			
Tiraje	0: No 1: Subcostal + intercostal inferior 2: Previo + supraclavicular + aleteo nasal 3: Previo + intercostal superior + supraesternal			
Entrada de aire	0: Sin alteraciones 1: Regular simétrica 2: Asimétrica 3: Muy disminuida			
Saturación de O_2	**Sin oxígeno**		**Con oxígeno**	
	0: ≥95 % 1: 91-94 % 2: ≤90 %		>94 % con FiO_2 ≤40 % ≤94 % con FiO_2 >40 %	
	0	**1**	**2**	**3**
Frecuencia respiratoria				
<3 meses **3-12 meses** **12-24 meses**	<40 rpm <30 rpm <30 rpm	40-59 rpm 30-49 rpm 30-39 rpm	60-70 rpm 50-60 rpm 40-50 rpm	> 70 rpm > 60 rpm > 50 rpm
Frecuencia cardíaca				
<1 año **1- 2 años**	<130 lpm <110-120 lpm	130-149 lpm 110-120 lpm	150-170 lpm 120-140 lpm	> 170 lpm > 140 lpm

3. TRATAMIENTO DE LA BRONQUIOLITIS SEGÚN EL RESULTADO DE LA ESCALA DEL HOSPITAL SANT JOAN DE DÉU

En las **figuras 35-1** y **35-2** se describen las medidas terapéuticas en el paciente con bronquilolitis según la gravedad determinada por la escala de Sant Joan de Déu.

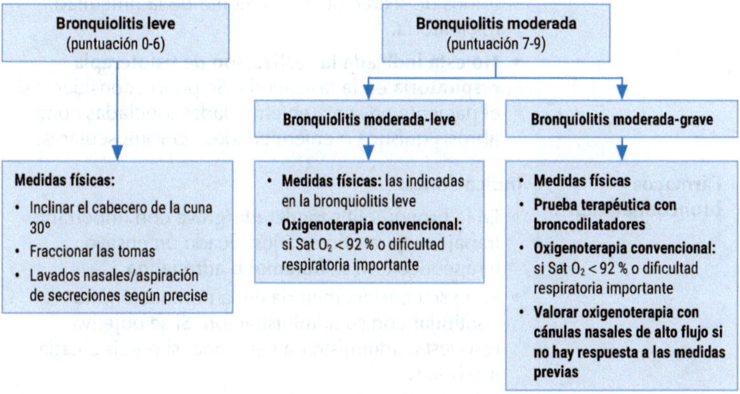

Figura 35-1. Algoritmo. Tratamiento de la bronquiolitis leve y moderada según la escala del Hospital Sant Joan de Déu. Sat O_2: saturación de O_2.

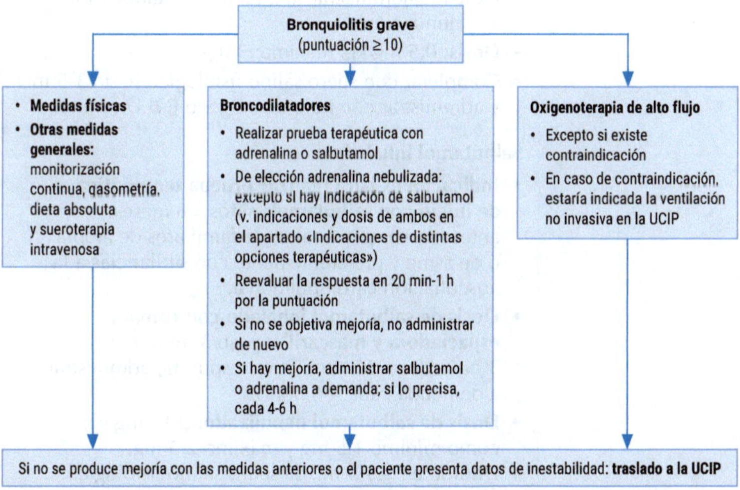

Figura 35-2. Algoritmo. Tratamiento de la bronquiolitis grave. UCIP: unidad de cuidados intensivos pediátricos.

4. TRATAMIENTOS DISPONIBLES EN LA BRONQUIOLITIS

4.1. Indicaciones de distintas opciones terapéuticas	
Medidas físicas	• Cabecera de la cuna incorporada 30º. • **Lavados nasales** antes de las tomas y si presenta signos de obstrucción de la vía respiratoria alta: ruidos de secreciones y aumento de la dificultad respiratoria. • **No está indicada la realización de fisioterapia respiratoria** en la fase aguda. Se podría considerar si el paciente presenta enfermedades asociadas como fibrosis quística o enfermedades neuromusculares.
Fármacos broncodilatadores	**Indicaciones:** • En la bronquiolitis **moderada/grave** con importante trabajo respiratorio está justificado un ensayo terapéutico con **salbutamol o adrenalina.** • Si no se constata mejoría en la puntuación, no continuar con su administración. Si se objetiva respuesta, administrar a demanda, si precisa, cada 4-6 horas.
	Adrenalina nebulizada: • Es el broncodilatador de elección si no estuviese indicado administrar salbutamol (v. salbutamol a continuación). • **Dosis:** 0,5 mg/kg; máximo: 3 mg. • Completar con suero salino fisiológico hasta 3-5 mL y administrar con flujo de oxígeno 6-8 L/minuto.
	Salbutamol inhalado: • **Indicaciones para realizar prueba terapéutica de inicio con salbutamol:** niños >6 meses, antecedentes personales y/o familiares de atopia o de asma y preferentemente con sibilancias a la auscultación cardiopulmonar. • **Dosis de salbutamol inhalado con cámara espaciadora y mascarilla:** peso/3; mínimo: 3 *puffs*/dosis. Si se objetiva respuesta, administrar a demanda cada 4-6 horas. • **Dosis de salbutamol nebulizado:** 0,15 mg/kg; como mínimo 1,5 mg y máximo 2,5 mg. Diluido en 2,5-3 mL de suero salino fisiológico. Flujo de oxígeno: 6-8 L/minuto.

(*Continúa*)

4.1. Indicaciones de distintas opciones terapéuticas (*cont.*)	
Oxigenoterapia convencional	**Indicaciones:** • Si existe dificultad respiratoria importante, aunque la saturación de oxígeno sea normal. • Si la saturación de O_2 <92 % con saturación de O_2 objetivo del 94-95 %.
Oxigenoterapia de alto flujo	**Indicaciones:** bronquiolitis moderada-grave o grave sin conseguir descenso en la escala de gravedad (disminución de la frecuencia cardíaca y/o la frecuencia respiratoria tras 2-3 horas de iniciado el tratamiento médico apropiado).
	Contraindicaciones: • Pacientes con fallo respiratorio tipo II: pH <7,20, PCO_2 >60 mmHg. • Inestabilidad hemodinámica.
Antibioterapia	• Pacientes con infección bacteriana asociada como neumonía, otitis media aguda (OMA) o infección de las vías urinarias; se seguirá la misma pauta de tratamiento que en el paciente sin bronquiolitis. • Valorar también en pacientes graves con alteración analítica.

4.2. Modo de administración de oxigenoterapia con cánulas nasales de alto flujo	
• **Cálculo del flujo:** – **Niños ≤10 kg:** 2 L/kg/minuto. – **Niños >10 kg:** primeros 10 kg, 2 L/kg/minuto; siguientes kilogramos, 0,5 L/kg/minuto. • **Ver flujos de inicio a continuación.** • **Mantener las saturaciones >93 % y con objetivo del 94-95 %.**	
Flujos de inicio (L/minuto) • **3-4 kg:** 5. • **4-7 kg:** 6. • **8-10 kg:** 7-8. • **11-14 kg:** 9-10. • **15-20 kg:** 10-15. • **21-25 kg:** 15-20.	**Rango orientativo de flujos máximos (L/minuto)** • **Lactantes pequeños:** 8-12. • **Pediátricos:** 20-30. • **Niño mayor y adolescente:** 40-50.

(*Continúa*)

4.2. Modo de administración de oxigenoterapia con cánulas nasales de alto flujo (*cont.*)	
Flujo máximo que permiten las gafas	• **Tamaño prematuro y neonatal:** 8 L/minuto. • **Tamaño lactante:** 20 L/minuto. • **Tamaño pediátrico:** 25 L/minuto. • **Tamaño adulto:** 50-60 L/minuto.
Buena respuesta	Aumento de la saturación, disminución de las frecuencias cardíaca y respiratoria a los 60 minutos, así como mejoría de los signos de dificultad respiratoria. Realizar la puntuación de la escala antes y después.
Mala respuesta	No se observa mejoría clínica o gasométrica a las 2 horas. Plantear ventilación mecánica no invasiva.
Destete	• Primero disminuir la FiO_2, pero mantener el flujo. • Después descender el flujo. • Retirar la oxigenoterapia de alto flujo cuando el paciente esté estable con 4 L/minuto o, en caso de lactantes pequeños, con 2 L/minuto. Establecer un período transicional posterior con gafas nasales hasta la retirada. Si las saturaciones de oxígeno son normales y no hay dificultad respiratoria, no sería imprescindible la etapa transicional con gafas nasales.

4.3. Otras medidas terapéuticas		
Hidratación y nutrición		
Medidas generales	**Bronquiolitis leve**	Fraccionar las tomas.
	Bronquiolitis moderada	Administrar nutrición enteral por sonda si: • Realiza tomas <50 %. • Frecuencia respiratoria >60-70 rpm. Si no tolera la sonda, administrar sueroterapia intravenosa.
	Bronquiolitis grave	Sueroterapia intravenosa por riesgo de aspiración.

(*Continúa*)

4.3. Otras medidas terapéuticas (*cont.*)

Hidratación y nutrición

Nutrición enteral por sonda nasogástrica	**Sueroterapia frente a nutrición enteral**	• Si existe riesgo de aspiración o dificultad respiratoria importante: sueroterapia. Valorar administrar nutrición enteral continua. • Si el motivo de poner la sonda es el rechazo de tomas: administrar nutrición enteral intermitente.
	Volumen a administrar	• 100 mL/kg/día. • Se deben restringir los líquidos y preferiblemente administrar fórmulas hipercalóricas para lactantes para cubrir las necesidades calóricas, o bien lactancia materna.
	Tipo de fórmula	• **< 6 meses:** lactancia materna extraída o leche artificial tipo 1. • **6-12 meses:** leche de fórmula tipo 2 si se prevé una duración < 48 horas. Si precisa sonda más de 48-72 horas, utilizar fórmula hipercalórica para realizar la cobertura adecuada de calorías incrementadas por la dificultad respiratoria, con menor volumen. • **> 12 meses:** fórmulas poliméricas (Frebini® o Frebini® Energy, etc.).
	Tipo de débito	• La pauta enteral continua es menos fisiológica, aunque se tolera mejor. • La pauta enteral en bolos es más fisiológica, pero con mayor riesgo de broncoaspiración.
	Interconsulta a gastroenterología infantil si se prolonga el ingreso para ajustar las calorías y el volumen.	
Sueroterapia intravenosa	• Se debe realizar restricción hídrica (2/3 de basales) por riesgo de síndrome de secreción inadecuada de vasopresina. • Los sueros deben ser isotónicos. • Administrar: 2/3 de las necesidades basales + pérdidas mantenidas (considerando la fiebre y la polipnea).	

4.4. Medidas terapéuticas no recomendadas	
No indicadas	• Corticoides. • Bromuro de ipratropio. • Heliox. • Fisioterapia respiratoria. • Nebulizaciones de suero salino hipertónico: no han demostrado aportar beneficio, ni solas ni asociadas a un broncodilatador. • Broncodilatadores de forma sistemática, sin objetivar respuesta terapéutica.

5. OTRAS MEDIDAS DURANTE EL INGRESO

5.1. Medidas de aislamiento
• Se debe realizar aislamiento **de contacto** a **todos** los niños ingresados con diagnóstico de bronquiolitis, independientemente del resultado microbiológico. • En el caso de adenovirus o virus de la gripe, se debe realizar, además de aislamiento de contacto, aislamiento tipo gotas. Consultar las medidas requeridas de aislamiento en función del microorganismo aislado.

5.2. Monitorización	
Indicaciones de monitorización (pulsioximetría)	• Apneas. • Pacientes que precisen oxigenoterapia convencional o de alto flujo. • Bronquiolitis grave. • Pacientes con factores de riesgo, en las primeras fases.
Indicaciones de retirada de monitorización	A las 2 horas de retirar la oxigenoterapia se recomienda retirar la monitorización.

6. EVOLUCIÓN

6.1. Evolución tras el episodio de bronquiolitis	
Curso de la infección	Tras 2-3 días de presentar infección respiratoria de las vías altas aparece afectación de las vías bajas, con pico a los 3-5 días. • La dificultad respiratoria suele durar una semana. • La tos es el último síntoma en desaparecer y dura de 8 a 15 días, y un 10% de los pacientes tiene síntomas al menos durante 4 semanas.
Sibilancias recurrentes	Los episodios de sibilancias que ocurren tras la bronquiolitis se denominan *sibilancias recurrentes*.
Reinfecciones	• No deja inmunidad permanente ni duradera. • Las reinfecciones son frecuentes.

6.2. Criterios de alta	
Se deben de cumplir todos los criterios indicados a continuación.	
Frecuencia respiratoria	Adecuada a la edad del paciente, sin evidencia clínica o mínima de dificultad respiratoria: • <6 meses: menos de 60 rpm. • 6-11 meses: <55 rpm. • ≥ 12 meses: <45 rpm.
Saturación >94 %	Respirando aire ambiente.
Ingesta adecuada	Superior al 75 % de la habitual.
Recursos	Confirmar si tiene recursos y un entorno adecuado: los padres o cuidadores están informados correctamente de la evolución y los motivos para reacudir a urgencias, están conformes con el alta y existe posibilidad de realizar un seguimiento adecuado.

6.3. Indicaciones de derivación a consultas de neumología
• Paciente de riesgo. • Bronquiolitis complicada. • Dudas diagnósticas.

7. IMÁGENES

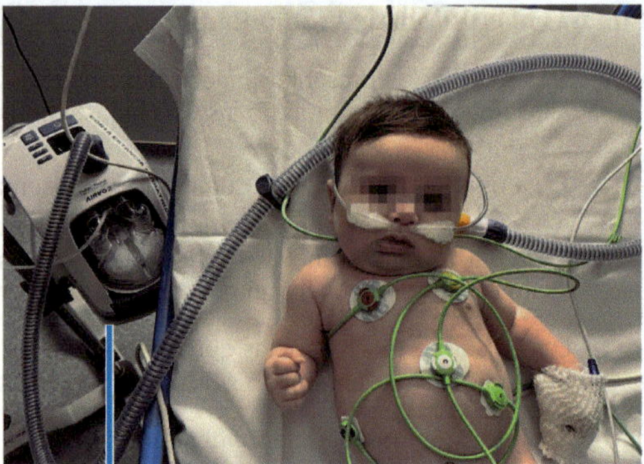

- Humidificador con agua destilada.
- Mezclador de oxígeno procedente de un caudalímetro con aire ambiente.
- La mezcla se humidifica y calienta, pudiendo administrarse flujos elevados de oxígeno.

Figura 35-3. Oxigenoterapia con cánulas de alto flujo en un lactante ingresado con bronquiolitis aguda.

BIBLIOGRAFÍA

Benito Fernández J, Paniagua Calzón N. Diagnóstico y tratamiento de la bronquiolitis aguda en urgencias. Protocolos diagnósticos y terapéuticos en urgencias de pediatría. 3ª edición. Madrid: Sociedad Española de Urgencias de Pediatría; 2019; p. 49-63.

Friedman JN, Rieder MJ, Walton JM; Canadian Paediatric Society, Acute Care Committee, Drug Therapy and Hazardous Substances Committee. Bronchiolitis: Recommendations for diagnosis, monitoring and management of children one to 24 months of age. Paediatr Child Health. 2014;19(9):485-98.

National Collaborating Centre for Women's and Children's Health (UK). Bronchiolitis: Diagnosis and Management of Bronchiolitis in Children. Londres: National Institute for Health and Care Excellence (NICE); 2015. Disponible en: https://www.nice.org.uk/guidance/ng9

Nebot MS, Teruel GC, Cubells CL, Sabadell ME, Fernández JP. Guía de práctica clínica sobre la bronquiolitis aguda: recomendaciones para la práctica clínica. An Pediatr (Barc). 2010;73(4):208.e1-10.

O'Brien S, Borland ML, Cotterell E, Armstrong D, Babl F, Bauert P, et al.; Paediatric Research in Emergency Departments International Collaborative (PREDICT) Network, Australasia. Australasian bronchiolitis guideline. J Paediatr Child Health. 2019;55(1):42-53.

Piedra PA, Stark AR. Bronchiolitis in infants and children: Clinical features and Diagnosis [Internet]. UpToDate [consultado 08/11/2021]. Disponible en: https://www.uptodate.com/contents/bronchiolitis-in-infant-and-children-clinical-features-and-diagnosis

Piedra PA, Stark AR. Bronchiolitis in infants and children: Treatment, outcome and prevention [Internet]. UpToDate [consultado 18/11/2021]. Disponible en: https://www.uptodate.com/contents/bronchiolitis-in-infant-and-children-treatment-outcome-and-prevention

Ralston SL, Lieberthal AS, Meissner HC, Alverson BK, Baley JE, Gadomski AM, et al. Clinical practice guideline: the diagnosis, management, and prevention of bronchiolitis. Pediatrics. 2014;134(5):e1474-502.

Sánchez Martín Calvo Rey C. Bronquiolitis aguda. En Guerrero-Fernández J, Cartón Sánchez A. Manual de diagnóstico y terapéutica en pediatría. 6ª edición. Madrid: Editorial Médica Panamericana; 2018; p. 1379-85.

Simó M, Claret G, Luaces C, Estrada MD, Pou J. Guía de práctica clínica sobre la bronquiolitis aguda: recomendaciones para la práctica clínica. An Pediatr (Barc). 2010;73(4):208.1-10.

Asma: tratamiento en el paciente ingresado

36

C. Álvarez Álvarez, E. Pérez Belmonte, R. Sancho Gutiérrez y C. López Fernández

PUNTOS CLAVE

- El asma es una **enfermedad inflamatoria crónica** de las vías aéreas que cursa con hiperrespuesta bronquial y una obstrucción variable del flujo aéreo.
- Existen distintos **factores precipitantes** de una crisis asmática, entre ellos: infecciones víricas, ejercicio físico, factores meteorológicos, humo del tabaco, alérgenos y estrés.
- Los principales síntomas clínicos son la **tos** y las **sibilancias**, pudiendo asociar también los pacientes dificultad para respirar, opresión y/o dolor torácico.
- La tos puede ser de predominio nocturno, recurrir estacionalmente y aparecer como respuesta a desencadenantes específicos (aire frío, ejercicio, risa, alérgenos o llanto). Incluso el asma se puede presentar únicamente como una tos de duración superior a 3 semanas.
- Habitualmente, el diagnóstico de asma se realiza en niños mayores de 4-6 años.
- En **los pacientes menores de 3 años el diagnóstico es complejo**. Se suele utilizar el término **sibilancias recurrentes** en aquellos niños menores de 3 años que presentan tres o más episodios de sibilancias. Pero no se debe eludir el término *asma* en estas edades cuando presenten episodios graves, haya buena respuesta a los corticoides inhalados o empeoramiento tras su retirada.
- Las sibilancias recurrentes pueden ser persistentes o transitorias. La **presencia de atopia** en el paciente o familiares es el factor de riesgo más importante para el desarrollo de asma.
- Las pruebas de función pulmonar en el niño pueden contribuir al diagnóstico, aunque su normalidad no lo excluye. La espirometría forzada se realiza a partir de los 5-6 años.
- La crisis asmática se clasifica por gravedad de acuerdo con la escala Pulmonary Score. En función de esta clasificación se seleccionará el tratamiento.
- Durante el ingreso en hospitalización, además de realizar el tratamiento de la crisis asmática, se seleccionarán los pacientes que requieran iniciar tratamiento de mantenimiento y/o derivación a consultas de neumología pediátrica.

1. DIAGNÓSTICO DIFERENCIAL

Las patologías con las que se debe realizar el diagnóstico diferencial del asma infantil son las siguientes:

- Aspiración de cuerpo extraño.
- Reflujo gastroesofágico.
- Anillo vascular.
- Fibrosis quística.
- Bronquiectasias.
- Enfermedad crónica pulmonar del prematuro.
- Aspiración crónica.
- Disfagia.
- Discinesia ciliar.
- Traqueomalacia.
- Obstrucción laríngea inducida.
- Tos psicógena.
- Tuberculosis pulmonar.
- Enfermedad intersticial crónica.
- Cardiopatías congénitas.
- Tumores primarios o secundarios.
- Anomalías de la vía aérea.

2. ESTUDIOS COMPLEMENTARIOS INDICADOS DURANTE LA CRISIS DE ASMA

- **Radiografía de tórax:**
  - **Patrón radiológico:** hiperinsuflación pulmonar (el más frecuente).
  - **Indicaciones:**
    - Casos graves.
    - Hipoxemia y/o evolución tórpida a pesar del tratamiento adecuado.
    - Auscultación asimétrica.
    - Fiebre elevada persistente.
    - Para establecer el diagnóstico diferencial con otros procesos: valoración de la silueta cardíaca, signos orientadores de presencia de cuerpo extraño como atrapamiento aéreo, sospecha de complicación*.
- **Gasometría:**
  - **Indicaciones:**
    - Realizar en casos graves o con deterioro progresivo a pesar del tratamiento de rescate.
    - La somnolencia debe alertar del riesgo de hipercapnia.
  - **Interpretación:**
    - En etapas tempranas de una crisis asmática **moderada o grave** es común la hipoxemia sin retención de dióxido de carbono (CO_2).
    - Posteriormente, por la hiperventilación del paciente en respuesta a la disnea, se produce hipocapnia con alcalosis respiratoria.
    - Si la obstrucción no mejora o empeora, habrá inicialmente una normalización de la presión parcial de CO_2 para producirse a continuación un aumento de esta (por fatiga muscular e hipoventilación alveolar) y acidosis respiratoria, lo cual alerta sobre un posible fallo respiratorio inminente.
- **Indicación de estudio de reactantes de fase aguda:** ante sospecha de sobreinfección bacteriana: hemograma, bioquímica con reactantes de fase aguda.

* Las principales complicaciones son: consolidación neumónica, atelectasia, aire extrapulmonar (neumotórax, enfisema subcutáneo).

3. VALORACIÓN DE LA GRAVEDAD DE LA CRISIS DE ASMA

- Toma adecuada de las constantes, especialmente de la **frecuencia respiratoria.**
- Valorar la gravedad de la crisis asmática utilizando la escala Pulmonary Score (**Tabla 36-1**) y la saturación de oxígeno (O_2) (**Tabla 36-2**).

Tabla 36-1. Pulmonary Score

Frecuencia respiratoria (rpm)		Sibilancias*	Uso de musculatura accesoria	Puntuación
<6 años	≥6 años			
<30	<20	No	No	0
31-45	21-35	Final de la espiración	Incremento leve	1
46-60	36-50	Toda la espiración (estetoscopio)	Aumentado	2
>60	>50	Inspiración y espiración sin estetoscopio	Actividad máxima	3

*Si no hay sibilancias y la actividad del músculo esternocleidomastoideo está aumentada, puntuar el apartado sibilancias con un 3 (niños que no sibilan porque hipoventilan de forma global).

Tabla 36-2. Integración del Pulmonary Score y la pulsioximetría

Se valorará la gravedad de la crisis asmática integrando el Pulmonary Score y la saturación de oxígeno: en caso de discordancia de puntuación entre ambos, se clasificará con aquel que otorgue la mayor gravedad

	Pulmonary Score	Saturación de O_2 (pulsioximetría)
Leve	0-3	>94 %
Moderada	4-6	91-94 %
Grave	7-9	<91 %

4. TRATAMIENTO DE LA CRISIS ASMÁTICA AGUDA EN HOSPITALIZACIÓN

4.1. Medidas físicas
• Posición semiincorporada con el cabecero elevado. • Manejo de las secreciones: lavados nasales con suero fisiológico en los niños pequeños o aspiración de las secreciones si es preciso.

4.2. Oxigenoterapia	
Indicaciones	• Saturación de **O_2 <92 %**. Objetivo: saturación de O_2 del 94-95 %. • Crisis **graves y moderadas** con gran trabajo respiratorio. • **Si persiste la crisis grave** tras el tratamiento intensivo inicial y/o hipoxemia persistente: valorar oxigenoterapia de alto flujo.
Elección de interfase	• Intentar elegir el dispositivo más cómodo para el niño. • Habitualmente, se utilizan cánulas nasales (flujos de hasta 3 lpm) o mascarilla facial para flujos más elevados.
Humidificación	El oxígeno se administrará habitualmente humidificado, pero los flujos <2-3 lpm no precisan obligatoriamente humidificación porque suelen ser bien tolerados.

4.3. Fármacos		
Salbutamol	**Dosis**	• **En cámara espaciadora:** el número de *puffs* se calcula dividiendo el peso entre 3; como mínimo 3 y máximo 8-10. • **Nebulizado:** 0,15 mg/kg; máximo: 5 mg. Normalmente, en <20 kg: 2,5 mg, y en >20 kg: 5 mg.
	Forma de administración	• **Crisis leve:** en cámara espaciadora. • **Crisis moderada:** con cámara o nebulizado. • **Crisis grave:** nebulizado.
	Frecuencia	En el paciente ingresado administrar a demanda, como mínimo cada 4-6 horas.

(*Continúa*)

4.3. Fármacos (*cont.*)		
Bromuro de ipratropio	**Indicaciones**	• Administrar en la crisis grave y moderada. • Es eficaz en la fase inicial de la crisis, durante las 2 primeras horas, por lo que habitualmente se administra en urgencias, no en el paciente ingresado.
	Dosis	Siempre administrar asociado a salbutamol: • **Inhalado con cámara:** 4 *puffs* cada 20 minutos, 3 dosis. • **Nebulizado: <20 kg:** 250 µg; **>20 kg:** 500 µg.
Corticoides	**Indicaciones**	• Crisis moderadas y graves. • Valorar en crisis leves que no responden completamente al salbutamol (necesidad de salbutamol antes de las 4 horas). • Paciente con antecedente de crisis grave.
	Tipo de corticoide	Uno de los siguientes: • **Dexametasona (de elección):** 0,6 mg/kg vía oral; dosis única; máximo: 12 mg. Se puede repetir la misma dosis a las 24 horas en la crisis moderada-grave. • **Prednisona (comprimidos) o prednisolona (solución):** – **Dosis de choque:** 1-2 mg/kg; máximo: 60 mg/dosis. – **Dosis posteriores:** 1-2 mg/kg/día cada 12 o cada 24 horas vía oral durante 3-5 días o hasta la resolución; máximo: 60 mg/día. • **Metilprednisolona por vía intravenosa (i.v.):** – **Dosis de choque:** 1-2 mg/kg; máximo: 125 mg/día. – **Posteriormente:** 1-2 mg/kg/día cada 8 horas. • Está reservada para casos muy graves o intolerancia oral. No hay ventajas de la vía i.v. frente a la vía oral.

(*Continúa*)

4.3. Fármacos (*cont.*)		
Sulfato de magnesio	**Indicaciones**	En crisis graves o hipoxemia persistente a pesar de todo el tratamiento inicial de rescate.
	Dosis	• Administrar dosis: 40 mg/kg i.v.; máximo: 2 g. Pasar en 20-30 minutos. Dosis única. • Monitorizar la tensión arterial durante la infusión por riesgo de hipotensión. • Se recomienda diluir en 50 o 100 mL de suero salino fisiológico, glucosado al 5 % o al 10 %, hasta una concentración máxima de 62,5 mg/mL. Si se diluye en 50 o 100 mL, nunca sobrepasará esa concentración.

4.4. Dispositivos de administración de fármacos	
Cámara de inhalación	• **Niños <4 años:** utilizar siempre cámara con mascarilla nasobucal. • **Niños >4 años:** utilizar la cámara sin mascarilla nasobucal si se comprueba un sellado correcto de los labios a la boquilla.
Dispositivos de inhalación	• Se pueden utilizar inhaladores de cartucho presurizado o inhaladores de polvo seco. • La elección del tipo de dispositivo se debe individualizar en cada paciente.

4.5. Indicaciones de monitorización continua	
Monitorización con pulsioximetría	• Necesidad de oxigenoterapia. • Crisis asmática grave. • Sospecha de insuficiencia respiratoria.
Retirada de la monitorización	A las 2 horas de retirar el oxígeno se puede suspender la monitorización.

5. ABORDAJE DEL PACIENTE CON ASMA EN HOSPITALIZACIÓN

5.1. Interconsulta a neumología pediátrica

- Dudas sobre el diagnóstico de asma.
- Sospecha o presencia de comorbilidad.
- Crisis reiteradas que precisan atención en el servicio de urgencias.
- Pacientes con mal control de la enfermedad a pesar del correcto tratamiento en el escalón 3 o 4 según la guía GEMA.
- Uso frecuente de ciclos de corticoides orales.
- Ingreso en la unidad de cuidados intensivos pediátricos.
- Episodios graves o con evolución tórpida.
- No es posible el seguimiento en atención primaria.

5.2. Pruebas complementarias indicadas en el estudio basal del asma

Considerar la posibilidad de realizar un estudio básico del asma si no se ha llevado a cabo **previamente**, en especial si se va a derivar al paciente a neumología pediátrica.

Hemograma	Ver eosinofilia.
Bioquímica	Básica y además incluir α_1-antitripsina.
Inmunoglobulinas	• **Inmunoglobulinas (Ig) totales** IgG, IgA, IgE total y específica a neumoalérgenos y alérgenos alimentarios. • Valorar subclases de IgG.
Radiografía de tórax	Solicitar excepto si se dispone de alguna radiografía previa normal realizada.

5.3. Tratamiento de mantenimiento

5.3.1. Indicaciones de inicio del tratamiento de mantenimiento

La indicación de iniciar el tratamiento de mantenimiento será normalmente establecida por neumología pediátrica si:

- Recurrencia de **tres o más episodios** en una estación.
- Más de **dos ingresos** hospitalarios.
- Ingreso en la **unidad de cuidados intensivos pediátricos**.
- Síntomas **nocturnos**, síntomas con el **ejercicio** o que interfieren en la calidad de vida del paciente.
- Uso frecuente de salbutamol.

5.3.2. Consideraciones generales

En pacientes que no reciben tratamiento de mantenimiento y tengan indicación de comienzo se debe actuar como se indica a continuación.

Clasificar la gravedad del asma al diagnóstico	• El asma se debe clasificar en **episódica o persistente**, según presente o no síntomas intercrisis. • Los síntomas intercrisis que normalmente se evalúan son la tos nocturna y los síntomas con el ejercicio. • Esta clasificación se establece cuando **el paciente no recibe tratamiento de mantenimiento**. Una vez se instaura el tratamiento de mantenimiento, la gravedad del asma vendrá definida por el escalón de tratamiento que reciba.
Evaluar el grado de control del asma	• Cada 3-4 meses. • Una vez instaurado el tratamiento, para conocer el control de la enfermedad por si precisase subir o bajar escalones terapéuticos.

5.3.3. Elección del tratamiento de mantenimiento

Primero se debe establecer la gravedad del asma (**Anexo 36-1**).

Tipo de asma	Elección del tratamiento de mantenimiento	
Episodios frecuentes sin síntomas intercrisis	**Empezar en el escalón 2:** iniciar tratamiento, independientemente de la edad, con glucocorticoides inhalados a dosis bajas o bien con antileucotrienos.	
Síntomas persistentes y/o afectación de la función pulmonar	**Se puede empezar en el escalón 3 o 4:** • **Si se comienza en el escalón 3:** iniciar tratamiento como se indica a continuación.	
	<3-4 años	• Corticoides inhalados a dosis medias. • Corticoides inhalados a dosis bajas + antileucotrienos.
	>3-4 años	• Corticoides inhalados a dosis medias. • Corticoides inhalados a dosis bajas + agonistas β_2 de larga duración. • Corticoides inhalados a dosis bajas + antileucotrienos.
	Si se comienza en el escalón 4: iniciar tratamiento como se indica a continuación.	
	<3-4 años	Corticoides inhalados a dosis medias + antileucotrienos.
	>3-4 años	• Corticoides inhalados a dosis medias + agonistas β_2 de larga duración. • Corticoides inhalados a dosis medias + antileucotrienos.

(*Continúa*)

5.3.3. Elección del tratamiento de mantenimiento (*cont.*)		
Tipo de asma	**Elección del tratamiento de mantenimiento**	
Asma persistente grave	**Empezar en el escalón 5:** iniciar tratamiento según se indica a continuación.	
	< 3-4 años	Corticoides inhalados a dosis altas + antileucotrieno. Si no se constata control, añadir agonistas β_2 de larga duración, macrólido, glucocorticoide oral, tiotropio.
	> 3-4 años	Corticoides inhalados a dosis altas + agonistas β_2 de larga duración. Se puede añadir antileucotrieno, tiotropio o teofilina si no existe control.
	Escalón 6, iniciar tratamiento con: tratamiento del escalón anterior + biológico según fenotipos: omalizumab, mepolizumab, reslizumab, benralizumab, dupilumab o valorar corticoides orales.	

5.3.4. Dosis de fármacos indicados en el tratamiento de mantenimiento

5.3.4.1. *Antileucotrienos: montelukast*

6 meses-5 años	Sobres granulados de 4 mg.
2-5 años	Comprimidos masticables de 4 mg.
6-14 años	Comprimidos masticables de 5 mg.
≥15 años	Comprimidos de 10 mg.

5.3.4.2. *Glucocorticoides inhalados (µg/día) en niños <12 años*

	Dosis bajas	Dosis medias	Dosis altas
Budesonida	100-200	>200-400	>400
Fluticasona propionato	50-100	>100-250	>250

5.3.4.3. *Glucocorticoides inhalados (μg/día) en ≥12 años/adultos*			
	Dosis bajas	**Dosis medias**	**Dosis altas**
Budesonida	200-400	401-800	801-1.600
Fluticasona propionato	100-250	251-500	501-1.000

5.3.4.4. *Agonistas β2 de larga duración (salmeterol/formoterol/vilanterol)*	
• **En ficha técnica:** uso a partir de 4 años. Se utiliza fuera de ficha técnica por debajo de esta edad. • Siempre **combinados** con corticoides inhalados.	
Niños a partir de 4 años	• Se puede utilizar **salmeterol**: 50 μg cada 12 horas (100 μg/día). • Ver dosis de corticoide inhalado asociado.
Niños mayores de 6 años	Se puede utilizar: • **Formoterol**: 4,5-9 μg cada 12-24 horas; máximo: 18 μg cada 24 horas. • **Vilanterol:** 22 μg cada 24 horas en dosis única.

5.4. Criterios de alta

- Síntomas y signos leves de la crisis asmática según la puntuación de la escala de gravedad.
- No existe necesidad de oxigenoterapia: saturación de O_2 mantenida ≥94 %.
- El paciente debe estar recibiendo un régimen de tratamiento que puede realizar en su domicilio.
- Familia bien instruida; comprobar siempre la técnica inhalatoria con la cámara espaciadora.
- Buen acceso a los servicios sanitarios, asegurando el seguimiento ambulatorio.

5.5. Indicaciones para la familia al alta

- El paciente debe ser evaluado por el pediatra de atención primaria en los primeros 5 días tras el alta.
- Se debe citar en neumología pediátrica si cumple alguna situación incluida en el apartado «Interconsulta a neumología pediátrica».
- Se recomienda reposo y evitar la actividad física o deportiva durante unos días hasta que se resuelva el episodio.
- A todos los pacientes diagnosticados de asma se les recomendará, salvo contraindicación por otro motivo, la vacunación de la gripe estacional.

6. IMÁGENES DIAGNÓSTICAS

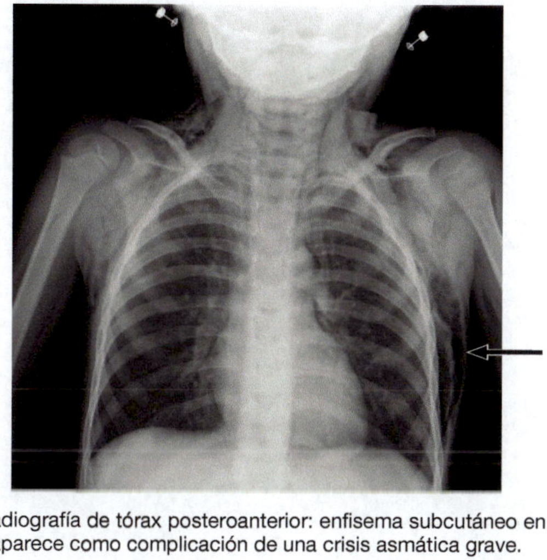

Figura 36-1. Radiografía de tórax posteroanterior: enfisema subcutáneo en un paciente de 4 años que aparece como complicación de una crisis asmática grave.

BIBLIOGRAFÍA

Benito Fernández J, Paniagua Calzón N. Diagnóstico y tratamiento de la bronquiolitis aguda en urgencias. Protocolos diagnósticos y terapéuticos en urgencias de pediatría. 3ª edición. Madrid: Sociedad Española de Urgencias de Pediatría; 2019.

Sawicki G, MPH, Kaver K. Acute asthma exacerbations in children younger than 12 years: Inpatient management [Internet]. UpToDate [consultado 14/12/2022]. Disponible en: https://www.uptodate.com/contents/acute-asthma-exacerbations-in-children-younger-than-12-years-Inpatient-management

Sawicki G, MPH, Kaver K. Asthma in children younger than 12 years: initial evaluation and diagnosis. [Internet]. UpToDate. Oct 2022 [consultado 11/2022]. Disponible en: http://www.uptodate.com/

Sociedad Española de Neumología y Cirugía Torácica. Guía GEMA 5.0. Guía española para el manejo del asma. 2020. Madrid: Luzán 5 Health Consulting; 2020. Disponible en: www.gemasma.com

ANEXO

Abordaje del neumotórax en el paciente pediátrico ingresado

37

I. Gijón Criado, P. Docio Pérez, R. Sancho Gutiérrez, E. Pérez Belmonte y A. J. López López

PUNTOS CLAVE

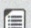

- El neumotórax se define como la presencia de aire dentro del espacio pleural.
- Es 3-6 veces más frecuente en varones y tiene una incidencia bimodal en pediatría, con un pico en el período neonatal y otro en la adolescencia.
- Como factores de riesgo destacan el hábito corporal alto y delgado, y el tabaquismo.
- No existen guías clínicas específicas del manejo del neumotórax en la población pediátrica, por lo que el tratamiento se realiza adaptando las recomendaciones de las guías existentes en adultos.
- La decisión de drenar un neumotórax dependerá de la estabilidad clínica del paciente, el tamaño, la progresión y el número de episodios previos.
- En este capítulo se revisa el abordaje del paciente con neumotórax en hospitalización en aquellos casos que no precisen drenaje pleural o tras ser realizado el drenaje pleural en la unidad de cuidados intensivos pediátricos (UCIP). Se excluye la descripción de la técnica de drenaje urgente que habitualmente se realiza en la unidad de urgencias o en la UCIP.

1. CLASIFICACIÓN DEL NEUMOTÓRAX

<table>
<tr><th colspan="3">1.1. Clasificación según la etiología</th></tr>
<tr><td rowspan="3">Neumotórax espontáneo</td><td colspan="2">Ocurre en ausencia de cualquier traumatismo identificado. Se subdivide en primario y secundario.</td></tr>
<tr><td>Neumotórax espontáneo primario (NEP)</td><td>• Aparece en ausencia de una enfermedad pulmonar subyacente que predisponga al individuo a una fuga de aire.
• Es el más frecuente en niños.</td></tr>
<tr><td>Neumotórax espontáneo secundario (NES)</td><td>Ocurre en pacientes con una enfermedad pulmonar subyacente, siendo las más habituales: asma, fibrosis quística, neumonía necrosante o enfermedad pulmonar intersticial.</td></tr>
<tr><td>Neumotórax adquirido</td><td colspan="2">Causado por un traumatismo (traumático) o por lesión en un procedimiento médico (yatrogénico).</td></tr>
</table>

<table>
<tr><th colspan="2">1.2. Clasificación según la estabilidad del paciente</th></tr>
<tr><td colspan="2">La situación clínica depende del tamaño, la rapidez de instauración, la edad del paciente y su reserva pulmonar.</td></tr>
<tr><td>Paciente estable</td><td>• Forma clínica más frecuente en niños.
• Clínicamente, puede presentarse como dolor torácico pleurítico y disnea leve.
• No existen datos de compromiso respiratorio ni hemodinámico.
• El American College of Chest Physicians define neumotórax estable si: frecuencia respiratoria <24 rpm, frecuencia cardíaca de 60-120 lpm, tensión arterial normal y saturación de O_2 >93 %, aplicable al niño mayor.</td></tr>
<tr><td>Paciente inestable</td><td>• Existe mayor cantidad de aire en el espacio pleural, produciendo un colapso pulmonar del hemitórax afecto con síntomas y signos de insuficiencia respiratoria y afectación hemodinámica: taquipnea, taquicardia, disnea intensa.
• La forma más grave es el neumotórax a tensión.</td></tr>
</table>

2. DIAGNÓSTICO

2.1. Estudios complementarios indicados		
Radiografía simple de tórax	**Posteroanterior**	En esta proyección se identifican la mayoría de los neumotórax.
	En decúbito lateral	Puede estar indicada en lactantes no colaboradores.
	En espiración forzada	Puede mejorar la detección de neumotórax pequeños; las guías no recomiendan su realización sistemática para el diagnóstico (grado de recomendación B), estando indicada solo en casos dudosos.
	Estimación del tamaño del neumotórax*: se considera neumotórax grande cuando la línea de la pleura en la radiografía se separa >3 cm en el borde apical o >2 cm en el lateral. Para niños más pequeños, se denomina pequeño si ocupa <30% del hemitórax y grande si ocupa >30%.	
Tomografía computarizada torácica	• No se realiza de rutina. • Ante sospecha de lesión subyacente o en casos recidivantes que precisan tratamiento quirúrgico. • Es habitual el hallazgo de pequeñas bullas apicales en pacientes con NEP. La importancia clínica no está clara. Varios estudios en niños sugieren que no predice el riesgo de recurrencia y no se consideran indicación de intervención quirúrgica en un paciente con un primer episodio de NEP.	
Otros estudios	No están indicados de rutina. Individualizar según la clínica: • **Gasometría:** si existe insuficiencia respiratoria. • **Electrocardiograma:** las alteraciones son infrecuentes. • **Otros:** el estudio de alergias o la determinación de α_1-antitripsina se solicitarán según indicación de neumología infantil.	

* Los métodos para medir el tamaño de un neumotórax no se han estandarizado en poblaciones pediátricas, pero el uso de parámetros de adultos probablemente sea razonable en pacientes adolescentes.

3. TRATAMIENTO

3.1. Tratamiento del neumotórax en fase aguda		
• Contactar con la UCIP y cirugía pediátrica. • Existen dos opciones de tratamiento: conservador o drenaje urgente.		
Manejo conservador	**Indicaciones**	Primer episodio de neumotórax espontáneo + volumen pequeño (<30%, en niños pequeños o en adolescentes, cuando la línea de la pleura en la radiografía se separa <3 cm en el borde apical o <2 cm en el lateral) + estabilidad clínica (v. los criterios en el apartado «Clasificación según la estabilidad del paciente»).
	Actitud terapéutica	• **Toma de constantes:** tensión arterial, frecuencia cardíaca, frecuencia respiratoria y saturación de O_2. • **Oxigenoterapia:** mascarilla tipo Venturi FiO_2 al 40-50% (aunque presente saturación de O_2 normal), para favorecer la reabsorción de aire pleural. • Contactar con el cirujano pediátrico e informar a la UCIP. • **Ingreso en la unidad de observación:** registro de constantes. Mantener en plano inclinado y reposo relativo. Administrar analgesia según precise por el dolor. Radiografía de control: si no se observa empeoramiento clínico a las 12-24 horas. **Si se produce la resolución completa**, citar para revisión en consulta de neumología y cirugía pediátrica en 2-3 semanas. Si el neumotórax persiste (no indicación previa de drenaje), pero sin progresión clínica ni radiológica, **tamaño pequeño**, ambiente familiar adecuado y acceso rápido al servicio de urgencias, citar en consultas con radiografía de control según indicación de cirugía pediátrica.

(*Continúa*)

3.1. Tratamiento del neumotórax en fase aguda (*cont.*)

Drenaje urgente	**Indicaciones**	• Pacientes **inestables** independientemente del tipo y tamaño del neumotórax (v. los criterios en el apartado «Clasificación según la estabilidad del paciente»). • Pacientes con NEP o NES **con tamaño > 30 %** o en adolescentes cuando la línea de la pleura en la radiografía se separa >3 cm en el borde apical o >2 cm en el lateral. • Pacientes con NEP o NES pequeño, pero que **progresan**. • Pacientes con NEP **recidivante***.
	Actitud terapéutica	• Avisar a la UCIP y al cirujano pediátrico de guardia. • Tomar las constantes. • Oxigenoterapia: utilizar un dispositivo según la situación del paciente para corregir la hipoxemia. • Ingreso en la UCIP: – Soporte ventilatorio según las necesidades. – Drenaje del neumotórax y medidas habituales en la UCIP. • Al alta, consensuar el traslado desde la UCIP con hospitalización y cirugía pediátrica, si se observa estabilidad clínica.

*Puede precisarse la colocación de un drenaje pleural para el posterior manejo quirúrgico. Individualizar según el paciente y su estado clínico.

3.1.1. Técnicas de drenaje urgente	
Aspiración simple	Consiste en introducir un catéter intravenoso de gran calibre o bien un tubo de drenaje pleural de pequeño calibre, extraer el aire y retirar el dispositivo.
Colocación de tubo de drenaje pleural	• El drenaje debe conectarse a un sistema de recolección con sello de agua y posibilidad de aspiración (aunque inicialmente no es necesario, puede estar indicado en determinados casos). • Debe mantenerse hasta que el pulmón se haya reexpandido y no exista fuga aérea en las 24 horas previas. • Se realizarán radiografías seriadas para ver la evolución y comprobar la resolución del neumotórax antes de retirar el tubo. • El pinzamiento del tubo antes de su retirada es una práctica habitual, aunque no existe evidencia de su utilidad en el momento actual.

3.2. Indicaciones de tratamiento definitivo	
Situaciones con indicación de realización de tratamiento definitivo	• Neumotórax recidivante: recomendado a partir del **segundo episodio**. • Neumotórax bilateral simultáneo. • Neumotórax contralateral. • Fuga persistente más de 5 días. • Ausencia de reexpansión pulmonar. • Neumotórax a tensión. • Neumotórax espontáneo muy mal tolerado clínicamente en el primer episodio.

3.2.1. Técnicas de tratamiento definitivo	
Tratamiento quirúrgico	• El abordaje quirúrgico se puede realizar mediante **toracotomía** o ***video assisted thoracic surgery*** (VATS). En ambos casos, se realiza resección de bullas, si están presentes, y posteriormente se lleva a cabo una pleurodesis (mecánica o química) o una pleurectomía. • Normalmente, la técnica más utilizada es el abordaje mediante VATS y la resección de bullas con posterior pleurodesis mecánica por abrasión.
Tratamiento no quirúrgico	• Pleurodesis exclusivamente sin cirugía usando sustancias químicas (por ejemplo, talco) o con sangre autóloga. En la pleurodesis se consigue una inflamación de ambas pleuras para lograr una adhesión entre ellas. • **Indicaciones:** pacientes que no desean someterse a cirugía, contraindicación de cirugía, recidivas tras cirugía; en el NES puede ser de primera elección según la patología de base.

4. ALTA DE HOSPITALIZACIÓN

4.1. Criterios de alta	
Neumotórax espontáneo resuelto	Alta y control conjunto en consulta de neumología infantil y cirugía pediátrica en 2-3 semanas.
Si persiste neumotórax pequeño no drenable, sin progresión clínico-radiológica, paciente estable, asintomático, ambiente familiar adecuado y fácil acceso al servicio de urgencias	Alta y control conjunto en consulta de neumología infantil y cirugía pediátrica en 48-72 horas con radiografía de tórax.

4.2. Recomendaciones al alta

- Reposo relativo hasta el primer control en consultas externas.
- Evitar la actividad deportiva.
- Analgesia según se precise por dolor.
- No consumir tabaco ni vapear.
- Si se produce un aumento del dolor torácico o disnea, acudir al servicio de urgencias.

4.3. Seguimiento posterior en consultas externas

Controles consultas	• **Si se observa resolución completa:** realizar el primer control en 2-3 semanas tras el alta. El segundo control será un mes después, y se llevará a cabo una espirometría forzada. Posteriormente, los controles serán trimestrales. • Alta al año del episodio, si se ha mantenido sin nuevos episodios. • En la mayoría de las ocasiones, no se precisa la realización de pruebas complementarias salvo si se produce una recurrencia o ante la sospecha de enfermedad pulmonar subyacente.
Actividad deportiva	• A partir de la segunda semana de la resolución del neumotórax. En el caso de deportes de contacto, levantamiento de pesas o formas extremas de ejercicio, pueden justificarse períodos más prolongados de evitación. • Si el neumotórax fue intervenido quirúrgicamente, se recomienda iniciar la práctica de deporte a partir del mes del procedimiento. No existen deportes con contraindicación absoluta, a excepción del buceo (valorar individualmente).
Viajes aéreos	Un neumotórax agudo es una contraindicación para los viajes aéreos. Se recomienda posponer los desplazamientos en avión durante al menos 2 semanas tras la resolución del NEP. Para pacientes con NES que pueden **predisponer a recurrencia, algunos expertos sugieren una demora más prolongada, en torno a 1 año**.

5. IMÁGENES DIAGNÓSTICAS

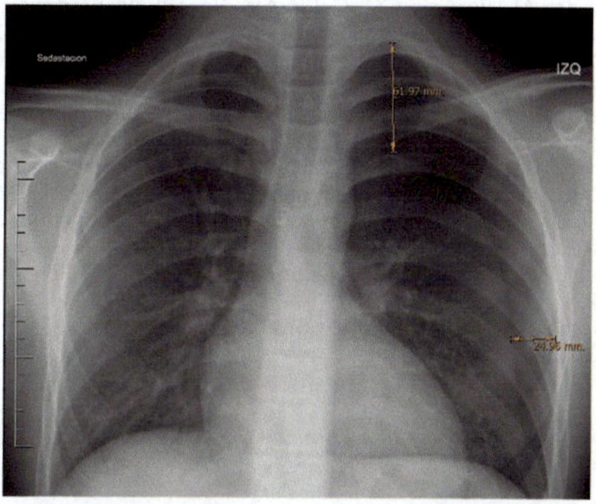

Figura 37-1. Radiografía de tórax posteroanterior: neumotórax en el campo pulmonar izquierdo en un paciente de 14 años con neumotórax espontáneo que precisó drenaje con tubo pleural. Recidiva posterior que precisó tratamiento definitivo.

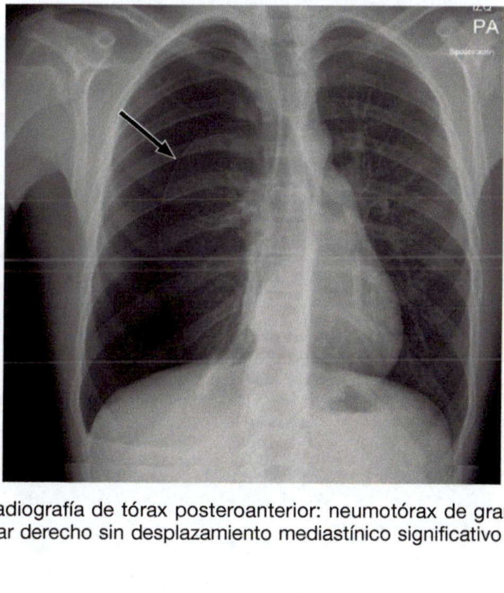

Figura 37-2. Radiografía de tórax posteroanterior: neumotórax de gran tamaño en el campo pulmonar derecho sin desplazamiento mediastínico significativo en un paciente de 15 años.

BIBLIOGRAFÍA

Arribas PJ, Fernández AL, Burrieza GG, Galdó AM, Roca JL. Pleurodesis con sangre autóloga en el tratamiento del neumotórax en pacientes pediátricos. Cir Ped. 2016;29(1):4-7.

De Atauri AG, Valverde RM. Patología pleural: derrame, neumotórax y neumomediastino. Pediatr Integral. 2021;7:29.

Gimeno Díaz de Atauri A, Morante Valverde R. Patología pleural: derrame, neumotórax y neumomediastino. Pediatr Integral. 2021;XXV(1):29-36.

González Fernández AM, Torres Torres AR, Valverde Molina J. Traumatismo torácico, neumotórax, hemoptisis y tromboembolismo pulmonar. Protoc Diagn Ter Pediatr. 2017;1:189-209.

Irastorza Terradillos IX, Landa Maya J, Gómez Cabanillas P. Neumotórax. An Pediatr. 2003; 58(Supl 1):30-4.

Janahi IA, Redding G, Hoppin AG. Spontaneous pneumothorax in children. UpToDate [consultado 04/2022].

Labbé A. Pneumothorax chez l'enfant. EM Consulte (Elsevier Masson SAS, Paris), Pédiatrie, 4-069-C-10, 2010.

Evaluación del paciente ingresado por BRUE de alto riesgo

38

R. Sancho Gutiérrez, M. J. Caldeiro Díaz y E. Ruiz Rentería

PUNTOS CLAVE

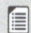

- El término **BRUE** (*brief resolved unexplained events*, por sus siglas en inglés) se define como un episodio breve (<1 minuto) caracterizado por un cambio en la respiración (irregular, disminuida o ausente), en la coloración (palidez o cianosis), en el tono muscular (hipotonía/hipertonía) y/o en el nivel de conciencia que ocurre en un niño menor de 1 año de edad.
- Para su diagnóstico no se debe encontrar una causa que justifique el episodio ni en la historia clínica ni en la exploración física.
- Durante el ingreso hospitalario se debe realizar una anamnesis y exploración física detallada para determinar la causa de este episodio, así como los estudios complementarios necesarios para determinar la posible etiología.
- La interconsulta a las distintas especialidades se realizará en función de la sospecha etiológica.
- En hospitalización se seleccionará además a aquellos pacientes subsidiarios de monitorización domiciliaria, y a los cuidadores se les instruirá en las maniobras básicas de reanimación cardiopulmonar.
- Los pacientes con BRUE de bajo riesgo no tienen habitualmente criterios de ingreso. Este capítulo irá dirigido exclusivamente a la evaluación de pacientes que cumplen criterios de alto riesgo.

1. CLASIFICACIÓN DEL BRUE: BAJO RIESGO FRENTE A ALTO RIESGO

Se denomina **BRUE de bajo riesgo** si se cumplen **todos** los siguientes criterios:

- Edad del paciente >60 días.
- En caso de paciente prematuro: si presentó una edad gestacional ≥32 semanas y tiene una edad posmenstrual ≥45 semanas.
- Primer episodio.
- No ha necesitado reanimación cardiopulmonar por personal cualificado.
- No hay explicaciones para el episodio en la historia clínica.
- No hay explicaciones para el episodio en la exploración física.
- No hay antecedentes familiares de muerte súbita.

2. ETIOLOGÍA

En la **tabla 38-1** se pueden observar distintas etiologías del BRUE.

Tabla 38-1. Etiologías del BRUE*

Gastroenterológicas (33 %)	Enfermedad por reflujo gastroesofágico, gastroenteritis, disfagia, disfunción esofágica, abdomen quirúrgico
Neurológicas (15 %)	Crisis epiléptica, apnea central e hipoventilación, meningitis, encefalitis, hidrocefalia, tumor cerebral, trastornos neuromusculares, enfermedad vasovagal
Respiratorias (11 %)	• Virus respiratorio sincitial, tosferina, aspiración, infección de las vías respiratorias, hiperreactividad bronquial, cuerpo extraño • **Apnea idiopática de la infancia (23 %)**
Otorrinolaringológicas (4 %)	Laringomalacia, estenosis subglótica y/o laríngea, apnea obstructiva del sueño
Cardiovasculares (1 %)	Cardiopatía congénita, miocardiopatía, arritmias cardíacas, intervalo QT prolongado, miocarditis
Endocrinometabólicas	Errores innatos del metabolismo, hipoglucemia, trastornos electrolíticos
Infecciosas	Sepsis, infección de las vías urinarias
Otros diagnósticos	Maltrato infantil, síndrome del bebé zarandeado, espasmo del sollozo, semiahogamiento, reacción a medicamentos o tóxicos, anemia, asfixia no intencional, respiración periódica, síndrome de Münchhausen por poderes

*Modificado de Martínez Planas A, García Fernández de Villalta M. Protocolo 12. Actualización en la evaluación del episodio aparentemente letal/BRUE. 2022.

3. EVALUACIÓN INICIAL

3.1. Historia clínica detallada		
Descripción del episodio	**Situación previa**	• Dormido, despierto, llorando. • Relación o no con alimentación o con regurgitación.
	Durante el episodio	• **Respiratorio:** esfuerzo respiratorio o apnea. • **Color:** palidez o cianosis y extensión de la misma. • **Tono:** hipotonía, hipertonía, movimientos anormales. • **Ojos:** eversión ocular, desviación. • **Ruidos:** estridor, tos, llanto. • **Conexión con el medio.** • **Finalización del episodio:** intervención para su finalización, duración, recuperación inmediata.
Antecedentes personales	• Episodios previos. • Enfermedades previas de interés: fiebre, cuadro catarral. • Hábitos en el domicilio: posición durante el sueño, tipo de alimentación. • Posibilidad de tóxicos en el domicilio. • Resultado de las pruebas metabólicas.	
Antecedentes familiares	• Historia familiar de episodios similares o de muerte súbita. • Enfermedades familiares relevantes: metabólicas o cardíacas, entre otras.	

3.2. Exploración física minuciosa	
Constantes vitales completas	Frecuencia cardíaca, frecuencia respiratoria, tensión arterial, temperatura, saturación de oxígeno.
Evaluación respiratoria	Dificultad respiratoria, signos de obstrucción respiratoria, malformaciones, estridor.
Evaluación cardíaca	Signos de insuficiencia cardíaca o patología cardíaca: auscultación, polipnea, hepatomegalia.

(Continúa)

3.2. Exploración física minuciosa (*cont.*)	
Evaluación neurológica	Exploración neurológica completa y valoración del desarrollo psicomotor.
Signos o síntomas de patología infecciosa asociada	Aspecto general, cuadro catarral, fontanela abombada o hundida.

3.3. Indicadores de alto riesgo de presentar causa subyacente
• Exploración física inicial alterada. • Hematomas o sospecha de maltrato. • Necesidad de reanimación cardiopulmonar por personal cualificado. • Dismorfias, anomalías congénitas, síndromes.

3.4. Estudios complementarios básicos en pacientes considerados de alto riesgo
• Electrocardiograma. • Analítica sanguínea: – Gasometría venosa/capilar (incluida carboxihemoglobina). – Hemograma. – Bioquímica: glucemia, sodio, potasio, calcio, magnesio, urea, creatinina, proteína C reactiva, amonio y lactato. • Urocultivo. • Muestra para virus respiratorios, especialmente virus respiratorio sincitial y *Bordetella pertussis*. • Revisar los resultados de la prueba de cribado metabólico neonatal. • Tóxicos en orina.

4. ABORDAJE EN HOSPITALIZACIÓN

4.1. Medidas generales	
Observación hospitalaria	Los pacientes deben permanecer en observación con monitorización cardiorrespiratoria un mínimo de 24-48 horas.

(Continúa)

4.1. Medidas generales (*cont.*)	
Parámetros del sistema de monitorización	Establecer los siguientes límites de alarma en los parámetros del sistema de monitorización: • **Frecuencia cardíaca** (Anexo 38-1). • **Frecuencia respiratoria** (Anexo 38-2). • **Saturación de oxígeno** < 94 %.
Interconsulta	Si la historia clínica y/o las pruebas complementarias orientan a una patología o causa concreta, se indicará valoración por el especialista pertinente.

4.2. Interconsultas	
En caso de sospecha de alguna de estas etiologías, se hará **interconsulta a la especialidad que corresponda** para que valoren la necesidad de ampliar las pruebas complementarias de manera individualizada.	
Orienta a patología neurológica	• Alteración del nivel de conciencia, movimientos anómalos o rigidez durante el episodio. Episodios en salvas. • Desarrollo psicomotor o exploración neurológica alterada, entre otros.
Orienta a patología cardíaca	• Electrocardiograma alterado, cianosis generalizada. • Antecedentes familiares de arritmias, antecedentes familiares o personales de cardiopatía congénita. • Exploración cardíaca alterada, entre otros.
Orienta a patología digestiva	Relación con las tomas, laringoespasmo o apnea obstructiva, relación con regurgitación/vómito, mala coordinación, tos y atragantamientos frecuentes, etc.
Orienta a patología metabólica	• Alteraciones en la glucemia, el equilibrio ácido-base, iónicas, estado neurológico alterado. • En caso de sospecha de enfermedad metabólica, se deben recoger muestras precoces para el estudio metabólico en sangre y orina (en papel seco o congeladas) (v. Cap. 24).
Descartar siempre la posibilidad de maltrato.	

5. MONITORIZACIÓN DOMICILIARIA

5.1. Introducción

- Las diferentes guías clínicas no han establecido **criterios universales** sobre qué niños deberían ser monitorizados al alta, pero están de acuerdo sobre su potencial utilidad en **casos seleccionados** dependiendo del trastorno subyacente y después de **considerar con la familia** los beneficios potenciales, las incertidumbres y las tensiones involucradas.
- En los pacientes con indicación de **monitorización domiciliaria**, inicialmente el monitor debe usarse de forma **continua** con desconexiones puntuales, por ejemplo, en los momentos del baño. Posteriormente, las horas de uso se individualizarán en cada caso.
- La enfermedad que motivó la indicación de la monitorización será controlada por la subespecialidad correspondiente.

5.2. Indicaciones de monitorización domiciliaria

Indicaciones principales	• **BRUE grave o recurrente.** • Los **hermanos posteriores** de un lactante que murió de síndrome de muerte súbita del lactante.	
Otras indicaciones	**Prematuros**	**Prematuros** con episodios recurrentes de apnea, bradicardia e hipoxemia tras el alta hospitalaria, especialmente en edad posmenstrual <43 semanas.
	Vía respiratoria inestable	Lactantes **con vía respiratoria inestable** o dependientes de tecnología que predisponen a la insuficiencia respiratoria como portadores de traqueostomía o con anomalías anatómicas.
	Enfermedad pulmonar crónica	Enfermedad pulmonar crónica sintomática (por ejemplo, displasia broncopulmonar), especialmente si requiere oxígeno suplementario o soporte respiratorio.
	Trastornos neurológicos o metabólicos	Trastornos neurológicos o metabólicos que afectan al control respiratorio.

5.3. Características de los monitores domiciliarios

- Los **monitores cardiorrespiratorios** para uso en el domicilio monitorizan simultáneamente la actividad cardíaca y respiratoria del paciente.
- Constan de sensores que detectan la frecuencia cardíaca y los movimientos torácicos mediante impedanciometría.
- Ningún monitor cardiorrespiratorio domiciliario es capaz de detectar de forma fiable las **apneas obstructivas sin bradicardia**, ya que los esfuerzos respiratorios realizados durante el episodio obstructivo no permitirán la activación de la alarma de apnea. En estos pacientes se debe considerar la **utilización de un pulsioxímetro** que detecte precozmente la hipoxemia de la apnea obstructiva.

Almacenamiento de datos	Disponen de un sistema de almacenamiento de los datos **para su descarga** y revisión posterior.
Programación del monitor	• La realiza el facultativo prefijando las alarmas de bradicardia y taquicardia según la edad del paciente (v. **Anexo 38-1**). • Se prefijará la alarma de apnea con **una duración estándar de 20 segundos**.
Alarmas	• Cuando no se cumpla alguno de los límites prefijados, el monitor emitirá una alarma sonora y/o visual que avisará a los cuidadores del episodio. • Es fundamental que las familias sepan reconocer los diferentes tipos de alarma y cómo actuar en cada caso (alarma fisiológica/real o técnica). • La incorrecta colocación de los electrodos y un cuidado inadecuado de estos son las causas más frecuentes de alarmas técnicas. • Es importante saber que la mayoría de las alarmas de un monitor se deben a fallos técnicos (desconexión de electrodos o movimientos del paciente), aunque es imprescindible que antes del alta los cuidadores estén instruidos en cómo reaccionar ante una **alarma real**. • **Ante una alarma real:** 1. Observar al niño. 2. Estímulo **táctil leve**. 3. Estímulo vigoroso. 4. Reanimación cardiopulmonar.

6. ALTA DOMICILIARIA

6.1. Criterios de alta domiciliaria

- Normalidad de las pruebas complementarias, habiendo permanecido durante 48 horas en hospitalización sin haber repetido episodios.
- En los pacientes en los que se detecte patología, el alta dependerá de la evolución de la enfermedad.
- **Previamente al alta se debe instruir a la familia en las maniobras de reanimación cardiopulmonar.**

6.2. Criterios de retirada de la monitorización domiciliaria

La retirada definitiva de la monitorización varía según la indicación de esta:

- En los pacientes con antecedente de BRUE tras 2-3 meses en ausencia de síntomas, apnea/cianosis y de alarmas reales del monitor.
- En los hermanos posteriores de víctimas de muerte súbita del lactante, se espera, al menos, a que tengan una edad superior en 1-2 meses a la del fallecimiento del hermano.
- En lactantes prematuros, tras 6 semanas asintomáticos y edad posmenstrual >43 semanas.
- En lactantes **con enfermedad respiratoria subyacente o anomalías anatómicas de las vías respiratorias**, la decisión de retirar el monitor dependerá de la evolución de la enfermedad de base y de la gravedad de los episodios que activan las alarmas.

7. IMÁGENES DIAGNÓSTICAS

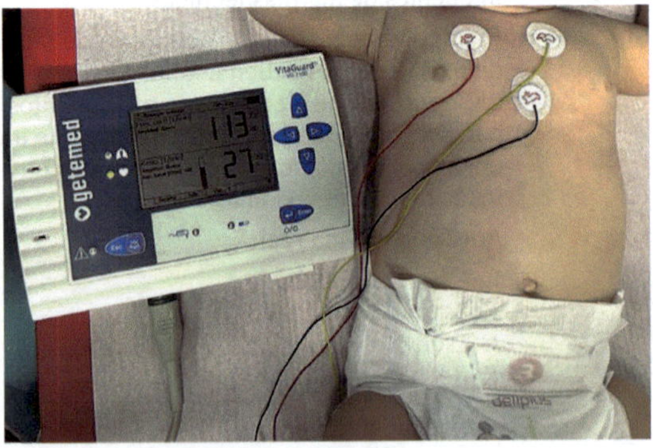

Figura 38-1. Monitor domiciliario con registro de frecuencia cardíaca y respiratoria utilizado en un paciente con antecedente de BRUE grave.

BIBLIOGRAFÍA

Arandia V, De Amesti F, Lotissier C, Segall D, Bertrand P. Monitorización cardiorrespiratoria domiciliaria en lactantes. Neumol Pediatr. 2020;15(1):251-6.

Bastin JP. Brief resolved unexplained events in infants. JAAPA. 2019;32(7):38-40.

Corwin MJ. Use of home cardiorespiratory monitors in infants. Walthman (MA). UpToDate. 2023. Disponible en: https://www.uptodate.com/contents/use-of-home-cardiorespiratory-monitors-in-infants?search=10.%09Use%20of%20home%20cardiorespiratory%20monitors%20in%20infants%20%5BInternet%5D.%202022.%20&source=search_result&selectedTitle=1~150&usage_type=default&display_rank=1

Corwin MJ, Teach SJ, Duryea TK. Acute events in infancy including brief resolved unexplained event (BRUE) [Internet]. UpToDate [actualizado 11/10/2016; consultado 10/02/2017]. Disponible en www. uptodate. com/contents/acute-events-in-infancy-including-briefresolved-unexplained-event-brue

García FJ, Sánchez P, Mellado E. Bronquiolitis aguda viral - Manuales Clínicos [Internet]. 2022. Disponible en: https://manualclinico.hospitaluvrocio.es/urgencias-de-pediatria/neumologia-urgencias-de-pediatria/bronquiolitis-aguda-viral/

Merritt JL, Quinonez RA, Bonkowsky JL, Franklin WH, Gremse DA, Herman BE, et al. A framework for evaluation of the higher-risk infant after a brief resolved unexplained event. Pediatrics. 2019;144(2):e20184101.

Moreno MG, Leal de la Rosa J, Izquierdo Macián I. Programa de monitorización domiciliaria. En: Grupo de trabajo para el estudio de la muerte súbita infantil. Libro blanco de la muerte súbita. 3ª edición. Madrid: Ergon; 2013; p. 79-83.

Planas AM, DeVillalta MG. Actualización en la evaluación del episodio aparentemente letal.

Ramgopal S, Colgan JY, Roland D, Pitetti RD, Katsogridakis Y. Brief resolved unexplained events: a new diagnosis, with implications for evaluation and management. Eur J Pediatr. 2022;181(2):463-70.

Sodini C, Paglialonga L, Antoniol G, Perrone S, Principi N, Esposito S. Home cardiorespiratory monitoring in infants at risk for sudden infant death syndrome (SIDS), apparent life-threatening event (ALTE) or brief resolved unexplained event (BRUE). Life. 2022;12(6):883.

Tieder JS, Bonkowsky JL, Etzel RA, Franklin WH, Gremse DA, Herman B, et al. Brief resolved unexplained events (formerly apparent life-threatening events) and evaluation of lower-risk infants. Pediatrics. 2016;137(5).

Uso del movilizador de secreciones y la ventilación mecánica no invasiva en pacientes con parálisis cerebral

39

M. Cabello Nájera y T. Díaz de Terán

PUNTOS CLAVE

- La tos es una **actividad compleja** que tiene tres fases: inspiratoria, compresiva y espiratoria. En los pacientes con parálisis cerebral infantil, **están alteradas las tres fases de la tos**.
- En estos niños, la **fisioterapia respiratoria** manual clásica puede resultar poco efectiva por deformidades de la caja torácica, deterioro cognitivo e incapacidad para colaborar.
- Para ayudar a la movilidad de secreciones en estos pacientes, se puede utilizar el movilizador mecánico de secreciones.
- En pacientes con parálisis cerebral, la ventilación mecánica no invasiva (VMNI) tiene usos limitados debido a su mala tolerancia.

1. MOVILIZADOR DE SECRECIONES

1.1. Concepto

El movilizador mecánico de secreciones administra **presión positiva** para aumentar la inspiración, **seguida de presión negativa** para asegurar un flujo espiratorio que **arrastre las secreciones.** Se puede utilizar tanto con mascarilla facial como por el tubo orotraqueal o la traqueostomía.

1.2. Indicaciones y efectos secundarios	
Indicaciones	• Se usa en infecciones de las **vías respiratorias inferiores**, especialmente si hay atelectasias, con escasa respuesta a la fisioterapia manual clásica. • Puede disminuir el tiempo de recuperación, aunque no hay evidencia en cuanto al acortamiento de la estancia hospitalaria.
Efectos secundarios	En general, son bien tolerados, y los efectos secundarios más habituales son: distensión gástrica, aumento del reflujo gastroesofágico y muy poco frecuentemente neumotórax.

1.3. Programación de los parámetros del movilizador de secreciones	
Momento de aplicación y tiempo de terapia	• La aplicación del movilizador mecánico de secreciones se debe realizar antes de la ingesta o 2 horas después de esta. • No se debe prolongar la terapia más de 20-30 minutos.
Parámetros del movilizador mecánico de secreciones	• **Modo:** normalmente, se utiliza el **modo automático**, con 3-4 repeticiones de 3-5 ciclos completos (insuflación/exuflación/pausa). • **Presiones:** se comenzará con **presiones insuflación/exuflación** de +15/–15 cm de H_2O, respectivamente, subiendo 5 cm de H_2O cada vez. Las presiones medias están en +20/+30 para la insuflación y en –30/–40 para la exuflación. • **Tiempos:** el tiempo inspiratorio, el tiempo espiratorio y el tiempo de pausa de comienzo son de 1, 1,5 y 1 segundo, respectivamente, subiendo 0,5 segundos según los tiempos inspiratorios y espiratorios del paciente. • **Oscilaciones:** en la actualidad, los nuevos equipos presentan la posibilidad de aplicar oscilaciones en la inspiración y/o la espiración. A pesar de no existir evidencia científica para su aplicación, si las secreciones son muy espesas y no es eficaz el modo de presión, se pueden añadir oscilaciones (frecuencia de 10-15 Hz y amplitud de 5-10 cm de H_2O).

1.4. Eficacia clínica

La eficacia clínica se comprobará por:

- La mejoría de la saturación arterial de O_2, la aparición de secreciones en la boca, el aumento de la fuerza de la tos y la mejoría en la auscultación.
- Si se observa la presencia de atelectasias: desaparición o disminución de estas.

2. VENTILACIÓN MECÁNICA NO INVASIVA

2.1. Indicaciones de la ventilación mecánica no invasiva en la parálisis cerebral

- En la parálisis cerebral, la intubación orotraqueal presenta alta mortalidad y dificultad en el destete.
- Sin embargo, la aplicación de VMNI no presenta la misma evidencia que en otros trastornos neuromusculares en cuanto a la reducción del tiempo de hospitalización y la mortalidad, debido, entre otros factores, **a la mala tolerancia y a los efectos secundarios.**
- En niños con parálisis cerebral se pueden presentar dos escenarios para indicar VMNI:
  - **Insuficiencia respiratoria aguda hipercápnica.**
  - **Insuficiencia respiratoria hipercápnica crónica agudizada.**

  No se considera en este capítulo la presión positiva continua en la vía aérea, utilizada en la apnea obstructiva del sueño, por no tratarse de un modo ventilatorio.
- El mantenimiento de la VMNI en el domicilio de forma crónica no presenta evidencia en cuanto a la disminución de las neumonías o las hospitalizaciones o el aumento de la supervivencia de los niños con parálisis cerebral, fundamentalmente por la escasa adherencia al tratamiento.

2.2. Equipos de ventilación no invasiva

- En estos pacientes son preferentemente barométricos, con compensación de fugas. En modos: **presión soporte o presión control** (Tabla 39-1).
- Se seleccionarán **según el peso** del paciente y deben tener alarmas de seguridad programables.
- Las **interfases** utilizadas en procesos agudos son las buconasales y las faciales para evitar las fugas orales. Sin embargo, por el riesgo de broncoaspiración y la incapacidad de estos pacientes de retirarla, en ocasiones se deben usar interfases nasales. Las olivas y almohadillas nasales se pueden usar como alternativa en niños mayores o cuando el uso de VMNI es superior a 12 horas (Tabla 39-2).

2.3. Parámetros

- Los **parámetros básicos** que se deben ajustar en estos equipos limitados por presión son:
  - Presión inspiratoria.
  - Presión espiratoria.
  - Frecuencia respiratoria.
  - Tiempo inspiratorio, *trigger* inspiratorio y *trigger* espiratorio.
- Se debe utilizar **humidificación activa**, sobre todo en presencia de secreciones espesas y para evitar una sequedad buconasal que limite la tolerancia.

Tabla 39-1. Ejemplo de equipos para ventilación mecánica no invasiva

Respirador	Peso (kg)	Modos barométricos y volumétricos	Circuito simple. Doble. Con válvula	Batería	Ventilación invasiva Soporte vital	Varios programas	Curvas tiempo real
Lumis® 150 ResMed	>13	Solo barométrico	Solo simple	No	No	No	No
Stellar® 150 ResMed	>13	Solo barométrico	Solo simple	Sí	Sí. No el más adecuado	Sí	Sí
VIVO® 50/55 Breas	>5	Sí	Sí	Sí	Sí	Sí	Sí
Trilogy EVO® Philips Respironics	<5	Sí	Sí	Sí	Sí	Sí	Sí
Astral® 150 ResMed	>5	S	Sí	Sí	Sí	Sí	Sí

Tabla 39-2. Características de las interfases para ventilación mecánica no invasiva

Interfases	Buconasal	Facial	Nasal	Olivas nasales
Ventajas	• La más indicada en insuficiencia respiratoria aguda • Útil en respiración bucal	• Menos lesiones faciales • Útil en respiración bucal	• Comodidad • Menos espacio muerto • No riesgo de aspiraciones • Se puede hablar, toser, eliminar secreciones	• Comodidad • No espacio muerto • No lesiones cutáneas • Alternativa en niños mayores con VMNI >12 h
Inconvenientes	• Lesiones cutáneas • Riesgo de aspiración • Aerofagia • Espacio muerto	• Riesgo de aspiración • Aerofagia • Conjuntivitis • Claustrofobia • No se puede usar con nebulizadores • La de mayor espacio muerto	• Fugas bucales • Lesiones cutáneas	• Fugas bucales • Peor tolerancia a altas presiones

VMNI: ventilación mecánica no invasiva.

2.4. Efectos secundarios

Los **efectos secundarios** en relación con las lesiones por apoyo de la mascarilla, sequedad buconasal o aerofagia no difieren en frecuencia de las de otros pacientes pediátricos con VMNI, pero la broncoaspiración y el empeoramiento del reflujo gastroesofágico son superiores que en niños con otros trastornos neuromusculares.

3. IMÁGENES

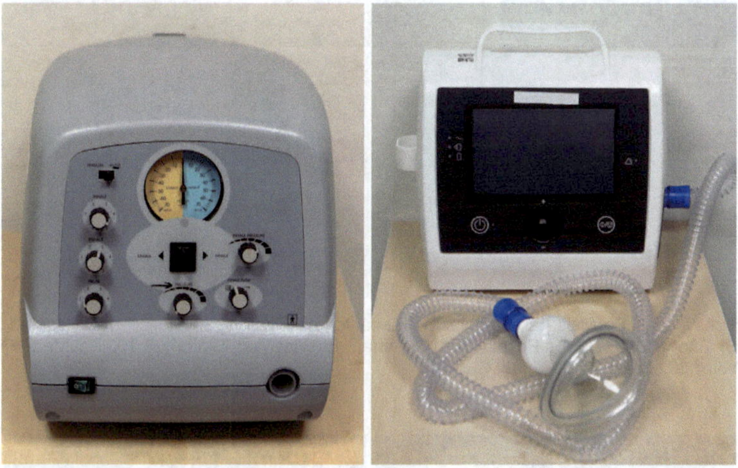

Figura 39-1. Movilizadores de secreciones.

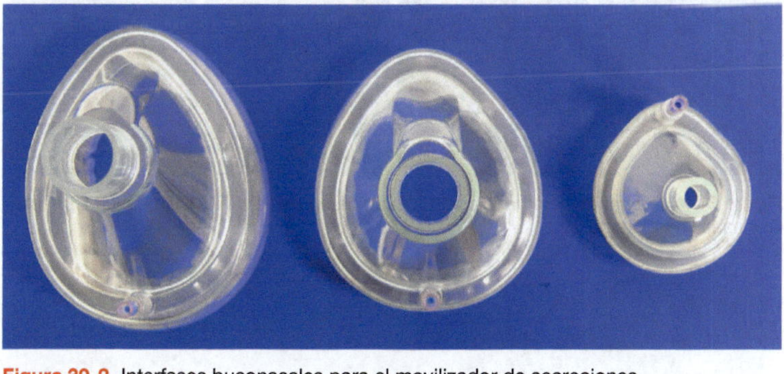

Figura 39-2. Interfases buconasales para el movilizador de secreciones.

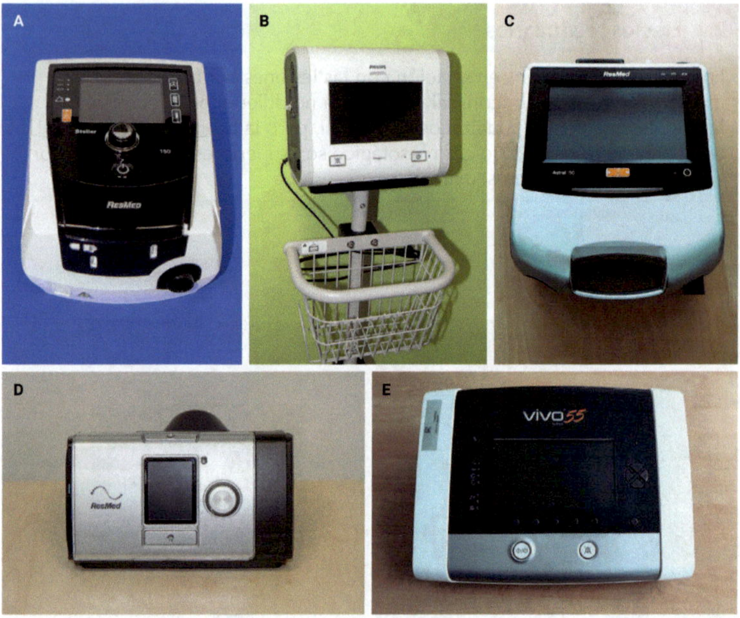

Figura 39-3. Equipos para ventilación mecánica no invasiva. **A)** Stellar® 150 ResMed. **B)** Trilogy EVO® Philips Respironics. **C)** Astral® 150 ResMed. **D)** Lumis® 150 ResMed. **E)** Vivo® 55 Breas.

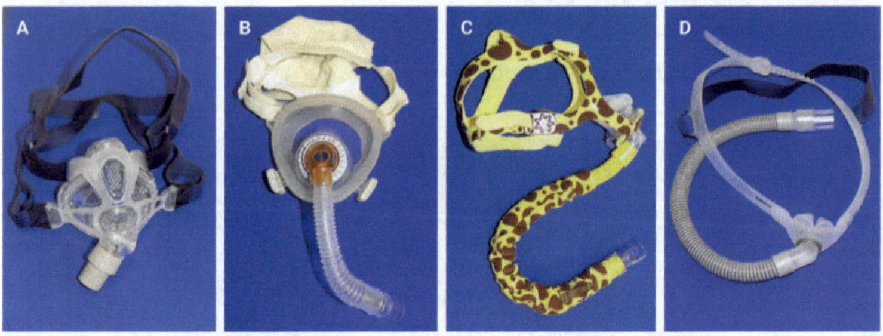

Figura 39-4. Interfases para ventilación mecánica no invasiva. **A)** Buconasal. **B)** Facial. **C)** Nasal. **D)** Olivas nasales.

BIBLIOGRAFÍA

Blackmore AM, Bear N, Blair E, Langdon K, Moshovis L, Steer K, et al. Predicting respiratory hospital admissions in young people with cerebral palsy. Arch Dis Child. 2018;103(12):1119-24. Fe de erratas en: Arch Dis Child. 2019;104(12):1215.

Boel L, Pernet K, Toussaint M, Ides K, Leemans G, Haan J, et al. Respiratory morbidity in children with cerebral palsy: an overview. Dev Med Child Neurol. 2019;61(6):646-53.

Chatwin M, Toussaint M, Gonçalves MR, Sheers N, Mellies U, Gonzales-Bermejo J, et al. Airway clearance techniques in neuromuscular disorders: A state of the art review. Respir Med. 2018;136:98-110.

Gibson N, Blackmore AM, Chang AB, Cooper MS, Jaffe A, Kong WR, et al. Prevention and management of respiratory disease in young people with cerebral palsy: consensus statement. Dev Med Child Neurol. 2021;63(2):172-82.

Grychtol R, Chan EY. Use of non-invasive ventilation in cerebral palsy. Arch Dis Child. 2018;103(12):1170-7.

Siriwat R, Deerojanawong J, Sritippayawan S, Hantragool S, Cheanprapai P. Mechanical Insufflation-Exsufflation Versus Conventional Chest Physiotherapy in Children With Cerebral Palsy. Respir Care. 2018;63(2):187-93.

Gastroenterología VII

Valoración del estado nutricional

40

S. Llorente Pelayo, M. Palacios Sánchez, S. García Calatayud y C. Lechosa Muñiz

PUNTOS CLAVE

- Los pacientes con enfermedades agudas o crónicas que presentan malnutrición tienen mayor riesgo de presentar peor evolución y mayores estancias hospitalarias. La **malnutrición** se considera un factor de riesgo para el aumento de la morbimortalidad en estos pacientes, influyendo negativamente en su calidad de vida y aumentando el coste hospitalario.
- En Europa, la prevalencia de malnutrición en pacientes pediátricos ingresados se establece en el 7-18 %, y es mayor en aquellos con patología crónica de base (el 18,1 % de media).
- En el 50 % de los pacientes hospitalizados el estado nutricional empeora a lo largo de la hospitalización.
- La valoración del estado nutricional hace referencia al conjunto de medios empleados **para describir el estado nutricional de un individuo y la valoración de sus requerimientos.**
- Si se detecta malnutrición en un paciente hospitalizado, se debe realizar una valoración nutricional completa.
- Para llevar a cabo dicha valoración nutricional se utilizan medidas antropométricas (percentiles e índices nutricionales) y parámetros analíticos, y se debe evaluar también la ingesta.
- En pacientes malnutridos, para poder estimar las necesidades calóricas diarias, se necesita calcular el gasto energético total (GET) del paciente, que resulta del gasto energético basal (GEB) modificado por distintos factores.
- En el **capítulo 53** se abordan los aspectos nutricionales de los pacientes con dicha patología.

1. VALORACIÓN DEL ESTADO NUTRICIONAL

Para realizar la **valoración nutricional completa** de un paciente, además de la valoración clínica mediante anamnesis y exploración física, es preciso llevar a cabo:

- Valoración de la composición corporal.
- Valoración analítica: perfil nutricional.
- Valoración de la ingesta que realiza el paciente.
- Cálculo de las necesidades energéticas y de las pérdidas.

1.1. Valoración de la composición corporal

1.1.1. Medidas antropométricas. Generalidades

- Para valorar la composición corporal se utilizan varias **medidas antropométricas** (percentiles e índices nutricionales) (v. apartado «Principales medidas antropométricas»).
- Todas las medidas antropométricas se deben comparar con los estándares de referencia adecuados, utilizando percentiles y desviaciones estándar.
- Estas medidas antropométricas y sus estándares se pueden consultar en la aplicación nutricional de la Sociedad Española de Gastroenterología, Hepatología y Nutrición Pediátrica (https://www.seghnp.org/nutricional/).
- Se han desarrollado **gráficas específicas** para situaciones especiales como el síndrome de Down y el síndrome de Noonan, entre otras.

1.1.2. Principales medidas antropométricas

- Las medidas antropométricas utilizadas con mayor frecuencia son los **percentiles de peso, talla, perímetro cefálico y los índices nutricionales**.
- Además de las medidas básicas, la medición de los pliegues (**Fig. 40-1**) y perímetros corporales permite estimar la composición de los distintos compartimentos corporales (masa magra y masa grasa).

Percentiles de peso, talla y perímetro cefálico	En hospitalización se podría utilizar: • Niños <5 años: percentiles de la Organización Mundial de la Salud, 2006/2007. • Niños >5 años: percentiles nacionales de Carrascosa, 2010.

(Continúa)

1.1.2. Principales medidas antropométricas (*cont.*)	
Índices nutricionales	• Índice de masa corporal (IMC): utilizar especialmente en >6 años: Peso (kg)/Talla² (m²) • Índice de Shukla: especialmente útil en lactantes: (Peso actual/talla actual)/(peso ideal percentil 50/talla ideal percentil 50) × 100 • Índice de Waterlow para el peso: informa sobre la **malnutrición aguda**: Peso actual/peso ideal (percentil 50) para la talla × 100 • Índice de Waterlow para la talla: informa sobre **malnutrición crónica**: Talla actual/talla ideal (percentil 50) para la edad × 100 • Índice de cintura/cadera: indicador de exceso de grasa abdominal.
Interpretación de los índices nutricionales	
IMC	• **Obesidad:** >percentil 95. • **Sobrepeso:** >percentil 85. • **Normalidad:** percentil 25-85. • **Delgadez:** percentil 10-25. • **Riesgo de malnutrición:** percentil 3-10. • **Malnutrición:** <percentil 3.
Índice de Shukla	• **Obesidad:** >120%. • **Sobrepeso:** >110%. • **Normalidad:** 90-110%. • **Malnutrición leve:** 85-90%. • **Malnutrición moderada:** 75-85%. • **Malnutrición grave:** <75%.
Índice de Waterlow para peso	• **Estadio 0 (normal):** >90%. • **Estadio 1 (malnutrición leve):** 80-90%. • **Estadio 2 (malnutrición moderada):** 70-80%. • **Estadio 3 (malnutrición grave):** <70%.
Índice de Waterlow para talla	• **Estadio 0 (normal):** >95%. • **Estadio 1 (malnutrición leve):** 90-95%. • **Estadio 2 (malnutrición moderada):** 85-90%. • **Estadio 3 (malnutrición grave):** <85%.

1.2. Valoración analítica nutricional: estudio analítico

Para complementar las medidas antropométricas, se recomienda solicitar un estudio **analítico nutricional**, que incluirá los estudios indicados a continuación.

Hemograma, coagulación	• Descartar citopenias: anemias carenciales microcíticas o macrocíticas, linfopenia (puede ser indicativa de malnutrición). • Alteraciones en la coagulación.
Bioquímica	Glucosa, iones: Na, K, Cl e incluir Ca, P, Mg, Zinc; urea y creatinina, perfil hepático (aspartato aminotransferasa [AST], alanina-aminotransferasa [ALT], γ-glutamiltransferasa [GGT], fosfatasa alcalina y bilirrubina total), proteínas totales, albúmina (semivida: 20 días) y prealbúmina (semivida: 24-48 horas), triglicéridos, colesterol y sus fracciones, perfil férrico, vitaminas liposolubles (A, D y E), vitamina B_{12} y ácido fólico.
Otros estudios	En **determinados casos**, pueden ser necesarios otros estudios, como marcadores asociados a obesidad **(hemoglobina glicosilada, índice HOMA** [Homeostasis Model Assessment], **hormonas tiroideas)** o marcadores de composición corporal, como **leptina, factor de crecimiento insulínico tipo 1 (IGF-1) y proteína 3 de unión al factor de crecimiento parecido a la insulina (IGFBP3).**

1.3. Valoración de la ingesta

La ingesta realizada por el paciente puede valorarse mediante encuestas y métodos de registro, siendo el más utilizado el **recuerdo de 24 horas** o el **recuerdo de varios días** (3-7 días), ya que permiten calcular la ingesta calórica aproximada utilizando tablas de calorías.

1.4. Necesidades energéticas: gasto energético total

- El GET es la cantidad de energía o calorías necesarias para garantizar el desempeño de las actividades fundamentales: respiración, circulación, digestión de alimentos y actividad física.
- En la infancia (de forma teórica) consta de cuatro componentes:

GEB	Constituye el 60-70 % del total.
Gasto energético por actividad física	Representa el 25-30 % del total (pacientes ambulatorios).
Termogénesis inducida por la alimentación	Constituye el 10 % del total.
Requerimientos energéticos del crecimiento	• Tres primeros meses de vida: 35 %. • Hacia los 12 meses: 5 %. • Durante el segundo año: 3 %. • Posteriormente, representa el 1-2 % del GET hasta la adolescencia.

1.5. Cálculo del gasto energético total: abordaje práctico

A continuación, se explica **a nivel práctico** cómo calcular tanto el GEB como el GET de un paciente.

- Para su medición real se requieren técnicas específicas como la calorimetría, con baja disponibilidad, por lo que en la práctica se estima mediante ecuaciones predictivas, que pueden consultarse a través de la aplicación nutricional de la página web de la Sociedad Española de Gastroenterología Pediátrica (https://www.seghnp.org/nutricional/).
- Además de utilizar esta aplicación, existe la posibilidad de calcular de forma más rápida pero menos precisa el GEB en función del peso y de la edad (v. apartado «Gasto energético basal en función de la edad»).
- El GEB puede verse modificado por distintas situaciones clínicas, como: ayuno, fiebre y/o distintas patologías (v. apartado «Factores modificadores del gasto energético basal»).

1.5.1. Gasto energético basal en función de la edad	
Recién nacido pretérmino	120-150 kcal/kg/día.
0-1 años	90-100 kcal/kg/día.
1-7 años	75-90 kcal/kg/día.
7-12 años	60-75 kcal/kg/día.
12-18 años	40-60 kcal/kg/día.

1.5.2. Factores modificadores del gasto energético basal

- Existen factores que modifican el GEB calculado previamente que se deben considerar para calcular el GET.
- Aunque el GET consta de los cuatro componentes descritos previamente, **a nivel práctico** se puede estimar de forma rápida en función del GEB multiplicado por una serie de factores de corrección.
- Todos estos cálculos se pueden realizar también en la calculadora de la página web de la Sociedad Española de Gastroenterología Pediátrica (https://www.seghnp.org/nutricional/).

Lactantes	• De 1 a 3 meses: GET = GEB × 2. • De 3 a 12 meses: GET = GEB × 1,7. En lactantes menores de 9 kg, las fórmulas de la Organización Mundial de la Salud y de Schofield, en general, infraestiman los requerimientos calóricos, pudiendo ser necesario utilizar fórmulas específicamente diseñadas para este grupo de edad.

(Continúa)

1.5.2. Factores modificadores del gasto energético basal (*cont.*)	
Niños >12 meses (ingresados)	En los pacientes ingresados se puede simplificar el GET multiplicando el GEB por un factor de estrés en función de su situación clínica: GET = GEB × factor de estrés. Factores de estrés en niños hospitalizados: • Ayuno: × 0,9. • Fiebre: 1,2 por cada grado >37 °C. • Insuficiencia cardíaca: × 1,25-1,50. • Sepsis: × 1,4-1,5. • Quemados: × 1,2- 2. • Sedación: × 0,70-0,85. • Pancreatitis: × 1,5- 2. • Cirugía: × 1,05-1,50. • Traumatismo craneal cerrado: × 1,3. • Traumatismo: × 1,1-1,8.
Niños >12 meses (ambulatorios)	• **GET = GEB × *physical activity level* (PAL)** • Al GEB se debe añadir un factor de multiplicación en función del **gasto energético o actividad física** que se produce por la actividad del músculo esquelético. Tiene dos componentes: la actividad sin ejercicio y el ejercicio físico. Se representa mediante un factor de corrección aplicado sobre el GEB, denominado *factor de actividad física* o PAL. Los valores estimados de PAL (Organización Mundial de la Salud, 2004) se recogen en el anexo 40-1. • En la calculadora de la página web de la Sociedad Española de Gastroenterología Pediátrica (https://www.seghnp.org/nutricional/) se realiza de forma automática el cálculo indicado previamente, cuando se introduce el parámetro actividad física ligera, moderada o intensa.

1.5.3. Otras situaciones modificadoras del gasto energético basal

1.5.3.1. *Necesidades energéticas en situaciones especiales*

- En los pacientes ingresados en hospitalización, el gasto puede variar según la patología de base que presenten.
- Muchas enfermedades implican un alto riesgo nutricional, y hay que adaptar los requerimientos energéticos: cardiopatías congénitas, neumopatías crónicas, patología oncológica, pacientes neurológicos, enfermedad renal crónica, errores innatos del metabolismo, pacientes quemados, pacientes críticos, postoperatorios, patología hepática y del tracto gastrointestinal.
- A continuación, se enumeran algunas patologías que pueden modificar el GET.

Cardiopatías congénitas	• Los requerimientos energéticos estimados para lograr una velocidad normal de ganancia de peso son de un 120 % de los aportes dietéticos recomendados y un 140 % de los aportes calóricos recomendados para alcanzar el *catch-up*. • Las proteínas deben suponer el 10 % del valor calórico total; los hidratos de carbono, el 50 %, y las grasas, el 40 %. • No se aconsejan los triglicéridos de cadena media. • En ocasiones, puede requerirse restricción hídrica o de sodio.
Neumopatías crónicas	• Displasia broncopulmonar, fibrosis quística. • Los requerimientos energéticos estimados en lactantes son del 110-200 % de los aportes dietéticos recomendados, y del 120-150 % en el resto de edades. • Las proteínas deben suponer el 10-15 %; los hidratos de carbono, el 45 %, y las grasas, el 40-50 %.
Pacientes neurológicos	• Parálisis cerebral infantil, disfagia, retraso psicomotor, etcétera. • El gasto energético en reposo es habitualmente el único dato que se debe tener en cuenta, puesto que al tener menos actividad los requerimientos pueden ser hasta del 80 % respecto a los niños sanos. • Menos frecuentemente pueden estar aumentados debido a elevada espasticidad, discinesias u otras patologías asociadas.

1.5.3.2. *Pérdidas energéticas*	
En todos los pacientes, se debe considerar la posibilidad de pérdidas extraordinarias de macronutrientes o micronutrientes, que no siempre se pueden calibrar de forma precisa y que son producidas por una patología concreta.	
Digestivas	Malabsorción: hepatopatías, insuficiencia pancreática, resección intestinal, sobrecrecimiento bacteriano, estados hipersecretores, trastornos inmunológicos, enfermedades mucosas, fármacos.
Renales	Proteinuria por síndrome nefrótico o insuficiencia renal.
Sudor y otras secreciones	Fibrosis quística.
Falta de integridad cutánea	Grandes quemados, epidermólisis bullosa, ictiosis.

1.5.3.3. *Energía requerida para la recuperación nutricional*

- En caso de pacientes con **desnutrición crónica**, se debe sumar la energía para la recuperación o *catch-up*.
- En el paciente malnutrido, el soporte nutricional debe incluir no solo sus **requerimientos actuales** de energía, sino también un **aporte adicional** para recuperar el déficit acumulado (**energía de recuperación o *catch-up***).
- Energía (kcal) de recuperación = (Peso ideal – Peso actual) en gramos × 5:
  - El peso ideal será calculado según el percentil de talla del paciente (por ejemplo: si el paciente tiene un percentil 10 de talla para su edad, el peso ideal será el peso del percentil 10 para su edad).
  - Este aporte debe realizarse de **forma progresiva** según la situación clínica y la capacidad metabólica del paciente.
  - Energía extra diaria que aportar = Energía de recuperación / Número de días deseados (programados según la situación del paciente).
  - **Ejemplo** de un niño con peso de 10 kg, cuyo peso ideal serían 11 kg:

    Energía (kcal) de recuperación =
    (11.000 g – 10.000 g) × 5 = 5.000 kcal

    Para recuperarlo en 1 mes:

    Energía extra diaria que aportar: 5.000 kcal / 30 días = 166 kcal
    (sumadas a su GET)

2. REQUERIMIENTOS HÍDRICOS

- Además de estimar las kilocalorías que se deben administrar, es importante calcular los aportes hídricos, sobre todo en los lactantes y pacientes neurológicos que **no** pueden demandar agua de forma autónoma. Los aportes de líquidos se calculan según la fórmula de Holliday:
  - <10 kg: 100 mL/kg.
  - 10-20 kg: 50 mL/kg.
  - >20 kg: 20 mL/kg.
- Es importante considerar los aportes realizados por la fórmula nutricional administrada. Hay que intentar alcanzar las necesidades de líquidos obtenidos por la fórmula de Holliday sumando la fórmula nutricional administrada y el aporte que se realice de agua. Es importante tenerlo en cuenta cuando se administran fórmulas muy hipercalóricas para que los aportes de líquidos sean suficientes.
- Se deben tener en cuenta las situaciones en las que se precisa restricción hídrica y aquellas con pérdidas de líquidos por situaciones concretas como fiebre, etc.

3. IMÁGENES

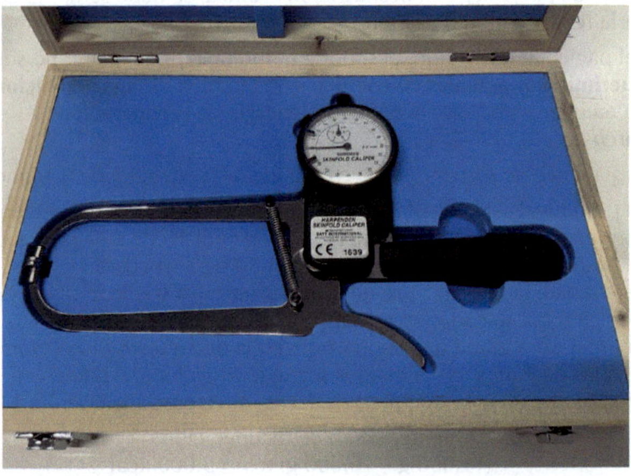

Figura 40-1. Plicómetro de Harpenden utilizado para el análisis antropométrico.

BIBLIOGRAFÍA

Alonso Franch M, Castellano G. Conceptos generales de nutrición. Requerimientos nutricionales. En: Muñoz MT, Suárez L, eds. Manual práctico de nutrición en pediatría. Madrid: Ergon; 2007; p. 1-11.

Blasco Alonso J, Álvarez Beltrán M. Requerimientos nutricionales. Elección del soporte nutricional. En: Sociedad Española de Gastroenterología, Hepatología y Nutrición Pediátrica. Tratamiento en Gastroenterología, Hepatología y Nutrición pediátrica. 4ª edición. Madrid: Ergon; 2016; p. 737-50.

Galera Martínez R, Morais López A, Ros Arnal I. Detección de los pacientes que requieren soporte nutricional. En: Lama More E, ed. Nutrición Enteral en Pediatría. 2ª edición. Barcelona: Glosa; 2015; p. 35-48.

Hulst JM, Zwart H, Hop WC, Joosten KF. Dutch national survey to test the STRONGkids nutritional risk screening tool in hospitalized children. Clin Nutr. 2010;29:106-11.

Huysentruyt K, Alliet P, Muyshont L, Rossignol R, Devreker T, Bontems P, et al. The STRONGkids nutritional screening tool in hospitalized children: a validation study. Nutrition. 2013;29:1356-61.

Moeeni V, Walls T, Day AS. The STRONGkids nutritional risk screening tool can be used by paediatric nurses to identify hospitalized children at risk. Acta Paediatr. 2014;103:e528-31.

Morais López A, Galera Martínez R, Herrero Álvarez M. Cálculo de los requerimientos. En: Lama More E, ed. Nutrición Enteral en Pediatría. 2ª edición. Barcelona: Glosa; 2015; p. 67-85.

Organización Mundial de la Salud. Human Energy Requirements. Report of a Joint FAO/WHO/UNU Expert Consultation. Roma: Organización de las Naciones Unidas para la Agricultura y la Alimentación; 2001.

Redecillas Ferreiro S, Yeste Fernández D. Conceptos básicos nutricionales y su aplicación. En: Segarra Cantón O, Redecillas Ferreiro S, Clemente Bautista S, eds. Guía de Nutrición Pediátrica Hospitalaria. 4ª edición. Madrid: Ergon; 2016; p. 1-19.

Ros Arnal I, Herrero Álvarez M, Castell Miñana M. Valoración del estado nutricional. En: Lama More E, ed. Nutrición Enteral en Pediatría. 2ª edición. Barcelona: Glosa; 2015; p. 49-65.

Rosell Camps A, Riera Llodrá JM, Galera Martínez R. Valoración del estado nutricional. Protoc Diagn Ter Pediatr. 2023;1:389-99.

Rosell Camps A, Riera Llodrá JM, Zibetti S. Valoración del estado nutricional. En: Sociedad Española de Gastroenterología, Hepatología y Nutrición Pediátrica. Tratamiento en gastroenterología, hepatología y nutrición pediátrica. 4ª edición. Madrid: Ergon; 2016; p. 725-36.

ANEXO

Modalidades de soporte nutricional

41

M. Palacios Sánchez, S. Llorente Pelayo y S. García Calatayud

PUNTOS CLAVE

- El **soporte nutricional** se define como la administración de nutrientes por vía enteral o parenteral cuando no se pueden cubrir totalmente las necesidades nutricionales ingiriendo alimentos naturales por vía oral. Constituye un pilar fundamental en el tratamiento de distintas patologías.
- El objetivo de dicho soporte es la recuperación y/o mantenimiento del estado nutricional del paciente, así como prevenir la malnutrición en circunstancias de riesgo.
- El soporte nutricional especializado debe estar programado teniendo en cuenta: edad del paciente, enfermedad de base, funcionalidad del tubo digestivo y valoración nutricional realizada previamente para determinar las necesidades calóricas (v. **Cap. 40**).
- Este tipo de soporte debe ser realizado en unidades con experiencia por profesionales con adecuada formación y que aseguren el seguimiento.
- Existen tres modalidades de soporte nutricional: nutrición enteral, parenteral o mixta.
- La nutrición enteral puede ser administrada por vía oral a través de una sonda nasogástrica o por ostomía. La elección de ostomía o sonda nasogástrica va a depender, entre otros parámetros, de la duración prevista de esta (superior o inferior a 12 semanas).
- La nutrición parenteral se utilizará cuando la vía enteral no sea posible y precisa un estrecho control clínico y analítico.
- En los pacientes ingresados en hospitalización que precisen soporte nutricional, las pautas deben estar guiadas idealmente por gastroenterología infantil.

1. SOPORTE NUTRICIONAL

1.1. Concepto y objetivo	
Concepto	• El **soporte nutricional** engloba el conjunto de medidas destinadas a administrar energía y nutrientes al organismo como alternativa a la alimentación oral ordinaria o bien como complemento de dicha alimentación cuando el paciente no es capaz de cubrir sus necesidades. • Constituye un pilar importante en el tratamiento de la enfermedad.
Objetivo	El objetivo es la recuperación y/o mantenimiento del estado nutricional del paciente, así como la prevención de la desnutrición en circunstancias de riesgo.

1.2. Indicaciones de inicio de soporte nutricional	
Ingesta oral imposibilitada o insuficiente	Puede ocurrir en pacientes con: • Prematuridad. • Anomalías orofaciales. • Disfagia, atresia esofágica, fístula traqueoesofágica. • Enfermedades neuromusculares (síndrome de Guillain-Barré, distrofias musculares, etc.). • Trastornos de la conducta alimentaria.
Alteración de las funciones de digestión y/o absorción	Causas: • Síndrome de intestino corto. • Dismotilidad intestinal. • Pancreatitis aguda. • Insuficiencia pancreática. • Hepatopatía/colestasis crónica.
Inadecuada utilización de nutrientes	• Presencia de alteraciones metabólicas. • Acidosis. • Hipoxemia. • Otras.
Aumento de las pérdidas o de los requerimientos nutricionales	• Cardiopatías congénitas. • Enfermedad renal crónica. • Neumopatías crónicas (fibrosis quística, displasia broncopulmonar). • Tumores sólidos, trasplante de médula ósea. • Enfermedad hepática crónica, quemaduras moderadas/graves, enfermos críticos, etc.

1.3. Tipos de soporte nutricional	
Existen tres modalidades de soporte nutricional:	
Nutrición enteral (NE)	Administración por vía digestiva de fórmulas de composición variable adaptadas a las distintas condiciones digestivas y metabólicas. • **NE oral:** cuando las fórmulas se ingieren por la boca. • **NE por sonda nasogástrica o nasoyeyunal.** • **NE por estomas:** gastrostomía o enterostomía.
Nutrición parenteral (NP)	Infusión de nutrientes a una vía venosa a través de catéteres específicos.
Nutrición mixta	Combinación de ambos tipos.

1.4. Elección de la modalidad de soporte nutricional	
Siempre que no existan contraindicaciones y la vía digestiva pueda ser utilizada, la **NE constituye la forma de soporte nutricional de elección.**	
Alimentación oral	**Si esta vía es posible, utilizar NE oral**, optimizando la dieta por vía oral. • Consejos dietéticos. • Enriquecer la dieta. • Modificación de texturas. • Suplementos orales: administración de fórmulas nutricionales completas o bien de **módulos nutricionales** (v. apartado «Módulos nutricionales»).
Si la alimentación oral está imposibilitada	• **Aparato digestivo funcionante:** NE mediante sonda nasogástrica o gastrostomía percutánea. • **Aparato digestivo no funcionante:** NP.

1.5. Contraindicaciones de la nutrición enteral

Absolutas	• Íleo paralítico/mecánico. • Obstrucción intestinal. • Enterocolitis necrosante. • Perforación intestinal.
Relativas	• Dismotilidad intestinal. • Megacolon tóxico. • Peritonitis. • Hemorragia gastrointestinal. • Vómitos persistentes, diarrea intratable. • Fístula entérica de alto débito.

1.6. Módulos nutricionales

En la **tabla 41-1** se muestran distintos tipos de módulos nutricionales.

Tabla 41-1. Modulos nutricionales

	Composición	Preparación
Aceite MCT Lípidos	• **Kcal:** 8,55 kcal/mL • **Lípidos:** 100 g de lípidos/100 mL (MCT 95 g/100 mL)	Añadir directamente al alimento, sin diluir, preferiblemente a temperatura ambiente • **Lactantes < 1 año:** añadir 2-3 mL/100 mL de leche (1-3 mL/kg/día) • **Niños mayores:** toleran más cantidad
Duocal® Hidratos de carbono + lípidos	• **Kcal:** 4,9 kcal/g • **Lípidos:** 41 g/100 mL • **Hidratos de carbono:** 59 g de hidratos de carbono/100 mL	• **Diferentes diluciones:** 1:2, 1:3, 1:4 • Para preparar 1:4: 150 mL de agua + 37,5 g de Duocal® = supone 1 kcal/mL
Fantomalt® (maltodextrina) Hidratos de carbono	• **Kcal:** 3,84 kcal/g • **Hidratos de carbono:** 100 g de hidratos de carbono/100 mL	• Diferentes diluciones (p. ej., al 5 % o 10 %) • Para preparar al 10 %: 100 mL de agua o leche + 10 g de Fantomalt®

MCT: triglicéridos de cadena media.

2. NUTRICIÓN ENTERAL

2.1. Elección de la vía de acceso para nutrición enteral

- La elección de la vía de acceso para la administración de NE (sonda nasogástrica o gastrostomía) dependerá de la duración prevista de la misma.
- En general, si la duración prevista de NE <12 semanas, se utilizará una sonda nasogástrica. Si la duración prevista >12 semanas, gastrostomía o enterostomía. Pero se debe individualizar en función de otros factores.

Duración prevista de la nutrición enteral	Tipo de vía de acceso	Contraindicaciones
8-12 semanas **o** **>12 semanas, pero un tiempo limitado** **o** **contraindicación de anestesia o cirugía**	• Sonda orogástrica. • Sonda nasogástrica. • Sonda nasoduodenal. • Sonda nasoyeyunal.	• **Anomalías anatómicas:** atresia de coanas, atresia de esófago. • **Alto riesgo de malposición o perforación:** traumatismo craneoencefálico de la base del cráneo.
Nutrición enteral de larga duración (>12 semanas o previsión de irreversibilidad) **y no contraindicación**	• Gastrostomía (gastrostomía endoscópica percutánea). • Yeyunostomía. • Gastroyeyunostomía.	• Anestésica/ quirúrgica. • Infección intraabdominal o de pared abdominal. • Diálisis peritoneal.

2.2. Nutrición enteral a través de sonda nasogástrica

2.2.1. Tipos de sonda nasogástrica

Material de la sonda	• **Sondas de cloruro de polivinilo:** se usan para la descompresión y la aspiración; no suelen utilizarse para NE. • **Sondas de poliuretano o silicona «de larga duración»:** son más suaves y flexibles, con fiador.

(Continúa)

2.2.1. Tipos de sonda nasogástrica (*cont.*)	
Calibre	Entre 5 y 14 Fr (1 Fr = 0,3 mm). • Recién nacidos y lactantes <4-5 kg: 5 Fr. • Lactantes y niños de 5-20 kg: 6 Fr. • Niños mayores: 8-10-12 Fr. • Adolescentes y adultos: 14 Fr.
Longitud	Desde 38 cm hasta 120 cm (según la talla del paciente y la longitud del tramo al que se quiere acceder).

2.2.2. Colocación de la sonda nasogástrica	
• Procedimiento de enfermería. • Se realiza a la cabecera del paciente y comprobando siempre la correcta posición de la sonda al final tras su colocación. • **Método de comprobación:** la comprobación radiológica es el método de referencia. Realizar siempre en pacientes de alto riesgo (por ejemplo, pacientes críticos), pacientes con deterioro del nivel de conciencia o con patología neurológica con afectación del reflejo nauseoso; también en casos de colocación dificultosa o dudas sobre su colocación y a criterio de la unidad responsable del paciente. • Otros métodos de comprobación son el análisis del pH del aspirado (una vez colocada la sonda, aspirar y medir el pH mediante tiras) o la monitorización del dióxido de carbono al final de la espiración. Estos métodos de comprobación pueden realizarse en aquellos casos en los que no sea imprescindible la comprobación radiológica. • La auscultación por sí sola no es un método fiable y no debería usarse.	
Vía de elección	La nasal, por menor riesgo de extracción accidental.
Para posición transpilórica	Requiere personal especializado en la realización de esta técnica.
Duración	Pueden mantenerse hasta **4-6 semanas.**

2.2.3. Cuidados de la sonda	
Frecuencia de recambio	Recambio de las sondas de silicona/poliuretano cada 4-6 semanas.

(*Continúa*)

2.2.3. Cuidados de la sonda (*cont.*)	
Limpieza	• Limpieza diaria por la parte externa con agua y jabón neutro desde el ala de la nariz hasta el tapón. • Lavado de la sonda con agua destilada tibia (volumen mínimo) antes y después de cada toma, o cada 6-8 horas si se trata de NE continua.
Otros	• No reintroducir guías por la sonda ni realizar aspirados bruscos ni repetidos. • Control de la posición de la sonda (radiológico o por pH) tras la colocación inicial, tras períodos de no utilización, ante el desplazamiento, reflujo, dificultad respiratoria y periódicamente en caso de NE continua (v. método en el apartado «Colocación de la sonda nasogástrica»).

2.3. Nutrición enteral a través de ostomías

2.3.1. Colocación y retirada

- La colocación será realizada por los especialistas de cirugía pediátrica.
- El procedimiento habitual de colocación es la gastrostomía endoscópica percutánea, aunque también puede realizarse gastrostomía percutánea radiológica o gastrostomía quirúrgica.
- El recambio de la sonda será realizado por personal de enfermería o por el cirujano infantil, y se recomienda cada **6-12 meses**.

2.3.2. Tipos de sondas a través de ostomías	
Sonda de gastrostomía percutánea endoscópica	• Catéter de silicona que sobresale 20-30 cm de la pared. • Extremo intragástrico de silicona.
Sonda con balón (Fig. 41-1)	• Catéter de silicona que sobresale 20 cm de la pared. • Extremo intragástrico con un balón hinchable con agua/suero salino fisiológico + soporte externo circular.
Sonda de bajo perfil/botón (Fig. 41-2)	• Catéter de silicona de pequeño tamaño (0,8-3,5 cm). • Extremo intragástrico con un balón hinchable con agua/suero salino fisiológico + soporte externo siliconado. • Menor calibre. Más estética.

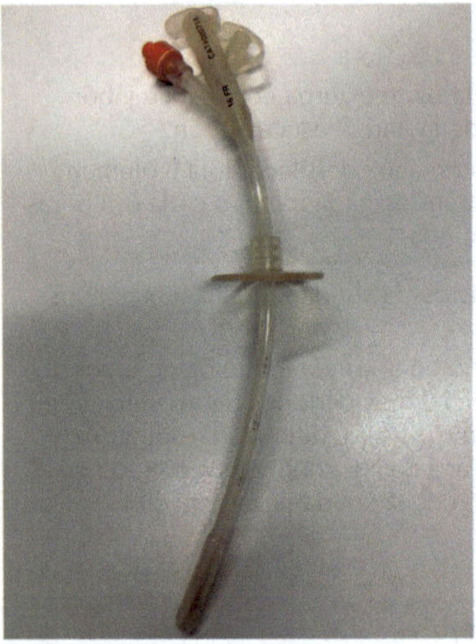

Figura 41-1. Sonda con balón.

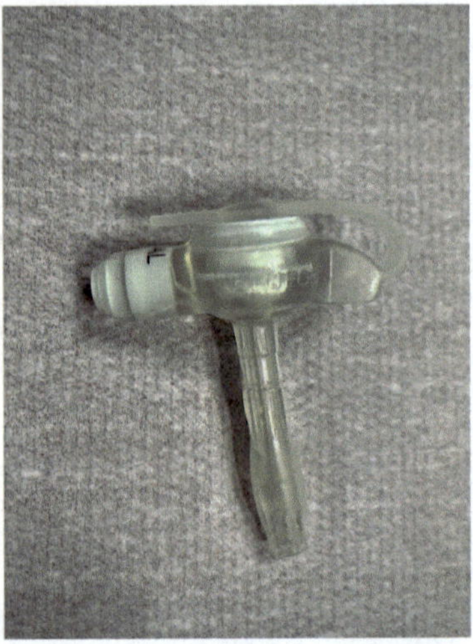

Figura 41-2. Sonda de bajo perfil/botón.

2.3.3. Cuidados de la sonda y del estoma

- Limpieza diaria del estoma con agua y jabón.
- Separar diariamente la base del disco cutáneo para su limpieza.
- Limpiar la sonda con agua y jabón, desde la zona de contacto con la piel hacia el tapón.

3. NUTRICIÓN PARENTERAL

- La NP consiste en la infusión de nutrientes a una vía venosa a través de catéteres específicos.
- Se utilizará cuando la vía digestiva resulte imposible o insuficiente.
- La pauta de la nutrición parenteral será realizada por el especialista de gastroenterología pediátrica.

3.1. Composición

- La composición dependerá de la edad, la enfermedad de base y el estado de nutrición e hidratación del niño.
- Los componentes básicos de las soluciones parenterales son líquidos, electrolitos, macronutrientes (hidratos de carbono, lípidos y proteínas) y micronutrientes (vitaminas y oligoelementos).

3.2. Vías y dispositivos de administración

Existen dos tipos de accesos vasculares, que se describen a continuación.

Accesos periféricos	Cualquier dispositivo central que no llegue al territorio de la vena cava superior o inferior se considera acceso periférico. • No permiten una osmolaridad >800 mOsm/L. • Se utilizan cuando el tiempo estimado de duración de la NP es corto por el riesgo de flebitis y de pérdida de la vía. • Los dispositivos más utilizados son del tipo Abbocath, buscando el mayor diámetro posible según el tamaño del paciente (18-24 G).
Accesos centrales	• Permiten una osmolaridad >900 mOsm/L. • Las vías de elección suelen ser las que drenan a la vena cava superior. • Las vías de preferencia son la subclavia, la yugular externa, la yugular interna y la femoral. • El tipo de catéter se elige en función del tiempo previsto de utilización: 1. Pacientes con NP por tiempo limitado o durante el ingreso: – Catéteres de doble o triple luz tipo Arrow. – Catéteres venosos centrales de inserción periférica (PICC), catéteres flexibles tipo Jonathan que se introducen por vías periféricas hasta la vena cava. – Catéteres tipo Drum que se introducen por vías periféricas hasta la vena cava. 2. Pacientes con NP prolongada o domiciliaria: – Catéteres de una sola luz de hule siliconado con trayecto subcutáneo y dispositivo de fijación tipo Broviac o Hickman. – Catéteres con reservorio subcutáneo tipo Port-a-cath® o catéter implantado.

3.3. Formas de administración	
NP continua	• A lo largo de 24 horas. • Es la forma más utilizada.
NP cíclica	• En períodos más cortos de 8 a 18 horas. • Más habitual en pacientes con NP de larga duración. • Tiene ventajas metabólicas.

3.4. Controles recomendados en pacientes con nutrición parenteral
• Constantes y exploración física. • Balance hídrico. • Peso diario. Resto de antropometría de forma semanal o mensual. • Glucemia diaria. • Elemental de orina diario. • Controles bioquímicos frecuentes: glucemia, equilibrio ácido-base e iones (Na^+, K^+, Cl, Ca, P) al inicio cada 12-24 horas, espaciando si se consigue estabilidad cada 1-2 semanas. • Otros estudios analíticos: hemograma, función renal y hepática, albúmina/prealbúmina, triglicéridos, colesterol, magnesio, hierro, ácido fólico, vitamina B_{12}, cinc y vitaminas liposolubles, con periodicidad entre semanal y mensual.

3.5. Complicaciones	
A corto plazo	• Complicaciones mecánicas relacionadas con el catéter. • Infecciones relacionadas con el catéter. • Trombosis, oclusión y obstrucción. • Alteraciones metabólicas: hiperglucemia/hipoglucemia, hipofosfatemia, hipocalcemia, hipertrigliceridemia, etc.
A largo plazo	• Complicaciones mecánicas relacionadas con el catéter. • Trombosis de los sistemas venosos. • Complicaciones hepatobiliares: litiasis biliar, esteatosis, cirrosis. • Otras: óseas (osteoporosis, osteomalacia), hipercalciuria, alteraciones vitamínicas, etc.

4. IMÁGENES

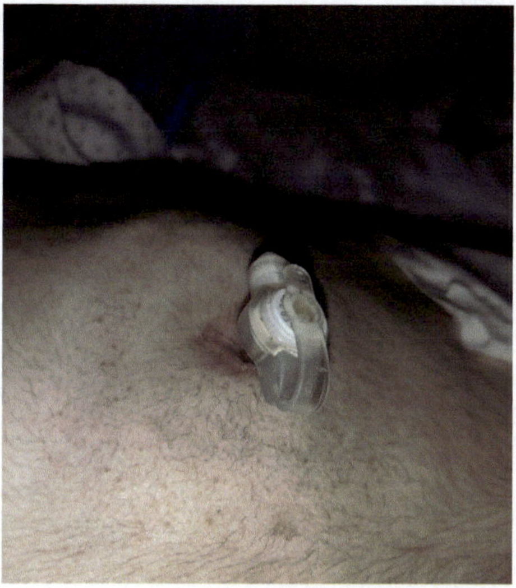

Figura 41-3. Sonda de gastrostomía de bajo perfil (botón) colocada en un paciente con parálisis cerebral.

BIBLIOGRAFÍA

ASPEN Enteral Nutrition Practice Recommendations. JPEN J Parenter Enteral Nutr. 2009;33: 1-46.

Baker SS, Baker RD, Davis AM. Pediatric Nutrition support. Sudbury: Jones and Barlett Publishers; 2007; p. 249-60.

Bankhead R, Roullata J, Brantley S, Corklns M, Guenter P, Krenitsky J, et al; A.S.P.E.N. Board of Directors. Enteral nutrition practice recommendations. JPEN J Parenter Enteral Nutr. 2009;33(2):122-67.

Braegger C, Decsi T, Dias JA, Hartman C, Kolacek S, Koletzko B, et al.; ESPGHAN Committee on Nutrition. Practical approach to paediatric enteral nutrition: a comment by the ESPGHAN committee on nutrition. J Pediatr Gastroenterol Nutr. 2010;51(1):110-22.

Clemente S, Melendo S, Soler P, Redecillas S. Nutrición parenteral. En: Segarra O, Redecillas S, Clemente S, eds. Guía de nutrición pediátrica hospitalaria. 5ª edición. Madrid: Ergon; 2022; p. 35-51.

Cortes Mora P, Moráis López A. Vías de acceso, material y modalidades. En: Lama More E, ed. Nutrición Enteral en Pediatría. 2ª edición. Barcelona: Glosa; 2015; p. 87-100.

De la Mano Hernández A, Blanca García JA, Galera Martínez G. Nutrición enteral: concepto e indicaciones. En: Lama More E, ed. Nutrición Enteral en Pediatría. 2ª edición. Barcelona: Glosa; 2015; p. 23-8.

De la Mano Hernández A, Cortés Mora P, Blanca García JA, López Ruzafa E, Castell Miñana M; Grupo GETNI. Indicaciones, vías de acceso y complicaciones de la nutrición enteral en pediatría (Revisión). Acta Pediatr Esp. 2011;69(10):455-62.

López Ruzafa E, Galera Martínez G. Elección de la fórmula. En: Lama More E, ed. Nutrición Enteral en Pediatría. 2ª edición. Barcelona: Glosa; 2015; p. 101-14.

Löser C, Aschl G, Hébuterne X, Mathus-Vliegen EM, Muscaritoli M, Niv Y, et al. ESPEN guidelines on artificial enteral nutrition: percutaneous endoscopic gastrostomy (PEG). Clin Nutr. 2005;24(5):848-61.

Marugán de Miguelsanz JM, Aznal Sainz E, Alonso López P. Elección del soporte nutricional. Protoc Diagn Ter Pediatr. 2023;1:423-30.

Moreno Villares JM, Pedrón Giner C. Nutrición enteral en el paciente pediátrico. En: Gil A, ed. Tratado de nutrición. Madrid: Acción Médica; 2005; p. 235-66.

Nutrición enteral: abordaje práctico

42

M. Palacios Sánchez, S. Llorente Pelayo y S. García Calatayud

PUNTOS CLAVE

- La calidad de vida de muchos pacientes con enfermedades crónicas ha mejorado gracias a la administración de nuevas técnicas de nutrición.
- La nutrición enteral es una técnica de soporte nutricional que consiste en administrar directamente los nutrientes en el tubo digestivo a través de una sonda o de una ostomía.
- El Comité de Nutrición de la European Society for Paediatric Gastroenterology Hepatology and Nutrition en 2010 incluyó en esta definición el aporte de fórmulas especiales de composición definida por boca (nutrición enteral oral), concepto más aceptado en la actualidad.
- La nutrición enteral es la forma de nutrición **artificial** idónea, pero requiere para llevarse a cabo que se pueda utilizar el tubo digestivo (v. **Cap. 40**).
- Este tipo de nutrición está indicado cuando el paciente no ingiere los nutrientes necesarios para cubrir los requerimientos, es decir, cuando la alimentación habitual sea insuficiente o bien no sea posible.
- Desde el punto de vista práctico, para pautar la nutrición enteral en un paciente se deben determinar las kilocalorías totales que se quieren administrar, el tipo de fórmula, el tipo de débito (continuo o intermitente), el ritmo de débito y los aportes hídricos.
- En este capítulo se establecen los distintos pasos para pautar la nutrición enteral en un paciente, aunque idealmente este procedimiento debe ser supervisado o pautado por gastroenterología infantil.

1. ABORDAJE PRÁCTICO DE LA NUTRICIÓN ENTERAL

1.1. Pasos indicados para pautar nutrición enteral

A continuación, se sintetizan los pasos para pautar la nutrición enteral en un paciente.

(Continúa)

1.1. Pasos indicados para pautar nutrición enteral (*cont.*)	
Determinar las kilocalorías totales	Determinar las **kilocalorías totales** que se deben administrar en 24 horas (v. apartado «Cálculo de las kilocalorías»).
Elegir el tipo de fórmula enteral	• Tras calcular las kilocalorías totales, se debe elegir el tipo de **fórmula enteral** que se quiere administrar (v. apartado «Elección del tipo de fórmula»). • Existen múltiples fórmulas para administración enteral, tanto para lactantes como para niños mayores de 1 año (**Anexo 42-1**).
Determinar el tipo de débito	La nutrición enteral se puede administrar mediante (v. apartado «Elección del tipo de débito: continuo o intermitente»): • **Débito continuo:** es mejor tolerado que el intermitente, pero es menos fisiológico. Se administra a lo largo de 24 horas o bien durante la noche en 12-16 horas. • **Débito intermitente o en bolos:** es más fisiológico, aunque se puede tolerar peor que el continuo. Este método no se puede realizar a través de sonda transpilórica.
Ritmo del débito	El ritmo de inicio del débito, el método de subida y el ritmo máximo permitido se describen en el apartado «Cálculo del ritmo de la nutrición enteral».
Aporte hídrico adicional	• Calcular las necesidades según la fórmula de Holliday. Tener en cuenta los aportes ya administrados por fórmula nutricional y el volumen de líquidos que pasan con medicación. • Tener en cuenta las situaciones en las que se precisa restricción hídrica.

2. CÁLCULO DE LAS KILOCALORÍAS

- Las **kilocalorías totales diarias** se calculan de manera práctica mediante la aplicación nutricional disponible en https://www.seghnp.org/nutricional/.
- También existe la posibilidad de calcular las kilocalorías (gasto energético basal) de forma más rápida en función del peso y de la edad, como se indica a continuación, aunque este método es **más inexacto** y no es el sistema ideal.

2.1. Gasto energético basal en función de la edad	
Recién nacido pretérmino	120-150 kcal/kg/día.
0-1 año	90-100 kcal/kg/día.
1-7 años	75-90 kcal/kg/día.
7-12 años	60-75 kcal/kg/día.
12-18 años	40-60 kcal/kg/día.

3. ELECCIÓN DEL TIPO DE FÓRMULA

3.1. Tipos de fórmulas (v. Anexo 42-1)	
Las fórmulas nutricionales se pueden clasificar según sus distintas características.	
Según el aporte calórico	• **Isocalóricas:** en general, <1 kcal/mL. • **Hipercalóricas (más calorías en menor volumen):** >1,2 kcal/mL. En lactantes, sin embargo, las fórmulas de 1 kcal/mL se consideran ya hipercalóricas.
Según la complejidad de las proteínas	• **Fórmulas poliméricas:** proteínas completas. • **Fórmulas oligoméricas:** hidrolizados de proteínas. • **Fórmulas monoméricas o elementales:** aminoácidos.
Según el aporte proteico	• **Normoproteicas**: las proteínas suponen <16 % del valor calórico total. • **Hiperproteicas:** las proteínas constituyen >16 % del valor calórico total.
Otros criterios	• Con o sin fibra. • **Dietas específicas para enfermedades concretas:** insuficiencia renal crónica, hepatopatía crónica, enfermedades metabólicas, insuficiencia respiratoria, diabetes, dieta con alteración del contenido graso, etc.

3.2. Factores para la elección del tipo de fórmula

Para la elección del tipo de fórmula se deben tener en cuenta los factores indicados a continuación.

Edad	• Se debe elegir la fórmula en función de la edad, que es un parámetro fundamental. • Dependiendo de la edad: leche materna, leche de fórmula o formas poliméricas.
Función gastrointestinal	Integridad o no de la función gastrointestinal.
Necesidades metabólicas específicas	• Fórmulas especiales según las patologías. • Alteraciones en la absorción de hidratos de carbono, etcétera.

3.3. Indicación del tipo de fórmula (v. Anexo 42-1)

La indicación del tipo de fórmula debe individualizarse y ser prescrita por personal con experiencia. De forma orientativa, se puede seguir el esquema que se expone a continuación.

Función gastrointestinal normal (fórmulas poliméricas)	• **Necesidades calóricas normales:** fórmulas poliméricas normocalóricas (1 kcal/mL). • **Necesidades calóricas aumentadas o necesidad de restricción de líquidos:** fórmulas poliméricas hipercalóricas (1,5-2 kcal/mL). • **Necesidades proteicas aumentadas:** fórmulas poliméricas hiperproteicas.
Función gastrointestinal alterada (fórmulas oligoméricas)	• **Necesidades calóricas normales:** fórmulas oligoméricas normocalóricas. • **Necesidades calóricas aumentadas o restricción de líquidos:** fórmulas oligoméricas hipercalóricas. • **Necesidades energético-proteicas aumentadas:** fórmulas oligoméricas hipercalóricas e hiperproteicas.

4. ELECCIÓN DEL TIPO DE DÉBITO: CONTINUO O INTERMITENTE

4.1. Generalidades

- Existen dos modalidades de administración de la nutrición enteral: continua o intermitente.
- Estas modalidades se pueden combinar entre sí o bien con otras modalidades como la oral o la parenteral.
- Es importante recordar que la administración de la nutrición por una sonda en posición transpilórica se ha de realizar de **manera continua** (con velocidad de infusión mantenida).
- La elección de la modalidad de administración depende de las circunstancias de cada paciente y han de tenerse en cuenta sus condiciones nutricionales, la enfermedad de base, la movilidad, el entorno y la destreza de los cuidadores.

4.2. Nutrición enteral continua o intermitente

Administración continua	Consiste en la administración de una fórmula enteral por goteo continuo. Puede ser: • **Continua en 24 horas.** • **Cíclica:** en 12-16 horas (diurnas o nocturnas) ± oral. • **Trófica:** 0,50-25 mL/kg/día, con la finalidad de mantener la barrera intestinal y la integridad de la mucosa. • **Indicaciones:** riesgo elevado de aspiración, mala tolerancia a la nutrición intermitente, grandes resecciones intestinales o gasto energético no tolerable mediante nutrición intermitente, como en las cardiopatías congénitas o la enfermedad pulmonar crónica.
Administración en bolos (intermitente)	• Es la más parecida a la alimentación habitual (más fisiológica). • Se debe establecer el número de tomas (de 4 a 8). • Tiempo de infusión inicial de administración de bolos: el tiempo estándar es de entre 20 y 60 minutos, generalmente en 30 minutos. Máximo: no pasar de 20 mL/minuto ni de 300 mL/toma (equivale a pasar 300 mL en 15 minutos). • Puede administrarse con: – **Jeringa:** ofrece mayor comodidad; máximo: 20 mL/minuto. – **Bomba.** – **Por gravedad:** este método no está recomendado en niños.

5. CÁLCULO DEL RITMO DE LA NUTRICIÓN ENTERAL

Cuando se administra nutrición enteral **continua** (Tabla 42-1) el débito se debe iniciar de forma **progresiva** aumentando el ritmo paulatinamente hasta alcanzar el ritmo objetivo final para así mejorar la tolerancia y la adaptación. La pauta de nutrición enteral intermitente se muestra en la tabla 42-2.

Tabla 42-1. Nutrición enteral continua

Iniciar lentamente y progresar 25-50 % cada día.

Edad	Ritmo inicial	Incremento	Máximo
0-1 año	1-2 mL/kg/h (10-20 mL/h)	1-2 mL/kg/h (5-10 mL/8 h)	5-6 mL/kg/h (20-55 mL/h)
2-6 años	2-3 mL/kg/h (20-30 mL/h)	1 mL/kg/h (10-15 mL/8 h)	4-5 mL/kg/h (70-90 mL/h)
7-14 años	1 mL/kg/h (30-40 mL/h)	0,5 mL/kg/h (15-20 mL/8 h)	3-4 mL/kg/h (110-130 mL/h)
>14 años	30-60 mL/h	25-30 mL/8 h (0,4-0,5 mL/kg/h)	125-150 mL/h

Tabla 42-2. Nutrición enteral intermitente

Edad	Ritmo inicial	Incremento	Máximo
0-1 año	10-15 mL/kg/toma (60-80 mL/4 h)	10-30 mL/toma (20-40 mL/4 h)	20-30 mL/kg/toma (80-240 mL/4 h)
2-6 años	5-10 mL/kg/toma (80-120 mL/4 h)	35-45 mL/toma (40-60 mL/4 h)	15-20 mL/kg/toma (280-375 mL/4-5 h)
7-14 años	3-5 mL/kg/toma (120-160 mL/4 h)	60-90 mL/toma (60-80 mL/4 h)	10-20 mL/kg/toma
>14 años	200 mL/4 h (3 mL/kg/toma)	100 mL/toma	300-500 mL/4-5 h

6. COMPLICACIONES

6.1. Tipos de complicaciones

Aunque se trata de un procedimiento relativamente seguro, la nutrición enteral, como cualquier otra técnica, no está exenta de riesgos y complicaciones, que se deben conocer para intentar evitarlos o minimizarlos.

Complicaciones relacionadas con la vía de acceso	• **Sonda nasogástrica:** retirada fortuita, obstrucción, malposición, desplazamiento, erosiones nasales, molestias nasofaríngeas, infecciones óticas, sinusitis, rinitis, etc. • **Gastrostomía:** neumoperitoneo, fístula gastrocólica, síndrome de enterramiento, pérdida de contenido en la periostomía, infección periostomía, obstrucción, desplazamiento, retirada fortuita, granuloma periostomía, etc.
Complicaciones relacionadas con la fórmula y su administración	• **Respiratorias:** aspiración broncopulmonar. • **Gastrointestinales:** náuseas, vómitos, distensión abdominal, diarrea, estreñimiento, reflujo gastroesofágico, etc.
Complicaciones relacionadas con el paciente	• **En relación con la edad de instauración:** rechazo de la alimentación, trastorno de la masticación y deglución, del lenguaje, de la propia imagen y social, etc. • **Metabólicas y relacionadas con la enfermedad de base:** síndrome de realimentación (edemas, etc.), hiperhidratación/deshidratación, hiperglucemia/hipoglucemia, hiperpotasemia/hipopotasemia, déficits nutricionales específicos, etc.

7. EJEMPLO PRÁCTICO DE CÁLCULO DE NUTRICIÓN ENTERAL

- En el caso de pacientes hospitalizados se puede calcular:
  Gasto energético total = Gasto energético basal × Factor de estrés (como equivalente a gasto energético total = Gasto energético basal × *Physical activity level* que se calcula en el paciente ambulatorio)
- Véase el **capítulo 40** para el cálculo del gasto energético y la elección de la modalidad de soporte nutricional más adecuada en cada caso.

(*Continúa*)

Niña de 3 años y 8 meses ingresada por **sepsis y meningitis**, con ingesta oral imposibilitada, sin alteraciones digestivas y normonutrida. • Peso: 15 kg (percentil 40 de la Organización Mundial de la Salud, –0,24 desviación estándar). • Talla: 98 cm (percentil 25, –0,68 desviación estándar).	
Tipo de soporte nutricional y vía de administración	• Se opta por iniciar un soporte nutricional con nutrición enteral exclusiva. • La duración estimada es menor de 8 semanas, por lo que se decide administrar la nutrición enteral por sonda nasogástrica.
Cálculo de las necesidades energéticas	• Gasto energético basal (calculado con la fórmula de Schofield, con el peso y la talla): 784,27 kcal/24 horas. • Gasto energético total = Gasto energético basal × Factor de estrés = 784,27 kcal × 1,5* (sepsis) = 1.176,4 kcal/24 horas.
Elección de la fórmula y modalidad de administración	• No existen alteraciones gastrointestinales y no precisa restricción de volumen, por lo que se elige una fórmula polimérica normocalórica. • En primera instancia, y teniendo en cuenta su situación clínica, se iniciará la nutrición enteral en forma continua.
Elección de la fórmula	No precisa restricción hídrica, por lo que se opta por una fórmula de 1 kcal/mL.
Tipo de débito	• En administración continua: 1.176,4 kcal/24 horas = 1.176,4 mL/24 horas = 49 mL/hora → **nutrición enteral continua con fórmula polimérica normocalórica de 1 kcal/mL a 50 mL/hora a través de sonda nasogástrica**. Iniciar a 20-30 mL/hora e ir aumentando 10-15 mL/hora cada turno hasta alcanzar los 50 mL/hora. • En administración intermitente: 1.176,4 kcal/24 horas = 1.176,4 mL/24 horas = 5 bolos de 235 mL/24 horas → **nutrición enteral intermitente con fórmula polimérica normocalórica de 1 kcal/mL en 5 bolos de 235 mL a través de sonda nasogástrica.**
*Véase el apartado «Factores modificadores del gasto energético basal» del **capítulo 40**.	

8. IMÁGENES

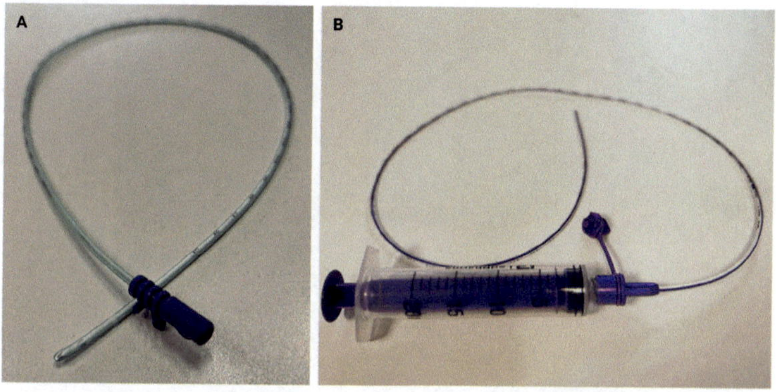

Figura 42-1. Sondas nasogástricas para nutrición enteral. **A)** De duración normal. **B)** De larga duración.

BIBLIOGRAFÍA

ASPEN Enteral Nutrition Practice Recommendations. JPEN J Parenter Enteral Nutr. 2009;33: 1-46.

Baker SS, Baker RD, Davis AM. Pediatric Nutrition support. Sudbury: Jones and Barlett Publishers; 2007; p. 249-60.

Bankhead R, Roullata J, Brantley S, Corkins M, Guenter P, Krenitsky J, et al.; A.S.P.E.N. Board of Directors. Enteral nutrition practice recommendations. JPEN J Parenter Enteral Nutr. 2009;33(2):122-67.

Braegger C, Decsi T, Dias JA, Hartman C, Kolacek S, Koletzko B, et al.; ESPGHAN Committee on Nutrition. Practical approach to paediatric enteral nutrition: a comment by the ESPGHAN committee on nutrition. J Pediatr Gastroenterol Nutr. 2010;51(1):110-22.

Cortes Mora P, Moráis López A. Vías de acceso, material y modalidades. En: Lama More E, ed. Nutrición Enteral en Pediatría. 2ª edición. Barcelona: Glosa; 2015; p. 87-100.

De la Mano Hernández A, Blanca García JA, Galera Martínez G. Nutrición enteral: concepto e Indicaciones. En: Lama More E, ed. Nutrición Enteral en Pediatría. 2ª edición. Barcelona: Glosa; 2015; p. 23-8.

De la Mano Hernández A, Cortés Mora P, Blanca García JA, López Ruzafa E, Castell Miñana M; Grupo GETNI. Indicaciones, vías de acceso y complicaciones de la nutrición enteral en pediatría (Revisión). Acta Pediatr Esp. 2011;69(10):455-62.

López Ruzafa E, Galera Martínez G. Elección de la fórmula. En: Lama More E, ed. Nutrición Enteral en Pediatría. 2ª edición. Barcelona: Glosa; 2015; p. 101-14.

Löser C, Aschl G, Hébuterne X, Mathus-Vliegen EM, Muscaritoli M, Niv Y, et al. ESPEN guidelines on artificial enteral nutrition--percutaneous endoscopic gastrostomy (PEG). Clin Nutr. 2005;24(5):848-61.

Marugán de Miguelsanz JM, Aznal Sainz E, Alonso López P. Elección del soporte nutricional. Protoc Diagn Ter Pediatr. 2023;1:423-30.

Moreno Villares JM, Pedrón Giner C. Nutrición enteral en el paciente pediátrico. En: Gil A, ed. Tratado de nutrición. Madrid: Acción Médica; 2005; p. 235-66.

ANEXO

Fallo de medro

43

I. Dragomirescu, C. Álvarez Álvarez, M. Palacios Sánchez y S. Llorente Pelayo

PUNTOS CLAVE

- El término **fallo de medro** es un concepto médico descriptivo y evolutivo cuya definición no está establecida de forma unánime en la literatura científica, y no es un diagnóstico como tal.
- Se puede definir como la incapacidad para mantener una velocidad normal de **aumento de peso o de longitud en niños menores de 2 años** (en mayores se utilizan otros términos), que si se mantiene en el tiempo, conllevará progresivamente malnutrición grave con afectación incluso del perímetro cefálico.
- El fallo de medro puede ser originado por causas **orgánicas** o **no orgánicas**. Como causas no orgánicas, destacan la alimentación insuficiente o factores psicosociales. Como causas orgánicas, puede ser secundario a enfermedades crónicas de todo tipo (digestivas, endocrinas, cardiológicas, respiratorias, metabólicas, etc.) o a factores genéticos.
- La anamnesis, la exploración física y la encuesta dietética son los pilares fundamentales del diagnóstico. Cuando se requiere la realización de estudios complementarios, estos se deben realizar por etapas.
- Aunque el abordaje del fallo de medro se realiza generalmente en consultas externas, en ocasiones se precisa el ingreso para una evaluación más rápida o cuando se considera que el paciente presenta signos de alarma.

1. GANANCIA DE PESO E INCREMENTO DE TALLA EN EL NIÑO SANO

1.1. Ganancia de peso en el niño sano

A continuación, se describe la ganancia ponderal por día, semana y mes esperada en un niño sano. Estas cifras son aproximadas, pudiendo existir excepciones y variaciones individuales.

Ganancia ponderal por día	• **0-3 meses:** 26-31 g/día. • **3-6 meses:** 17-18 g/día. • **6-9 meses:** 12-13 g/día. • **9-12 meses:** 9-13 g/día. • **1-3 años:** 7-9 g/día.
Ganancia ponderal por semana	• **6 semanas-4 meses:** 113-227 g/semana. • **4-6 meses:** 85-142 g/semana. • **6-12 meses:** 42-85 g/semana.
Ganancia ponderal por mes	• **0-3 meses:** 1 kg/mes. • **3-6 meses:** 0,5 kg/mes. • **6-9 meses:** 0,3-0,4 kg/mes. • **Entre el 5º y el 6º mes:** doblan el peso del nacimiento y lo triplican al año de vida.
Ganancia a partir del 2º año de vida	2 kg/año.

1.2. Incremento de talla/longitud en el niño sano

0-12 meses	25 cm/año.
12-24 meses	12,5 cm/año.
2 años-pubertad	5-6 cm/año.
Pubertad	Hasta 12 cm/año.

2. CONCEPTO DE FALLO DE MEDRO

2.1. Criterios de fallo de medro	
Niño menor de 2 años con alguno de los criterios indicados a continuación.	
Peso menor al percentil 3	Según las curvas de referencia utilizadas.
Peso ideal disminuido	Si <80 % del peso ideal para la edad.
Descenso de dos o más líneas principales de percentiles	Objetivados en las referencias de crecimiento utilizadas.
Ganancia de peso inferior a lo esperado para la edad	La ganancia esperada hasta los 3 años de vida es: • 0-3 meses: 26-31 g/día. • 3-6 meses: 17-18 g/día. • 6-9 meses: 12-13 g/día. • 9-12 meses: 9-13 g/día. • 1-3 años: 7-9 g/día.
A pesar de esta aproximación inicial, existen una serie de situaciones que pueden llegar a ser variantes de la normalidad (v. apartado «Variantes de la normalidad»).	

2.2. Variantes de la normalidad	
Descenso de percentil	• El 5 % de los lactantes a término desciende o aumenta una línea principal de percentil desde el nacimiento hasta las 6 semanas de vida. • El 5 % de los niños de entre 6 semanas y 1 año de vida desciende dos líneas principales de percentiles. • El 1 % desciende tres percentiles.
Períodos de falta de crecimiento	Hasta el 20 % de los niños sanos pueden presentar períodos de falta de crecimiento de hasta 3 meses.

2.3. Crecimientos normales que pueden simular un fallo de medro	
A continuación, se enumeran ejemplos de crecimientos normales que pueden simular un fallo de medro, pero que se consideran también variantes de la normalidad.	
Hijos de madre diabética	Nacen con peso elevado y en las primeras semanas recanalizan a su percentil esperado (*catch-down*).
Hijos de padres pequeños	Tienden a crecer en percentiles bajos tanto en peso como en talla (potencial genético): nacen con percentil por encima de su potencial genético y luego se recanalizan.
Niños con retraso constitucional del crecimiento	Crecimiento de forma más tardía.
Pacientes prematuros	Valorar el crecimiento según la edad corregida.
Pacientes con crecimiento intrauterino retardado	En los pacientes en que el peso es menor del percentil 3 es normal siempre que sea proporcionado a la talla y con crecimiento mantenido.
Pacientes con síndromes genéticos	Pacientes con síndromes genéticos que siguen curvas propias (síndromes de Noonan, de Williams, de Down).

3. ETIOLOGÍA Y FISIOPATOLOGÍA DEL FALLO DE MEDRO

El fallo de medro puede deberse a distintas causas, que se describen a continuación:

- **Ingesta insuficiente o inadecuada:**
  - **Dificultades físicas para la alimentación:** alteraciones oronasofaríngeas o del tubo digestivo superior que pueden ser congénitas o motoras (alteraciones neurológicas).
  - **Mala técnica alimentaria:** debido a una mala técnica o a la preparación incorrecta de biberones.
  - **Enfermedades crónicas:** producen anorexia y escasa ingesta.

(*Continúa*)

- **Requerimientos nutricionales aumentados:**
  - Cardiopatías congénitas.
  - Enfermedades o infecciones crónicas.
  - Quemaduras.
  - Hipertiroidismo.
  - Traumatismo.
  - Cirugía
  - Sepsis.
- **Dificultad en la utilización de los nutrientes:**
  - Errores congénitos del metabolismo.
  - Anomalías genéticas y cromosómicas.
  - Alteración endocrina.
- **Pérdidas excesivas o utilización inadecuada:**
  - Pérdida excesiva de calorías por vómitos:
    - Reflujo gastroesofágico.
    - Estenosis de píloro.
    - Alteraciones neurológicas.
  - Malabsorción debido a diarrea:
    - Enfermedad celíaca.
    - Fibrosis quística.
    - Déficit enzimático.
    - Intestino corto.
    - Parasitosis.
    - Enfermedad inflamatoria intestinal.
    - Colitis alérgica.
- **Otros:** falta de afecto, pobreza, anorexia infantil, alteraciones de la conducta alimentaria.

Estos mecanismos pueden aparecer solos o combinados entre sí.

4. ABORDAJE DEL FALLO DE MEDRO EN HOSPITALIZACIÓN

4.1. Historia clínica

- Existen tres pilares diagnósticos: anamnesis, exploración física exhaustiva y encuesta dietética (**Anexo 43-1**).
- La anamnesis y la exploración física son fundamentales.
- **En muchos casos no se requiere la realización de pruebas complementarias.**

(*Continúa*)

4.1. Historia clínica (*cont.*)

Anamnesis	**Antecedentes familiares y personales de interés**	Enfermedades digestivas u otras comorbilidades, alteraciones del desarrollo o de otro tipo, hábito constitucional y nutricional de los padres; consanguinidad y abortos previos.
	Antecedentes gestacionales	• **Embarazo:** crecimiento intrauterino retardado, gemelar, tóxicos o fármacos durante la gestación, entre otros. • **Parto:** datos antropométricos.
	Síntomas acompañantes y perfil de desarrollo	• Vómitos, dolor abdominal, diarrea, etc. • Perfil de desarrollo: antropométrico y neurológico.
Valoración de la ingesta alimentaria	• Calendario de introducción de los alimentos. • Comienzo de los problemas con la alimentación. • Técnica de alimentación. • Registro dietético (v. **Anexos 43-1** y **43-2**).	
Exploración física	• **Registro antropométrico. Percentiles de peso, talla y perímetro cefálico:** – **<5 años:** utilizar los percentiles de la Organización Mundial de la Salud 2006/2007. – **>5 años:** percentiles nacionales de Carrascosa 2010. – **Realizar curva en papel de los tres parámetros desde el nacimiento.** • Exploración habitual: piel, mucosas (palidez), rasgos dismórficos, soplos cardíacos, hepatomegalia, edemas, aftas, entre otros. • Exploración neurológica y del desarrollo psicomotor. • Valorar signos específicos de déficits de micronutrientes: xeroftalmía, queratomalacia (vitamina A), gingivitis (vitamina C), craneotabes, rosario costal (vitamina D), caries (flúor), bocio (yodo), queilitis angular (niacina, riboflavina), palidez conjuntival (hierro). • Valorar la presencia de malformaciones (**Anexo 43-3**).	

4.2. Actitud en hospitalización	
Establecer la frecuencia del registro de peso	• La frecuencia de pesada se establece según el riesgo detectado en el cribado nutricional. • Habitualmente, la pesada se realiza cada 48 horas.
Registro dietético minucioso	Registro de las ingestas durante el ingreso por parte del personal sanitario.
Realizar interconsulta a gastroenterología infantil.	

4.3. Estudios complementarios
Si tras la anamnesis y la exploración física no se llega al diagnóstico, se deben realizar los estudios indicados a continuación, siempre orientados por la **sospecha diagnóstica.**

4.3.1. Estudios de primer nivel	
Sangre	• Hemograma. • Bioquímica básica: con iones, pruebas de función renal, hepática y amilasa. • Bioquímica ampliada: metabolismo del hierro, proteínas totales, albúmina y prealbúmina, hormonas tiroideas, calcio, fósforo, magnesio. • Vitaminas: B_{12}, D, A, E y ácido fólico. • Inmunoglobulinas séricas. • Estudio de enfermedad celíaca.
Orina	• Elemental de orina. • Urocultivo.
Heces	• Coprocultivo. • Parásitos (× 3).

4.3.2. Estudios de segundo nivel	
Estudios de imagen	• Ecografía abdominal. • Ecografía cerebral ± resonancia magnética craneal según la sospecha.
Sospecha de alergia alimentaria	• Principalmente en lactantes. • Solicitar inmunoglobulina E total y específica a alérgenos alimentarios.
Sospecha de origen endocrinológico	• Edad ósea. • Factor de crecimiento insulinoide (IGF) tipo 1, proteína de fijación al IGF 3 y hormona del crecimiento. • Interconsulta a endocrinología infantil.
Sospecha de fibrosis quística	Ante diarrea o clínica respiratoria en comunidades autónomas o países donde no esté incluido el cribado de fibrosis quística: • Cloro en sudor. • Elastasa fecal (marcador de insuficiencia pancreática).
Sospecha de enfermedad inflamatoria intestinal	• Sangre oculta en heces. • Calprotectina fecal.
Sospecha de causa infecciosa	• Prueba de tuberculina. • Descartar infección por citomegalovirus y virus de Epstein-Barr. • Estudios de inmunodeficiencia.
Si existe afectación multisistémica, alteración neurológica o presencia de tres o más malformaciones menores (o una mayor)	• Estudio metabólico. • Cariotipo y *array* de hibridación genómica comparada. • Valorar solicitar interconsulta a neuropediatría y/o metabolismo/enfermedades raras.

4.3.3. Estudios de tercer nivel
Endoscopia digestiva.

4.4. Aproximación terapéutica inicial

- Aunque en la mayor parte de los casos **no se detecta organicidad**, el reconocimiento temprano de una enfermedad de base es fundamental para instaurar precozmente un tratamiento específico y adecuado.
- En los pacientes gravemente desnutridos se debe considerar el riesgo de desarrollar un **síndrome de realimentación con la renutrición**, y por ello la instauración de esta debe ser **progresiva**, especialmente los primeros 7-10 días. De hecho, en casos graves se iniciará el aporte calórico con 10-15 kcal/kg/día.
- Para determinar el tipo de soporte nutricional, véase el **capítulo 41**.
- Se puede realizar una aproximación terapéutica inicial de primer nivel que consiste en **incrementar las calorías diarias** de la dieta: en lactantes, aumentando los cacitos de cereales de la leche, añadiendo más patata y aceite de oliva en los purés y, en general, rebozando alimentos o instaurando la recena. Se pueden consultar otras opciones en: https://www.seghnp.org/familias/enriquecimiento-natural-de-dieta
- Si con estas medidas no es suficiente, consultar con **gastroenterología y nutrición infantil**, puesto que el soporte nutricional debe individualizarse según el caso y la sospecha etiológica.

5. IMÁGENES DIAGNÓSTICAS

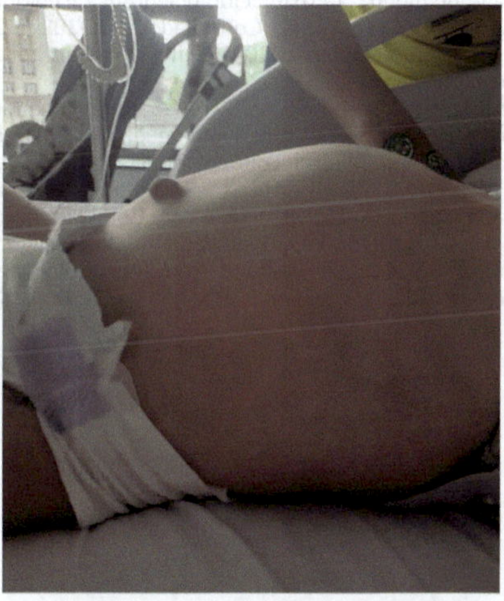

Figura 43-1. Niño de 2 años que ingresa por fallo de medro, decaimiento, irritabilidad, rechazo de la alimentación y oliguria, presentando en la exploración física una marcada distensión abdominal con diagnóstico final de enfermedad celíaca.

BIBLIOGRAFÍA

Cañedo Villarroya E. Fallo de medro. En: Cruz M. Manual de Pediatría. 4ª edición. Madrid: Ergon; 2020; p. 99-104.

Drutz JE, Jensen C, Augustyn M. Poor wight gain in children younger than two years in resource-abundant countries [Internet]. UpToDate Nov 2021 [consultado 22/06/2022]. Waltham, Massachusetts. Disponible en: http://www.uptodate.com/

García Rebollar C, Moreno Villares JM. Inapetencia y fallo de medro: ¿flaquito o enfermo? AEPap. Curso de Actualización en Pediatría 2012 [Internet]. Madrid: Exlibris Ediciones; 2012 [consultado 22/06/2022]; p. 115-27. Disponible en: https://cursosaepap.exlibrisediciones.com

Herrero Álvarez M, García Calatayud S. Fallo de medro. Protoc Diagn Ter Pediatr. 2023;1: 491-504.

Pedrón-Giner C, Moreno-Villares JM, Dalmau-Serra J. Fórmulas de nutrición enteral en pediatría [Internet]. An Pediatr Contin. 2011;9(4):209-23. [Consultado 22/06/2022]. Disponible en: https://www.aeped.es/sites/default/files/documentos/v9n4a526pdf001.pdf

Pericacho Conde A, Sánchez González A. Protocolos de digestivo. Fallo de medro [Internet]. Bol Pediatr. 2006;46:189-99. [Consultado 22/06/2022]. Disponible en: http://www.sccalp.org/boletin/46_supl2/BolPediatr2006_46_supl2_189-199.pdf

Rayo A, Ferrer C, Moreno MJ, Urruzuno P, Barrio J, Salcedo E, et al. Anorexia infantil/fallo de medro. Guías conjuntas de patología digestiva pediátrica Atención Primaria-Especializada. Madrid: Asociación Madrileña de Pediatría de Atención Primaria [Internet]. 2007 [consultado 22/06/2022]. Disponible en: https://www.ampap.es/wpcontent/uploads/2014/05/Anorexia_Fallo_de_medro_2007.pdf

Redondo Gado M. Fallo de medro. Protocolo de actuación para atención primaria [Internet]. Islas Baleares: Asociación de Pediatría de Atención Primaria de las Islas Baleares; 2013 [consultado 22/06/2022]. Disponible en: http://apapib.es/FM_protocolo_2013.pdf

Rincón Víctor P, García-Sicilia López J. Malnutrición. En: Alonso Álvarez MA, Alonso Franch M, Aparicio Hernán A, Aparicio Rodrigo M, et al. Manual práctico de nutrición en pediatría [Internet]. Madrid: Ergon; 2007 [consultado 22/06/2022]; p. 249-61. Disponible en: https://www.aeped.es/sites/default/files/documentos/manual_nutricion.pdf

Rodríguez Salas M. Fallo de medro: aproximación diagnóstica y enfoque terapéutico [Internet]. Pediatr Integral. 2020;XXIV(3):132-8. [Consultado 22/06/2022]. Disponible en: https://www.pediatriaintegral.es/publicacion-2020-05/fallo-de-medro-aproximacion-diagnostica-y-enfoque-terapeutico/

Romera Marín A, Ots Ruiz C. Retraso ponderal. En: Guerrero Fernández J, Cartón Sánchez A, Barreda Bonis A, Menéndez Suso J, Ruiz Domínguez J. Manual de diagnóstico y terapéutica en pediatría. 6ª edición. Madrid: Editorial Médica Panamericana; 2018; p. 319-23.

Ros Arnal I, Herrero Álvarez M, Castell Miñana M. Valoración del estado nutricional. En: Lama More R, Blanca García JA, Castell Miñana M, Cortés Mora P, Galera Martínez R, Herrero Álvarez M, et al. Nutrición Enteral en Pediatría [Internet]. 2ª edición. Barcelona: Glosa; 2015 [consultado 22/06/2022]. Disponible en: https://www.seghnp.org/sites/default/files/2017-05/ nutricion%20enteral%20en%20pediatria_2%20ed.pdf

Patología hepática y pancreática en el paciente ingresado

44

C. Álvarez Álvarez, E. Ruiz Rentería, S. Llorente Pelayo y B. Jiménez Montero

PUNTOS CLAVE

- El hígado es el órgano de mayor tamaño del cuerpo humano y uno de los más importantes por la actividad metabólica que desarrolla. Entre sus **innumerables** funciones destacan:
  - **Funciones metabólicas:** síntesis de lípidos y proteínas. Formación y almacenamiento de glucosa en forma de glucógeno que se libera como glucosa según las necesidades.
  - **Formación de la bilis:** se fabrica en el hepatocito y ayuda a la **digestión de las grasas** cuando se vierte en la segunda porción del duodeno. A través de la bilis se eliminan sustancias endógenas y exógenas del hígado: la bilirrubina producida por degradación del grupo hemo se elimina mediante la bilis al tubo digestivo. La bilirrubina sérica constituye el mejor marcador de excreción del hígado.
  - **Transformación de fármacos y destoxificación de sustancias en el hígado**, donde se inactivan para su eliminación.
  - **Capacidad de síntesis:** en el hígado se sintetizan los factores de la coagulación —todos excepto el factor VIII y el de Von Willebrand—y la albúmina, responsable de mantener la presión oncótica en los vasos sanguíneos y de transportar sustancias en la sangre.
  - **Función hematopoyética:** durante la gestación y hasta 2 meses después.
  - **Función hormonal:** transforma múltiples hormonas; por ello en las hepatopatías se producen alteraciones hormonales (Insulina, tiroxina, aldosterona, etc.).
- Durante la edad pediátrica, múltiples patologías hepáticas o pancreáticas de tipo congénito o adquirido pueden constituir motivo de ingreso en hospitalización.
- Las causas más frecuentes de la pancreatitis aguda son la infecciosa de origen vírico y, en segundo lugar, la mecánico-estructural.
- Ante la elevación de las transaminasas se deben realizar estudios complementarios con urgencia si hay datos de alarma y por niveles si no existen datos de alarma.
- Las patologías más frecuentes asociadas a la vía biliar son la litiasis biliar y la patología infecciosa biliar (colangitis o colecistitis); estas últimas son procesos graves que requieren el inicio de antibioterapia precoz, entre otras medidas.

1. PANCREATITIS AGUDA

1.1. Etiología	
Se produce por activación y liberación de las enzimas presentes en el páncreas.	
Causas más frecuentes	• Infecciones: las víricas son las más frecuentes. • Alteraciones mecánico-estructurales.
Otras etiologías	Producidas por: • Fármacos. • Traumatismos. • Enfermedades sistémicas. • Enfermedades metabólicas.

1.2. Clínica	
Dolor abdominal	En el epigastrio, el mesogastrio o la región periumbilical, irradiado a los flancos o la espalda (dolor en cinturón).
Náuseas y vómitos	Relacionados con la ingesta. Los vómitos no alivian el dolor.
Fiebre	En un 30% de los casos.
En casos graves	*Shock*.

1.3. Estudios complementarios	
Estudios de primer nivel	• Hemograma. • Bioquímica: perfil hepático, amilasa, lipasa y reactantes de fase aguda. Aumento de amilasa, lipasa (× 3 límite superior de la normalidad). • Coagulación. • Ecografía abdominal: prueba de imagen de elección.

(Continúa)

1.3. Estudios complementarios (*cont.*)		
Estudios de segundo nivel	Para determinar la etiología. Solicitar según la sospecha etiológica.	
	Estudios microbiológicos	• **En sangre:** Virus: serologías para VHA, VHB, VHC, virus de Epstein-Barr (VEB), citomegalovirus (CMV), parotiditis, rubéola, virus de la varicela-zóster, virus de la inmunodeficiencia humana (VIH). • **En frotis nasal:** virus de la gripe A y B, adenovirus. • **En heces:** rotavirus, adenovirus, enterovirus (virus Coxsackie B, virus ECHO). • **Parásitos:** **Ante sospecha clínica:** – *Plasmodium falciparum*: si el paciente presenta síndrome febril y refiere estancia en una zona endémica, solicitar estudio de malaria (gota gruesa). – *Clonorchis sinensis*: endémico en Asia oriental por ingesta de pescado crudo, su diagnóstico es por visualización en heces. – *Echinococcus granulosus*: ante sospecha de hidatidosis. – *Ascaris lumbricoides*: huevos en heces o visualización del parásito. – *Cryptosporidium parvum*.
	Estudio genético	Valorar el estudio genético en pancreatitis recurrente, pancreatitis crónica o antecedentes familiares.
	Valorar otros estudios de imagen	• Tomografía computarizada abdominal. • Colangiorresonancia. • Colangiopancreatografía retrógrada endoscópica (CPRE).

1.4. Tratamiento	
Sueroterapia	**Hiperhidratación: suero salino fisiológico al 0,9 % + glucosa al 5 % (glucosalino al 5 %).** • **Ritmo durante las primeras 24-48 horas:** necesidades basales + 1/3 de las necesidades basales. • **Ritmo posteriormente:** necesidades basales.
Analgesia	**Posibilidades (v. Cap. 55).** • Paracetamol. • Metamizol • Antiinflamatorios no esteroideos. • Opioides: fentanilo como principal opción. • No se recomienda meperidina en la actualidad.
Dieta	Depende de la gravedad de la pancreatitis. Dieta absoluta las primeras horas y reintroducir la **alimentación baja en grasas** progresivamente: • **Pancreatitis leve:** hidratación intravenosa e inicio precoz de la alimentación. Se puede iniciar la alimentación dentro de las primeras 24 horas ante ausencia de íleo y de náuseas o vómitos, disminución del dolor y mejoría de los parámetros inflamatorios. • **Pancreatitis moderada o grave:** iniciar soporte nutricional. Valorar incluso por vía parenteral en caso de que no se pueda reanudar la alimentación a los 5-7 días.
Antibióticos	• **Indicación:** en formas necróticas infectadas (sospechar si hay fiebre o aparición de gas en colecciones en la prueba de imagen). Considerar en el paciente hospitalizado con necrosis que no mejora clínicamente y en la pancreatitis grave. • **Realizar cobertura** de gramnegativos, anaerobios y enterococos. Podría utilizarse un carbapenem o cefalosporinas de tercera o cuarta generación + metronidazol. Un 20 % pueden desarrollar infecciones extrapancreáticas.

(*Continúa*)

1.4. Tratamiento (*cont.*)	
Indicaciones quirúrgicas	• **CPRE urgente:** si la pancreatitis es por causa obstructiva biliar, como por un cálculo, puede requerir CPRE urgente, en cuyo caso gastroenterología infantil contactará con la unidad de endoscopia de referencia para realizar la CPRE. • **Cirugía urgente:** en caso de pancreatitis necrosante grave (excepcional en niños) se realizará interconsulta a cirugía pediátrica. Puede ser precisa la cirugía para drenaje de los abscesos. • **Cirugía diferida:** como tratamiento definitivo de la litiasis biliar o malformaciones de la vía biliar. Se realizará interconsulta a cirugía pediátrica.
Otros	Manejo de la hiperglucemia y la hipocalcemia.

2. PATOLOGÍA HEPÁTICA

2.1. Posibles perfiles de alteración de las pruebas hepáticas	
Patrón de citólisis	• Elevación de la aspartato-aminotransferasa (AST) y la alanina-aminotransferasa (ALT). La elevación más de 10 veces el valor de referencia orienta a hepatitis tóxica-farmacológica, vírica aguda o autoinmunitaria. • La elevación de las transaminasas no es específica de alteración hepática. Si se asocia a elevación de otras enzimas musculares como lactato-deshidrogenasa, creatina-cinasa o existe elevación aislada de la aspartato-aminotransferasa, **se debe sospechar una causa extrahepática** (muscular, etc.).
Patrón de colestasis	Elevación de la bilirrubina directa >20 % del total con o sin elevación de la fosfatasa alcalina y la γ-glutamiltransferasa (GGT).
Alteración de la capacidad de síntesis	• En el hígado se sintetizan la albúmina y determinados factores de la coagulación. • **Datos de disfunción hepática:** – **Analíticos:** hipoalbuminemia, prolongación del tiempo de protrombina y/o alteración hidroelectrolítica. – **Clínicos:** encefalopatía o ascitis.
Si existe alteración de las pruebas de función hepática, es importante determinar la actividad de protrombina, la glucosa y la albúmina.	

2.2. Patrón de citólisis

2.2.1. Etiología

- En pacientes ingresados y en el contexto de cuadros víricos inespecíficos, es muy frecuente encontrar una elevación leve o moderada de las transaminasas (<5-10 el límite superior de la normalidad).
- Otras causas frecuentes de elevación de las transaminasas se enumeran a continuación.

Tóxicas	Ingesta de fármacos, drogas. Se puede consultar en www.livertox.nih.gov.
Infecciosas	Además de virus, las bacterias o parásitos pueden ser otras causas.
Metabólicas	Enfermedad de Wilson: solicitar ceruloplasmina, cupruria.
Otras	Isquémica, obstrucción de la vía biliar, causa autoinmune.

Los estudios se realizarán escalonados si no existen datos de alarma o en un solo paso en caso de signos de alarma.

2.2.2. Estudios complementarios indicados si existen datos de alarma: hepatopatía grave con datos de fallo hepático

- **Datos de alarma:** encefalopatía, ascitis, coagulopatía, hipoglucemia, hipoalbuminemia, desequilibrio electrolítico, visceromegalia, masa palpable.
- Realizar interconsulta a gastroenterología pediátrica.

Analítica	• Hemograma, equilibrio ácido-base y **coagulación**. • Bioquímica: glucosa, iones incluyendo Na^+, K^+, cloro, calcio, fósforo y magnesio; función renal, función hepática completa con AST, ALT, GGT, fosfatasa alcalina, bilirrubina total y directa, lactato-deshidrogenasa, creatina-cinasa, albúmina, colesterol, triglicéridos, amonio.
Estudios radiológicos	Ecografía Doppler abdominal.

(Continúa)

2.2.2. Estudios complementarios indicados si existen datos de alarma: hepatopatía grave con datos de fallo hepático (*cont.*)	
Estudios microbiológicos	• **Serologías:** VHA, VHB, VHC, VHE, VEB, CMV, VIH, parvovirus B19, VHD si VHB positivo. Otras serologías, en función de la sospecha clínica (**Tabla 44-1**). • **Cultivos:** hemocultivo, coprocultivo.
Estudios toxicológicos	• **En sangre:** niveles de paracetamol. • **En orina.**
Estudios inmunológicos	• **Inmunoglobulinas (Ig):** IgG, IgA, IgM. • **Autoanticuerpos:** anticuerpos antinucleares (ANA), antimúsculo liso (SMA), anticuerpo contra el microsoma hepático y renal (anti-LKM) ± panel anticuerpos hepatopatía autoinmune.
Otros	• Test de Coombs. • α_1-antitripsina en sangre + fenotipo.
Estudio del cobre	Ceruloplasmina, cobre en sangre y en orina de 24 horas.
Estudio metabólico	En lactantes: estudio metabólico en sangre y orina. Lipasa ácida lisosomal.

2.2.3. Estudios complementarios si no existen datos de alarma

Si la elevación de las transaminasas <10 el límite superior de la normalidad, sin patrón colestásico ni datos de alarma, el diagnóstico de la hipertransaminasemia se puede realizar escalonado.

2.2.3.1. *Pruebas de primer nivel*

- **Ampliar la analítica:** AST, ALT, GGT, fosfatasa alcalina, bilirrubina total y directa, glucemia, proteínas totales, albúmina, colesterol, triglicéridos, creatina-cinasa y hormonas tiroideas. Coagulación.
- **Serologías:** VHA, VHB, VHC, CMV y en el lactante TORCH. Otras según la sospecha clínica (v. **Tabla 44-1**).
- **Enfermedad celíaca:** IgA y anticuerpos antitransglutaminasa.
- **Ecografía abdominal.**

Tabla 44-1. Resumen de los estudios complementarios en caso de elevación de las transaminasas

• Perfil de colestasis, lactato-deshidrogenasa, creatina-cinasa y coagulación • Las pruebas resumidas a continuación **se solicitarán guiadas por la sospecha clínica**		
Serologías y otros estudios microbiológicos	• VHA, VHB, VHC, VHD (si hepatitis B), VHE, CMV, VEB, *Toxoplasma*, *Leptospira*, coronavirus, parvovirus B19, VIH, *Coxiella burnetii*, virus del herpes simple, *Mycoplasma pneumoniae*, *Bartonella henselae*, virus de la varicela-zóster • Otros estudios microbiológicos: adenovirus en frotis faríngeo	
Autoanticuerpos	• ANA, SMA, anti-LKM, antimitocondria • En la hepatitis autoinmunitaria: solicitar Ig, ya que presentan hipergammaglobulinemia • Anticuerpos antitransglutaminasa	
Heces	• Coprocultivo: prueba de la reacción en cadena de la polimerasa para enterovirus • Parásitos	
Estudios radiológicos	Ecografía Doppler abdominal	
Estudios para descartar otras patologías	**Fibrosis quística**	Cloro en sudor, estudio genético
	Déficit de α_1-antitripsina	Solicitar α_1-antitripsina en sangre
	Enfermedad de Wilson	Ceruloplasmina baja, cobre en orina elevado
	Hemocromatosis	Elevación de ferritina e índice de saturación de transferrina con descenso de la transferrina
	Enfermedades sistémicas	Hipertiroidismo, insuficiencia cardíaca congestiva, amiloidosis, enfermedad inflamatoria intestinal, hemopatías, entre otras
	Errores innatos del metabolismo	Descartar aquellos que cursan con: • Fallo hepático. En lactantes: galactosemia, fructosemia • Con afectación progresiva: enfermedades lisosomales • Otras: glucogenosis, alteración del ciclo de la urea, deficiencia de citrina, defectos de la glicosilación

ANA: anticuerpos antinucleares; CMV: citomegalovirus; Ig: inmunoglobulina; LKM: anticuerpo contra el microsoma hepático y renal; SMA: anticuerpo antimúsculo liso; VEB: virus de Epstein-Barr; VHA: virus de la hepatitis A; VHB: virus de la hepatitis B; VHC: virus de la hepatitis C; VHD: virus de la hepatitis D; VHE: virus de la hepatitis E; VIH: virus de la inmunodeficiencia humana.

2.2.3.2. *Pruebas de segundo nivel*

- Repetir serologías y añadir VIH.
- Ceruloplasmina y cobre en sangre (en >2-3 años).
- Proteína α_1-antitripsina en sangre.
- Estudio de hepatitis autoinmunitaria: ANA, SMA, anti-LKM.
- Niveles de inmunoglobulinas: IgA, IgG, IgM.

2.2.3.3. *Pruebas de tercer nivel*

- Estudio metabólico.
- Cobre en orina de 24 horas (enfermedad de Wilson).
- Fenotipo α_1-antitripsina.
- Otros autoanticuerpos: anti-LC-1 (antiantígeno del citosol hepático tipo 1), anti-SLA (antiantígenos hepáticos solubles), AMA (anticuerpos antimitocondriales), ANCA (anticuerpos anticitoplasma de los neutrófilos con patrón perinuclear).
- Biopsia hepática o estudios genéticos de forma individualizada y a criterio de hepatología.

3. PATOLOGÍA DE LA VÍA BILIAR

3.1. Introducción

Las patologías que afectan a la vía biliar cursan normalmente con colestasis, es decir, con alteración del flujo biliar que provoca retención y paso a la sangre de los componentes de la bilis (bilirrubina directa, sales biliares, colesterol, etc.). Véase la anatomía de la vía biliar en el Anexo 44-1.

Clínica	Ictericia, coluria, hipocolia o acolia, prurito.
Analítica	Bioquímica: aumento de la bilirrubina directa*, GGT, fosfatasa alcalina y colesterol.
Estudios radiológicos	**Ecografía abdominal ± otras pruebas de imagen específicas** (Tabla 44-2) para orientar el diagnóstico etiológico: • Litiasis biliar. • Anomalías congénitas de la vía biliar: atresia de vías biliares, quiste de colédoco, etc. • Anomalías adquiridas de la vía biliar: colangiopatía isquémica, colangitis biliar primaria, colangitis esclerosante primaria. • Infecciones de la vía biliar: son más frecuentes en pacientes con alteraciones previas de la vía biliar.

***Se considera hiperbilirrubinemia directa o conjugada:** bilirrubina directa >2 mg/dL o incremento >20% de la cifra total de bilirrubina en sangre.

Tabla 44-2. Técnicas radiológicas para el estudio de la vía biliar y/o el tratamiento

Colangiopancreatografía con resonancia magnética	• Examen radiológico no invasivo **para visualizar la vía biliar y pancreática** • Técnica exclusivamente diagnóstica; no se puede realizar tratamiento con dicha técnica • Indicada previamente a la CPRE o a cirugía
CPRE	• Es una técnica con fines diagnósticos y terapéuticos • Utiliza un endoscopio especial para llegar a los conductos biliares y pancreáticos • Se pueden extraer cálculos, colocar *stents* para aliviar obstrucciones, realizar biopsias, medir presiones del esfínter de Oddi • Requiere experiencia

CPRE: colangiopancreatografía retrógrada endoscópica.

3.2. Litiasis biliar: colelitiasis y coledocolitiasis	
Concepto	Cálculos en la luz biliar intrahepática o extrahepática. Normalmente en la vesícula **(colelitiasis)** o en el colédoco **(coledocolitiasis)**.
Etiología	**Factores predisponentes:** enfermedad hepática crónica, hemólisis (anemias hemolíticas), malformaciones en la vía biliar como quiste de colédoco, infecciones, nutrición parenteral, fármacos (diuréticos, cefalosporinas).
Tipos de cálculos	Se pueden formar: • Por precipitación de **colesterol** (componente de la bilis): en adolescentes debido a estasis de bilis a la vesícula y predisposición genética. • Cálculos pigmentados: en lactantes y niños pequeños con anemia hemolítica por exceso de formación de bilirrubina que se elimina por la bilis.

(*Continúa*)

3.2. Litiasis biliar: colelitiasis y coledocolitiasis (*cont.*)		
Clínica	• **Asintomáticos:** es posible cuando están en la vesícula biliar. • **Sintomáticos:** – «Cólico biliar»: dolor en el hipocondrio derecho y epigástrico. – Náuseas o vómitos. Si el cálculo migra se puede instalar en el conducto cístico o en el colédoco, obstruir la salida de bilis o progresar, cediendo el dolor. Si no progresa, puede inflamarse la vesícula produciéndose una colecistitis aguda. • De forma precoz: elevación de la AST y la ALT. Después, presenta un patrón colestásico: elevación de la bilirrubina, la fosfatasa alcalina y la GGT. También puede aparecer ictericia, coluria o acolia por la obstrucción del flujo biliar.	
Diagnóstico	• Ecografía. • Colangiorresonancia: resonancia para visualizar la vía biliar.	
Tratamiento	**Paciente asintomático**	• No precisa tratamiento. • Cita al alta en consulta de gastroenterología infantil para el seguimiento.
	Paciente sintomático	• Analgesia y sueroterapia intravenosa. • Dieta absoluta hasta indicación por cirugía pediátrica/gastroenterología. • En todos los casos sintomáticos, realizar interconsulta a cirugía pediátrica para tratamiento quirúrgico (precoz o diferido). • La coledocolitiasis sintomática precisa realización de una CPRE precoz para la desobstrucción de la vía biliar (v. **Tabla 44-2**).
Complicaciones	• **Obstrucción** del flujo biliar. • **Infección de la vía biliar:** colangitis (fiebre y leucocitosis). • **Pancreatitis**: impactación del cálculo en el esfínter de Oddi. Si la pancreatitis es grave, realizar incluso una CPRE de emergencia para extraer el cálculo.	

3.3. Patología infecciosa de la vía biliar	
Colangitis o colecistitis: en ambas patologías, los pacientes presentan clínica y analítica similares. Se trata de un cuadro grave.	
Clínica	Fiebre + dolor en el hipocondrio derecho + náuseas/vómitos + ictericia (menos frecuente en la colecistitis aguda que en la colangitis).
Analítica	Leucocitosis + aumento de los reactantes de fase aguda + datos de colestasis.

3.3.1. Colangitis aguda	
Inflamación y/o infección bacteriana de los conductos hepáticos y del colédoco. Debe coexistir: obstrucción de los conductos biliares con aumento de presión interior + infección de la bilis por bacterias.	
Etiología	Mixta: microorganismos grampositivos y gramnegativos; las bacterias más frecuentes son *Klebsiella* spp. y *Escherichia coli*.
Clínica	**Tríada de Charcot:** fiebre + dolor abdominal en el hipocondrio derecho + ictericia. En casos graves, se observa hipotensión, confusión y desorientación.
Estudios complementarios	• **Analítica:** leucocitosis, elevación de la proteína C reactiva y de la procalcitonina. Pruebas de función hepática: elevación de la bilirrubina, la GGT, la fosfatasa alcalina y las transaminasas. • **Hemocultivo.** • **Pruebas de imagen:** anomalías en las vías biliares, como dilatación o visualización de cálculos.
Tratamiento	Antibioterapia empírica (Tabla 44-3).

Tabla 44-3. Antibioterapia empírica en la colecistitis o la colangitis

Infección adquirida en la comunidad leve o moderada	Cefotaxima (± metronidazol si existe anastomosis bilioentérica)
Infección grave, riesgo de bacterias multirresistentes, nosocomial o tras CPRE	Piperacilina-tazobactam o meropenem
Riesgo de enterococo resistente	A cualquiera de las opciones anteriores se debe asociar vancomicina si hay riesgo de enterococo resistente (nosocomial, sobre todo si se trata de una infección postoperatoria, exposición a cefalosporinas o antibióticos que seleccionan *Enterococcus* spp., pacientes inmunodeprimidos, trasplante hepático)
Duración	7-14 días o 4-7 días tras el control de la infección

CPRE: colangiopancreatografía retrógrada endoscópica.

3.3.2. Colecistitis

- Inflamación de la vesícula biliar originada por obstrucción de la salida de la bilis, normalmente por cálculos (litiásica), pero también alitiásica por infecciones sistémicas. Es una patología grave y urgente.
- Se trata de la complicación más frecuente de la litiasis vesicular.
- Las anomalías congénitas (estenosis de la vía biliar y quiste del colédoco), la hemólisis crónica y la obesidad son factores predisponentes por estasis u obstrucción aguda.

Clínica	Sospecha: • Fiebre. • Vómitos en el paciente con antecedente de litiasis (75 %) o sin ella. • Dolor abdominal inicialmente de tipo cólico y luego continuo. En la exploración física, el signo de Murphy es positivo.
Diagnóstico	• Ecografía: prueba inicial en todos los casos. • Colangiorresonancia: prueba de mayor sensibilidad para determinar la localización y causa de la obstrucción.

(Continúa)

3.3.2. Colecistitis (*cont.*)	
Tratamiento	• Antibioterapia de amplio espectro (v. Tabla 44-3). • Sintomático del dolor. • Interconsulta a cirugía pediátrica para valorar tratamiento quirúrgico urgente.
Complicaciones	• Empiema o gangrena vesicular. • Pancreatitis aguda.

4. IMÁGENES DIAGNÓSTICAS

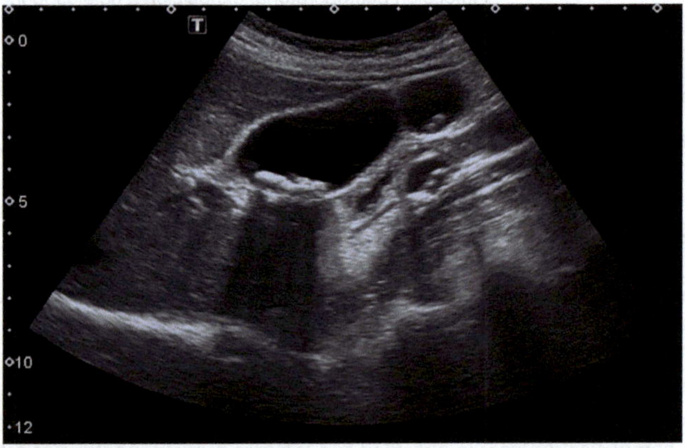

Figura 44-1. Ecografía hepática donde se visualiza la vesícula biliar con colelitiasis en una paciente de 15 años ingresada por cólico biliar recurrente que precisó colecistectomía de forma diferida.

BIBLIOGRAFÍA

Abu-El-Haija M, Kumar S, Quiros JA, Balakrishnan K, Barth B, Bitton S, et al. Management of acute pancreatitis in the pediatric population: A clinical report from the North American Society for Pediatric Gastroenterology, Hepatology and Nutrition Pancreas Committee. J Pediatr Gastroenterol Nutr. 2018;66(1):159-76.

Arnal IR, Andrade JR, Hally MM, Baviera LC, Tirado DG, Martín SH, et al. Actuación diagnóstica ante hipertransaminasemia en pediatría: Documento de consenso de la Sociedad Española de Gastroenterología, Hepatología y Nutrición Pediátrica (SEGHNP), la Asociación Española de Pediatría de Atención Primaria (AEPap) y la Sociedad Española de Pediatría de Atención Primaria (SEPEAP). An Pediatr (Engl Ed). 2022;96(5):448.e1-11.

Baron Barshak M. Antimicrobial approach to intra-abdominal infections in adults [Internet]. UpToDate [consultado 24/10/2022]. Disponible en: https://www.uptodate.com/contents/antimicrobial-approach-to-intra-abdominal-infections-in-adults

Caraballoso García VJ, Santana González-Chávez A, Abad Cerulia C, González Labrada JC, Cabrera Reyes J, Cruz DB. Guía práctica de colecistitis aguda en la edad pediátrica. Rev Cubana Pediatr. 2020;92(2):1-13.

De la Vega A, Frauca Remacha E. Síndrome colestásico. Actitud diagnóstico-terapéutica. Pediatr Integral. 2015;XIX(3):168-79.

Díaz Fernandez C, Ponce Dorrego MD. Colelitiasis. Pediatr Integral. 2015;XIX(3):214-23.

Ferrer González JP, Segarra Cantón Ó, Argüelles Martín F. Enfermedades del páncreas exocrino. Protoc Diagn Ter Pediatr. 2023;1:159-70.

Gomi H, Solomkin JS, Schlossberg D, Okamoto K, Takada T, Strasberg SM, et al. Tokyo Guidelines 2018: Antimicrobial therapy for acute cholangitis and cholecystitis. J Hepatobiliary Pancreat Sci. 2018;25(1):3-16.

González Jiménez D, Santos Rodríguez PM. Hipertransaminasemia en Pediatría. Bol Pediatr. 2013;53:137-45.

Martínez López C, Miranda Herrero C, Sánchez Sánchez C, Crespo Medina M. Pancreatitis aguda en la infancia. En: Manrique Martínez I, Saavedra Lozano J, Gómez Campderá JA, Álvarez Calatayud G. Guía de Tratamiento de las Enfermedades Infecciosas en Urgencias Pediátricas. 3ª edición. Madrid: Drug Farma; 2010; p. 433-40.

Pereda Pérez A, Negre Policarpo S. Hepatitis vírica. En: Manrique Martínez I, Saavedra Lozano J, Gómez Campderá JA, Álvarez Calatayud G. Guía de Tratamiento de las Enfermedades Infecciosas en Urgencias Pediátricas. 3ª edición. Madrid: Drug Farma; 2010; p. 446-54.

Solomkin JS, Mazuski JE, Bradley JS, Rodvold KA, Goldstein EJ, Baron EJ, et al. Diagnosis and management of complicated intra-abdominal infection in adults and children: Guidelines by the Surgical Infection Society and the Infectious Diseases Society of America. Clin Infect Dis. 2010;50(2):133-6.

Vollmer CM, Zakko SF, Afdhal NH. Treatment of acute calculous cholecystitis [Internet]. UpToDate [consultado 24/10/2022]. Disponible en: https://www.uptodate.com/contents/treatment-of-acute-calculous-cholecystitis

Enfermedad inflamatoria intestinal: abordaje inicial

45

M. Palacios Sánchez

PUNTOS CLAVE

- La enfermedad inflamatoria intestinal pediátrica incluye varias patologías (colitis ulcerosa, enfermedad de Crohn y colitis indeterminada) caracterizadas por la inflamación crónica de diferentes tramos del tubo digestivo, con períodos de actividad (brotes) y períodos de remisión.
- Existe un aumento progresivo de su incidencia en la edad pediátrica, y el 30 % de los casos de enfermedad inflamatoria intestinal se diagnostican en menores de 18 años.
- La enfermedad de Crohn puede afectar a cualquier segmento del tubo digestivo, mientras que la colitis ulcerosa se limita a la mucosa colónica.
- Su etiopatogenia es multifactorial, interaccionando factores genéticos y ambientales que originan la aparición de una respuesta anómala del sistema inmunitario.
- La sintomatología y la gravedad están determinadas por la extensión de la inflamación intestinal, la localización y el grado de actividad inflamatoria, y las manifestaciones extraintestinales asociadas a la enfermedad.
- El diagnóstico se basa en la anamnesis, la exploración física, los parámetros analíticos, el estudio de heces y la confirmación histológica con realización de endoscopia alta y baja.
- En los pacientes ingresados, el diagnóstico diferencial debe realizarse en muchas ocasiones con gastroenteritis enteroinvasivas. Algunos casos de enfermedad de Crohn pueden cursar con fiebre de origen desconocido con escasos síntomas gastrointestinales.
- Tras los estudios iniciales y ante la sospecha diagnóstica, el paciente debe ser valorado por gastroenterología infantil, que normalmente realizará una endoscopia para establecer el diagnóstico y pautará el tratamiento dirigido.

1. DIAGNÓSTICO

1.1. Estudios complementarios iniciales	
Analítica sanguínea	• Hemograma. • Reactantes de fase aguda: proteína C reactiva y velocidad de sedimentación globular. • Bioquímica: iones, función renal, perfil férrico, perfil hepático, albúmina y amilasa.
Estudios en heces	• Coprocultivo. • Virus enteropatógenos. • Parásitos en heces. • Toxina *Clostridium difficile*. • Sangre oculta en heces. • Calprotectina fecal.
Estudios inmunitarios	• Anticuerpos anti-*Saccharomyces cerevisiae* (ASCA). • Anticuerpo anticitoplasma del neutrófilo (ANCA).
Pruebas de imagen	• Ecografía de abdomen. • Enterografía por resonancia magnética. • Resonancia magnética pélvica: si existe sospecha de enfermedad perianal.
Colonoscopia y endoscopia	Endoscopia digestiva alta + colonoscopia.
Previamente al inicio del tratamiento con corticoides e inmunosupresores se recomienda realizar: • Determinación de la actividad de la tiopurina metiltransferasa. • Extracción de serologías (virus de las hepatitis B y C, virus de la inmunodeficiencia humana, citomegalovirus, virus de Epstein-Barr, virus de la varicela-zóster, rubéola, sarampión y parotiditis) para determinar el estado inmunitario y actualizar el estado vacunal previamente al inicio del tratamiento inmunosupresor. • Prueba de Mantoux o ensayo de liberación de interferón γ.	

2. TRATAMIENTO

2.1. Tipos de tratamiento	
• Los objetivos del tratamiento son tanto la remisión clínica, analítica y mucosa, como la recuperación y mantenimiento de un correcto estado nutricional que favorezca un adecuado crecimiento y desarrollo sexual. • Existen distintos tratamientos, con acciones antiinflamatorias (locales y sistémicas) e inmunosupresoras.	
Nutrición enteral exclusiva Tratamiento de inducción	**Indicación:** enfermedad de Crohn luminal, no en la colitis ulcerosa. • Fórmula polimérica. • Vía oral o sonda nasogástrica. • Duración: 6-8 semanas. • Mejoría del estado nutricional del paciente.
5-aminosalicilatos: mesalazina, sulfasalacina Tratamiento de inducción y mantenimiento	**Indicación:** colitis ulcerosa leve o moderada: vía oral o tópica (supositorios/espuma rectal), 1 dosis al día. **Mesalazina oral:** 60-80 mg/kg (máximo: 4,8 g/día). **Sulfasalacina oral:** 40-70 mg/kg (máximo: 4 g/día). **Rectal:** 25 mg/kg/día (máximo: 1 g).
Corticoides Tratamiento de inducción	**Indicación:** brotes leves y moderados de enfermedad de Crohn y colitis ulcerosa. **Glucocorticoides:** 1-1,5 mg/kg/día (máximo: 40 mg) en dosis única matutina. Por vía oral si los brotes son leves o moderados. Por vía intravenosa (i.v.) ante brotes graves o ausencia de respuesta al tratamiento por vía oral.
Inmunomoduladores • **Tiopurinas (azatioprina)** • **Metotrexato** Tratamiento de mantenimiento	**Indicación:** mantenimiento en la colitis ulcerosa y la enfermedad de Crohn moderadas o graves o corticodependencia. • **Azatioprina:** 2-3 mg/kg/día por vía oral (previo conocimiento de la actividad de la tiopurina metiltransferasa; previamente a 0,5 mg/kg/día), en dosis única matutina. • **Metotrexato por vía subcutánea:** 15 mg/m^2 (máximo: 25 mg/semana) una vez a la semana; tras la remisión, 10 mg/m^2 (máximo: 15 mg/semana).

(Continúa)

2.1. Tipos de tratamiento (*cont.*)	
Fármacos biológicos Tratamiento de inducción y mantenimiento	**Indicación:** enfermedad de Crohn y colitis ulcerosa graves o refractarias a otras terapias. • **Infliximab (antifactor de necrosis tumoral) i.v.:** inducción a dosis de 5 mg/kg/dosis (0-2-6 semanas); mantenimiento cada 8 semanas. • **Adalimumab (antifactor de necrosis tumoral) por vía subcutánea:** – >40 kg: inducción con 160-80-40 mg por vía subcutánea a las 0-2-4 semanas, posteriormente mantenimiento con 40 mg/2 semanas. – <40 kg: 80-40-20 mg a las 0-2-4 semanas, posteriormente mantenimiento con 20 mg/2 semanas. • **Vedolizumab i.v.:** uso compasivo en la colitis ulcerosa. • **Ustekinumab i.v.:** uso compasivo en la enfermedad de Crohn.

3. IMÁGENES DIAGNÓSTICAS

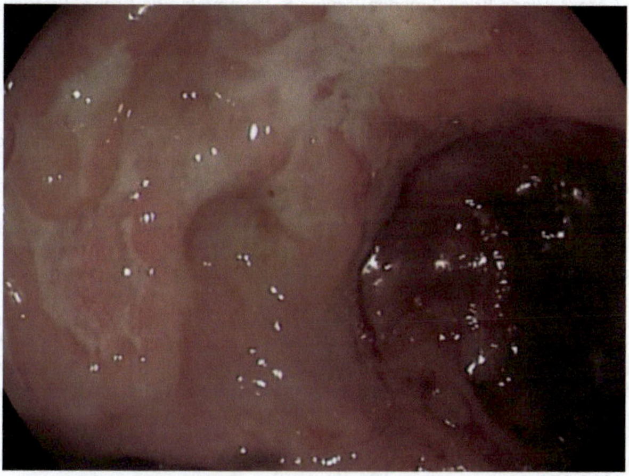

Figura 45-1. Imagen endoscópica de un varón de 14 años con enfermedad de Crohn con múltiples úlceras en el íleon terminal.

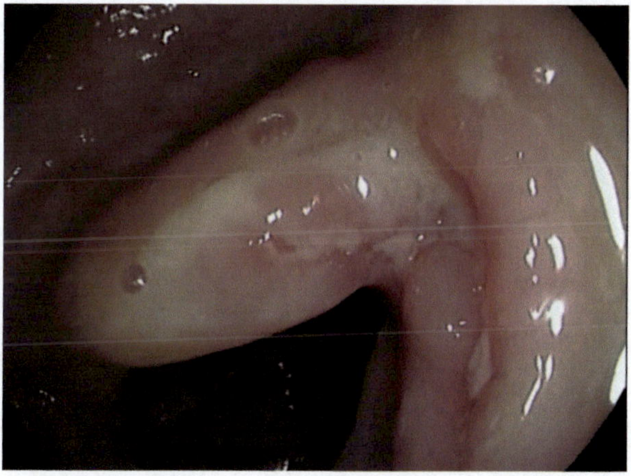

Figura 45-2. Imagen endoscópica del mismo paciente con múltiples úlceras en el ciego a nivel de la válvula ileocecal.

BIBLIOGRAFÍA

Martín de Carpi J, Viada Bris J, Jiménez Treviño S. Enfermedad de Crohn. Protoc Diagn Ter Pediatr. 2023;1:191-205.

Rodríguez Martínez A, Velasco Rodríguez-Belvís M, Navas López VM. Enfermedad inflamatoria intestinal: colitis ulcerosa y enfermedad inflamatoria intestinal no clasificada. Protoc Diagn Ter Pediatr. 2023;1:207-21.

Rodríguez Martínez A, Velasco Rodríguez-Belvis M, Navas López VM. Enfermedad inflamatoria intestinal: colitis ulcerosa y enfermedad inflamatoria intestinal no clasificada. En: Sociedad Española de Gastroenterología, Hepatología y Nutrición Pediátrica. Tratamiento en gastroenterología, hepatología y nutrición pediátrica. 5ª edición. Madrid: Ergon; 2021; p. 287-303.

Sánchez Sánchez C, Álvarez Calatayud G, Tolín Hernani MM. Manual práctico de enfermedad inflamatoria intestinal pediátrica. Madrid: Ergon; 2015.

Sánchez Sánchez C, Marín-Jiménez I, Tolín Hernani M, Morales Pérez JL. Enfermedad inflamatoria intestinal en Pediatría. Madrid: Ergon; 2013.

Turner D, Ruemmele FM, Orlasnski-Meyer E, Griffiths AM, Martin de Carpi J, Bronsky J, et al. Management of Paediatric Ulcerative Colitis, Part 1: Ambulatory Care An Evidence-based Guideline From European Crohn' and Colitis Organization and European Society of Paediatric Gastroenterology, Hepatology and Nutrition. J Pediatr Gastroenterol Nutr. 2018;67(2):257-91.

Van Rheenen PF, Aloi M, Assa A, Bronsky J, Escher JC, Fagerberg UL, et al. The Medical Management of Paediatric Crohn's Disease: an ECCO-ESPGHAN Guideline Update. J Crohns Colitis. 2021;171-94.

Cardiología y reumatología

VIII

Endocarditis infecciosa: diagnóstico y tratamiento

46

C. Álvarez Álvarez, B. Jiménez Montero, M. T. Viadero Ubierna, J. Garde Basas y N. Fernández Suárez

PUNTOS CLAVE

- La endocarditis infecciosa es una infección del tejido endocárdico de las válvulas cardíacas o de estructuras relacionadas, secundaria a una bacteriemia, durante la cual el microorganismo se adhiere a la superficie endotelial.
- Es una patología con un índice de mortalidad elevado.
- La etiología es fundamentalmente bacteriana, sobre todo por cocos grampositivos **(estafilococos y estreptococos)** y con menor frecuencia producida por hongos (*Candida* spp. o *Aspergillus* spp.). Los estreptococos del grupo *viridans* y *Staphylococcus aureus* son las causas más frecuentes.
- Las endocarditis infecciosas **agudas** son las más graves y suelen ser estafilocócicas, mientras que las **subagudas** son por lo general estreptocócicas.
- En pacientes con bacteriemia por *Staphylococcus aureus*, se debe realizar una ecocardiografía por la frecuencia de endocarditis infecciosa en este contexto.
- Las respuestas inmunológicas (glomerulonefritis, lesiones de Roth, lesiones de Janeway o nódulos de Osler) son mucho menos habituales en niños que en adultos.

1. DIAGNÓSTICO

- El **diagnóstico** se debe sustentar en el grado de sospecha clínica y, además, el paciente debe cumplir los criterios de Duke (**Anexo 46-1**).
- Un ecocardiograma normal no descarta el diagnóstico.

1.1. Sospecha clínica

La endocarditis infecciosa se debe sospechar principalmente en las situaciones indicadas a continuación.

(*Continúa*)

1.1. Sospecha clínica (*cont.*)	
Pacientes con fiebre y cardiopatía	Solo el 8-10% de las endocarditis se produce en niños sin cardiopatía estructural.
Pacientes con fiebre de origen desconocido	Fiebre prolongada de semanas o meses, con síntomas inespecíficos: anorexia, pérdida de peso, mialgias, artralgias (puede simular un cuadro reumatológico).
Otras situaciones de sospecha clínica	• Pacientes con fiebre y soplo de nueva aparición. • Fiebre y fenómenos embólicos. • Pacientes con factores de riesgo: inmunosupresión, ser portador de un catéter intravascular y haberse realizado procedimientos invasivos.

1.2. Estudios complementarios de imagen		
Ecocardiograma transtorácico y/o transesofágico	**Para diagnóstico**	• Prueba fundamental y de primera elección. Se debe tener en cuenta que un ecocardiograma transtorácico normal no descarta una endocarditis infecciosa (81-95 % de sensibilidad). • Si existe un alto grado de sospecha y un ecocardiograma negativo: – Repetir el ecocardiograma transtorácico a los 5-7 días o antes si se tiene sospecha o confirmación de infección por *Staphylococcus aureus*. – Valorar la realización de una ecocardiografía transesofágica.
	Para seguimiento	• Se utiliza para **monitorizar** la respuesta al tratamiento e identificar posibles complicaciones. • Realizar según **indicación de cardiología infantil**: normalmente, a las 2, 4, 6-8 semanas desde el inicio de la antibioterapia, además de cuando el especialista de cardiología lo considere necesario.

(*Continúa*)

1.2. Estudios complementarios de imagen (*cont.*)	
Tomografía por emisión de positrones con flúor-18-fluorodesoxiglucosa y tomografía computarizada (PET/TC con F18-FDG)	• **Indicaciones:** – Ante un diagnóstico dudoso (clasificación como endocarditis infecciosa posible). – Para la detección de complicaciones embólicas periféricas e infecciosas metastásicas. – Se podría usar para monitorizar la respuesta al tratamiento antimicrobiano. La actividad metabólica anómala es criterio de endocarditis infecciosa. **Válvula nativa:** baja sensibilidad (31 % en adultos), por lo que no excluye, pero la captación positiva apoya (especificidad: 98 %). **Válvula protésica:** la prueba tiene un rendimiento diagnóstico mayor (sensibilidad del 86 % en endocarditis infecciosa de la válvula protésica y del 93 % para endocarditis infecciosa peridispositivo cardíaco). En la válvula protésica, la ecocardiografía presenta menor sensibilidad. • **Condiciones:** requiere **dieta hipoglucemiante** 2 días antes, según las indicaciones de medicina nuclear.
Tomografía computarizada cardíaca	Indicaciones: • Sospecha alta de endocarditis infecciosa con ecografías normales o dudas diagnósticas (endocarditis infecciosa posible): para detectar defectos valvulares con el objetivo de confirmar el diagnóstico de endocarditis infecciosa. • Sospecha de complicaciones paravalvulares y ecocardiograma no concluyente.
Resonancia magnética cerebral	• Realizar de forma **sistemática** para detectar complicaciones cerebrales. • Es importante en casos como ausencia de síntomas y endocarditis no definida, pues añade un criterio de Duke menor si se detectan lesiones en la resonancia magnética cerebral.

1.3. Otros estudios complementarios

1.3.1. Estudios en sangre

Hemograma y velocidad de sedimentación globular	La velocidad de sedimentación globular suele estar elevada.
Bioquímica	Bioquímica básica (puede haber uremia), bilirrubina, perfil de hierro, proteína C reactiva y procalcitonina.
Hemocultivos (Tabla 46-1)	**Fundamentales para el diagnóstico.** Es muy importante realizar su extracción según las indicaciones de la tabla 46-1 antes de iniciar la antibioterapia.
Otros estudios microbiológicos	• **Serologías de «perfil endocarditis»,** que incluyen: *Coxiella burnetii, Bartonella* spp., *Mycoplasma pneumoniae, Brucella* spp. Repetir serologías a las 2-4 semanas. • Antígeno de *Legionella pneumophila* en orina. • **Diagnóstico molecular:** reacción en cadena de la polimerasa para determinación de ácido desoxirribonucleico bacteriano (*16s ARNr*) o fúngico (*18s ARNr*). **Indicaciones:** – Hemocultivo negativo. – Tratamiento antibiótico previo. – Sospecha de *Tropheryma whipplei, Bartonella* spp. u hongos (*Candida* spp., *Aspergillus* spp.). Se puede solicitar también en material quirúrgico.
Estudios inmunológicos	Se puede solicitar: • **Complemento:** posible hipocomplementemia. • **Anticuerpos anticitoplasmáticos:** posible elevación. • **Factor reumatoide:** elevación en el 25-50%. • **Inmunoglobulinas:** puede existir hipergammaglobulinemia, crioglobulinemia.

1.3.2. Otros estudios

Estudios en orina	**Elemental y sedimento:** puede aparecer hematuria microscópica o proteinuria.
Electrocardiograma	Para detectar arritmias o alteraciones sugestivas de pericarditis o miocarditis.

Tabla 46-1. Extracción de hemocultivos

Número de muestras	• Se recomienda extraer 3-5 hemocultivos (mínimo: 3) antes de iniciar el tratamiento • Se deben extraer de diferentes localizaciones anatómicas (distintas punciones) • No es necesaria su extracción durante un pico febril, porque la bacteriemia es continua
Tiempo de realización	• **Paciente estable:** extraer 3-5 hemocultivos a lo largo de las primeras 24 h • **Paciente con mal estado general:** extraer 2 o 3 hemocultivos en el curso de 1 hora y empezar tratamiento antibiótico empírico precoz
Método	• Preferible extracción de vía periférica frente a vía central • En condiciones de absoluta esterilidad: los antisépticos para la desinfección de la zona de venopunción requieren 1-2 min para ejercer su acción
Tipo de contenedor	• Contenedor de hemocultivo pediátrico: permite cultivo de aerobios y anaerobios • Contenedor no pediátrico: extraer muestra para aerobios y anaerobios en cada una de las 3-5 extracciones
Volumen	1-3 mL en lactantes y 5-7 mL en niños mayores
Hemocultivos de control	Repetir hemocultivos (× 3) a los 2-3 días de inicio del tratamiento antibiótico (para comprobar su eficacia), a la semana y también al mes del final del tratamiento
• Contactar con **microbiología** para transmitir la sospecha clínica • Hacer constar en el volante «sospecha de endocarditis», porque así se mantendrán los hemocultivos hasta 4 semanas incubando para aislar microorganismos de crecimiento lento	

1.3.3. Actitud diagnóstica en pacientes con endocarditis infecciosa y hemocultivos persistentemente negativos

Causas	• Antibioterapia previa. • Endocarditis *por Brucella* spp., *Bartonella* spp., *Legionella*, *Chlamydia* spp., *Coxiella burnetii*, hongos (*Aspergillus*). • Insuficiente volumen de sangre: secuestro en la vegetación del microorganismo. • Endocarditis derecha, por filtro pulmonar.

(*Continúa*)

1.3.3. Actitud diagnóstica en pacientes con endocarditis infecciosa y hemocultivos persistentemente negativos (*cont.*)	
Actitud para obtener el diagnóstico etiológico	• **Solicitar:** – Estudio molecular. – Serologías de endocarditis. – Antígeno de *Legionella* en orina. – Valorar la posibilidad de infección fúngica por *Aspergillus*. • Si no crece ningún microorganismo tras 2 días de incubación, extraer dos hemocultivos más, incluso si se ha iniciado la antibioterapia.

2. TRATAMIENTO

2.1. Conceptos generales

- Iniciar la **antibioterapia empírica** tras la recogida de hemocultivos.
- Contactar con el centro de referencia, con posibilidad de cirugía cardíaca, por si el paciente precisase traslado para una intervención quirúrgica.

2.2. Antibioterapia empírica de elección

	No alergias conocidas	Paciente alérgico a β-lactámicos
Endocarditis adquirida en la comunidad: • **En válvula nativa** • **En válvula protésica si ≥12 meses tras cirugía (estafilococos, estreptococos, *Bartonella*, grupo HACEK: géneros *Haemophilus, Actinobacillus, Cardiobacterium, Eikenella* y *Kingella*)**	Ampicilina + Cloxacilina + Gentamicina	Vancomicina + Gentamicina

(*Continúa*)

2.2. Antibioterapia empírica de elección (*cont.*)	
Endocarditis: • **En válvula protésica precoz temprana (<12 meses tras la cirugía)** • **En endocarditis nosocomial** • **No nosocomial asociada a asistencia sanitaria**	Vancomicina + Gentamicina + Rifampicina*
Dosis de antibióticos en la antibioterapia empírica	
• **Ampicilina por vía intravenosa (i.v.):** 200 mg/kg/día en 4-6 dosis; máximo: 12 g/día. • **Cloxacilina i.v.:** 200 mg/kg/día en 4-6 dosis; máximo: 12 g/día. • **Gentamicina i.v.:** 3 mg/kg/día en 1 dosis; máximo: 240 mg/día. • **Vancomicina i.v.:** 40-60 mg/kg/día en 3-4 dosis; máximo: 2-4 g/día. • **Rifampicina por vía oral o i.v.:** 20 mg/kg/día en 3 dosis; máximo: 600-900 mg/día.	
*La rifampicina solo está recomendada para la enfermedad por válvula protésica y debe iniciarse 3-5 días después de la vancomicina, según la recomendación de algunos expertos.	

2.3. Antibioterapia dirigida
El tratamiento antibiótico se realizará de forma dirigida tras la identificación del microorganismo causal.

2.3.1. Estreptococos orales y digestivos		
Sensibilidades (concentración mínima inhibidora [CMI])	**Antibioterapia de elección**	**Alergia a β-lactámicos**
Sensibles a penicilina (CMI ≤0,125 mg/L)	Penicilina G sódica i.v.: 200.000 UI/kg/día cada 4-6 horas o Ampicilina i.v.: 200 mg/kg/día cada 4-6 horas o Ceftriaxona i.v.: 100 mg/kg/día cada 24 horas. Duración: válvula nativa, 4 semanas. Endocarditis por válvula protésica (EVP), 6 semanas.	**Vancomicina i.v.:** 40 mg/kg/día cada 8 horas. Duración: válvula nativa, 4 semanas; válvula protésica, 6 semanas.
Sensibles a la exposición incrementada a penicilina (CMI 0,250-2 mg/L)	Penicilina G sódica i.v.: 300.000 UI/kg/día cada 4-6 horas o Ampicilina i.v.: 300 mg/kg/día cada 4-6 horas o Ceftriaxona i.v. cada 24 horas (válvula nativa, 4 semanas; válvula protésica, 6 semanas) + Gentamicina i.v.: 3 mg/kg/día en 1 dosis, 2 semanas.	**Vancomicina i.v.** (válvula nativa, 4 semanas; válvula protésica, 6 semanas) + Gentamicina i.v. 2 semanas si válvula protésica.

(*Continúa*)

2.3.1. Estreptococos orales y digestivos (*cont.*)		
Sensibilidades (concentración mínima inhibidora [CMI])	**Antibioterapia de elección**	**Alergia a β-lactámicos**
Resistentes a penicilina (CMI >2 mg/L)	• Penicilina G sódica i.v.: 300.000 UI/kg/día cada 4-6 horas o Ampicilina i.v.: 300 mg/kg/día cada 4-6 horas. Añadir a cualquiera de las 2 anteriores elegidas + gentamicina i.v.: 3 mg/kg/día cada 24 horas, 4-6 semanas. • Alternativas (si sensible): – Vancomicina i.v.: 40 mg/kg/día cada 8 horas, 4-6 semanas + gentamicina i.v.: 3 mg/kg/día cada 24 horas, 2 semanas, si válvula protésica. – Ceftriaxona i.v.: 100 mg/kg/día cada 24 horas, 4-6 semanas + gentamicina i.v., 2 semanas.	**Vancomicina i.v.** (válvula nativa, 4 semanas; válvula protésica, 6 semanas) + Gentamicina i.v. 2 semanas si válvula protésica.

2.3.2. Especies de *Staphylococcus*		
Sensibilidades	**Antibioterapia de elección**	**Alergia a β-lactámicos**
Sensibles a meticilina	Cloxacilina[1] i.v.: 200 mg/kg/día cada 4-6 horas o Cefazolina[1] i.v.: 100 mg/kg/día cada 8 horas durante 4-6 semanas.	Si no anafilaxia a penicilina: cefazolina[1] i.v. durante 4-6 semanas. Alternativa: vancomicina[1] i.v. o daptomicina[2] i.v. durante 4-6 semanas.
Resistentes a meticilina	Vancomicina[1] i.v. 40-60 mg/kg/día cada 8 horas durante 4-6 semanas. Alternativa: daptomicina[2] i.v.	
Si la CMI de vancomicina ≥1,5 mg/L o hay resistencia a vancomicina	Daptomicina[2] i.v. durante 4-6 semanas a las siguientes dosis: • 1-6 años: 12 mg/kg i.v. cada 24 horas. • 7-11 años: 9 mg/kg i.v. cada 24 horas. • >11 años 7-12 mg/kg i.v. cada 24 horas. • Adultos: 10 mg/kg/día i.v. cada 24 horas.	

[1] **Paciente con válvula protésica:** añadir rifampicina y gentamicina al tratamiento anterior. La rifampicina se añadirá a los 3-5 días de iniciada la antibioterapia y se mantendrá, al igual que dicha antibioterapia, al menos durante 6 semanas. La gentamicina i.v. se añadirá desde el inicio y se mantendrá durante 2 semanas. Dosis de rifampicina: 20 mg/kg/día cada 8 horas i.v. o v.o.; máximo: 600-900 mg/día.

[2] **Si se utiliza daptomicina:** combinar con ceftarolina 30-45 mg/kg/día cada 8 horas i.v. o con fosfomicina 200-400 mg/kg/día cada 6-8 horas i.v. para aumentar la actividad y evitar el desarrollo de resistencia a la daptomicina. En caso de válvula protésica, en lugar de ceftarolina o fosfomicina, combinar con gentamicina (2 semanas) y rifampicina (6 semanas).

2.3.3. Especies de *Enterococcus*

Sensibilidades	Antibioterapia de elección	Alergia a β-lactámicos
Enterococcus faecalis cepa sensible a ampicilina y gentamicina	**Ampicilina i.v.** 300 mg/kg/día cada 4-6 horas durante 4-6 semanas (si hay válvula protésica o si los síntomas duran más de 3 meses: el tratamiento será de 6 semanas). **+ Gentamicina i.v.** 3 mg/kg/día en 1 dosis durante 2 semanas.	Vancomicina i.v. durante 4-6 semanas + gentamicina i.v. durante 2 semanas.
Enterococcus faecalis sensible a ampicilina resistente a gentamicina	Ampicilina i.v. + ceftriaxona i.v. durante 6 semanas.	
Enterococcus faecium	• Suelen ser resistentes a los β-lactámicos. Interconsulta a infectología pediátrica. • Si sensible: vancomicina i.v. durante 6 semanas + gentamicina i.v. durante 2 semanas.	

2.3.4. Bacterias gramnegativas del grupo HACEK

Elección	Ceftriaxona i.v. **Duración:** válvula nativa, 4 semanas; válvula protésica, 6 semanas.
Alternativa (si es sensible)	Ampicilina i.v. durante 4-6 semanas + gentamicina i.v. durante 2 semanas.

2.4. Duración de la antibioterapia

- Individualizar la duración **en función del microorganismo causal** y de si la válvula es nativa o protésica (aproximadamente, 4-8 semanas desde el primer hemocultivo negativo).
- El primer día de hemocultivo negativo equivale al primer día de tratamiento.

	Válvula nativa	**Válvula protésica**
Streptococcus **sensible y relativamente resistente**	4 semanas.	6 semanas.
Staphylococcus **spp. sensible a meticilina**	4-6 semanas.	Al menos 6 semanas.
Staphylococcus **spp. resistente a meticilina**	4-6 semanas.	Al menos 6 semanas.
Enterococcus **spp.**	4-6 semanas.	6 semanas.
Enterococcus **spp. tratado con vancomicina**	6 semanas.	6 semanas.
Grupo HACEK	4 semanas.	6 semanas.
Hemocultivo negativo	4-6 semanas.	6 semanas.

2.5. Tratamiento quirúrgico: principales indicaciones

Fiebre y hemocultivos persistentemente positivos	Indicación: si persisten los hemocultivos positivos a los 7-10 días (incluso valorar a los 3 días) y **cuando se hayan excluido otras causas**.
Signos de infección localmente incontrolada	Absceso, seudoaneurisma, fístula, vegetación grande, etc.
Infección por microorganismos con poca probabilidad de control mediante terapia antimicrobiana	• Endocarditis infecciosa fúngica, microorganismos multirresistentes. • Infecciones raras causadas por bacterias gramnegativas.

(*Continúa*)

2.5. Tratamiento quirúrgico: principales indicaciones (*cont.*)	
Endocarditis aórtica o mitral	• Con insuficiencia u obstrucción grave que causen síntomas de insuficiencia cardíaca. • Con vegetaciones persistentes > 10 mm después de al menos un episodio embólico, a pesar del tratamiento antibiótico adecuado.

3. EVOLUCIÓN HABITUAL FRENTE A FRACASO TERAPÉUTICO

- **Evolución normal.** Fiebre: generalmente, la temperatura se normaliza en los primeros 7-10 días de tratamiento; incluso en la mayoría de los casos, se objetiva apirexia a los 3-5 días de antibioterapia adecuada (7 días si se trata de *Staphylococcus aureus*).
- **Infección persistente/sospecha de fracaso terapéutico:**
  - Fiebre y hemocultivos positivos persistentes tras 7-10 días de antibiótico (indicación de cirugía).
  - **Causas de fiebre persistente:**
    - Terapia antibiótica inadecuada.
    - Microorganismos resistentes.
    - Vías infectadas.
    - Infección localmente incontrolada.
    - Complicaciones embólicas.
    - Infección de localización extracardíaca: abscesos esplénicos, vertebrales, cerebrales o renales.
    - Reacción adversa a antibióticos.
  - **Actuación:**
    - Sustituir las vías venosas.
    - Repetir las determinaciones de laboratorio, los hemocultivos, la ecocardiografía.
    - Buscar el foco de infección intracardíaco o extracardíaco. Ecocardiografía transesofágica o TAC.
    - Valorar realizar cirugía.

4. COMPLICACIONES: TIPOS

- **Embolia:**
  - Por migración de émbolos desde las vegetaciones cardíacas. Las localizaciones más frecuentes son: cerebro y bazo (endocarditis izquierda) y pulmones (endocarditis derecha). Otros sitios: sistema nervioso central, hígado, intestino, riñón, bazo y hueso (osteomielitis).
  - El máximo riesgo se sitúa en las primeras 2 semanas.
  - Clínica: pueden ser silentes y los pacientes ser asintomáticos.
  - La presentación clínica de embolias cerebrales puede ser: accidente cerebrovascular isquémico y signos focales.
  - Tratamiento: los fármacos antitrombóticos no tienen ningún papel.
- **Complicaciones esplénicas. Síntomas:** fiebre persistente o recurrente, bacteriemia, dolor abdominal.
- **Complicaciones cardíacas:** insuficiencia cardíaca, arritmias, miocarditis (solicitar resonancia magnética cardíaca) o pericarditis.
- **Complicaciones renales. Insuficiencia renal aguda:** glomerulonefritis vasculítica e inmunocomplejos, infarto renal por émbolos sépticos, toxicidad antibiótica (se deben administrar los aminoglucósidos una vez al día para minimizar la toxicidad).
- **Manifestaciones osteomusculares:**
  - Puede simular enfermedad reumatológica y retrasar el diagnóstico (artralgias, mialgias, etc.).
  - Puede haber anticuerpos anticitoplasma de neutrófilos positivos inducidos por la infección.
  - La endocarditis infecciosa puede complicar o estar complicada por una osteomielitis piógena.
- **Otras:**
  - Aneurismas infecciosos.
  - Complicaciones inmunomediadas.

5. CLASIFICACIÓN DE LAS RECURRENCIAS

Según el tiempo transcurrido respecto a la endocarditis previa, las recurrencias se clasifican en reinfección o recaída.

- **Reinfección:** si la recurrencia se produce >6 meses desde el primer episodio.
- **Recaída:** si la recurrencia se observa <6 meses desde el primer episodio, recaída por la misma especie.

6. INDICACIONES Y SEGUIMIENTO AL ALTA DE HOSPITALIZACIÓN

- Insistir al paciente en que debe realizar una correcta higiene dental.
- Si existen antecedentes de endocarditis, realizar profilaxis ante situaciones de riesgo como procedimientos con manipulación de mucosas, como extracciones dentales, procedimientos de cirugía oral y procedimientos dentales que requieren manipulación de la región gingival o periapical de los dientes o la perforación de la mucosa oral. Considerar en procedimientos invasivos diagnóstico-terapéuticos del aparato respiratorio, gastrointestinal, de la piel o musculoesquelético. Revisar las indicaciones según los protocolos específicos.
- Informar a la familia sobre la contraindicación de realizar *piercings* y tatuajes.
- Solicitar un hemocultivo de control al mes de finalizar el tratamiento.
- El seguimiento se hará en la consulta de cardiología pediátrica.

7. IMÁGENES DIAGNÓSTICAS

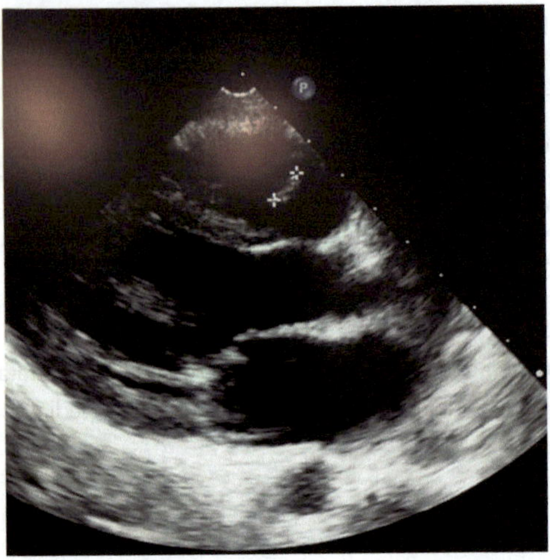

Figura 46-1. Ecocardiograma: imagen pediculada de 8 mm en la pared lateral del ventrículo derecho compatible con una verruga en una paciente de 6 años con endocarditis infecciosa por *Streptococcus mitis*.

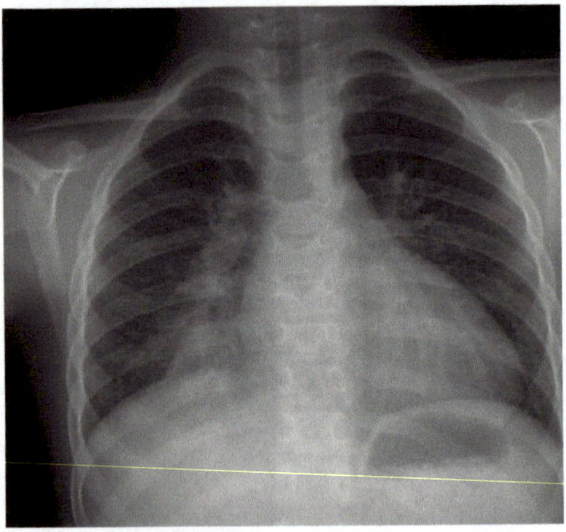

Figura 46-2. Radiografía de tórax posteroanterior: émbolos sépticos pulmonares en el pulmón derecho en la misma paciente de la **figura 46-1**.

BIBLIOGRAFÍA

Aboza García M, García Ascaso MT, Goycochea Valdivia WA. Miocarditis, endocarditis y pericarditis infecciosa. Protoc Diagn Ter Pediatr. 2023;2:329-345. Disponible en: https://www.aeped.es/documentos/protocolos-infectologia-pediatrica

Baltimore RS, Gewitz M, Baddour LM, Beerman LB, Jackson MA, Lockhart PB, et al.; American Heart Association Rheumatic Fever, Endocarditis, and Kawasaki Disease Committee of the Council on Cardiovascular Disease in the Young and the Council on Cardiovascular and Stroke Nursing. Infective endocarditis in childhood: 2015 Update: A scientific statement from the American Heart Association. Circulation. 2015;132(15):1487-515.

Calzada-Hernández J, García García JJ. Infecciones endovasculares, endocarditis y otras infecciones cardíacas. En: Sociedad Española de Infectología Pediátrica. Infectología Pediátrica Avanzada. Abordaje Práctico. Madrid: Editorial Médica Panamericana; 2014; p. 145-55.

Delgado V, Ajmone Marsan N, De Waha S, Bonaros N, Brida M, Burri H, et al.; ESC Scientific Document Group. 2023 ESC Guidelines for the management of Endocarditis. Eur Heart J. 2023;44(39):3948-404.

Fowler VG, Durack DT, Selton-Suty C, Athan E, Bayer AS, Chamis AL, et al. The 2023 Duke-ISCVID criteria for infective endocarditis: Updating the modified Duke criteria. Clin Infect Dis. 2023;77(4):518-26.

Habib G, Lancellotti P, Antunes MJ, Bongiorni MG, Casalta JP, Zoltti F, et al. Guía ESC 2015 sobre el tratamiento de la endocarditis infecciosa. Rev Esp Cardiol. 2016;69(1):7-10.

O´Brion S. Infective endocarditis in children [Internet] UpToDate. 2022 [consultado 12/2022]. Disponible en: http://www.uptodate.com/

Pérez-Lescure Picarzo J, Crespo Marcos D, Centeno Malfaz F; Grupo de Cardiología Clínica de la Sociedad Española de Cardiología Pediátrica y Cardiopatías Congénitas. Guía clínica para la prevención de la endocarditis infecciosa. An Pediatr (Barc). 2014;80(3):187.e1-5.

Sociedad Española de Infectología Pediátrica (SEIP) [sede web] 2021. SEIP Dosis de antibióticos [consultado 12/2022]. Disponible en: https://www.seipweb.es/wp-content/uploads/2021/03/Tabla-dosis-antibioticos-pediatria.-v.1.0.pdf

Unidad de Patología Infecciosa e Inmunodeficiencias de Pediatría [sede web]. Endocarditis infecciosa en pediatría. Protocolo de actuación UPIIP. Barcelona: Hospital Universitario Vall d'Hebron; 2016 [consultado 12/2022]. Disponible en: https://www.upiip.com/sites/upiip.com/files/Protocol_Endocarditis.pdf

ANEXO

Enfermedad de Kawasaki

47

M. J. Caldeiro Díaz, M. T. Viadero Ubierna, C. Santos Llorente, J. Garde Basas, N. Fernández Suárez y C. Álvarez Álvarez

PUNTOS CLAVE

- La enfermedad de Kawasaki es una **vasculitis aguda autolimitada** que afecta a vasos de **pequeño y mediano** calibre. Es la causa más frecuente de enfermedad cardíaca adquirida en niños y la segunda causa de vasculitis en la edad pediátrica tras la púrpura de Schönlein-Henoch.
- Se sospecha un origen o desencadenante **infeccioso**, aunque actualmente la causa es desconocida.
- Es más prevalente en la **población asiática**, especialmente en Japón; en Europa, su prevalencia se sitúa en 5,4-15 casos/100.000 en niños menores de 5 años. Se ha observado una mayor incidencia en los meses de invierno y primavera.
- Más del 80 % de los casos se producen en niños menores de 5 años, con máxima incidencia a los 18-24 meses. Fuera de este rango de edad, son más frecuentes las formas incompletas, lo cual aumenta el riesgo de diagnóstico tardío y de complicaciones. En niños menores de 6 meses, la fiebre prolongada asociada a irritabilidad puede ser una forma de presentación.
- El diagnóstico se realiza si el paciente cumple una serie de criterios clínicos, y en las formas incompletas, además, si cumple criterios analíticos.
- El tratamiento se seleccionará en función del riesgo de no respuesta a la gammaglobulina y de la gravedad de la enfermedad.
- Hasta el 25 % de los pacientes que no reciban tratamiento desarrollarán **aneurismas coronarios**. El riesgo disminuye al 4-5 % en los pacientes que reciben inmunoglobulinas intravenosas (IGIV) a dosis altas, por un mecanismo aún desconocido.

1. DIAGNÓSTICO

1.1. Consideraciones generales

- El diagnóstico de enfermedad de Kawasaki se fundamenta en los criterios clínicos y analíticos que indican inflamación.
- Un ecocardiograma alterado con **aneurismas coronarios** confirma el diagnóstico, aunque su ausencia no lo descarta porque, cuando aparecen, lo hacen tardíamente.
- El diagnóstico y el tratamiento precoz de la enfermedad de Kawasaki disminuyen el riesgo de desarrollar complicaciones coronarias, que asciende al 5-20 % en los casos que no reciben tratamiento adecuado.

1.2. Diagnóstico de enfermedad de Kawasaki completa: criterios clínicos

Debe cumplir uno de los siguientes (A, B o C)	A. Fiebre ≥5 **días** + ≥4 **criterios** clínicos (Tabla 47-1). B. Fiebre **4 días** + ≥4 **criterios** clínicos (v. Tabla 47-1) (suele ser uno de ellos afectación de manos y pies). C. Presencia de **aneurismas coronarios** y/o en otros territorios, aunque no cumpla criterios clínicos de enfermedad de Kawasaki completa.

- Se considera fiebre si la **temperatura ≥37,5 °C**.
- Se considera día 1 de la evolución de la enfermedad el primer día que presenta fiebre, aunque no sea completo.
- Los criterios clínicos deben estar presentes al menos una vez a lo largo del proceso, pero no es necesario que estén presentes al mismo tiempo.

1.3. Diagnóstico de enfermedad de Kawasaki incompleta

Debe **sospecharse** (Fig. 47-1)	• Pacientes de cualquier edad **con fiebre durante 5 o más días sin otra explicación que presenten dos o tres criterios clínicos.** • Lactantes **≤6 meses con fiebre de 7 o más días**, aunque no tengan ningún criterio clínico.

Las formas incompletas de enfermedad de Kawasaki son más frecuentes en los pacientes de menor edad.

Tabla 47-1. Criterios clínicos de la enfermedad de Kawasaki

Criterio principal	Descripción
Alteración de labios y/o mucosa oral	• Labios: eritema, fisuras, sangrado. Lengua aframbuesada con papilas prominentes • Eritema de mucosa oral o faríngea • Los exudados y ulceraciones no son habituales
Inyección conjuntival bulbar no supurativa	• Deja libre el limbo corneal • Posible hemorragia subconjuntival y queratitis punteada • La secreción conjuntival no es habitual
Exantema maculopapular, eritrodermia difusa. Puede ser urticariforme o micropustuloso	• Se acentúa en la región perineal con descamación precoz • Vesículas/bullas, petequias y costras no son habituales
Eritema y edema de manos y pies (fase aguda)/ descamación periungueal (fase subaguda)	La induración puede ser dolorosa
Linfadenopatía cervical (> 1,5 cm), generalmente unilateral	• Puede asociar edema retrofaríngeo o parafaríngeo • Las adenopatías bilaterales y generalizadas no son habituales

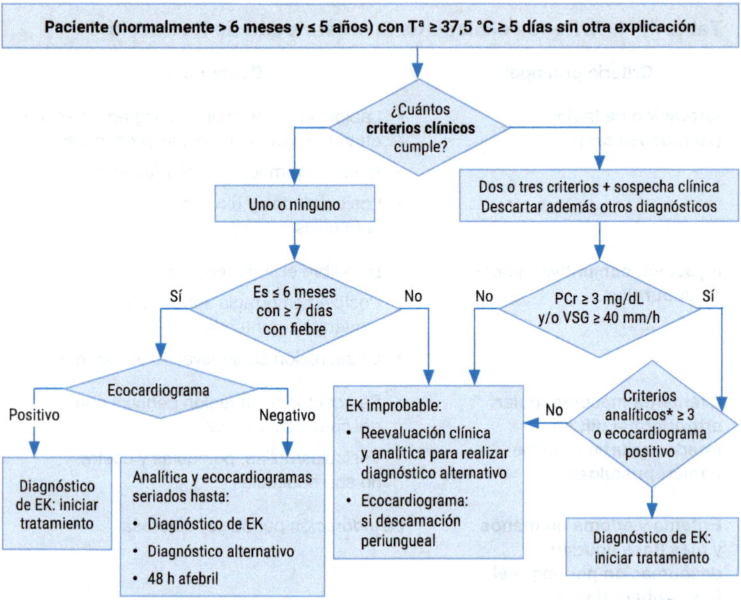

Figura 47-1. Algoritmo diagnóstico de la enfermedad de Kawasaki incompleta.
*Criterios analíticos: anemia (≥–2 DE de hemoglobina según la edad): ver valores de hemoglobina en el **anexo 47-1**; plaquetas: ≥450.000 tras 7° día de fiebre; albúmina: ≤3 g/dL; ALT elevada; leucocitos: ≥15.000/mm³; orina: ≥10 leucocitos/campo.
Modificado de: McCrindle BW, Rowley AH, Newburger JW, Burns JC, Bolger AF, Gewitz M, et al. Diagnosis, treatment, and long-term management of Kawasaki disease: A scientific statement for health professionals from the American Heart Association. Circulation. 2017;135(17):e927-99.
ALT: alanina-aminotransferasa; DE: desviación estándar; EK: enfermedad de Kawasaki; PCr: proteína C reactiva; Tª: temperatura; VSG: velocidad de sedimentación globular.

1.4. Ecocardiograma

Se considera ecocardiograma positivo la presencia de:

- Arteria coronaria descendente anterior o arteria coronaria derecha con un *Z-score* ≥2,5 desviaciones estándar (DE).
- Aneurismas coronarios.
- Otros datos sugestivos (≥3 de los siguientes): disfunción del ventrículo izquierdo, insuficiencia mitral, derrame pericárdico o arteria coronaria descendente anterior/arteria coronaria derecha con un *Z-score* de 2 a 2,5 DE (ectasia).

2. ESTUDIOS COMPLEMENTARIOS INDICADOS ANTE SOSPECHA DE ENFERMEDAD DE KAWASAKI

2.1. Estudios de laboratorio	
Sangre	• Hemograma y velocidad de sedimentación globular (VSG). • Bioquímica: iones, función renal, alanina-aminotransferasa, aspartato-aminotransferasa, γ-glutamiltransferasa, bilirrubina, albúmina, perfil lipídico. • Proteína C reactiva (PCr), procalcitonina. • Péptido natriurético cerebral tipo B N-terminal (NT-ProBNP).
Orina	Sedimento para valorar la existencia de piuria estéril.
Estudios microbiológicos	• Hemocultivo. • Urocultivo. • Lavado nasofaríngeo (virus respiratorios, adenovirus) y frotis faríngeo (antígeno y cultivo de *Streptococcus pyogenes*). • Serologías: SARS-CoV-2 (coronavirus tipo 2 causante del síndrome respiratorio agudo severo), citomegalovirus, virus de Epstein-Barr, *Toxoplasma, Mycoplasma, Rickettsia,* parvovirus, virus del herpes. Si el calendario vacunal del paciente está incompleto, añadir rubéola y sarampión. Valorar descartar *Leptospira* si el ambiente epidemiológico es compatible.
Prueba de Mantoux/ensayo de liberación de interferón γ (IGRA)	• Por la posibilidad de necesitar tratamiento con corticoides a altas dosis/biológicos/ inmunosupresores. • Nunca demorar el tratamiento indicado por el resultado de estas pruebas.
Inmunología	Inmunoglobulinas G, M y A para valorar el estado inmunológico basal previo a la administración de tratamiento, puesto que se invalida su resultado tras la infusión de gammaglobulinas.

2.2. Otros estudios	
Electrocardiografía	Buscar datos de afectación miocárdica, pericárdica y/o coronaria.
Ecocardiografía	La afectación cardíaca típica es en las arterias coronarias, pero puede afectar a todas las estructuras del corazón, sobre todo en la fase aguda (tejido miocárdico/endocárdico/pericárdico: miocarditis, pericarditis, valvulitis, etc.).
Ecografía abdominal	Hidrops vesicular, ascitis, etc.

3. DIAGNÓSTICO DIFERENCIAL

3.1. Patologías con las que se precisa establecer el diagnóstico diferencial	
• Deben tenerse en cuenta otras entidades con clínica similar, porque los criterios clínicos que se usan no son específicos de la enfermedad de Kawasaki. • La presencia de conjuntivitis exudativa, faringitis con exudados, úlceras bucales, esplenomegalia y exantema vesiculobulloso o petequial debe hacer replantear el diagnóstico de enfermedad de Kawasaki.	
Virus	• El aislamiento de virus (virus respiratorio sincitial, metaneumovirus, gripe, etc.) no debe excluir el diagnóstico, si el paciente cumple los criterios. • El diagnóstico diferencial con la infección por **adenovirus** en ocasiones puede resultar complejo, puesto que clínicamente es muy parecido a la enfermedad de Kawasaki. Lo más específico de este virus es la presencia de exudados en la faringe y la secreción conjuntival. Es poco probable que los pacientes con adenovirus en el frotis faríngeo y esta clínica presenten enfermedad de Kawasaki (sin descartarla completamente).
Bacterias	En los pacientes con aislamiento de *Streptococcus pyogenes* en el frotis faríngeo y clínica compatible, que no respondan al tratamiento antibiótico adecuado en 24-48 horas, debe descartarse enfermedad de Kawasaki.

(Continúa)

3.1. Patologías con las que se precisa establecer el diagnóstico diferencial (*cont.*)	
Otras	• Existen otras patologías que pueden cumplir también un único criterio clínico o bien tener alteraciones analíticas de enfermedad de Kawasaki, como la artritis idiopática juvenil, la poliarteritis nodosa o la infección por adenovirus, entre otras. • Es importante descartar, o al menos sospechar, estas patologías antes de establecer el diagnóstico de enfermedad de Kawasaki.

4. TRATAMIENTO (Anexo 47-2)

4.1. Tratamiento en caso de diagnóstico precoz (≤10 días)	
Momento de inicio del tratamiento	• El tratamiento debe iniciarse entre **el 4° y 10° días** desde el debut. • Su inicio antes del 4° día está relacionado con mayor riesgo de resistencia al tratamiento. • Si el diagnóstico se realiza dentro de los primeros 10 días de evolución de la enfermedad, pero el paciente ya se encuentra afebril, se actuará como en el caso de diagnóstico tardío (v. apartado «Tratamiento en caso de diagnóstico tardío [>10 días]»).
Antes de comenzar el tratamiento se debe establecer el riesgo	A. **Riesgo de no respuesta a IGIV.** Para establecer el riesgo de no respuesta se utilizarán dos escalas: • **Kobayashi Score:** validado en población japonesa para estratificar este riesgo, pero con menos sensibilidad en nuestro medio (Tabla 47-2) • Criterios del Consenso nacional sobre el diagnóstico, tratamiento y seguimiento cardiológico de la enfermedad de Kawasaki según los resultados del estudio nacional KAWA-RACE (Tabla 47-3). Se considera **alto riesgo de no respuesta a IGIV** (por tanto, alto riesgo de aneurismas coronarios): puntuación en la Kobayashi Score ≥5 puntos y/o al menos un criterio del Consenso nacional.

(*Continúa*)

4.1. Tratamiento en caso de diagnóstico precoz (≤10 días) (*cont.*)	
Antes de comenzar el tratamiento se debe establecer el riesgo	**B. Gravedad de la enfermedad.** Se considera enfermedad grave al menos uno de los siguientes: • *Shock*. • <12 meses + dos criterios de alto riesgo del Consenso nacional. • Presencia de aneurismas coronarios u otras alteraciones cardíacas: miocarditis, derrame pericárdico o insuficiencia mitral, al menos moderados. • Enfermedad de Kawasaki recidivante con lesiones coronarias previas. Estos parámetros, al igual que los criterios clínicos, deben estar presentes en algún momento de la evolución, no siendo obligatorio que se manifiesten todos a la vez.
Tras establecer el riesgo de no respuesta y gravedad, existen tres posibles escenarios: • Bajo riesgo de no respuesta a IGIV. • Alto riesgo de no respuesta a IGIV. • Enfermedad grave.	

4.1.1. Elección de la pauta terapéutica en función del riesgo y la gravedad	
El tratamiento será diferente según los escenarios previos:	
***Score* de bajo riesgo**	IGIV (2 g/kg) + ácido acetilsalicílico (AAS) (30-50 mg/kg/día cada 6 horas por vía oral [v.o.]).
***Score* de alto riesgo**	IGIV (2 g/kg) + AAS (30-50 mg/kg/día cada 6 horas v.o.) + metilprednisolona por vía intravenosa (i.v.) (2 mg/kg/día cada 8 horas) (pauta A).
Enfermedad de Kawasaki grave	IGIV (2 g/kg) + AAS (30-50 mg/kg/día cada 6 horas v.o.) + metilprednisolona i.v. en megabolos (pauta B).

Tabla 47-2. Kobayashi Score

Alto riesgo: ≥5 puntos	
Parámetro	**Puntuación**
Edad ≤12 meses	1
Proteína C reactiva ≥10 mg/dL	1
Plaquetas ≤300.000/mm³	1
Aspartato-aminotransferasa ≥100 U/L	2
Na⁺ plasmático ≤133 mEq/L	2
Neutrófilos ≥80 %	2
Enfermedad/fiebre al diagnóstico ≤4 días	2

Tabla 47-3. Consenso nacional

Se considera alto riesgo: un criterio de consenso nacional

Al menos uno de los siguientes:

- <12 meses
- Aumento importante de RFA: PCr ≥9 mg/dL, VSG ≥80 mm/h y/o plaquetas ≥900.000/mm³
- Disfunción hepática: aumento GOT y/o GPT × 2 y/o bilirrubina directa >1 mg/dL
- Albúmina ≤2,5 mg/dL
- Descenso de hemoglobina >2 g/dL del límite inferior para la edad
- Na⁺ plasmático ≤133 mEq/L

GOT: aspartato-aminotransferasa; GPT: alanina-aminotransferasa; NA+: ion sodio; PCr: proteína C reactiva; RFA: reactantes de fase aguda; VSG: velocidad de sedimentación globular.

4.2. Tratamiento en caso de diagnóstico tardío (>10 días)	
No administrar tratamiento completo	En caso de fiebre resuelta, normalidad de los reactantes de fase aguda (PCr <3 mg/dL y VSG <40 mm/hora) y ecocardiografía normal. En estos casos, es **importante** pautar AAS a dosis antiagregante y seguimiento en consultas de cardiología infantil a las 6-8 semanas del inicio del cuadro.

(Continúa)

4.2. Tratamiento en caso de diagnóstico tardío (>10 días) (*cont.*)	
Administrar tratamiento completo	• Cuando no cumpla alguno de los criterios del apartado anterior (fiebre no resuelta/recidivante o alteración analítica o ecocardiográfica). • Pauta: IGIV + AAS ± metilprednisolona según el riesgo (usando los mismos *scores* y premisas que en el diagnóstico precoz).

4.3. Tratamiento de la enfermedad de Kawasaki resistente o refractaria	
• Se define como temperatura ≥37,5 °C persistente o recurrente que aparece o persiste entre las 36 horas y los 7 días tras la finalización de la perfusión IGIV (antes de las 36 horas se considera normal que persista la fiebre, y esto sucede en el 10-20 % de los casos). • Antes de establecer el diagnóstico de enfermedad de Kawasaki resistente, siempre valorar y descartar **otras causas de la fiebre** (infección nosocomial, vías venosas infectadas, etc.).	
Reevaluar	Valorar de nuevo los factores de riesgo de no respuesta (como en la enfermedad aguda) y de enfermedad grave.
Tratar según el riesgo o la gravedad	• Si el paciente continúa siendo de bajo riesgo o es de alto riesgo pero está estable clínicamente sin criterios de enfermedad grave ni aumento/empeoramiento de los criterios de alto riesgo: – **Si no recibió corticoides:** 2ª dosis de IGIV + corticoides en pauta A. – **Si ya recibió corticoides: a) Si recibió pauta A:** repetir IGIV (2 g/kg) + corticoides pauta B (megabolos). **b) Si recibió pauta B:** infliximab. • Si el paciente pasa a ser de alto riesgo o tiene criterios de enfermedad grave o, siendo ya de alto riesgo, empeora o aumentan estos criterios: – **No recibió corticoterapia previa:** IGIV (2 g/kg) + metilprednisolona pauta B. – **Si recibió corticoterapia previa:** infliximab i.v. • Si no hay respuesta a infliximab, valorar otras opciones con reumatología: anakinra (primera elección), metotrexato, ciclosporina, ciclofosfamida, plasmaféresis.
Si en algún momento, porque se hubiera quedado afebril, se bajó la dosis de AAS a antiagregante, debería subirse de nuevo a antiinflamatoria hasta 48-72 horas de remisión de la fiebre.	

4.4. Tratamiento de la enfermedad de Kawasaki recidivante	
Concepto	• Se define como la reaparición de los síntomas y alteraciones analíticas típicas en un paciente que ya tuvo una enfermedad de Kawasaki previamente y que ya estaba completamente resuelta y sin tratamiento (independientemente de las lesiones residuales que presentara y del tratamiento que esté recibiendo por estas). • Es muy poco frecuente en la población no japonesa.
Tratamiento	• Debe tratarse como un nuevo episodio independiente de enfermedad, volviendo al algoritmo de tratamiento en el diagnóstico precoz (estratificando por riesgo). • Si el paciente presenta lesiones coronarias residuales del episodio anterior, se considerará enfermedad de Kawasaki grave a todos los efectos de su manejo.

4.5. Pautas y dosis de medicación	
IGIV	• Infusión única a 2 g/kg a un ritmo según el protocolo, en 12 horas aproximadamente. • La primera vez, administrar siempre el **preparado al 5 %**. Extraer previamente a la administración de primera infusión de gammaglobulina estudio inmunológico (inmunoglobulinas). • Si existen reacciones adversas o antecedentes de estas, pautar premedicación (dexclorfeniramina, paracetamol) ± reducir velocidad o suspender temporalmente y reiniciar más lentamente la infusión. • Si precisa una nueva administración, es preciso asegurarse de que sea el mismo preparado comercial.

(*Continúa*)

4.5. Pautas y dosis de medicación (*cont.*)	
AAS	• Dosis antiinflamatoria: 30-50 mg/kg/día pauta cada 6 horas v.o.; máximo: 4 g/día. – Mantener hasta 48-72 horas afebril y pasar entonces a dosis antiagregante. – Si existe infección activa por varicela o gripe durante esta fase del tratamiento, usar solo IGIV y clopidogrel durante 2 semanas por riesgo de síndrome de Reye. – Ante enfermedad de Kawasaki en las 6 semanas tras la administración de vacuna de la varicela, usar solo IGIV y clopidogrel durante 2 semanas por riesgo de síndrome de Reye. – Si se disminuye la dosis a antiagregante pero reaparece la fiebre (enfermedad de Kawasaki resistente), pautar de nuevo dosis antiinflamatoria (además del resto del tratamiento que precise según la estratificación del riesgo). • Dosis antiagregante: 3-5 mg/kg/día pauta cada 24 horas v.o.; máximo: 300 mg/día. – Mantener hasta la normalización de las plaquetas, los reactantes de fase aguda y el ecocardiograma a las 6-8 semanas. – Si el paciente presenta intolerancia al AAS, infección activa por gripe o varicela o contacto reciente con varicela, se puede utilizar clopidogrel.
Clopidogrel	Dosis de clopidogrel: <2 años, 0,2 mg/kg/día cada 24 horas; >2 años, 1 mg/kg/día cada 24 horas; máximo: 75 mg.

(*Continúa*)

4.5. Pautas y dosis de medicación (*cont.*)		
Metilprednisolona	**Pauta A (pauta estándar)**	• **Inicio:** 2 mg/kg/día i.v. cada 8 horas (máximo: 60 mg/día) durante al menos 5 días a estas dosis. Pasar a v.o. (y a intervalo cada 12 horas) cuando el paciente esté al menos 24 horas con temperatura axilar <37,5 °C y haya comenzado descenso de la PCr (cumplir siempre al menos 5 días de i.v. + v.o. a esta dosis). • **Pauta descendente:** iniciar si la PCr ≤0,5 mg/dL y la VSG no ha aumentado. Por ejemplo: – 1 mg/kg/día cada 12 horas durante 5 días. – 0,5 mg/kg/día cada 12 horas durante 5 días. – 0,5 mg/kg/día cada 2 días durante una semana y suspender. Elegir otras pautas si dosis altas o larga duracion. En cada escalón de descenso, si el paciente continúa ingresado, realizar control analítico con PCr y VSG.
	Pauta B (pauta de megabolos)	• **Pauta de inicio:** 30 mg/kg/día en una dosis única diaria durante 3 días consecutivos; máximo: 1 g/día. Toma de la tensión arterial previa y postadministración de los megabolos. Durante esos 3 dias, controlar la tensión arterial más estrechamente (cada 6 horas), así como los iones y la glucemia capilar diaria (cada 12 horas preprandiales). • **Pauta de continuación:** 2 mg/kg/día en 2-3 dosis i.v./v.o. según los controles analíticos (asegurar que la PCr está en descenso para el paso a v.o.), seguida de pauta de descenso igual que en la pauta A.

(*Continúa*)

4.5. Pautas y dosis de medicación (*cont.*)	
Otras consideraciones	• Asociar durante el tratamiento con corticoides o AAS a dosis antiinflamatoria omeprazol, 1 mg/kg/día; máximo: 20 mg/día. • Mientras reciba AAS, es recomendable evitar el uso de ibuprofeno para el tratamiento de la fiebre y/o el dolor. • En pacientes que hayan precisado tratamiento corticoide más de 2-3 semanas a dosis altas, consensuar la pauta de descenso posterior y el seguimiento con endocrinología infantil.

5. TRATAMIENTO DE LOS ANEURISMAS CORONARIOS EN CUALQUIER FASE

- Incluye tratamiento preventivo de trombosis y/o tratamiento de trombosis si el paciente ya presentó esta complicación.
- La trombosis y el infarto secundario a esta son las complicaciones más importantes en la fase aguda.

5.1. Prevención de la trombosis	
Aneurismas pequeños (*Z-score* ≥2,5 y <5 DE)	AAS 3-5 mg/kg/día hasta su desaparición.
Aneurismas medianos (*Z-score* ≥5 y <10 DE y 8 mm de diámetro máximo)	AAS + clopidogrel.
Aneurismas grandes/gigantes (*Z- score* ≥10 DE y/o ≥8 mm de diámetro máximo)	AAS + anticoagulación (acenocumarol para índice internacional normalizado 2-3 o heparina de bajo peso molecular). Se añadirá clopidogrel en los casos que hayan presentado trombosis como complicación y persistan aneurismas coronarios gigantes.

(Continúa)

5.1. Prevención de la trombosis (*cont.*)
• Usar siempre los mismos *Z-scores* para el diagnóstico y el control evolutivo, e indicar la referencia Montreal (JASE, 2011), Boston (Circ, 2007). • Tipos de aneurismas coronarios: – **Saculares:** cuando los diámetros axiales y laterales prácticamente son iguales. – **Fusiformes:** cuando la dilatación coronaria es simétrica, con disminución progresiva del calibre tanto proximal como distal.

5.2. Tratamiento de la trombosis	
Sospecha diagnóstica	• Sospecha clínica + cambios en el electrocardiograma + elevación de enzimas cardíacas. • La clínica puede ser inespecífica, según la edad del paciente, y puede cursar únicamente como inapetencia o llanto inexplicable.
Ingreso en la unidad de cuidados intensivos pediátricos	Valorar el traslado a un centro con unidad de cardiología intervencionista pediátrica.
Contactar con el centro de referencia para consensuar el manejo	• Tratamiento intervencionista: es el tratamiento de elección, siempre y cuando sea posible (niños a partir de 15-20 kg de peso). Debe iniciarse precozmente, en las primeras 2 horas. • Tratamiento médico: AAS + alteplasa + heparina i.v. • Si se trata de un trombo grande: alteplasa + abciximab. • Si es un trombo pequeño que no necesita tratamiento urgente: considerar usar abciximab.

6. ESTUDIOS COMPLEMENTARIOS DE CONTROL DURANTE EL INGRESO

6.1. Ecocardiografía	
Si el primer ecocardiograma es normal y se constata buena evolución clínica y analítica con IGIV	Repetir antes del alta y a las 6-8 semanas.
Si existen aneurismas coronarios grandes/ gigantes	Realizar una ecocardiografía semanal hasta las 8 semanas; después, según el riesgo.
Si hay alto riesgo o enfermedad grave	Realizar una ecocardiografía 2-3 veces por semana hasta la desaparición de la fiebre, la normalización clínica y el descenso de ≥30% del valor inicial de PCr.

6.2. Analíticas sanguíneas y otros estudios	
Solicitar hemograma, bioquímica con perfil hepático, albúmina y NT-proBNP; PCr y VSG, en los siguientes momentos de la evolución	• Antes de iniciar el descenso de los corticoides y en cada escalón si el paciente continúa ingresado. • Si muestra buena evolución, antes del alta. • Si se trata de enfermedad de Kawasaki resistente, antes de iniciar o repetir el tratamiento para valorar el riesgo y adecuarlo.
Potenciales evocados auditivos (por uso de AAS)	Durante el ingreso o concretar cita al alta.

6.3. Otras pruebas de imagen	
Angiotomografía computarizada coronaria	• Está indicada cuando se objetivan con la ecocardiografía aneurismas coronarios gigantes localizados en territorios arteriales proximales o distales. • Sirve para definir el tamaño y valorar los lechos distales, además de para descartar trombosis. • En niños pequeños se necesita sedación y betabloqueo para conseguir una frecuencia cardíaca <70 lpm que permita una adecuada calidad técnica.
Cardiorresonancia magnética	• En el paciente con riesgo elevado por lesiones residuales o cuando se objetiva disfunción miocárdica por ecocardiografía. • No es la técnica de elección para estudiar las arterias coronarias.
Coronariografía	• Está contraindicada en la fase aguda de la enfermedad por riesgo de rotura de los aneurismas. • No está indicada en ectasias o ante normalidad ecográfica. • Sí está indicada en el seguimiento de pacientes con varios aneurismas pequeños o medianos, o al menos uno grande o gigante si: la prueba de isquemia miocárdica es positiva, se observa estenosis en las pruebas de imagen, hay datos de disfunción o cambios clínicos o electrocardiográficos sugestivos de síndrome coronario agudo.

7. CRITERIOS E INDICACIONES AL ALTA

7.1. Criterios de alta
El paciente puede ser dado de alta cuando se cumplan las siguientes dos condiciones: • Se constata estabilidad clínica, analítica y ecocardiográfica. • Permanece afebril durante, al menos, 7 días desde la administración de la IGIV (descartar enfermedad de Kawasaki resistente).

7.2. Seguimiento	
Consultas	• Cita para seguimiento en cardiología infantil según el riesgo. • Seguimiento en otras consultas según las comorbilidades presentes.
Controles analíticos	• Analítica de control a las 2 semanas del inicio del cuadro clínico (ver el resultado en el centro de salud) y para una semana antes de la consulta en cardiología a las 6-8 semanas: hemograma, VSG, bioquímica con PCr. • Si existe una alteración previa, añadir perfil hepático, perfil lipídico, albúmina y NT-ProBNP.
Tratamiento	Mantener el AAS (y el resto del tratamiento según esté indicado) hasta la revisión en consulta.

7.3. Indicaciones generales al alta	
Actividad	• Reposo relativo. • Limitar la actividad deportiva y los esfuerzos moderados o intensos hasta las 6-8 semanas del debut. A partir de este momento, según las indicaciones de cardiología.
Vacunación	• Posponer las vacunas de virus vivos atenuados hasta los 12 meses tras la administración de la IGIV. • Si es necesaria la vacuna de varicela por otro motivo, valorar sustituir el AAS por otro antiagregante durante 6 semanas. • Si el tratamiento con AAS es a largo plazo, se recomienda la vacuna antigripal anual.

8. IMÁGENES DIAGNÓSTICAS

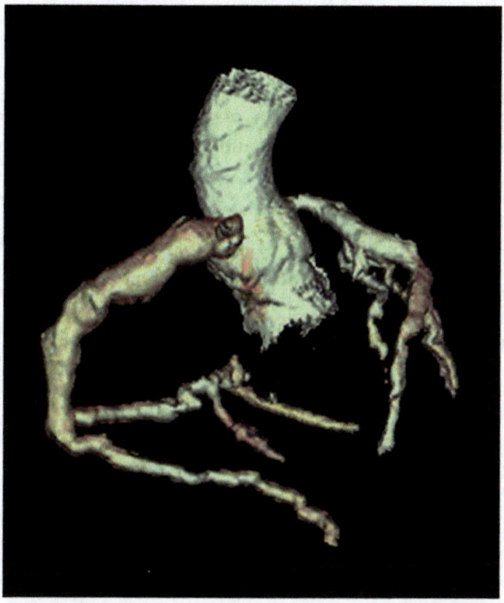

Figura 47-2. Angiotomografía computarizada de las arterias coronarias con reconstrucción volumétrica en un paciente de 2 años con enfermedad de Kawasaki, donde se visualizan aneurismas coronarios.

BIBLIOGRAFÍA

Dallaire F, Dahdah N. New equations and a critical appraisal of coronary artery Z scores in healthy children. J Am Soc Echocardiogr. 2011;24(1): 60-74.

Kobayashi T. A simple risk score to predict intravenous immunoglobulin non-responders in patients with Kawasaki disease. J Allergy Clin Immunol. 2006;117(2):S208.

Marchesi A, Tarissi de Jacobis I, Rigante D, Rimini A, Malorni W, Corsello G, et al. Kawasaki disease: guidelines of the Italian Society of Pediatrics, part I - definition, epidemiology, etiopathogenesis, clinical expression and management of the acute phase. Ital J Pediatr. 2018;44(1):102.

Marchesi A, Tarissi de Jacobis I, Rigante D, Rimini A, Malorni W, Corsello G, et al. Kawasaki disease: guidelines of Italian Society of Pediatrics, part II - treatment of resistant forms and cardiovascular complications, follow-up, lifestyle and prevention of cardiovascular risks. Ital J Pediatr. 2018;44(1):103.

McCrindle BW, Li JS, Minich LL, Colan SD, Atz AM, Takahashi M, et al. Coronary artery involvement in children with Kawasaki disease: risk factors from analysis of serial normalized measurements. Circulation. 2007;116(2):174-9.

McCrindle BW, Rowley AH, Newburger JW, Burns JC, Bolger AF, Gewitz M, et al. Diagnosis, treatment, and long-term management of Kawasaki disease: A scientific statement for health professionals from the American Heart Association. Circulation. 2017;135(17): e927-99.

Morishita KA, Goldman RD. Current approach to the evaluation and management of incomplete Kawasaki disease in the emergency department. Pediatr Emerg Care. 2020;36(11): 537-41.

Newburguer JW, Ferranti SD, Fulton DR. Cardiovascular sequelae of Kawasaki disease: Clinical features and evaluation [Internet]. Post TW (ed.). UpToDate. Waltham, MA [consultado 10/06/2021].
Research Committee of the Japanese Society of Pediatric Cardiology, Cardiac Surgery Committee for Development of Guidelines for Medical Treatment of Acute Kawasaki Disease. Guidelines for medical treatment of acute Kawasaki disease: Report of the Research Committee of the Japanese Society of Pediatric Cardiology and Cardiac Surgery (2012 revised version): Treatment guidelines for acute KD. Pediatr Int. 2014;56(2):135-58.
Sundel R. Kawasaki disease: Initial treatment and prognosis [Internet]. Post TW (ed.). UpToDate. Waltham, MA [consultado 10/06/2021].
Sundel R. Incomplete (atypical) Kawasaki disease [Internet]. Shefner JM (ed.). UpToDate. Waltham, MA [consultado 23/06/2022].
Sundel R. Refractory Kawasaki disease [Internet]. Post TW (ed.). UpToDate. Waltham, MA [consultado 10/06/2021].
Tascón AB, Malfaz FC, Sombrero HR, Fernández-Cooke E, Sánchez-Manubens J, Perez-Lescure Picarzo J, et al. Consenso nacional sobre diagnóstico, tratamiento y seguimiento cardiológico de la enfermedad de Kawasaki. An Pediatr (Barc). 2019;90(2):135-6.

Abordaje del paciente ingresado con hipertensión arterial

48

P. Frank de Zulueta, J. Garde Basas, C. Álvarez Álvarez y D. González-Lamuño Leguina

PUNTOS CLAVE

- La hipertensión arterial (HTA) es una entidad infradiagnosticada en la edad pediátrica. Su reconocimiento clínico es difícil porque los niños suelen ser asintomáticos.
- Los valores normales son muy variables y dependen de la edad, el sexo y la talla. Se considera HTA en niños y adolescentes cuando los valores de presión arterial sistólica y/o diastólica (PAS y/o PAD) se encuentran **≥ percentil 95** específico para la edad, el sexo y la talla en tres o más ocasiones separadas.
- La HTA puede ser primaria o esencial o secundaria a otras patologías: enfermedad renal (nefropatías o causas renovasculares), patología endocrinológica, patología cardíaca (coartación de la aorta, etc.).
- La **HTA secundaria** es la más frecuente en la infancia y la causa más habitual de HTA en el paciente ingresado en hospitalización. A menor edad del niño, HTA de predominio diastólico y mayores cifras de presión arterial, mayor probabilidad de HTA secundaria.
- Los fármacos para el tratamiento de la HTA secundaria se seleccionarán según la causa de la HTA (renal, cardíaca, etc.).
- En la **HTA primaria** o esencial intervienen factores genéticos y ambientales como la obesidad, el sedentarismo y el alto contenido en sal de la dieta. Su prevalencia está aumentando. El perfil típico es un niño mayor o adolescente obeso con antecedentes familiares de HTA o enfermedades cardiovasculares.
- En las crisis hipertensivas es más relevante la existencia o no de lesión de órgano diana que las cifras de presión arterial aisladas.
- En los **anexos 48-1** y **48-2** se muestran las tablas de valores de presión arterial publicadas por la Task Force en 2004 y también los valores de referencia en las últimas recomendaciones de la Sociedad Europea de Hipertensión en el año 2016.

1. DEFINICIÓN Y ESTADIOS DE LA HIPERTENSIÓN ARTERIAL

- **Presión arterial normal:** PAS y PAD < percentil 90.
- **Presión arterial elevada:** PAS y/o PAD entre percentiles 90 y 95.
- **HTA estadio 1:** PAS y/o PAD ≥ percentil 95 y < percentil 99 + 5 mmHg.
- **HTA estadio 2:** PAS y/o PAD ≥ percentil 99 + 5 mmHg.
- **Crisis hipertensiva:**
  - Aumento brusco de la presión arterial con o sin sintomatología clínica, que puede suponer una **amenaza vital** y requiere un abordaje y tratamiento precoces.
  - Se debe dar más valor a los síntomas y signos de daño en órganos diana que a la cifra aislada de presión arterial.
  - No existe consenso para establecer los puntos de corte para definirla, pero se recomienda tratamiento inmediato en los siguientes casos:
    - **PAS > 180 mmHg y/o PAD > 120 mmHg.**
    - **Presión arterial con valor superior al 20 % de la HTA en estadio 2.**
  - Las crisis hipertensivas se clasifican como se indica a continuación.
    - **Urgencia hipertensiva:** no existe afectación de órgano diana ni sintomatología clínica grave.
    - **Emergencia hipertensiva:** cursa con presentación clínica grave (sobre todo afectación cerebral como letargia o coma) o afectación de otro órgano diana.

2. CLÍNICA

- Los signos y síntomas al debut en la edad pediátrica suelen ser **inespecíficos**, sobre todo en lactantes y niños pequeños, y no afectan a órganos diana.
- La Organización Mundial de la Salud considera **lesión de órgano diana** de HTA cinco regiones:
  - **Cardíaca:** hipertrofia ventricular izquierda secundaria a HTA.
  - **Cerebral:**
    - Hemorragia cerebral, encefalopatía hipertensiva, infartos lacunares o afectación de la sustancia blanca secundarios a HTA.
    - Clínicamente: convulsiones, aumento de presión intracraneal.
  - **Renal:** microalbuminuria o proteinuria.
  - **Vascular:** isquemia.
  - **Retina:** retinopatía hipertensiva secundaria a HTA: papiledema, hemorragias retinianas, exudados.

3. DIAGNÓSTICO Y TOMA DE LA PRESIÓN ARTERIAL

- **Anamnesis:**
  - **Antecedentes personales:**
    - **Factores de riesgo perinatales:** prematuridad, crecimiento intrauterino retardado o bajo peso.
    - **Antecedentes de:** cardiopatía, nefropatía, episodios de infecciones urinarias recurrentes por aumentar la probabilidad de cicatrices renales o nefropatía por reflujo. Obesidad (apnea o hipopnea, somnolencia diurna, etc.).
    - **Hábitos dietéticos:** alta ingesta de sal, cafeína, refrescos con cafeína.
    - **Consumo de fármacos o tóxicos:** tabaco, alcohol u otras sustancias.
  - **Antecedentes familiares:** historia previa de HTA familiar y otras enfermedades cardiovasculares.
- **Exploración física:** exploración habitual destacando el índice de masa corporal y la **presencia de pulsos femorales** (uno de los puntos más importantes de la exploración).
- **Toma de la presión arterial:**
  - **Elección de la extremidad:** medir la presión arterial en el brazo dominante.
  - **Tamaño del manguito:** la anchura del manguito debe ser del 40 % de la circunferencia del brazo derecho en el punto medio entre el acromion y el olécranon. La cámara interna debe cubrir el 80-100 % de la circunferencia del brazo.
  - En caso de detectar presión arterial > percentil 90 por este método, se debe comprobar mediante el método auscultatorio.
  - Si se registran cifras elevadas: **tomar la presión arterial en los cuatro miembros.** Una diferencia tensional >20 mmHg en las extremidades superiores respecto a las inferiores debe hacer sospechar una coartación de la aorta.

4. ESTUDIOS COMPLEMENTARIOS

4.1. Estudios de primer nivel	
4.1.1. Estudios en sangre	
Hemograma	• Evaluar cifras de hemoglobina, citopenias y recuento reticulocitario. • Valorar solicitar estudio de frotis sanguíneo (microangiopatía trombótica).

(Continúa)

4.1.1. Estudios en sangre (*cont.*)

Bioquímica y gasometría venosa	**Iones**	Cálculo del *anion gap*.
	Perfil renal	Valorando solicitar también cistatina C para el cálculo del filtrado glomerular en niños pequeños o malnutridos con escasa masa muscular.
	Perfil hepático y lipídico	En ayunas si es posible.
	Perfil endocrino	• Hormonas tiroideas. • Cortisol. • Renina y aldosterona plasmática: extraer en reposo, sentado, 1 hora tras levantarse: – Renina elevada: indica estenosis de la arteria renal o daño parenquimatoso renal (la renina se produce en el aparato yuxtaglomerular). – Renina baja: HTA secundaria a glucocorticoides, seudohiperaldosteronismo, síndrome de Liddle.
Coagulación	Estudio de coagulación completo por si fuese necesario realizar una intervención urgente.	

4.1.2. Estudios en orina

Sedimento y bioquímica	• Iones en orina. • Microalbuminuria (cociente albúmina/creatinina) y proteinuria (cociente proteínas/creatinina): para la valoración de la afectación renal secundaria a la HTA. • Osmolaridad.
Otros	• Tóxicos en orina. • Si la paciente es una mujer adolescente: prueba de embarazo (como causa de HTA).

4.1.3. Otros estudios	
Ecografía renal	Estudio Doppler renal (descartar estenosis de la arteria renal, afectación parenquimatosa).
Electrocardiografía	• Valorar signos de crecimiento del ventrículo izquierdo. • Trastornos del ritmo.
Ecocardiografía	Dirigida a: • Descartar una coartación de la aorta como causa de la HTA. • Descartar una lesión de órgano diana como consecuencia de la HTA: tamaño y grosor del ventrículo izquierdo y fracción de eyección del ventrículo izquierdo. • No es urgente, salvo en presiones arteriales diferenciales alteradas.
Fondo de ojo	Valoración por oftalmología: para descartar retinopatía.
Otros	Radiografía de tórax.
Valorar realizar alguna **prueba de neuroimagen (tomografía computarizada, resonancia magnética cerebral)** si el paciente presenta clínica neurológica o sospecha de aumento de la presión intracraneal. Se debe descartar desde el principio que la elevación de la presión arterial no se deba a una lesión o masa intracraneal.	

4.2. Estudios de segundo nivel	
Endocrinológico	• Corticotropina. • Hormona paratiroidea. • Hemoglobina glicosilada. • Metanefrinas plasmáticas. • Catecolaminas y metanefrinas en orina: para descartar feocromocitoma u otros tumores productores de catecolaminas.

(Continúa)

4.2. Estudios de segundo nivel (*cont.*)	
Autoinmunidad	• ANA (anticuerpos antinucleares). • FR (factor reumatoide). • ANCA/c-ANCA (anticuerpos anticitoplasma de neutrófilos perinucleares/citoplasmáticos). • VSG (velocidad de sedimentación globular) y PCr (proteína C reactiva). • Anti-ADN (anticuerpos dirigidos contra el ácido desoxirribonucleico bicatenario). • Anti-ENAs (anticuerpos contra antígenos nucleares extracelulares).
Medicina nuclear	• Ácido dimercarptosuccínico. • Gammagrafía con yodo-131-metayodobenzilguanidina.

4.3. Monitorización ambulatoria de la presión arterial (MAPA)
• Indicación por nefrología infantil. • Monitorización continua de la presión arterial mediante un dispositivo portátil. • Permite valorar la necesidad de tratamiento, ajuste y/o respuesta a este si se ha instaurado.

5. TRATAMIENTO DE LA HIPERTENSIÓN ARTERIAL EN HOSPITALIZACIÓN

5.1. Objetivos de tratamiento	
Paciente sin enfermedad renal	Se recomienda conseguir una **presión arterial por debajo del percentil 95** para sexo, edad y talla.
Pacientes con enfermedad renal crónica	• Se recomiendan cifras por debajo del percentil 75 si el paciente no tiene proteinuria y por debajo del percentil 50 si presenta proteinuria. • En estos pacientes, el tratamiento agresivo de la HTA se relaciona con una progresión más lenta de la enfermedad renal.

5.2. Tratamiento conservador	
• El tratamiento **inicial** de la HTA en la edad pediátrica **no es farmacológico**. Hay que iniciar medidas higiénico-dietéticas en todos los niños con presión arterial alta. • Sin embargo, los **pacientes hospitalizados** presentan con frecuencia HTA **secundaria**, la cual, por sí misma, sería criterio para el inicio de tratamiento antihipertensivo.	
Dieta	• Limitada en sal, excesos de azúcar y grasas saturadas. • Recomendar el consumo de frutas, vegetales y cereales.
Peso	• Mantener el índice de masa corporal **por debajo del percentil 85**. • Si es superior a estas cifras, recomendar la pérdida gradual de peso a razón de 1-2 kg/mes hasta alcanzar un índice de masa corporal por debajo del percentil 85.
Actividad física (niños de 5-16 años)	Se recomendará al menos 60 minutos de actividad física aeróbica moderada diariamente, salvo contraindicación.
Evitar	Tabaco, alcohol, cafeína y bebidas energéticas.

5.3. Tratamiento farmacológico

Las indicaciones de inicio de tratamiento farmacológico son:

- HTA sintomática.
- **HTA secundaria.**
- HTA estadio 2.
- Indicios de daño orgánico.
- Diabetes *mellitus* 1 o 2.
- No mejoría de las cifras de presión arterial con las medidas higiénico-dietéticas prescritas.

5.4. Fármacos recomendados en la hipertensión arterial

5.4.1. Fármacos recomendados en la hipertensión arterial primaria o esencial

Se recomienda elegir un fármaco de las siguientes familias, especialmente indicadas en niños con sobrepeso u obesos (v. apartado «Dosis de fármacos recomendados para el inicio del tratamiento de la hipertensión arterial»).

Agente bloqueador del sistema renina/ angiotensina	• Inhibidores de la enzima de conversión de la angiotensina (IECA). • Bloqueadores del receptor de angiotensina (antagonista de los receptores de la angiotensina II [ARA-II]). Precisan control del potasio y de la creatinina.
Bloqueantes de los canales de calcio	Preferibles en adolescentes sexualmente activas.

5.4.2. Fármacos recomendados en la hipertensión arterial secundaria: generalidades

- La elección se realizará en función de: **causa subyacente**, patología intercurrente y experiencia del clínico.
- El tratamiento se debe iniciar **en monoterapia**, a la **dosis baja del rango terapéutico** y con ajuste posterior progresivo de la dosis del fármaco.
- No existe un único fármaco recomendado, debiendo **individualizar** la elección según las características individuales del paciente.
- Los fármacos más utilizados en la práctica clínica y con más respaldo científico en cuanto a eficacia se indican a continuación.

IECA	Enalapril/captopril/lisinopril.
ARA-II	Losartán/candesartán.
Bloqueantes del canal del calcio	Amlodipino.
Bloqueantes β-adrenérgicos	Propranolol/atenolol.
Diuréticos	Furosemida (diurético de asa)/ hidroclorotiacida (tiacida).

5.4.3. Fármacos recomendados en la hipertensión secundaria según su etiología

En las tablas 48-1, 48-2 y 48-3 se describen los fármacos recomendados para el tratamiento de la hipertensión secundaria clasificados según la etiología de la hipertensión arterial.

Tabla 48-1. Patología cardíaca

Patología	Fármacos indicados	Fármacos contraindicados
Coartación de la aorta	Bloqueantes β-adrenérgicos[a]	• ARA-II • IECA
Insuficiencia cardíaca congestiva	• Diuréticos de asa. • Bloqueantes β-adrenérgicos[a] • IECA/ARA-II[b]	Bloqueantes de los canales del calcio

[a] **Contraindicados** si el paciente presenta asma bronquial.
[b] **Contraindicados** si existe estenosis bilateral de la arteria renal, estenosis de la arteria renal en el paciente monorreno, hiperpotasemia, coartación de la aorta, embarazo; las mujeres en edad fértil deben utilizar un método contraceptivo fiable.
ARA-II: antagonistas de los receptores de la angiotensina II; IECA: inhibidores de la enzima convertidora de la angiotensina.

Tabla 48-2. Patología renal

Patología	Fármacos recomendados	Fármacos contraindicados
Enfermedad renal crónica	• IECA • ARA-II • **Contraindicados de inicio*** • En estadios avanzados de la enfermedad renal, también se debe tener precaución con dichos fármacos	Diuréticos ahorradores de K^+
Enfermedad vascular renal	Bloqueantes de los canales del calcio	IECA y ARA-II*
Glomerulonefritis aguda	Diuréticos de asa como furosemida	

* **Contraindicados** si existe estenosis bilateral de la arteria renal, estenosis de la arteria renal en el paciente monorreno, hiperpotasemia, coartación de la aorta, embarazo; las mujeres en edad fértil deben utilizar un método contraceptivo fiable. ARA-II: antagonistas de los receptores de la angiotensina II; IECA: inhibidores de la enzima convertidora de la angiotensina.

Tabla 48-3. Otras patologías

Patología	Fármacos recomendados	Fármacos contraindicados
Pacientes en tratamiento con fármacos anticalcineurínicos* (tacrolimus, ciclosporina)	Antagonistas del calcio: contrarrestan la vasoconstricción renal producida por los anticalcineurínicos disminuyendo su nefrotoxicidad	
Diabetes *mellitus* y obesidad	• IECA • ARA-II	
Hiperaldosteronismo	Diuréticos ahorradores de K^+ (espironolactona) ± tiacidas	
Feocromocitoma	Primero alfabloqueantes y posteriormente betabloqueantes tras conseguir el bloqueo alfa	

* **Trasplantados** de órgano sólido, médula ósea, afectos de enfermedades autoinmunitarias que tomen estos fármacos. ARA-II: antagonistas de los receptores de la angiotensina II; IECA: inhibidores de la enzima convertidora de la angiotensina.

5.4.4. Dosis de fármacos recomendados para el inicio del tratamiento de la hipertensión arterial

- En este apartado no se incluyen las posibles contraindicaciones o interacciones de fármacos por edad o por otras causas, por lo que se debe consultar la ficha técnica.
- En el tratamiento crónico, hay que intentar administrar fármacos de una sola toma por vía oral para garantizar la adherencia (Tabla 48-4).

Tabla 48-4. Dosis de fármacos utilizados para el tratamiento de la hipertensión arterial por vía oral

	Fármaco	Dosis inicial	Dosis máxima
Diuréticos: reducen sodio y agua	**1. Diuréticos de asa**		
	Furosemida	0,5-2 mg/kg/día en 1 o 2 dosis	• 6 mg/kg/día • Adulto: 20-40 mg/día
	2. Tiacidas		
	Hidroclorotiacida	• 0,5-1 mg/kg/día en 1 o 2 dosis • Máximo inicial: 25 mg/día	• 3 mg/kg/día • 50 mg/día
	3. Ahorradores de potasio		
	Espironolactona	1 mg/kg/día en 1 o 2 dosis	• 3 mg/kg/día • Dosis máxima: 100 mg/día
	Amilorida	• 0,4-0,6 mg/kg/día en 1 dosis • >20 kg: 5-10 mg/día dosis única	20 mg/día
Bloqueantes adrenérgicos	**Atenolol**	• 0,5 mg/kg/día en 1 o 2 dosis • **Máximo inicial:** 25 mg/día en 1 o 2 dosis	• 1 mg/kg/día • Máximo: 100 mg/día
	Propranolol (liberación inmediata)	0,5-1 mg/kg/día en 2-4 dosis	4 mg/kg/día
	Metoprolol	Liberación modificada (en ≥6 años) 0,5-1 mg/kg/día en 1 dosis (máximo: 50 mg/día)	2 mg/kg/día (máximo: 200 mg/día)

(*Continúa*)

Tabla 48-4. Dosis de fármacos utilizados para el tratamiento de la hipertensión arterial por vía oral (*cont.*)

	Fármaco	Dosis inicial	Dosis máxima
IECA	**Captopril**	• Lactantes: 0,15-0,30 mg/kg/dosis. Titular • Niños y adolescentes: 0,3-0,5 mg/kg/dosis cada 8 h • Dosis fijas en adolescentes: 12,5-25 mg/dosis cada 8-12 h	6 mg/kg/día dividida en 1-4 dosis (máximo: 450 mg/día)
	Enalapril	Dosis inicial: 0,08 mg/kg/día en 1 o 2 dosis. Máximo: 5 mg • **20-50 kg:** 2,5 mg • **≥50 kg:** 5 mg	0,6 mg/kg/día • **20-50 kg:** 20 mg/día • **≥50 kg:** 40 mg/día
ARA-II	**Candesartán**	• >6 años: 0,16-0,50 mg/kg/día en 1 dosis • Niños 6-18 años: dosis inicial recomendada 4 mg una vez al día	
	Losartán	• **6-16 años:** 0,7 mg/kg/día en 1 dosis • Máximo: 50 mg/día	1,4 mg/kg/día. Máximo: 100 mg/día
	Valsartán	• 2 mg/kg/día cada 24 h • No se ha establecido el perfil de seguridad en <6 años • **6-18 años: peso <35 kg**, 40 mg una vez al día; **peso >35 kg**, 80 mg una vez al día. Ajustar las dosis en función de la respuesta de la presión arterial	• Niños >6 años (según los ensayos clínicos) • ≥18 a <35 kg: 80 mg • ≥35 kg a <80 kg: 160 mg

Bloqueantes de los canales del calcio	**Nifedipino** (los comprimidos de liberación prolongada no son útiles para la crisis hipertensiva)	**Comprimidos de liberación prolongada (para tratamiento crónico):** 0,25-0,50 mg/kg/día en 1 o 2 dosis	3 mg/kg/día hasta 120 mg/día
	Amlodipino	• 0,1 mg/kg/día en 1 o 2 dosis • Máximo: 5 mg/día	• 0,6 mg/kg/día (normalmente de 0,1-0,3 mg/kg/día) • Máximo: 10 mg/día

ARA-II: antagonista de los receptores de la angiotensina II; IECA: inhibidores de la enzima de conversión de la angiotensina.

6. CRISIS HIPERTENSIVAS: ABORDAJE EN HOSPITALIZACIÓN

6.1. Generalidades	
Tener en cuenta que existe la posibilidad de seudocrisis hipertensiva por estimulación del sistema nervioso central (fármacos, dolor, estrés).	
Objetivo	No es normalizar las cifras de presión arterial, sino prevenir la lesión de los órganos diana.
Tratamiento urgente	Requiere tratamiento **urgente**. La crisis hipertensiva puede ser: • **Emergencia hipertensiva:** ingreso y tratamiento en la unidad de cuidados intensivos pediátricos. • **Urgencia hipertensiva:** el manejo inicial podrá realizarse en hospitalización. El objetivo es conseguir un descenso progresivo de la presión arterial en un período de 24/48 horas. • El nifedipino oral que se ha utilizado con frecuencia en urgencias es ahora **de uso muy controvertido** en estas situaciones por su potente efecto hipotensor, por lo que se debe utilizar con precaución (sobre todo en su presentación sublingual).

6.2. Urgencia hipertensiva: fármacos
• El tratamiento, siempre que sea posible, se deberá realizar por **vía oral**. • Los pacientes asocian frecuentemente dolor o ansiedad, pudiendo requerir el uso de analgésicos o ansiolíticos. • Si se conoce la **patología causante** de la HTA, elegir el fármaco según la causa.

(Continúa)

6.2. Urgencia hipertensiva: fármacos (*cont.*)	
Urgencia hipertensiva de etiología desconocida	• **De primera elección:** captopril oral o sublingual. Inicio de acción en 15-30 minutos. Duración del efecto: 8-12 horas (v. dosis en la **tabla 48-5**). • Valorar realizar una ecografía Doppler renal previamente y tomar la presión arterial en las extremidades superiores/inferiores. Con estos dos procedimientos se pretende descartar razonablemente coartación de la aorta (presión arterial en las extremidades superiores al menos 20 mmHg superior respecto a la de las inferiores), puesto que los IECA están contraindicados en casos de estenosis de la arteria renal bilateral, unilateral con riñón único, hiperpotasemia, coartación de la aorta o embarazo. Si fuese posible, descartar estas patologías previamente.
Urgencia hipertensiva secundaria a etiología conocida	Elegir el fármaco según la etiología de HTA (**Tabla 48-6**).

Tabla 48-5. Dosis de captopril por vía oral en la crisis hipertensiva

Lactantes	0,15-0,30 mg/kg/dosis cada 6-24 h; máximo: 6 mg/kg/día
Niños y adolescentes	0,30-0,50 mg/kg/dosis cada 8 h; máximo: 6 mg/kg/día
Niños mayores	Se pueden considerar dosis fijas: 6,25-12,50 mg/dosis cada 12-24 h; máximo: 6 mg/kg/día
Adolescentes	Se pueden considerar dosis fijas: 12,5-25 mg/dosis cada 8-12 h. Aumentar 25 mg cada 1-2 semanas si es preciso. Dosis diaria máxima: 450 mg

Tabla 48-6. Fármacos indicados en la urgencia hipertensiva en función de la causa

Inhibidores de la enzima de conversión de la angiotensina (enalapril/captopril oral o sublingual)	• **Indicados** en: hipertensión arterial esencial, diabetes *mellitus*, obesidad, enfermedad renal crónica salvo contraindicación (v. a continuación), insuficiencia cardíaca congestiva • **No indicados** en: estenosis de arterias renales (realizar ecografía Doppler previamente), coartación de la aorta, hiperpotasemia
Betabloqueantes (atenolol/propranolol)	• Recomendados especialmente si existe coartación de la aorta • **No** en el asma bronquial • Propranolol presenta una peor posología que atenolol
Diuréticos (furosemida)	Recomendados si existe una situación de hipervolemia (edemas, de manera puntual)
Bloqueantes de los canales del calcio (amlodipino)	• Seguros • Iniciar si el paciente presenta varias contraindicaciones, postrasplante renal

7. IMÁGENES DIAGNÓSTICAS

Paciente de 9 años con hallazgo fortuito de HTA en control del niño sano; tras el estudio de hipertensión es diagnosticado de coartación de la aorta.

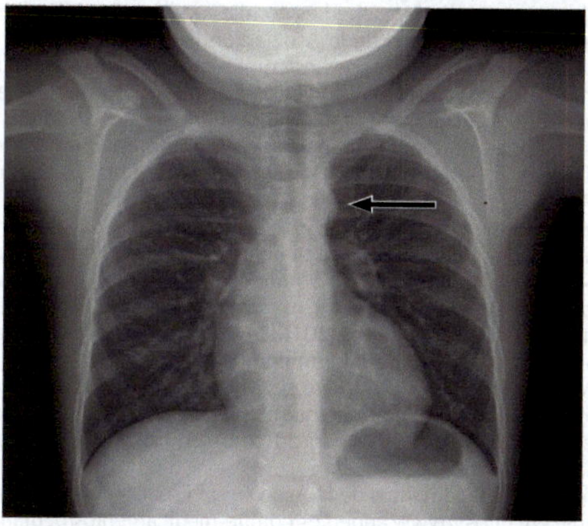

Figura 48-1. Radiografía de tórax posteroanterior: indentación del contorno izquierdo del arco aórtico (signo del 3) con dilatación inmediatamente distal con signos de hipertrofia del ventrículo izquierdo y muescas costales.

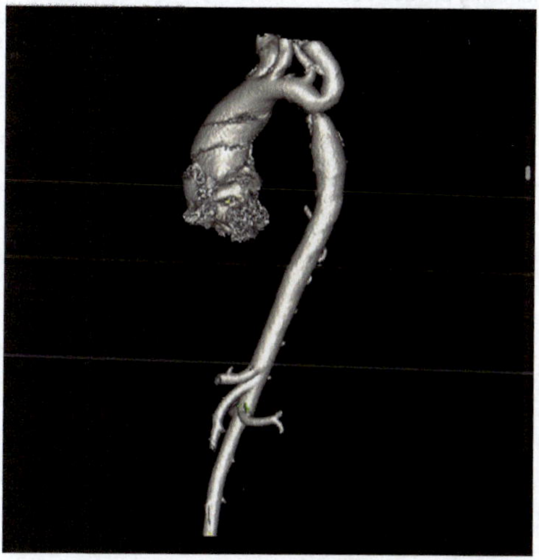

Figura 48-2. Angiografía por tomografía computarizada de aorta con reconstrucción volumétrica: coartación de la aorta descendente inmediatamente distal al origen de la subclavia izquierda con dilatación de la aorta ascendente y ectasia postestenótica.

BIBLIOGRAFÍA

Amlodipino. Comité de Medicamentos de la Asociación Española de Pediatría. Pediamecum; 2015. Disponible en: https://www.aeped.es/comite-medicamentos/pediamecum/amlodipino

Captopril. Comité de Medicamentos de la Asociación Española de Pediatría. Pediamecum; 2015. Disponible en: https://www.aeped.es/comite-medicamentos/pediamecum/captopril

Enalapril. Comité de Medicamentos de la Asociación Española de Pediatría. Pediamecum; 2015. Disponible en: https://www.aeped.es/comite-medicamentos/pediamecum/enalapril

Flynn JT, Kaelber DC, Baker-Smith CM, Blowey D, Carroll AE, Daniels SR, et al.; Subcommittee on Screening and Management of High Blood Pressure in Children. Clinical practice guideline for screening and management of high blood pressure in children and adolescents. Pediatrics. 2017;140(3):e20171904. Disponible en: https://pubmed.ncbi.nlm.nih.gov/28827377/

Losartán. Comité de Medicamentos de la Asociación Española de Pediatría. Pediamecum; 2015. Disponible en: https://www.aeped.es/comite-medicamentos/pediamecum/losartan

Lurbe E, Agabiti-Rosei E, Cruickshank JK, Dominiczak A, Erdine S, Hirth A, et al. European Society of Hypertension guidelines for the management of high blood pressure in children and adolescents [Internet]. J Hypertens. 2016;34(10):1887-920. [Consultado 16/09/2022]. Disponible en: https://pubmed.ncbi.nlm.nih.gov/27467768/

Martínez Rivera VD, Nieto Vega FA, Rodríguez Azor B. Hipertensión arterial en niños hospitalizados. Sociedad Española de Pediatría Interna Hospitalaria. 2021. Disponible en: https://sepih.es/wp-content/uploads/2022/05/protocolo-sepih-22-hipertension-arterial-en-ninos-hospitalizados.pdf

Nifedipino. Comité de Medicamentos de la Asociación Española de Pediatría. Pediamecum; 2015. Disponible en: https://www.aeped.es/comite-medicamentos/pediamecum/nifedipino

Rivero AC, González Calvete L. Crisis hipertensiva. Manejo en Urgencias [Internet]. Seup.org. Disponible en: https://seup.org/pdf_public/pub/protocolos/15_Hiperten_crisis.pdf

Ruiz Hernández F, Melgosa Hijosa M. Hipertensión arterial. En: Guerrero Fernández J, Cartón Sánchez AJ. Manual de diagnóstico y terapéutica en pediatría. 6ª edición. Madrid: Editorial Médica Panamericana; p. 1663-75.

Soto RD, Rodríguez MM, Valentín IO, López YP, Hofheinz SB. Hipertensión arterial [Internet]. Aeped.es [consultado 03/10/2023]. Disponible en: https://www.aeped.es/sites/default/files/documentos/44_hipertension_arterial.pdf

Uspal GN, Halbach SN [Internet]. Approach to hypertensive emergencies and urgencies in children UpToDate. Sep 2023 [consultado 06/10/2006]. Disponible en: https://www.uptodate.com/contents/approach-to-hypertensive-emergencies-and-urgencies-in-children

Sospecha de enfermedad reumatológica

49

M. N. Giordano Urretabizkaya, C. Álvarez Álvarez,
B. Jiménez Montero, M. E. Peiró Callizo y N. Palmou Fontana

PUNTOS CLAVE

- Las enfermedades reumáticas son un grupo de patologías caracterizadas por causar una **inflamación crónica o intermitente «en brotes»** que puede ocasionar un daño irreversible en los órganos y sistemas afectados.
- Son causadas por una **disregulación del sistema inmunitario**. En las enfermedades autoinflamatorias se puede alterar la inmunidad innata o la adquirida y en las enfermedades autoinmunitarias, la inmunidad adquirida.
- Incluyen aquellas enfermedades que presentan afectación del **tejido conectivo**, principal componente del **sistema musculoesquelético**, pero que también forma parte de piel, ojos o vasos sanguíneos. Por tanto, clínicamente, la manifestación más común de estas patologías es la **articular**, aunque pueden afectarse otros órganos y sistemas.
- Se clasifican en: trastornos del **sistema musculoesquelético**, como la artritis idiopática juvenil; enfermedades **autoinmunitarias sistémicas**, como el lupus eritematoso sistémico (LES), la dermatomiositis juvenil o la esclerodermia; **vasculitis**; enfermedades **autoinflamatorias**, como el síndrome PFAPA (*periodic fever, aphtous stomatitis, pharyngitis and cervical adenopathy*) o los síndromes hereditarios de fiebre periódica; cuadros de **dolor** amplificado como la fibromialgia, el síndrome de fatiga crónica o la osteoporosis secundaria, entre otros.
- Existen criterios diagnósticos bien definidos para la mayoría de estas enfermedades que se describen en el **anexo 49-1**.
- En este capítulo se revisarán los datos clínicos y analíticos de sospecha de enfermedad reumática que el pediatra de hospitalización debe reconocer.

1. ACTITUD EN HOSPITALIZACIÓN (Figura 49-1)

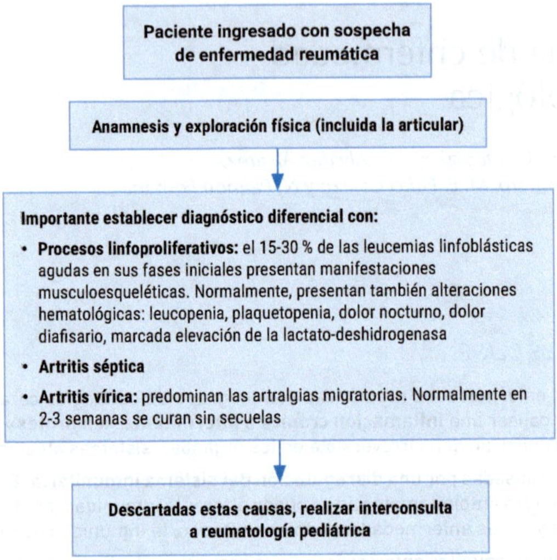

Figura 49-1. Algoritmo de actuación ante el paciente ingresado con sospecha de enfermedad reumática.

2. DIAGNÓSTICO DE ENFERMEDAD REUMÁTICA

- El diagnóstico es clínico mediante criterios diagnósticos (v. criterios de las principales patologías en los **Anexos 49-1**, **49-2** y **49-3**).
- Las pruebas complementarias sirven de apoyo.

2.1. Historia clínica y exploración física	
Anamnesis	• Anamnesis habitual y dirigida sobre síntomas de sospecha (v. apartado «Signos o síntomas de sospecha de enfermedad reumática»). • En cuanto a los **antecedentes familiares**, preguntar por: – Enfermedades reumatológicas. – Presencia de psoriasis. – Enfermedades autoinmunitarias: diabetes, enfermedad inflamatoria intestinal, enfermedades tiroideas.

(Continúa)

2.1. Historia clínica y exploración física (*cont.*)	
Exploración física	• La habitual en pediatría y, adicionalmente, exploración exhaustiva de todas las articulaciones (es la parte más importante). • El diagnóstico de las artritis inflamatorias en la infancia es clínico y, a diferencia de las artritis del adulto, la mayoría son factor reumatoide negativo.

2.2. Signos o síntomas de sospecha de enfermedad reumática

Órgano o sistema afectado	Síntoma
Síntomas del aparato locomotor*	• Tumefacción o **dolor articular**; limitación de la movilidad; dejar de usar una articulación. • **Cojera** sin traumatismo. • **Debilidad/dolor muscular** o dolor musculoesquelético. • **Otras artralgias:** talalgia o dolor de espalda.
Síntomas sistémicos	• **Fiebre** prolongada de origen desconocido o recurrente. • **Síndrome constitucional.** • **Adenopatías.**
Manifestaciones cutáneas	• **Fotosensibilidad.** • **Petequias.** • **Fenómeno de Raynaud.** • **Lesiones cutáneas** que aparecen con frecuencia.
Manifestaciones en mucosas	• **Aftas orales** (al menos 2-3 episodios al año), caries frecuentes, sequedad bucal. • **Sequedad oral.** • **Úlceras genitales.**
Manifestaciones oculares	• **Uveítis.** • **Conjuntivitis**, enrojecimiento, lagrimeo, dolor, fotofobia. • **Sequedad ocular.**

(*Continúa*)

2.2. Signos o síntomas de sospecha de enfermedad reumática (*cont.*)	
Órgano o sistema afectado	**Síntoma**
Otras manifestaciones	• **Serositis.** • Manifestaciones **neurológicas**. • Manifestaciones **respiratorias, cardíacas**. • Manifestaciones digestivas: **dolor abdominal recurrente** ± diarreas de repetición. • Alteraciones renales. • **Molestias urinarias:** episodios de enrojecimiento balanoprepucial, disuria, vulvovaginitis de repetición, aftas en la zona genital.
* Diagnóstico diferencial entre dolor mecánico e inflamatorio. **Dolor mecánico:** depende de la actividad, aparece con el ejercicio y cede con el descanso. Va aumentando a lo largo del día. Sin tumefacción ni rigidez. **Dolor inflamatorio:** se produce en reposo, es continuo, de predominio nocturno, con rigidez matutina y signos locales de inflamación.	

2.3. Síntomas guía de las principales enfermedades reumáticas	
Patología	**Síntomas guía**
Artritis idiopática juvenil	• Dolor (no siempre presente) y tumefacción de una o más articulaciones. • Disminución de la movilidad en una o más articulaciones. • Torpeza para caminar o manipular a primera hora de la mañana. • Dificultad progresiva o incapacidad para realizar actividad. • Inflamación y/o calor local sobre la articulación o las articulaciones afectas. • Fiebre de al menos 10 días de evolución, sin causa conocida, que en muchas ocasiones asocia exantema.

(*Continúa*)

2.3. Síntomas guía de las principales enfermedades reumáticas (*cont.*)

Patología	Síntomas guía
LES	• Fiebre, mal estado general, pérdida de peso. • Dolor articular generalizado. • Reacción exagerada tras la exposición solar (fotosensibilidad). • Exantema malar en alas de mariposa, que sobrepasa el puente nasal. • Lesiones vasculíticas (eritematovioláceas) en el pulpejo de los dedos que son muy sugestivas. • Síndrome de Raynaud. • Pleuropericarditis.
Dermatomiositis juvenil	• Fiebre, mal estado general. • Exantema en los párpados superiores, descamación en los nudillos. • Pérdida de fuerza objetivada por los padres. • Trastornos de la deglución o de la voz. • Artralgias, rigidez articular. • Limitación articular.
Enfermedades autoinflamatorias	• Episodios de fiebre recurrente, que se suceden con cierta periodicidad (cada mes, cada 6 semanas, etcétera). • Inicio en la primera infancia o incluso en el período neonatal. • Lesiones cutáneas acompañando a los brotes. • Amigdalitis/adenopatías que en ocasiones parecen ser el factor desencadenante. • Dolor abdominal. • Dolor articular o artritis franca durante los episodios febriles.

Extraído de: Modesto Caballero C. Valoración inicial del paciente con sospecha de enfermedad reumatológica. En: Cruz M. Manual de Pediatría. 4ª edición. Madrid. Ergon; 2020; p. 1345-8.

2.4. Estudios complementarios indicados ante la sospecha de enfermedad reumática

2.4.1. Estudios complementarios básicos

Hemograma	Hallazgos habituales: • Anemia normocítica y normocrómica. • Leucopenia, trombopenia, anemia hemolítica autoinmunitaria (en el LES, pero se debe establecer el diagnóstico diferencial con la leucemia: realizar frotis de sangre periférica). • Leucocitosis marcada en artritis idiopática juvenil sistémica.
Bioquímica	• Transaminasas. • Enzimas musculares: creatina-cinasa, aldolasa. • Lactato-deshidrogenasa: elevada en leucemias.
Velocidad de sedimentación globular, proteína C reactiva y procalcitonina	• **Velocidad de sedimentación globular:** para determinar inflamación. Inespecífica. • **Proteína C reactiva:** su elevación puede ser indicador de inflamación, pero su aumento es más precoz que la velocidad de sedimentación globular, y disminuye más rápido con el tratamiento apropiado. En el LES, la proteína C reactiva es normal. • **Procalcitonina:** aumenta en infecciones bacterianas graves. Normalmente, no se eleva en infecciones víricas ni en enfermedades autoinflamatorias. Por tanto, ayuda a establecer el diagnóstico diferencial entre infección bacteriana y brote de enfermedad inflamatoria.

2.4.2. Estudios complementarios dirigidos: marcadores inflamatorios/autoanticuerpos

Antiestreptolisina O	• Anticuerpos frente al antígeno 0 del *Streptococcus* beta-hemolítico del grupo A. • Únicamente indican infección estreptocócica previa, independientemente de la cifra. No son diagnósticos de fiebre reumática. Para este diagnóstico, se deben cumplir los **criterios de Jones**.

(Continúa)

2.4.2. Estudios complementarios dirigidos: marcadores inflamatorios/autoanticuerpos (*cont.*)	
Ferritina	• Proteína de almacenamiento de hierro. • Marcador inespecífico del proceso inflamatorio. • En la **artritis idiopática juvenil sistémica**, los niveles altos de ferritina son claves para el diagnóstico y la monitorización. • Niveles muy altos (>10.000 μg/L) indican alta sospecha de **linfohistiocitosis hemofagocítica**.
Complemento	• >30 proteínas que promueven respuesta inflamatoria. «Complementan» actividad específica de los anticuerpos para lisar bacterias. • **Capacidad hemolítica (50 %) del complemento (CH50):** valora la integridad de todo el sistema del complemento. • **C3 y/o C4:** están habitualmente bajos en el LES, en la glomerulonefritis aguda postinfecciosa, enfermedades hepáticas (se sintetizan en hígado) y déficits congénitos del complemento.
Anticuerpos anticitoplasma de neutrófilo (ANCA)	Anticuerpos frente a gránulos de neutrófilos. • **Citoplasmáticos:** granulomatosis de Wegener. • **Perinucleares**: síndrome de Churg-Strauss, poliangitis microscópica, colitis ulcerosa y colangitis esclerosante primaria.
Factor reumatoide	• Es un autoanticuerpo contra tejidos propios del organismo, como el cartílago de las articulaciones. • Cribado básico en adultos con síntomas musculoesqueléticos (positivo en el 85 % con artritis reumatoide); en niños solo es positivo en el 5-10 % de los pacientes con artritis idiopática juvenil.

(Continúa)

2.4.2. Estudios complementarios dirigidos: marcadores inflamatorios/autoanticuerpos (*cont.*)	
Anticuerpos antinucleares	• Autoanticuerpos contra antígenos de núcleos celulares. • Clasificados según el antígeno al que van dirigidos (anti-ADNds, anti-Ro, anti-La, anti-Scl-70, etc.). • Pueden ser positivos tras infección, fármacos o tóxicos. • Pacientes sanos pueden presentar títulos* bajos de anticuerpos antinucleares; por tanto, solicitar solo si existe alta sospecha de enfermedad reumatológica. Título bajo: $<1/160$ y patrón homogéneo. • **Positivos:** LES, artritis idiopática juvenil oligoarticular y otras conectivopatías como esclerodermia, dermatomiositis, síndrome de Sjögren, enfermedad mixta del tejido conectivo, hepatitis autoinmunitaria, tiroiditis autoinmunitaria.
Anticuerpos antifosfolípidos	• Autoanticuerpos contra proteínas plasmáticas que se unen a fosfolípidos de la membrana celular (anticoagulante lúpico, anticuerpos anticardiolipina y antiβ2 glucoproteína). • Pueden detectarse en pacientes con LES, con menor frecuencia en otras conectivopatías o asociado a infecciones. Más raros, en el síndrome antifosfolípido primario. • Se asocian a trombosis arteriales, venosas, manifestaciones cutáneas, hematológicas y neurológicas.
HLA B27	• Apoya el diagnóstico de espondiloartropatía: espondilitis anquilosante juvenil. • Solo un pequeño porcentaje de pacientes HLA-B27 positivos van a desarrollar la enfermedad, y su negatividad no la excluye.
*** Título:** número de veces que se diluye la sangre hasta que el anticuerpo no se detecta. Cuanto mayor sea el número en el denominador de la titulación, mayor será la concentración de anticuerpos.	

2.4.3. Estudios radiológicos	
Ecografía	Información sobre tendones, ligamentos, articulaciones y músculos. Cada vez tiene mayor protagonismo en reumatología pediátrica.
Resonancia magnética	Diagnóstico diferencial con la osteomielitis y para mayor precisión diagnóstica. Puede requerir sedación en niños pequeños.
Radiografía simple	No realizar de rutina, salvo si se trata de un estudio dirigido.

3. CLASIFICACIÓN DE LAS ENFERMEDADES REUMÁTICAS: POSIBILIDADES DIAGNÓSTICAS

Una vez realizados la anamnesis, la exploración física y los estudios complementarios, se debe intentar identificar el cuadro clínico con alguno de los siguientes tipos de enfermedades (**Tabla 49-1**).

Tabla 49-1. Tipos de enfermedades reumáticas en pediatría

Osteomusculares (artritis) inflamatorias	Conectivopatías	Vasculitis	Otras
• Artritis idiopática juvenil (espondiloartropatías)	• Lupus eritematoso sistémico • Dermatomiositis • Esclerodermia • Enfermedad de Sjögren	• Arteritis de Takayasu • Enfermedad de Kawasaki • Granulomatosis de Wegener • Síndrome de Churg-Strauss • Síndrome de Behçet • Poliarteritis nudosa • Púrpura de Schönlein-Henoch	• Síndromes autoinflamatorios • Fibromialgia • Osteoporosis y otras alteraciones del metabolismo óseo • Síndrome del dolor musculoesquelético nocturno • Hiperlaxitud • Distrofia simpático-refleja • Piomiositis bacteriana asociada a enfermedades autoinflamatorias, entre otras

4. TRATAMIENTO FARMACOLÓGICO

4.1. Tipos de fármacos	
Fármacos de uso individualizado	• **Antiinflamatorios no esteroideos:** efecto analgésico rápido; el efecto antiinflamatorio es más tardío, necesitando dosis más elevadas. • **Corticoides:** – Son los fármacos de mayor potencia antiinflamatoria que se conocen, pero se debe usar la dosis mínima eficaz durante el menor tiempo posible por los efectos adversos con tratamientos prolongados. – Gracias al desarrollo de los **fármacos modificadores de la enfermedad**, especialmente los biológicos, el uso de dosis sistémicas elevadas y prolongadas ha disminuido significativamente en los últimos años. Pero es frecuente la administración local de corticoides mediante aplicación tópica, colirios oftalmológicos o infiltraciones intraarticulares o periarticulares.
Fármacos modificadores de la enfermedad	Son inmunosupresores o inmunomoduladores que pueden cambiar la evolución de las enfermedades reumáticas, evitando o retrasando la progresión del daño estructural, y pueden llegar a inducir la remisión clínica. Su efecto aparece tras varias semanas de tratamiento, por lo que necesitan ir asociados, al inicio, con antiinflamatorios no esteroideos o corticoides. • **Inmunomoduladores clásicos:** para tratar algunas enfermedades autoinmunitarias sistémicas, como conectivopatías y vasculitis, se siguen utilizando inmunosupresores clásicos, como azatioprina, micofenolato o ciclofosfamida. • **Inmunosupresores biológicos:** son **inmunosupresores selectivos**, cuya diana terapéutica es altamente específica contra **citocinas** (interleucina 1 y 6, etc.). Generados mediante tecnología genética, emplean organismos vivos en su producción (bacterias, virus, levaduras, células).

4.1.1. Tipos de fármacos modificadores de la enfermedad	
Inmunosupresores clásicos no biológicos	• **Azatioprina** por vía oral (v.o.). • **Ciclofosfamida** v.o./vía intravenosa (i.v.). • **Tacrolimus.** • **Mofetilmicofenolato.** • **Ciclosporina.**
Inmunosupresores biológicos (dianas específicas)	• **Antifactor de necrosis tumoral:** etanercept por vía subcutánea (s.c.) (artritis idiopática juvenil poliarticular), adalimumab s.c., infliximab i.v. (enfermedad de Crohn). • **Antiinterleucina 1:** anakinra s.c., canakinumab s.c. (síndromes periódicos asociados a criopirina [CAPS]/artritis idiopática juvenil uso compasivo). • **Antiinterleucina 6:** tocilizumab i.v./s.c. (artritis idiopática juvenil >2 años). • **Bloqueo de la coestimulación linfocitos B-linfocitos T:** abatacept i.v. • **Anti-CD20:** rituximab i.v.
Sintéticos	• **Convencionales:** metotrexato v.o./s.c., leflunomida v.o., sulfasalacina e hidroxicloroquina. • **Sintéticos dirigidos:** incluyen nuevas moléculas diseñadas para inhibir selectivamente dianas terapéuticas específicas, como los inhibidores de proteínas JAK y el apremilast.

5. MEDIDAS PREVENTIVAS

- Los pacientes reumatológicos presentan mayor riesgo de sufrir infecciones por su enfermedad y los inmunosupresores que reciben.
- Es importante establecer medidas preventivas, como inmunizaciones y quimioprofilaxis, si fuese necesario, antes o durante el inicio del tratamiento inmunosupresor.

5.1. Cribado de la tuberculosis	
Antes de iniciar un tratamiento inmunosupresor, se debe realizar un cribado de infección tuberculosa latente o de enfermedad tuberculosa.	
Cribado de tuberculosis	• Antes de iniciar tratamiento inmunosupresor, incluidos corticoides, se recomienda realizar la prueba de Mantoux ± ensayo de liberación de interferón γ (IGRA). • Además de la prueba de Mantoux, se debe realizar también IGRA en los siguientes casos: – ≤5 años. – Antecedente de vacunación con BCG. – Pacientes tratados con corticoides. – Pacientes cuya enfermedad de base se acompaña de estado inflamatorio (sobre todo elevación de reactantes de fase aguda). – Pacientes que van a iniciar tratamiento biológico. • En el resto de los casos es recomendable realizar IGRA, aunque no es obligatorio.
Prueba de Mantoux o IGRA positivos	• Realizar una radiografía de tórax para descartar enfermedad tuberculosa activa. • Si el paciente es asintomático y la radiografía de tórax es normal, se considera infección tuberculosa latente y está indicado pautar tratamiento con isoniacida durante 9 meses. • Se debe iniciar tratamiento con isoniacida un mes antes de iniciar antifactor de necrosis tumoral para disminuir el riesgo de desarrollar una tuberculosis.
Otras indicaciones de radiografía de tórax	• Pacientes con síntomas de tuberculosis. • Pacientes asintomáticos con cribado de tuberculosis negativo, pero contacto reciente con tuberculosis activa. • Pacientes con IGRA indeterminado.

5.2. Cribado serológico	
Antes del inicio del tratamiento inmunosupresor se deben solicitar las siguientes serologías.	
Sarampión, rubéola, parotiditis, tétanos y difteria	No es rutinario, solo si la vacunación del paciente es incompleta o existen dudas sobre la vacunación.

(Continúa)

5.2. Cribado serológico (*cont.*)	
Hepatitis B	**Antígeno de superficie del virus de la hepatitis B (Ag-HBs), anticuerpo frente al antígeno *core* del virus de la hepatitis B (anti-HBc), anticuerpos contra el antígeno de superficie de la hepatitis B (anti-HBs):** en todos los pacientes • Si el Ag-HBs es negativo y títulos elevados de anti-HBs: paciente inmunizado. • Si Ag-HBs negativo y títulos de anti-HBs <10 mUI/mL: revacunar. • Si Ag-HBs positivo o Ag-HBs negativo con anti-HBc positivo: remitir a gastroenterología pediátrica para valoración y seguimiento (se recomienda profilaxis antiviral si existe riesgo moderado/alto de reactivación; v. protocolo de la European Society for Paediatric Gastroenterology Hepatology and Nutrition).
Hepatitis C	• Solicitar si existen factores de riesgo o hay aumento de las transaminasas. • En caso de que la prueba de anticuerpos contra el virus de la hepatitis C sea positiva, remitir a gastroenterología pediátrica.
Varicela	• Si no presenta antecedentes de varicela o de herpes-zóster, no vacunación o evidencia de inmunidad en una serología previa. • Si la serología es negativa, es importante administrar la vacuna de la varicela antes del inicio del inmunosupresor, al menos 4 semanas antes.
Trypanosoma cruzi	• En pacientes procedentes de zonas endémicas (o hijos de madres de estas zonas si no se realizó el cribado durante la gestación). • Si los anticuerpos son positivos: remitir a infectología pediátrica.
Strongyloides stercoralis	• En áreas endémicas, sobre todo si existe eosinofilia. • Regiones endémicas: sudeste asiático, África subsahariana, Latinoamérica, costa valenciana en España. • Si los anticuerpos son positivos, remitir a infectología pediátrica.

5.3. Otros cribados y profilaxis
Antes del inicio de rituximab: solicitar inmunoglobulinas y subpoblaciones linfocitarias. Considerar profilaxis con trimetoprima-sulfametoxazol en pacientes que tomen rituximab si el tratamiento concomitante asociado aumenta el riesgo de infección por *Pneumocystis jirovecii*, como en el caso de corticoides (prednisona 20 mg/día o dosis equivalente durante al menos 4 semanas).

5.4. Inmunizaciones	
Realizar interconsulta a medicina preventiva para programar las vacunas.	
Vacunas contraindicadas	• **No administrar vacunas de virus vivos atenuados** (triple vírica y varicela) desde 4 semanas antes de iniciar un tratamiento inmunosupresor hasta 3-6 meses después de suspenderlo. • Iniciar la vacunación antes de empezar el tratamiento inmunosupresor.
Vacunas recomendadas	Se recomienda vacunar al paciente 2 semanas antes del inicio de inmunosupresores para obtener una respuesta óptima. • **Neumococo:** neumococo 13-valente y neumococo 23-valente, esta última en niños >2 años. • **Gripe** intramuscular inactivada: vacunación anual (niños >6 meses). • **Hepatitis A:** si >12 meses y fármacos hepatotóxicos. Si el paciente sigue tratamiento con metotrexato y tocilizumab (puede presentar hepatitis A más grave). • **Hepatitis B:** si el paciente no ha generado anticuerpos tras la vacuna.
Inmunizaciones a convivientes	• Antigripal anual. • Comprobar que son inmunes a la varicela/sarampión: en caso contrario, vacunar.

6. IMÁGENES DIAGNÓSTICAS

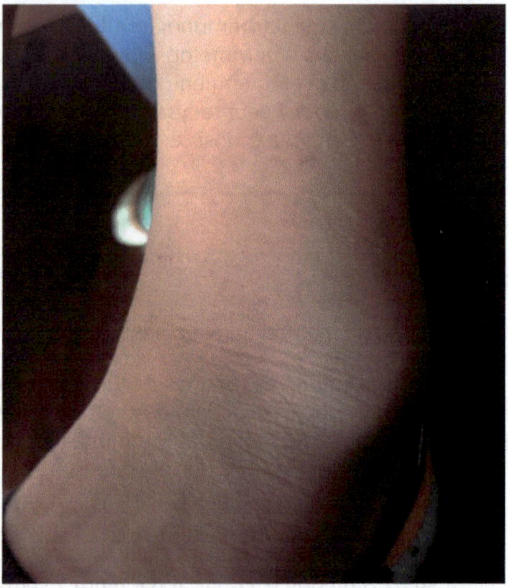

Figura 49-2. Artritis de tobillo en un paciente con artritis idiopática juvenil sistémica que aparece meses después del debut de la enfermedad. Los síntomas presentados al comienzo fueron fiebre de origen desconocido, miocarditis y pleuritis sin artritis.

BIBLIOGRAFÍA

Andreu Alapont E. Exploración del aparato locomotor en Reumatología Pediátrica. Protoc Diagn Ter Pediatr. 2020;2:1-16.

Andreu Alapont E, Lacruz Pérez E, López Montesinos B. Cuándo y cómo sospechar la patología reumática en pediatría. En: AEPap. Curso de Actualización en Pediatría 2009. Madrid: Exlibris Ediciones; 2009; p. 205-18.

Antón J, Camacho Lovillo M, Núñez Cuadros E. Reumatología pediátrica, de dónde venimos y a dónde vamos. An Pediatr (Barc). 2020;92:121-3.

Boteanu A. Lupus eritematoso sistémico pediátrico. Protoc Diagn Ter Pediatr. 2020;2:115-28. Disponible en: https://www.aeped.es/documentos/protocolos-reumatologia-0

Clement Garulo D. Fármacos más habituales en Reumatología Pediátrica. Pediatr Integral. 2022;XXVI(3):175-84.

Cuadros EN, Calzada-Hernández J, Clemente D, Martín SG, Silveira LF, Lirola-Cruz MJ, et al. Position statement of the Spanish Society of Pediatric Rheumatology on infection screening, prophylaxis, and vaccination of pediatric patients with rheumatic diseases and immunosuppressive therapies: Part 1 (screening). Eur J Pediatr. 2022;181(6):2343-54.

De Inocencio Arocena J , Udaondo Gascón C. Artritis idiopática juvenil. Criterios de clasificación. Índices de actividad. Protoc Diagn Ter Pediatr. 2020;2:27-36. Disponible en: https://www.aeped.es/documentos/protocolos-reumatologia-0

Fainboim L, Geffner J. La respuesta inmunitaria. En: Introducción a la inmunología humana. Madrid: Editorial Médica Panamericana; 2013; p. 1-10.

Iglesias Jiménez E. Dermatomiositis. Protoc Diagn Ter Pediatr. 2020;2:155-62. Disponible en: https://www.aeped.es/documentos/protocolos-reumatologia-0

Modesto Caballero C. Valoración inicial del paciente con sospecha de enfermedad reumatológica. En: Cruz M. Manual de Pediatría. 4ª edición. Madrid: Ergon; 2020; p. 1345-8.

Prada Ojeda A, Otón Sánchez MT. Las enfermedades reumatológicas en el niño: características fundamentales que reconocer en una consulta de Atención Primaria. Rev Pediatr Aten Primaria. 2013;15:275-81.

Ricart Campos S. Pruebas de laboratorio en reumatología pediátrica. An Pediatr Contin. 2013;11(3):162-6.

Endocrinología IX

Manejo en hospitalización del niño con debut diabético tras su estabilización inicial

50

L. Bertholt Zuber y M. J. Caldeiro Díaz

PUNTOS CLAVE

- La diabetes *mellitus* tipo 1 es una de las enfermedades crónicas más frecuentes de la infancia. Su diagnóstico supone un cambio radical en la vida de los niños y sus familias.
- Los pilares básicos del tratamiento son:
  - **Monitorización de la glucemia.**
  - **Alimentación.**
  - **Insulinoterapia.**
  - **Ejercicio.**
- La educación diabetológica resulta fundamental para un buen manejo de la enfermedad. Los niños y sus familias la reciben al comienzo, durante el ingreso, que suele extenderse durante 7-10 días aproximadamente.
- Se trata de una etapa crítica que los marcará para el futuro. En este contexto, resulta fundamental que el personal sanitario que asista a estos niños cuente con conceptos claros, que deriven en una actuación adecuada y uniforme. Este hecho brindará seguridad y tranquilidad a los niños y a sus familias.
- En el presente capítulo se exponen los conceptos básicos de la atención del paciente con diabetes tipo 1 tras el manejo de la fase inicial realizada en urgencias.

1. MONITORIZACIÓN GLUCÉMICA

1.1. Formas de monitorización de la glucosa	
Glucemia capilar	• Método estándar y tradicional. • Se realiza mediante tiras reactivas y es, además, el método más exacto.

(Continúa)

1.1. Formas de monitorización de la glucosa (*cont.*)	
Glucemia intersticial	**Monitorización intermitente de glucosa** (sistema FreeStyle Libre®): mide los niveles de glucosa intersticial, destacando que su valor tiene un retraso de 5-10 minutos respecto a la glucemia capilar.

1.1.1. Sistema de monitorización intermitente (FreeStyle Libre®)	
Las distintas partes del sistema se describen a continuación.	
Sensor subcutáneo	Mide la glucosa cada minuto.
Lector de mano	• Únicamente refleja el valor cuando se escanea el sensor. • El dispositivo se puede enlazar a un teléfono móvil para que este actúe como medidor (solo es posible hacerlo al iniciar un nuevo sensor).
Medición de otros parámetros	• Tiempo en rango: 70-180 mg/dL. • Porcentaje de variabilidad glucémica. • Tiempo en hipoglucemia.
• Se requiere un mínimo de un escaneo cada 8 horas para que posteriormente se refleje en la descarga la curva completa de todo el día. • Cuenta con alarma de hipoglucemia, entre otras. • Permite registrar también las ingestas y las dosis de insulina administradas. • Estos datos resultan fundamentales para tomar decisiones terapéuticas y, por tanto, es importante insistir a los pacientes y las familias en la correcta utilización del dispositivo desde un primer momento.	

1.2. Controles de glucemia necesarios durante la hospitalización	
Número de registros de glucemia	6-8 registros diarios.

(*Continúa*)

1.2. Controles de glucemia necesarios durante la hospitalización (*cont.*)	
Horario de medición de la glucemia	• Preprandial. • Realizar 2 horas posprandial y además a las 0:00, 3:00 y 6:00 horas. • Controles habituales en hospitalización: a las **8:30, 11:00, 13:00, 17:00, 20:30, 0:00, 3:00 y 6:00 horas**, ya que el control posprandial de la comida se unifica con el preprandial de la merienda; y el poscena, con el de las 0:00 horas.

1.3. Tipos de control glucémico	
Capilar	Durante las primeras 24-48 horas.
Monitorización intersticial intermitente	• Durante el primer día no es seguro para tomar decisiones terapéuticas y deberá medirse la glucemia capilar concomitantemente (medición fiable). • Con posterioridad, podrá continuarse solo con monitorización intersticial intermitente, salvo en situaciones especiales, en las que deberá confirmarse con glucemia capilar (hipoglucemia, cifras inexplicables).
Objetivos	Los objetivos de control glucémico planteados por la International Society for Pediatric and Adolescent Diabetes (ISPAD) en su Guía de Consenso de Práctica Clínica de 2018 se muestran en la tabla 50-1.

Tabla 50-1. Guía de Consenso de Práctica Clínica de 2018

	Preprandial	Posprandial	0:00 horas (*prebed*)
Glucemia	70-130 mg/dL	00 180 mg/dL	80-140 mg/dL

2. DIETA EN EL PACIENTE DIABÉTICO

2.1. Dieta por raciones

- El método más utilizado es la dieta por raciones. El cálculo total y su distribución son siempre orientativos y no absolutos. Se adaptará, en la medida de lo posible, por ejemplo, a la constitución del niño, su ingesta previa, las preferencias de cantidades en las diferentes comidas, etc.
- Dicho método se basa en la premisa de que una ración de hidratos de carbono (rHC) equivale a la cantidad de alimento que contengan 10 g de hidratos de carbono.
- Se pautará en órdenes como **«dieta de X kcal diabetes pediatría»,** con tres opciones (1.500, 2.000 y 2.500 kcal), detallando posteriormente las diferentes comidas y sus correspondientes raciones.

2.2. Cálculo de las kilocalorías de la dieta y su distribución

Cálculo de las kilocalorías	Se realiza según la edad, de la manera indicada en la **tabla 50-2**.
Cálculo de las raciones diarias	• Un 50 % de las necesidades calóricas diarias se aportarán en forma de hidratos de carbono. **Ejemplo: Dieta 1.000 kcal = 500 kcal de hidratos de carbono.** • Dado que cada gramo de hidratos de carbono aporta 4 kcal, se calcula a cuántos gramos equivale. **Ejemplo: 500 kcal / 4 kcal = 125 g de hidratos de carbono.** • Posteriormente, sabiendo que 10 g de hidratos de carbono equivalen a una ración de hidratos de carbono, se calculan las raciones diarias. **Ejemplo: 125 g de hidratos de carbono / 10 g = 12,5 ración de hidratos de carbono.**

(*Continúa*)

2.2. Cálculo de las kilocalorías de la dieta y su distribución (*cont.*)	
Distribución de las raciones por comida	Una vez calculadas las raciones diarias, se realiza su distribución en las diferentes comidas de la siguiente manera: • **Desayuno:** 15-20 %. • **Media mañana:** 10 %. • **Comida:** 25-30 %. • **Merienda:** 10 %. • **Cena:** 25-30 %. • **0:00 horas (*bedtime*):** 0-5 %.
Recuento de raciones según el protocolo de la Fundación para la Diabetes. https://www.fundaciondiabetes.org/upload/publicaciones_ficheros/71/TABLAHC.pdf	

2.3. Cálculo de media mañana y recena	
Media mañana	Para saber si el niño deberá ingerir o no hidratos de carbono a media mañana, se tendrá en cuenta el control de la glucemia de las 11:00 horas. Como criterios generales: • **>251 mg/dL:** no ingesta. • **181-250 mg/dL:** media ración de hidratos de carbono (por ejemplo, un yogur natural). • **71-180 mg/dL:** 1 ración de hidratos de carbono. • **<70 mg/dL:** aplicar la pauta de hipoglucemia (v. apartado «Hipoglucemia»). Sin embargo, la situación deberá evaluarse siempre individualmente.
Recena	Se tendrá en cuenta el control de las 0:00 horas, actuando, en líneas generales, de la siguiente manera: • **>100 mg/dL (niños mayores) y 120 mg/dL (niños pequeños):** no ingesta. • **De 71 a 101-121 mg/dL:** media ración de hidratos de carbono (por ejemplo, un yogur natural). • **<70 mg/dL:** pauta para hipoglucemia (v. apartado «Hipoglucemia»).
Sin embargo, dada la multitud de variables que pueden influir en estas dos situaciones, **se consultará al médico responsable** antes de cualquier acción, salvo en hipoglucemia, cuyo manejo se encuentra protocolizado (v. apartado «Hipoglucemia»).	

Tabla 50-2. Necesidades calóricas diarias	
Recién nacido	120 kcal/kg
Lactante	100 kcal/kg
Hasta los 10 años	1.000 + 100 kcal por cada año de edad
Calorías máximas (> 10 años)	• Niños: 2.000-2.500 kcal (25 raciones máximo) • Niñas: 1.500-2.000 kcal (23 raciones máximo)

3. INSULINOTERAPIA

3.1. Tipos de insulinas	
Análogos de acción prolongada (AAP)	• **Lantus® y Abasaglar®:** mayores de 2 años. • **Tresiba®:** mayores de 1 año. • **Levemir®:** mayores de 1 año. • **Toujeo®:** mayores de 6 años. Todas las anteriores se encuentran aprobadas en ficha técnica. En general, se utilizará detemir (Levemir®) para niños muy pequeños (hasta 3-4 años) y el resto de los AAP para los mayores. • **Degludec (Tresiba®)**, aprobada en niños mayores de 1 año, es otra opción en estas edades, pero hasta el momento de redactar el presente documento su prescripción se encuentra sujeta a la aprobación de inspección médica, y uno de los criterios es haber utilizado otra insulina previamente (es decir, que no puede pautarse como insulina basal desde el inicio). • **Detemir (Levemir®)** es el único AAP que se administra 2 veces al día, habitualmente en el desayuno y la cena.
Análogos de acción rápida (AAR)	En la **tabla 50-3** se describen los diferentes tipos de insulina comercializados en la actualidad y su perfil de acción.
Insulina regular	Se utiliza solo durante el debut y normalmente de manera intravenosa.
Insulina *neutral protamine Hagedorn* (NPH)	Insulina de acción intermedia, en desuso en pediatría por contar con opciones más adecuadas.

Tabla 50-3. Tipos de insulinas comercializadas

Tipo	Inicio de acción	Máximo efecto	Duración
Insulina regular Actrapid® Humulina Regular®	30-45 min	1-3 h	5-6 h
Insulina NPH Humulina NPH®	1-3 h	5-8 h	12-14 h
AAR lispro Humalog®	10-15 min	30-90 min	2-3 h
AAR glulisina Apidra®	10-20 min	60 min	3-4 h
AAR aspártico NovoRapid®	15-20 min	40-90 min	3-4 h
AAR *faster aspart* Fiasp®	2-6 min	1-3 h	3-5 h
AAP detemir Levemir®	90-120 min	6-7 h escaso	12-20 h
AAP glargina Lantus® Abasaglar®	90 min	6-7 h escaso	22-24 h
AAP glargina U300 Toujeo®	90 min	No	30-36 h
AAP degludec Tresiba®	Plena tras 72 h de 1ª dosis	No	

3.2. Paso de insulina intravenosa a subcutánea

3.2.1. Criterios

- Situación estable.
- Ausencia de acidosis.
- Buena tolerancia oral.
- Cetonemia <1 mmol/L.

Esta situación puede presentarse desde un inicio (niños diagnosticados precozmente) o tras insulinoterapia intravenosa.

3.2.2. Modalidad y momento	
Modalidad	Pauta **basal-bolo**: se administra un AAP para imitar la secreción pancreática basal, junto a un AAR en forma de bolo, antes de cada comida principal.
Momento para pasar de insulina intravenosa a subcutánea	Comenzar administrando la insulina subcutánea coincidiendo **con una comida principal**, habitualmente el desayuno, y una vez conozcamos las **raciones** que se van a suministrar.
Para el paso de insulina intravenosa a subcutánea se debe (por este orden): • Administrar AAP y AAR subcutáneos. • Suspender la sueroterapia y la perfusión de insulina. • **Iniciar la alimentación, en general, a los 10-15 minutos aproximadamente, aunque el tiempo que se debe esperar depende de la glucemia, ya que cuanto más alta sea esta, más se debe esperar. Si la glucemia se sitúa alrededor de 80 mg/dL, se puede iniciar la ingesta sin esperar.**	

3.2.3. Dosis y forma de administración	
Dosis total de insulina subcutánea	• Las dosis habituales para el cálculo inicial de insulina subcutánea son de 0,5-1 UI/kg/día. • Habitualmente, las necesidades son más bajas en niños pequeños y más altas en mayores y adolescentes. • También será orientativa la dosis de insulina intravenosa que haya requerido el niño en las primeras 24 horas, en caso de que haya utilizado esa modalidad inicial (mililitros de perfusión de insulina regular, transformar a unidades por kilogramo/día).
Dosis de AAP y AAR	Del total de insulina calculado, se administrará de la siguiente forma: • **AAP:** 50 %. • **AAR:** bolos divididos en las tres comidas principales (desayuno, comida y cena). • La dosis de AAR de la merienda suele ser inferior a la de las otras comidas.

(Continúa)

3.2.3. Dosis y forma de administración (*cont.*)	
Administración de AAP	• Se administran antes de una comida principal, habitualmente el desayuno, junto al AAR para contribuir al establecimiento de una rutina que facilite el buen control metabólico. • En caso de utilizar detemir (Levemir®), dado que se administra cada 12 horas, la dosis total diaria deberá distribuirse en dos tomas y pautarse antes del desayuno y de la cena, junto al AAR, con predominio en general del desayuno, por la mayor insulinorresistencia.
Administración de AAR	• Excepto la insulina *faster aspart* (Fiasp®), todas tienen un perfil similar y podrán utilizarse de manera indistinta. • Lispro (Humalog Junior Kwikpen®) cuenta con pluma precargada desechable de medias unidades. • Glulisina (Apidra®) y aspártica (NovoRapid®) cuentan con plumas de medias unidades reutilizables con cartuchos. • En todas ellas, el tiempo de espera antes de comer es de **10-15 minutos**, dependiendo también del control glucémico de ese momento (cuanto más alto, más espera —por ejemplo, 20-25 minutos— y si es menor de 80 mg/dL, no es preciso esperar para comer).

Ejemplo de paso de insulina intravenosa a subcutánea en un paciente

- 4 años (18 kg): 0,5 UI/kg = 9 UI/día.
- 9 UI/día:
  - 4,5 UI de AAP.
  - 1,5 UI de AAR en cada comida principal (si el control está en rango).
  - Levemir®:
    - 3 UI en el desayuno.
    - 1,5 UI en la cena.

3.3. Ajustes de insulina durante el ingreso	
La insulina subcutánea en el paciente ingresado se ajustará según los controles de glucemia de la forma que se indica a continuación.	
AAR	• **Se tendrá en cuenta el control de la glucemia 2 horas posprandial de cada comida.** Se observará cómo actuó la dosis en los días previos, si fue suficiente, insuficiente o excesiva. Se subirá o bajará 0,5-1 UI de AAR según dicha respuesta previa. • Estos ajustes se basan en que el número de raciones para cada comida en los diferentes días sean iguales (por ejemplo, en el desayuno 4 raciones de hidratos de carbono).
AAP	• Se tendrá en cuenta el control predesayuno, sabiendo que, dado que la duración de los AAR es de aproximadamente 3 horas, por la noche, si no hemos intervenido, solo actúa el AAP, y el control predesayuno es reflejo de la acción de este. • Si partiendo de un control adecuado se llega con cifras elevadas al desayuno, se debe subir 0,5-1 UI el AAP, y si llega bajo, se reducirá 0,5-1 UI el AAP. • Por otra parte, si durante la noche el niño ha recibido comida o dosis correctoras de AAR, es más difícil interpretar el control del desayuno y se deberá ser más prudente. Para el ajuste del AAP también se tiene en cuenta el perfil general diario.

3.4. Conceptos importantes	
Cociente insulina/hidratos de carbono	• Es la cantidad de insulina (UI) que metaboliza 1 ración de hidratos de carbono. • Dicho cociente es diferente en cada una de las comidas. • Para calcularlo se deben valorar días con cifras correctas de glucosa en el control anterior y posterior de una comida en particular. Como se ha apuntado, durante el ingreso es mejor no variar las raciones de cada comida para evitar factores de confusión. • Ejemplo: – Desayuno: 4 UI de AAR para 4 raciones de hidratos de carbono = cociente 1 UI AAR/ración de hidratos de carbono.

(Continúa)

3.4. Conceptos importantes (*cont.*)	
Índice de sensibilidad*	• Equivale a los miligramos/decilitro de glucemia que disminuyen al administrar una UI de AAR. • Es diferente para cada paciente y también para los diferentes tramos del día, aunque se suele calcular de manera global para tener una orientación para hacer correcciones. • Se basa en una fórmula matemática, y para calcularlo se deben tener en cuenta los días en los que todos los controles de glucemia se encuentren en rango (70-180 mg/dL).

*El índice de sensibilidad se calcula según la siguiente fórmula:

$$\frac{1.700}{\text{Dosis total de insulina diaria (AAP + AAR)}}$$

4. HIPOGLUCEMIA

4.1. Presentación clínica y niveles de hipoglucemia

- La presentación clínica es variable: palidez, sudoración, temblores, mareos, alteración del nivel de conciencia, etc.
- Los niños pequeños presentan mayor riesgo de hipoglucemia (menor reserva de glucógeno, menor capacidad de expresar clínica).
- Su diagnóstico se basa siempre en datos de glucemia capilar. Si se detecta en monitorización intersticial intermitente, se debe realizar la confirmación capilar.
- A continuación, se muestra la clasificación según la gravedad (ISPAD, 2018):

Estado de alerta glucémico (nivel I)	Glucemia de 70-55 mg/dL. Debe alertar sobre la posibilidad de caída inminente de la glucemia y requiere intervención inmediata para evitar dicho descenso.
Hipoglucemia clínicamente relevante (nivel II)	Glucemia <54 mg/dL. El paciente puede asociar síntomas neurológicos y fallos en los sistemas contrarreguladores, con el consiguiente riesgo de hipoglucemia grave.
Hipoglucemia grave (nivel III)	Alteración neurológica importante (incluidas convulsiones y coma).

4.2. Tratamiento de la hipoglucemia

Una vez confirmada la hipoglucemia por glucemia capilar, se actuará según los siguientes algoritmos (**Figs. 50-1** y **50-2**).

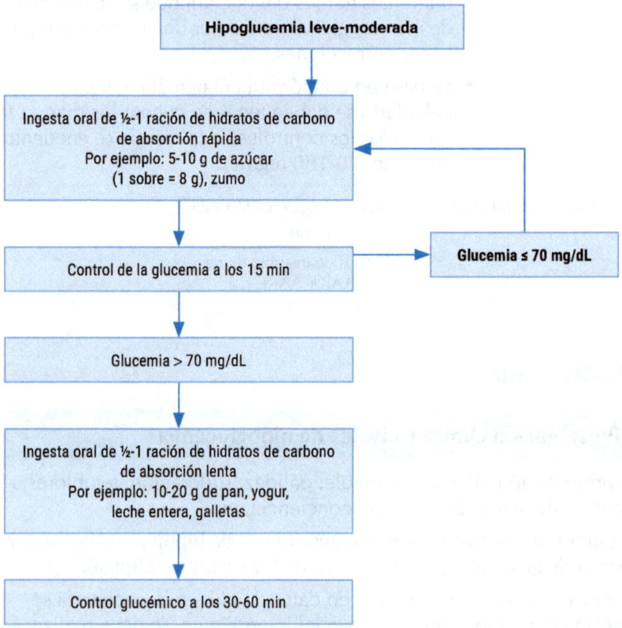

Figura 50-1. Algoritmo para la hipoglucemia leve o moderada.

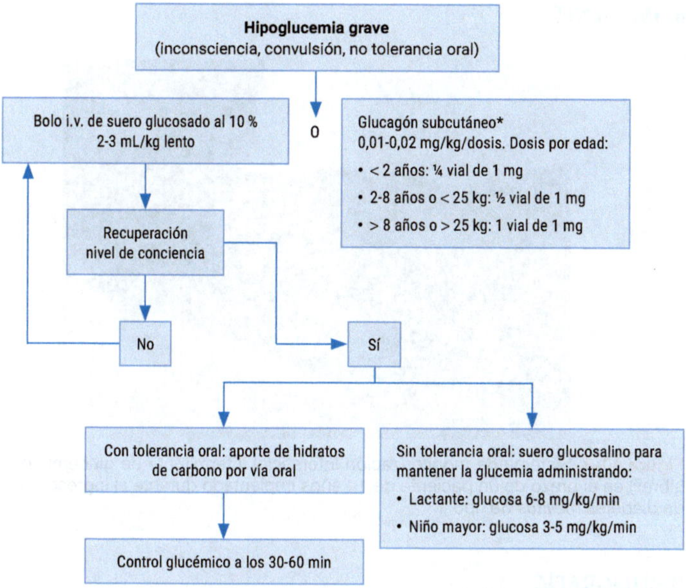

Figura 50-2. Algoritmo para la hipoglucemia grave. *Si paciente con reserva hepática intacta; sin efecto en el niño pequeño y en el consumo agudo de alcohol.

5. OTRAS SITUACIONES ESPECIALES: ENFERMEDAD CONCOMITANTE

- En general, en caso de enfermedad concomitante, se requerirán controles de glucemia más frecuentes.
- Se deberá valorar la necesidad de determinar la cetonemia en casos de vómitos, diarrea, fiebre o glucemia mantenida por encima de 250 mg/dL (**Tabla 50-4**).

Tabla 50-4. Valores de cetonemia

Cetonemia	Cetonemia (mmol/L)
Negativa	<0,5
Leve-moderada	0,5-2,9
Grave	>3

6. IMÁGENES

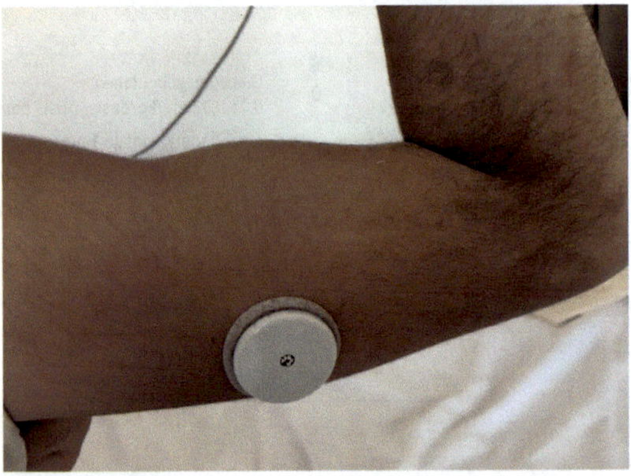

Figura 50-3. Sistema de monitorización intersticial intermitente de glucemia (FreeStyle Libre®) en el brazo de un paciente de 14 años implantado durante el ingreso en el debut de diabetes *mellitus* de tipo 1.

BIBLIOGRAFÍA

Barrio Castellano R. En: AEPap (ed.). Actualización de la diabetes tipo 1 en la edad pediátrica. Curso de Actualización en Pediatría 2016. Madrid: Lúa Ediciones 3.0; 2016; p. 369-77.

DiMeglio LA, Acerini CL, Codner E, Craig ME, Hofer SE, Pillay K, et al. ISPAD Clinical Practice Consensus Guidelines 2018: Glycemic control targets and glucose monitoring for children, adolescents, and young adults with diabetes. Pediatr Diabetes. 2018;19 Suppl 27:105-14. Disponible en: https://doi.org/10.1111/pedi.12737

Mayer-Davis EJ, Kahkoska AR, Jefferies C, Dabelea D, Balde N, Gong CX, et al. ISPAD Clinical Practice Consensus Guidelines 2018: Definition, epidemiology, and classification of diabetes in children and adolescents. Pediatr Diabetes. 2018;19 Suppl 27(Suppl 27):7-19. Disponible en: https://doi.org/10.1111/pedi.12773

Orientación diagnóstica del paciente con poliuria

51

M. J. Caldeiro Díaz, P. Alonso Rubio y M. Portal Buenaga

PUNTOS CLAVE

- Una persona sana es capaz de mantener estable la cantidad de agua corporal independientemente de si las pérdidas o ingestas de líquidos se alteran. En este equilibrio, **el riñón y la hormona antidiurética (ADH)** tienen un papel clave.
- La ADH es una hormona secretada por la neurohipófisis que actúa en el sistema renal, en el túbulo colector, **reabsorbiendo agua** y por tanto concentrando la orina. Participa manteniendo el equilibrio hídrico del organismo. Su secreción está regulada principalmente por la osmolalidad del plasma, estimulándose cuando aumenta, lo que indica un déficit de agua extracelular y viceversa. Así, la osmolalidad plasmática se mantiene estable en 275-290 mOsm/L. La disminución del volumen plasmático y de la presión arterial también estimulan su secreción, pero de forma menos sensible.
- Diversas patologías, renales o extrarrenales, pueden generar un aumento del volumen urinario (poliuria) y secundariamente del volumen de agua ingerida (polidipsia). La **diabetes insípida central** es la patología producida por la falta absoluta o relativa de ADH, presentando los pacientes poliuria con orina diluida.
- El paciente con poliuria, descartadas ambulatoriamente las causas más frecuentes, como la diabetes *mellitus* u otras patologías renales, debe ingresar para confirmar el diagnóstico y estudiar la causa.
- En este capítulo se revisan los estudios necesarios para llegar al diagnóstico etiológico del paciente con poliuria.

1. CRITERIOS DE POLIURIA

Poliuria en función de la edad	• **En mayores de un año o adolescentes:** si la diuresis >2.000 mL/m²/día o >2 mL/kg/hora. • **En menores de un año:** si la diuresis >2.500 mL/m²/día o >3 mL/kg/hora.
Poliuria en función del volumen de diuresis que corresponde a 100 mL de filtrado glomerular (FG)	• Para su cálculo no se necesita recogida de orina de 24 horas. El paciente debe tener un FG normal (descartar insuficiencia renal). • Se determina el volumen de diuresis que corresponde a 100 mL de FG (V/FG) por la siguiente fórmula: V / FG = (Cr s × 100) / Cr o donde: Cr s es la creatinina sérica y Cr o, la creatinina en orina. • Según el resultado se considera: – **Normal:** 0,59 ± 0,22 mL/100 mL de FG en >12 meses. – **Poliuria:** >1,25 mL/100 mL de FG en >12 meses. – **Poliuria intensa:** >3 mL/100 mL de FG en >12 meses.

2. ETIOLOGÍA DE LA POLIURIA

2.1. Causas más frecuentes de la poliuria

- Ante un paciente que cumple criterios de poliuria, se deben descartar causas frecuentes:
  - Poliuria no verdadera.
  - Diabetes *mellitus*.
  - Patología renal (tubulopatía).
  - Sospecha de polidipsia primaria o psicógena.
- Descartadas estas causas, puede ser necesaria la realización de estudios complementarios y de determinadas pruebas diagnósticas para descartar otras etiologías como diabetes insípida central o nefrogénica.

2.2. Etiología en función de los mecanismos de producción		
Déficit de reabsorción de agua	**Exceso de llegada de agua al túbulo por ingesta aumentada**	• Polidipsia primaria (ingesta aumentada). • Alteración en el centro de la sed (hipotálamo lateral).
	Alteración en la reabsorción de agua en el túbulo	• **Diabetes insípida central:** – Congénita. – Adquirida: traumatismo, infección, cirugía, tumor, fármacos. • **Diabetes insípida nefrogénica:** – Congénita: ▪ Mutación (autosómica dominante/ autosómica recesiva) en el gen de acuaporina. ▪ Mutación (ligada al cromosoma X) en el receptor V2 de la ADH (*AVPR2*). – Adquirida: enfermedad renal crónica, hipopotasemia, hipercalcemia o nefrocalcinosis, fase poliúrica del daño renal agudo, trasplante renal, fármacos, nefronoptisis y causas inmunológicas.
No reabsorción de solutos	**Imposibilidad de reabsorber solutos (mecanismo osmótico):** • Diabetes *mellitus* (glucosa). • Insuficiencia renal (urea). • Toma de sales de Na^+, K^+ o bicarbonato. • Tubulopatías y daño intersticial. • Fármacos (diuréticos).	
Adaptado de: Protocolo diagnóstico terapéutico de la Asociación Española de Pediatría. «Polidipsia y poliuria». 2022.		

3. DIAGNÓSTICO DE POLIURIA

3.1. Historia clínica	
Objetivo inicial	Comprobar la existencia de una **verdadera** poliuria/polidipsia: se recomienda el ingreso durante 24-48 horas para medir la diuresis directa o por pesada de pañales y controlar la ingesta de líquidos en aquellos casos en los que no se pueda realizar en el domicilio.
Anamnesis	En la **anamnesis** hacer especial hincapié en: • Antecedentes familiares de nefropatías o diabetes insípida. • Antecedentes personales de lesiones del sistema nervioso central, meningitis, etc. • Ingesta de fármacos (diuréticos, etc.), dietas especiales (hiperproteicas), etc. • Pérdida de peso, nicturia. • Enfermedades psiquiátricas.

3.2. Estudios complementarios	
En sangre	• **Bioquímica:** glucosa, urea, creatinina, sodio, potasio, cloro, calcio, fósforo, magnesio, ácido úrico, proteínas totales, albúmina, **osmolalidad**. • **Gasometría venosa.** • **Perfil hormonal:** cortisol basal, tirotropina (TSH), tiroxina libre (T4L), prolactina, hormona luteinizante (LH) y hormona foliculoestimulante (FSH) (si el paciente se encuentra en edad puberal), factor de crecimiento insulinoide tipo 1 (IGF1), y proteína de fijación (o de unión) al factor de crecimiento insulinoide tipo 3 (IGFBP3).
En orina de primera micción de la mañana	• **Elemental y sedimento.** • **Bioquímica en orina:** osmolalidad, creatinina, sodio, potasio, cloro, calcio, fósforo, magnesio, ácido úrico, proteínas y albúmina.
Radiológicos	**Ecografía renal y de las vías urinarias.**

3.3. Interpretación de los resultados de los estudios complementarios

Con los estudios iniciales indicados anteriormente, se descartarán patologías que cursan con poliuria/polidipsia (diabetes *mellitus*, insuficiencia renal, etc.), y se decidirá qué pacientes precisan continuar el estudio con otras pruebas para poder establecer un diagnóstico (realización de la prueba de deshidratación o prueba de la sed, prueba de la desmopresina).

3.3.1. Patología sugerida según el resultado de los estudios complementarios

Parámetro	Patología a la que orienta/sugerida
Osmolalidad urinaria	**Con osmolalidad** de primera orina de la mañana: • **>800 mOsm/kg:** no patología. • **<200 mOsm/kg con Osm plasmática >300 mOsm/kg:** diabetes insípida.
Na^+ en plasma	• **<137 mEq/L:** polidipsia primaria. • **>145 mEq/L:** diabetes insípida.
Ácido úrico	• **Alto:** depleción de volumen. • **Bajo:** hiperhidratación.
Hiperglucemia	Diabetes *mellitus*.
Urea elevada	Insuficiencia renal.

4. ACTITUD DIAGNÓSTICA POSTERIOR

Tras descartar posibles causas de poliuria como diabetes *mellitus*, insuficiencia renal o tubulopatías principalmente, los pacientes con una verdadera poliuria y con osmolaridad en orina baja (orina diluida) deben continuar el estudio para descartar una de las tres causas principales:

- Diabetes insípida central.
- Diabetes insípida nefrogénica.
- Polidipsia primaria.

Para ello, se debe realizar la prueba de la sed (o prueba de deprivación acuosa) seguida, si es necesario, de la prueba de desmopresina.

5. IMÁGENES DIAGNÓSTICAS

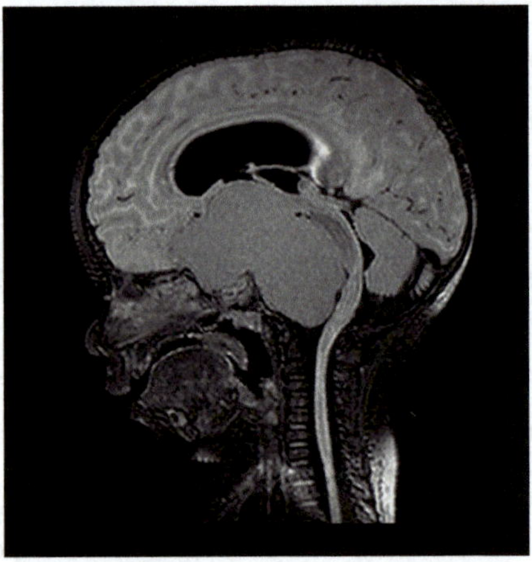

Figura 51-1. Resonancia magnética cerebral con secuencia FLAIR en plano sagital: gran masa quística que «abalona» la silla turca y ocupa las cisternas basales comprimiendo totalmente el tronco y el diencéfalo con focos de calcio en la tomografía computarizada en relación con craneofaringioma en un niño de un año. Tras la resección quirúrgica, presenta poliuria secundaria a diabetes insípida central.

BIBLIOGRAFÍA

Bueno Barriocanal M, Guerrero-Fernández J, Coch Martínez M. Poliuria. Sospecha de diabetes insípida. Madrid: Ergon; 2021 [consultado 18/09/2023]. Disponible en: http://www.webpediatrica.com/endocrinoped/endocrinopedia.php

Gallego N, Rodrigo D. Poliuria y polidipsia. Protoc Diagn Ter Pediatr. 2008;1:127-36.

García García E. Diabetes insípida. Protoc Diagn Ter Pediatr. 2019;1:49-62.

Lumbreras Fernández J, Amil Pérez B. Poliuria y polidipsia. Protoc Diagn Ter Pediatr. 2022;1:93-102.

Procedimiento de la prueba de la sed

52

M. J. Caldeiro Díaz, P. Alonso Rubio y M. L. Bertholt Zuber

PUNTOS CLAVE

- La deprivación de agua origina en el medio interno un aumento de la osmolaridad (Osm) plasmática. Como respuesta a esta situación, en condiciones normales se producirá secreción de vasopresina (ADH).
- Tras realizar un cribado inicial de las causas más frecuentes, en el paciente que presenta poliuria puede ser necesario descartar la presencia de un déficit de ADH o de una respuesta inadecuada a esta hormona a nivel renal (diabetes insípida). Para ello, está indicado realizar la prueba de la sed o prueba de Miller.
- La prueba de la sed se debe llevar a cabo en medio hospitalario por sus potenciales complicaciones: deshidratación hipernatrémica e hipovolemia. Este procedimiento permitirá confirmar o descartar el diagnóstico de diabetes insípida.
- Si el resultado de la prueba de la sed orienta a una diabetes insípida, se realizará una segunda prueba, la prueba de la desmopresina, que permitirá diferenciar una diabetes insípida central de una periférica.
- En este capítulo se revisan los procedimientos para llevar a cabo la prueba de la sed y la prueba de la desmopresina, estandarizando su realización en hospitalización pediátrica.

1. PRUEBA DE LA DESHIDRATACIÓN, PRUEBA DE LA SED O PRUEBA DE MILLER

1.1. Fundamento

- Esta prueba consiste en restringir los líquidos que ingiere un paciente para evaluar su capacidad renal para concentrar la orina en situaciones de hipertonicidad y descartar o confirmar el cuadro de diabetes insípida.
- Los pacientes con diabetes insípida clínicamente presentan poliuria, polidipsia, hiperosmolalidad plasmática, hipoosmolalidad urinaria e incapacidad de concentración urinaria durante la restricción de líquidos.

1.2. Indicaciones y contraindicaciones	
Indicaciones	• Situaciones donde la natremia y la Osm en sangre son normales, pero la capacidad de concentración urinaria es intermedia (Osm en orina [Osm_u]: 300-600 mOsm/kg) o baja. • **Importante:** deben haberse descartado otros déficits hormonales hipofisarios antes de realizar la prueba; por este motivo se solicita el perfil hormonal durante el estudio inicial de poliuria (v. **Cap. 51**). Si el paciente padece una insuficiencia suprarrenal o hipotiroidismo previos, estos deben estar bien controlados. Si el paciente está diagnosticado previamente de insuficiencia suprarrenal, debe administrarse una dosis de hidrocortisona 4 horas antes de la prueba, ya que se requiere cortisol para una adecuada concentración urinaria.
Contraindicaciones	• Procesos intercurrentes agudos, especialmente los que cursen con fiebre o pérdidas digestivas aumentadas. • Insuficiencia renal. • Diabetes *mellitus*. • Cardiopatía congénita o adquirida con alteración de la función cardíaca. • Inestabilidad hemodinámica. • Administración de líquidos intravenosos. • Valores de sodio en sangre (Na_s) y osmolalidad en sangre (Osm_s) elevados (>150 mEq/L y 300 mOsm/kg, respectivamente).

1.3. Prueba de la sed: procedimiento		
Ingreso	• Ingreso del paciente en hospitalización pediátrica el día previo a la realización de la prueba. • Al ingreso: – Medir las constantes habituales: temperatura, presión arterial y frecuencia cardíaca. – Registrar el peso y la talla. – Iniciar la medición de la diuresis.	
Preparación antes de la prueba	**>2 años y adolescentes**	• **Iniciar ayuno para sólidos:** se iniciará 7 horas antes del comienzo de la prueba, que se realizará a la mañana siguiente del ingreso. • **Iniciar ayuno para líquidos:** 3 horas antes del inicio de la prueba. • Si durante este período el paciente presenta gran irritabilidad, sed incontrolable, etc., puede beber líquidos (no café ni té) de manera equilibrada, **reponiendo lo que pierde por orina**.
	<2 años	Iniciar ayuno para sólidos y líquidos por la mañana después del desayuno y tras realizar la primera micción.
Inicio de la prueba	**Debe vigilarse que el paciente no ingiera líquidos o sólidos desde el inicio de la prueba.**	
	Al inicio, toma de constantes y determinaciones analíticas	• Se deben tomar las constantes y el peso al inicio de la prueba, así como continuar con la medición de la diuresis que se inició al ingreso. • A primera hora de la mañana (tras el desayuno en lactantes): – Iniciar la toma de las constantes y el peso del paciente. – Canalizar una vía periférica para la primera extracción analítica (natremia y Osm_s). – Realizar la primera recogida de orina para su análisis.

(*Continúa*)

1.3. Prueba de la sed: procedimiento (*cont.*)		
Inicio de la prueba	**Extracciones analíticas sucesivas y mediciones sucesivas**	A partir de aquí, comienzan las extracciones analíticas **sucesivas y las mediciones sucesivas**. Se realizarán repetidamente: • Controles de las constantes: presión arterial, frecuencia cardíaca, temperatura. • Control de peso. • Estado de hidratación. • En orina: Osm_u. • En sangre: natremia y Osm_s. Si al finalizar la prueba el resultado es compatible con diabetes insípida, se extraerá una determinación de la vasopresina.
	Frecuencia de medición de los parámetros anteriores	• **Presión arterial, frecuencia cardíaca, temperatura, peso y estado de hidratación:** cada hora en lactantes y cada 2 horas en el resto de los casos. • **Analítica:** natremia, Osm_s y Osm_u cada hora en lactantes y cada 2 horas en el resto de los casos.

1.4. Indicaciones para detener la prueba	
Riesgo vital	• Pérdida de peso superior al 5 % o signos de depleción de volumen (presión arterial sistólica o diastólica menor del percentil 5 para la edad y sexo). • Sed incontrolable o temperatura >38 °C.
Objetivar un diagnóstico	• Osm_s >300 mOsm/kg o natremia >150 mEq/L. • Osm_u ≥600 mOsm/kg en dos muestras (pudiendo ser suficiente, en ocasiones, en una sola muestra) o que varía menos de 30 mOsm/kg en tres muestras horarias consecutivas.
Duración	Si se supera la duración máxima de la prueba.

1.5. Duración de la prueba	
• Habitualmente, se suelen conseguir resultados en 7 horas. • La **duración máxima de la prueba** por edades se indica a continuación.	
< 6 meses	6 horas
6 meses-2 años	8 horas
2 años-adolescencia	12-14 horas
Adolescencia	17 horas

1.6. Interpretación de los resultados de la prueba de la sed	
El mantenimiento de una orina inapropiadamente diluida, a pesar de la restricción de líquidos y el aumento patológico de la natremia y la Osm_s, es indicativo de déficit de ADH.	
Resultados	**Sospecha clínica**
Osm_u > 600 mOsm/kg en dos determinaciones seguidas o > 1.000 mOsm/kg en una sola determinación, junto con Osm_s < 300 mOsm/kg y Na_s < 150 mEq/L	Debe sospecharse polidipsia primaria.
Osm_u de 300-600 mOsm/kg, junto con Osm_s < 300 mOsm/kg y Na_s < 150 mEq/L	Debe sospecharse diabetes insípida parcial (central o nefrogénica) frente a polidipsia primaria prolongada.
Osm_u < 300 mOsm/kg, Osm_s > 300 mOsm/kg y Na_s > 150 mEq/L	Debe sospecharse diabetes insípida central o nefrogénica.

2. PRUEBA DE LA DESMOPRESINA

2.1. Fundamento

- La desmopresina (análogo sintético de la ADH u hormona antidiurética) produce la reabsorción de agua en los túbulos renales distal y colector tras su unión con los receptores V2 en el túbulo colector.
- Esta prueba pretende probar los cambios que se producen en la concentración de la orina tras administrar desmopresina como forma de diferenciar entre una diabetes insípida central (responde) y una diabetes insípida nefrogénica (no responde o lo hace parcialmente).

2.2. Indicaciones

- Esta prueba se realizará tras haber practicado la prueba de la sed y solo **en el caso de que esta última prueba sea positiva** (cuando el paciente no concentre la orina y la Osm plasmática se eleve). Es decir, Na_s >147-150 mEq/L, Osm_s >300 mOsm/kg y Osm_u <600 mOsm/kg, situación que orientaría a una diabetes insípida, y entonces se procederá a hacer la prueba de la desmopresina para diferenciar si la diabetes insípida es central o nefrogénica.
- Puede obviarse la realización de la prueba de la desmopresina si existe una causa clara de diabetes insípida central, como en pacientes estables a los que se ha practicado la prueba con una cirugía cerebral, traumatismo craneoencefálico grave, etc.

2.3. Procedimiento de la prueba de la desmopresina

Si la prueba de la sed es positiva:

- Se pesa al paciente y **se le administra desmopresina por vía intravenosa o intranasal según el consenso con endocrinología infantil** a las dosis indicadas en las tablas 52-1, 52-2 y 52-3 (máximo: 4 µg).
- Se da acceso a agua y alimentos, controlando que la ingesta hídrica no supere 1,5 veces el volumen de diuresis en la hora previa.
- Se determinan la Osm_u y el volumen urinario en las siguientes 4 horas (2 horas en lactantes).

2.4. Interpretación de los resultados de la prueba de la desmopresina

Según la Osm urinaria:

- Si tras administrar desmopresina se obtiene un incremento de la Osm_u >45 %, se sospechará diabetes insípida central completa (el riñón responde a la ADH exógena sin problemas).
- Si la Osm_u aumenta <15 %, indica falta de respuesta a la ADH, es decir, diabetes insípida nefrogénica completa.
- Si el incremento de la Osm_u queda en el 15-45 %, se trata de una respuesta parcial y se sospechará diabetes insípida nefrogénica/diabetes insípida central parcial frente a polidipsia primaria.
- Al finalizar, retirar la vía venosa periférica y comprobar la tolerancia oral.

Tabla 52-1. Dosis de desmopresina según el peso para administración intravenosa (v. la dilución en la tabla 52-2)

Peso	Dosis intravenosa
<10 kg	0,1 μg
10-20 kg	0,2 μg
20-30 kg	1 μg
30-50 kg	2 μg
>50 kg	4 μg

Tabla 52-2. Dilución de la desmopresina para su administración intravenosa

Dilución: desmopresina inyectable (Minurin®) 4 μg/mL: ampolla 1 mL + 7 mL de suero salino fisiológico = concentración final 0,5 μg/mL

Dosis	Volumen
0,1 μg	Cargar 0,2 mL de la dilución 0,5 μg/mL
0,2 μg	Cargar 0,4 mL de la dilución 0,5 μg/mL
1 μg	Cargar 2 mL de la dilución 0,5 μg/mL
2 μg	No realizar dilución previa. Cargar 0,5 mL de la ampolla **sin diluir**
4 μg	No realizar dilución previa. Cargar 1 mL de la ampolla **sin diluir**

La dosis se añadirá a 50 mL de suero salino fisiológico y se pasará en 15-30 min

Tabla 52-3. Dosis de desmopresina para administración intranasal (Minurin® 0,1 mg/mL para pulverización nasal: cada pulverización tiene 10 µg)

Peso	Dosis	Pulverizaciones
<10 kg	10 µg	1
10-30 kg	20 µg	2
30-50 kg	30 µg	3
>50 kg	40 µg	4

3. IMÁGENES DIAGNÓSTICAS

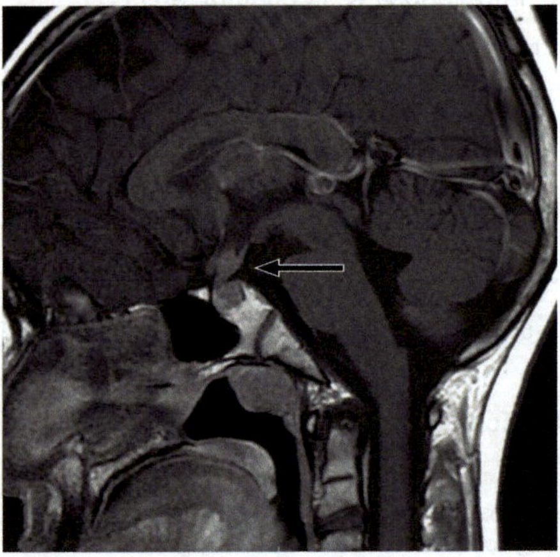

Figura 52-1. Resonancia magnética cerebral, corte sagital: llamativo engrosamiento del infundíbulo hipofisario (flecha) con sospecha de tumor de células germinales en un paciente de 10 años ingresado para el estudio etiológico de poliuria. Presentó prueba de la sed positiva con respuesta positiva a la desmopresina.

BIBLIOGRAFÍA

Bueno Barriocanal M, Guerrero-Fernández J, Coch Martínez M. Poliuria. Sospecha de diabetes insípida. Madrid: Ergon; 2021 [consultado 18/09/2023]. Disponible en: http://www.webpediatrica.com/endocrinoped/endocrinopedia.php

Gallego N, Rodrigo D. Poliuria y polidipsia. Protoc Diagn Ter Pediatr. 2008;1:127-36.

García García E. Diabetes insípida. Protoc Diagn Ter Pediatr. 2019;1:49-62.

Lumbreras Fernández J, Amil Pérez B. Poliuria y polidipsia. Protoc Diagn Ter Pediatr. 2014;1: 81-9.

Abordaje pediátrico de los trastornos de la conducta alimentaria en el paciente ingresado

53

C. Naranjo González, M. J. Caldeiro Díaz, C. Álvarez Álvarez y M. B. Payá González

PUNTOS CLAVE

- Los trastornos de la conducta alimentaria (TCA) se consideran **enfermedades de origen psiquiátrico** con una presentación y gravedad muy variable y con repercusión médica a distintos niveles, fundamentalmente nutricional.
- Cursan con síntomas psicopatológicos que producen alteraciones físicas como consecuencia de la **malnutrición**, las cuales generan más alteraciones psicológicas (mayor depresión y obsesividad) que mantienen el trastorno. Presenta tendencia a la recaída y cronicidad si no se instaura el tratamiento adecuado.
- El género femenino y la adolescencia son importantes factores de riesgo.
- Los TCA más frecuentes son la anorexia, la bulimia nerviosa, el trastorno por atracones y el trastorno evitativo/restrictivo de la ingesta alimentaria.
- En el **Anexo 53-1** se enumeran los criterios diagnósticos de la anorexia nerviosa.
- Algunos pacientes cumplen criterios de ingreso en hospitalización pediátrica por su gravedad y deben ser manejados de manera multidisciplinar.
- En todos los pacientes con TCA es necesario evaluar el riesgo de que desarrollen un síndrome de realimentación al reintroducir la alimentación, y se debe estratificar este riesgo teniendo en cuenta una serie de factores.
- Los pacientes con esta patología pueden presentar múltiples comorbilidades asociadas a su enfermedad, que el pediatra debe saber identificar para realizar un adecuado enfoque terapéutico.
- En este capítulo, se revisa el **abordaje médico** del paciente ingresado con TCA, resaltando la importancia de realizar un enfoque multidisciplinar y especificando el papel del pediatra hospitalario en el tratamiento de esta patología.

1. DIAGNÓSTICO

1.1. Anamnesis y exploración física

Anamnesis	La habitual en pediatría, **añadiendo anamnesis dirigida sobre**: • Posibilidad de consumo de fármacos (diuréticos, laxantes), alcohol y/o drogas. • Realización de ejercicio físico: tipo y frecuencia. • Presencia de amenorrea y desde cuándo. • Peso previo al inicio de la enfermedad y peso en los últimos 3-6 meses. • Registro de la ingesta la semana o los 15 días previos al ingreso.	
Exploración física completa al ingreso	**Registro de constantes**	Temperatura, frecuencia cardíaca, frecuencia respiratoria, presión arterial.
	Valoración nutricional	• **Peso, talla:** con estos parámetros, calcular el **porcentaje de pérdida de peso** en los últimos 3-6 meses. • **Estado nutricional:** calcular el **rango teórico de peso sano** y el **índice de masa corporal** (IMC). Existen calculadoras en Internet que se pueden consultar para ello, como en EndocrinoPED (**Anexo 53-2**). – **Rango teórico de peso sano:** rango del 90-110 % del peso ideal. Sin embargo, para estimar el peso sano se debe tener en cuenta, además del peso ideal, el percentil de peso habitual previo al desarrollo de la enfermedad. Con ambos parámetros se individualizará el objetivo de peso sano. – **IMC:** con desviaciones estándar para su edad y sexo. **Relación peso/talla:** se debe utilizar para su cálculo la calculadora endocrinológica. Si no se dispone de ella, valorar solo el resto de los parámetros.
	Exploración pediátrica	• Triángulo de evaluación pediátrica, perfusión distal, relleno capilar, estado nutricional y la habitual por aparatos. • Estadio puberal.

1.2. Estudios complementarios indicados al ingreso	
Extracción analítica, valorando la canalización de una vía venosa periférica.	
Perfil de ingreso de TCA que incluye	• **Hemograma y velocidad de sedimentación globular (VSG):** ante la elevación de la velocidad de sedimentación globular, pensar en organicidad. • **Bioquímica:** glucosa. Iones: sodio, potasio, cloro, calcio, calcio iónico, fósforo, magnesio, cobre. Perfil renal: urea (si existe deshidratación o aumento del catabolismo proteico, estará elevada) y creatinina. Perfil hepático: aspartato-aminotransferasa (AST), alanina-aminotransferasa (ALT), γ-glutamiltransferasa (GGT). Otros: amilasa, ácido úrico, albúmina, prealbúmina, creatina-cinasa (CPK), cinc, ceruloplasmina. • **Perfil nutricional, lipídico, hierro.** • **Perfil hormonal:** 17β-estradiol, hormona luteinizante (LH), hormona foliculoestimulante (FSH), testosterona, prolactina (PRL), tirotropina (TSH), tiroxina libre (T4L), triyodotironina libre (T3L), 25-OH-vitamina D, factor de crecimiento insulinoide tipo 1 (IGF1) y proteína de fijación (o de unión) al factor de crecimiento insulinoide tipo 3 (IGFBP3). • Elemental y sedimento de orina.
Otros estudios	• **Gasometría venosa.** • **Electrocardiografía.** • **Densitometría:** indicación por el especialista endocrinólogo en casos de más de 6 meses de amenorrea secundaria, y a valorar en caso de amenorrea primaria.

2. ESTIMACIÓN DEL RIESGO DE REALIMENTACIÓN

En primer lugar, se debe establecer el riesgo de que el paciente presente un síndrome de realimentación al iniciar la alimentación.

2.1. Factores de riesgo del síndrome de realimentación

Bajo riesgo (A)	Alto riesgo (B)	Muy alto riesgo (C)
• IMC < –2 desviaciones estándar (DE) y/o P/T (relación del peso para la talla) <85 %. • Pérdida de peso >10 % en los últimos 3-6 meses. • Ingesta nula o escasa >5 días.	• IMC < –2,5 DE y/o P/T <80 %. • Pérdida de peso >15 % en los últimos 3-6 meses. • Ingesta nula o escasa >10 días.	• IMC < –3 DE y/o P/T <75 %. • Pérdida de peso >20 % en los últimos 3-6 meses. • Ingesta nula o escasa >15 días. • **Niveles de fósforo, potasio o magnesio bajos antes de iniciar la alimentación.**

- **Bajo riesgo de síndrome de realimentación:** 1 factor A.
- **Alto riesgo de síndrome de realimentación:** 1 factor B o >1 factor A.
- **Muy alto riesgo de síndrome de realimentación:** 1 factor C o >1 factor B.

- En pacientes con **riesgo de presentar síndrome de realimentación** es muy importante realizar **controles de iones frecuentes** (v. apartado «Control de iones en sangre»), especialmente de fósforo, pero también de potasio y magnesio, que se deben suplementar si están bajos, antes de avanzar en la alimentación.
- Los síntomas que hacen **sospechar** un síndrome de realimentación instaurado son: **edema, confusión y taquicardia en reposo, con hipofosfatemia**.

3. NUTRICIÓN

- En general, en cualquier situación de desnutrición crónica o subaguda, la introducción de la alimentación se debe realizar de forma progresiva.
- La nutrición en los pacientes con TCA se basa en la dieta de la unidad de trastornos de la conducta alimentaria (UTCA).

3.1. Dieta de la unidad de trastornos de la conducta alimentaria	
Dieta UTCA pediátrica	Dieta hipercalórica de 2.500 kcal, con proporciones de nutrientes adecuados para este tipo de pacientes.
Número de comidas	Se reparte en **cuatro comidas** (desayuno, 500 kcal; comida, 750 kcal; merienda, 500 kcal, y cena, 750 kcal), con posibilidad de ampliar a seis comidas si se añade almuerzo de media mañana y recena.
Distribución calórica	**Composición equilibrada:** hidratos de carbono, 50-60%; lípidos, 30-40%; proteínas 15-20%.
• Independientemente del porcentaje prescrito, se presentará la bandeja de comida completa al paciente, que debe exponerse visualmente a una dieta de cantidad normal y variada. No obstante, se le especificará cuál es el porcentaje de comida que debe ingerir. • En aquellos pacientes en los que se pauta la toma de solo una proporción de la bandeja o de un mínimo, se debe **cumplir el porcentaje indicado** de cada alimento de la bandeja para que mantenga las proporciones adecuadas de nutrientes y no se excluya la ingesta de ningún alimento. Ejemplo: si se indica una ingesta de al menos el 50% de la bandeja, el paciente debe ingerir al menos el 50% del primer plato, el 50% del segundo con el 50% de la guarnición, el 50% del pan y el 50% del postre.	

3.2. Abordaje dietético según el riesgo de realimentación
A continuación, se resume el abordaje dietético según el riesgo de realimentación, aunque determinados pacientes puedan requerir un enfoque individualizado u otras pautas alternativas.

(Continúa)

3.2. Abordaje dietético según el riesgo de realimentación (*cont.*)	
Pacientes con riesgo bajo de realimentación	Las directrices generales se indican a continuación.
	• **Primera semana:** – Se expone al paciente libremente a la bandeja de comida. – Se pauta **dieta UTCA libre sin mínimos**, permitiendo que el paciente coma libremente. • **Tras la primera semana:** – Se indicará un mínimo en órdenes: dieta UTCA **mínimo** (25/50/75 % a criterio de psiquiatría). – Si no se cumple el porcentaje mínimo indicado por psiquiatría, se pautarán suplementos nutricionales indicando en las órdenes el tipo de suplemento y la cantidad. – Posteriormente, se establecerá la necesidad de aumentar el porcentaje de la dieta.
Pacientes con alto riesgo de realimentación	• **Dieta:** – No se debe ofrecer dieta libre. – Se debe indicar **un máximo** que debe constar en las órdenes: «no más del 25 %, del 50 %, del 75 %, etc.». – Se recomienda comenzar con una dieta de 1.000-1.500 kcal (30-40 kcal/kg/día) como máximo. Esto equivale al 50 % de la bandeja de dieta UTCA. Especificar este máximo en las órdenes. • **Sal:** dieta UTCA hiposódica durante la primera semana. • **Polivitamínico que contenga tiamina:** recomendado, no imprescindible. – Administrar 1 comprimido/día. – Pautar el utilizado en la UTCA o el disponible en el hospital.

(*Continúa*)

3.2. Abordaje dietético según el riesgo de realimentación (*cont.*)	
Pacientes con muy alto riesgo de realimentación	• **Previamente al inicio de la alimentación:** corregir, si existiesen, las **alteraciones iónicas.** • **Iniciar dieta:** 5-10 kcal/kg/día con incremento a 20-25 kcal/kg/día en las siguientes 48 horas, siempre que la situación clínica del paciente no lo contraindique. • **Sal:** restringir el aporte de sodio (<1 mmol/kg/día) durante 2 semanas y posteriormente normal. Es decir, indicar dieta hiposódica en las **órdenes.** • **Lactosa:** dieta sin lactosa por riesgo de malabsorción secundaria. • **Polivitamínico:** prescribir 1 comprimido/día, el utilizado en la UTCA o el disponible en el hospital. • **Suplementos de fósforo:** administrar si el fósforo está bajo. La dosis de fósforo por **vía oral** (si se necesitase suplementar por déficit) es de 2-3 mmol/kg/día. Equivalencias: 1 mmol de fosfato = 31 mg de fósforo; 1 mg de fósforo = 0,032 mmol. Asegurarse de la buena función renal para la administración del fósforo. El fósforo puede producir efectos secundarios gastrointestinales. Si precisase administración por vía intravenosa (dependiendo de la clínica y la cifra de fósforo en sangre) valorar el traslado a la unidad de cuidados intensivos pediátricos. • **Control de líquidos:** realizar control de líquidos.

3.3. Ingesta de líquidos

- Realizar un registro de la ingesta hídrica durante las primeras semanas de ingreso.
- Determinados pacientes con TCA rechazan la ingesta de líquidos; sin embargo, otros beben en exceso. Se suele establecer un límite de seis vasos de agua al día, además de lo que aporta la dieta.

3.4. Progresión de la dieta

- Las calorías de la dieta se irán aumentando progresivamente en función del estado nutricional, la valoración por parte de psiquiatría y la ganancia ponderal.
- Consúltense los controles de iones que se deben realizar a lo largo de la progresión de la dieta (v. apartado «Control de iones en sangre»).

Alto riesgo de alimentación	Podrían ingerir el 100 % a partir del día 7. Una pauta posible es: aumentar la alimentación los días 3°, 5° y 7°.
Muy alto riesgo de realimentación	Podrían ingerir el 100 % a partir del día 10. Una pauta posible es aumentar la alimentación los días 3°, 6° y 9°.

3.5. Suplementos nutricionales

3.5.1. Indicaciones

- Cuando el paciente no termine el porcentaje pautado, puede estar indicado completar la alimentación con suplementos nutricionales. Se pueden utilizar suplementos **ligeramente hipercalóricos (1,2 kcal/mL) y normoproteicos.**
- Los suplementos nutricionales descritos a continuación podrán administrarse por **vía oral** o **por sonda nasogástrica**.

3.5.2. Reparto de kilocalorías en la dieta de la unidad de trastornos de la conducta alimentaria

Para administrar suplementos nutricionales, previamente se debe conocer la distribución de kilocalorías de la dieta UTCA:

- **Desayuno:** 500 kcal.
- **Comida:** 750 kcal.
- **Merienda:** 500 kcal.
- **Cena:** 750 kcal.

3.5.3. Equivalencia en calorías de los suplementos nutricionales

- **Cálculo realizado con suplementos nutricionales:** elegir un suplemento **normoproteico** y **ligeramente hipercalórico.**
- Los cálculos realizados a continuación **solo** son útiles para aquellos suplementos en los que 1 mL = 1,2 kcal, como **Isosource® Junior**.
- Los mililitros calculados a continuación son **aproximados** para favorecer la aplicación práctica.

50 kcal = 40 mL	300 kcal = 250 mL	600 kcal = 500 mL
100 kcal = 85 mL	350 kcal = 300 mL	650 kcal = 540 mL
150 kcal = 125 mL	450 kcal = 380 mL	700 kcal = 580 mL
200 kcal = 170 mL	500 kcal = 420 mL	

Ejemplo: en caso de precisar completar un desayuno entero, serán 500 kcal, que suponen 420 mL de suplementos nutricionales (1 mL = 1,2 kcal). Si la paciente tenía pautado el 50 % de la dieta, su desayuno sería de 250 kcal, que suponen 210 mL. Pero si esta misma paciente, que tiene pautado el 50 % de la dieta UTCA, no se comiese la mitad de lo que le tocaba, necesitaría suplementar solo la mitad de las 250 kcal, por lo que habría que suplementar 125 kcal, lo que serían 110 mL aproximadamente.

4. EVOLUCIÓN

4.1. Seguimiento pediátrico durante el ingreso	
Primeros 10-14 días	• El paciente será valorado por pediatría cada 48-72 horas. • Exploraciones dirigidas a la presencia de edemas que pueden orientar, aunque no siempre, a síndrome de realimentación. Revisar las constantes (frecuencia cardíaca, presión arterial, etc.). Un aumento marcado de la frecuencia cardíaca en la fase de inicio de la alimentación debe hacer pensar en síndrome de realimentación.
Tras los primeros 10-14 días	Valoración semanal por pediatría, no siendo estrictamente necesaria la exploración física, ni entrevistarse con el paciente para evitar múltiples interlocutores con él y su familia. Actuar según la demanda por parte de psiquiatría.

4.2. Control de iones en sangre	
En todos los pacientes	Diariamente durante los primeros 3 días, porque el descenso de fosfato suele aparecer a las 48-72 horas del inicio de la alimentación.
En pacientes de alto riesgo y muy alto riesgo de realimentación	Además, realizar otro control el día 5 y después individualizar.
A partir del séptimo día: cada semana o cada 2 semanas o a criterio médico según la evolución.	

4.3. Objetivos de ganancia ponderal	
Primera semana de renutrición	Pueden perder peso debido a la activación del metabolismo.
A partir de la primera o segunda semana de hospitalización	Se considera ganancia ponderal adecuada hasta 1-1,2 kg/semana, no siendo recomendable una ganancia mayor.
Al mes aproximadamente	• Suele existir **estancamiento** de la ganancia ponderal a pesar de comer el 100% de la dieta UTCA. • Durante esta etapa de ganancia ponderal, puede ser necesario aumentar los aportes hasta **70-100 kcal/kg/día.** Esto se conseguirá con la dieta UTCA como base y añadiendo una recena que podría administrarse también como suplementos nutricionales con poco volumen (ligeramente hipercalóricos y normoproteicos) para alcanzar 3.000 kcal/día.

5. SÍNDROME DE REALIMENTACIÓN

Clínica: edemas + confusión + taquicardia en reposo.

5.1. Definición y clínica

Definición	• **Cuadro clínico complejo** producido por la reintroducción de la nutrición (enteral o parenteral) en pacientes con un estado previo de malnutrición. Refleja el cambio de un metabolismo catabólico a anabólico. • Puede darse también en niños obesos o con peso normal que hayan perdido mucho peso en poco tiempo.
Datos analíticos	• Se caracteriza por alteraciones hidroelectrolíticas graves, fundamentalmente **hipofosfatemia, hipomagnesemia e hipopotasemia**, que conllevan alteraciones neurológicas, cardiovasculares, respiratorias y hematológicas, que pueden conducir a la muerte de estos pacientes. • Lo más específico es la **hipofosfatemia.** • Las concentraciones **plasmáticas de fósforo, potasio y magnesio** pueden ser normales en estos pacientes (son iones intracelulares y se miden en sangre), pero su contenido corporal total está disminuido.

5.2. Mecanismo del síndrome de realimentación

En la figura 53-1 se muestra el mecanismo de producción del síndrome de realimentación.

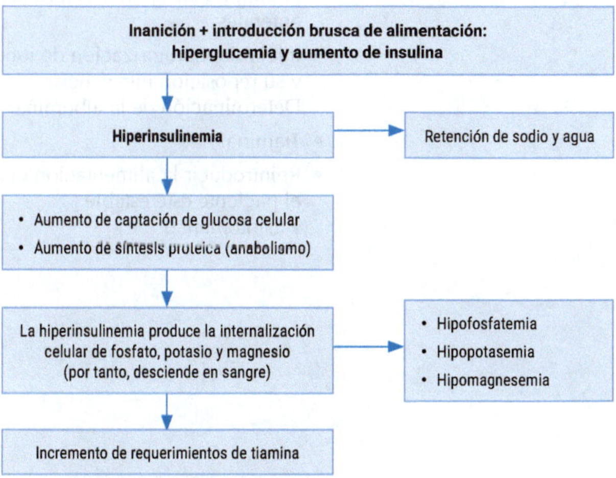

Figura 53-1. Algoritmo del mecanismo de producción del síndrome de realimentación.

5.3. Prevención y tratamiento

Prevención	• Monitorizar los iones según el riesgo de cada paciente. • Corregir las alteraciones iónicas, si las hubiese, antes de comenzar y de avanzar en la realimentación.	
Tratamiento	**Paciente asintomático y con alteración de iones leve (normalmente, niveles bajos de fósforo)**	Valorar continuar con la alimentación a ritmo muy lento y administrar aportes orales de iones. No se deben aumentar los aportes nutricionales hasta la normalización del fósforo. Si se había hecho un incremento en la alimentación, volver a la situación previa.
	Paciente asintomático y con alteración iónica de fósforo moderada/grave	El déficit debe corregirse de manera intravenosa y se debe parar la alimentación. Valorar el ingreso en la unidad de cuidados intensivos pediátricos.
	Paciente con síntomas de síndrome de realimentación	**Síntomas:** edemas, alteración neurológica (confusión), taquicardia en reposo y fósforo bajo. Traslado a la unidad de cuidados intensivos pediátricos. • Se recomienda suspender o disminuir al mínimo los aportes calóricos enterales. • Iniciar la monitorización de iones y su reposición intravenosa. Determinación de la albúmina. • Tiamina. • Reintroducir la alimentación cuando el paciente esté estable y asintomático.

6. PATOLOGÍA POR SISTEMAS ASOCIADA A TRASTORNOS DE LA CONDUCTA ALIMENTARIA

6.1. Complicaciones cardiovasculares	
Frecuentes	• Bradicardia sinusal. • Hipotensión/ortostatismo. **Indicación de ingreso hospitalario:** frecuencia cardíaca <35-40 lpm. **Indicación de monitorización continua**, telemetría: frecuencia cardíaca <30 lpm o <40 lpm con hipotensión, síntomas o electrocardiograma con ritmo distinto a bradicardia sinusal (bloqueo, etc.).
Otros trastornos del ritmo cardíaco	• Arritmias auriculares. • Alteración del intervalo QT: prolongación, depresión. • **Taquicardia sinusal o frecuencias cardíacas «normales»:** pueden ser signos de inestabilidad en estos pacientes, por indicar insuficiencia cardíaca en el contexto de un síndrome de realimentación. • **Si se detectan arritmias:** descartar alteraciones electrolíticas, hipoalbuminemia crónica.
Alteraciones estructurales	• Disminución de la masa del ventrículo izquierdo, disminución de la contractilidad. • Prolapso mitral.
Derrame pericárdico	Suele desaparecer en los primeros 3 meses tras la realimentación.
Interconsulta a cardiología infantil en los siguientes casos: frecuencia cardíaca <40-45 lpm, alteración en el electrocardiograma, IMC <-3 DE, síntomas cardiovasculares como palpitaciones, síncopes, dolor torácico.	

6.2. Complicaciones endocrinometabólicas	
Tendencia a la hipoglucemia	Vigilar las cifras de glucemia.
Afectación del eje hipotálamo-hipófiso-gonadal	• Disminución de estrógenos y testosterona, produciendo amenorrea en las mujeres y disminución de la libido y potencia sexual en los hombres. • La menstruación puede tardar en restaurarse incluso hasta 9-12 meses tras la mejoría nutricional.
Esfera suprarrenal	• Activación del eje por estrés. • Aumento del cortisol con corticotropina normal.
Eje tiroideo	• Tirotropina (TSH) y tiroxina (T4) normales con triyodotironina (T3) disminuida. • En desnutriciones graves puede descender también la tiroxina (T4). • No está indicada la suplementación con hormonas tiroideas.
Alteración de la secreción de vasopresina	Puede estar elevada (síndrome de secreción inadecuada de vasopresina) o disminuida (diabetes insípida parcial con hipernatremia).
Disminución de la producción hepática de factor de crecimiento insulinoide 1 (IGF1)	Origina un aumento de los niveles de hormona del crecimiento.
Hipercolesterolemia	• Probablemente relacionada con disminución de la secreción biliar y del catabolismo del colesterol, aumento de la lipólisis e hipoestrogenismo. • Normalmente, aumento del colesterol asociado a lipoproteínas de alta densidad junto con elevaciones insignificantes del colesterol asociado a lipoproteínas de baja densidad.

6.3. Complicaciones óseas
• **Osteoporosis:** relacionada con pérdida de peso y duración de la amenorrea. • Más de 6 meses de amenorrea condicionan la disminución de la mineralización ósea.

6.4. Complicaciones digestivas	
Gastroparesia	• Retraso o enlentecimiento del vaciamiento gástrico; como consecuencia, el paciente presenta sensación de plenitud precoz y molestia epigástrica. • Tratamiento conservador: evitar la ingesta excesiva de líquidos **durante las comidas**, así como de fibra. Si no hay mejoría, se puede plantear fraccionar las ingestas.
Estreñimiento	• Tratamiento conservador: aumento del aporte de líquidos y de fibra no superior a 10 g/día. • Evitar uso abusivo de enemas con sales y de laxantes orales.
Elevación de transaminasas	Por dos posibles mecanismos: • Apoptosis y autofagocitosis de los hepatocitos debido a la pérdida de peso. Suele resolverse con la recuperación progresiva de peso. • Esteatosis hepática: menos frecuente, se produce en el proceso de realimentación por la acumulación de hidratos de carbono y grasas en el hígado. Esto produce el aumento de las transaminasas. Debe continuarse la realimentación, pero más lentamente. Una ecografía abdominal puede ayudar a diferenciar ambos mecanismos.
Complicaciones en pacientes vomitadores	• Reflujo gastroesofágico, esofagitis por reflujo, dilatación gástrica, perforación gástrica/esofágica, hematemesis. • En ellos, **también puede observarse un aumento de la amilasa con lipasa normal.**
Síndrome de la arteria mesentérica superior	Esta comprime el duodeno, produciendo obstrucción mecánica y por ello náuseas, vómitos y dolor abdominal.
Otras	Pancreatitis aguda.

6.5. Patología renal/alteraciones hidroelectrolíticas

- Reducción del **filtrado glomerular**.
- Alteraciones en la **concentración de la orina**, en ocasiones, por ingesta excesiva de agua, entre otras.
- Disminución de la creatinina por reducción de la masa muscular.
- **En conductas purgativas:** alcalosis hipopotasémica hipoclorémica. Posible deshidratación y fallo renal.

6.6. Patología pulmonar

- Riesgo de **neumotórax y neumomediastino** espontáneo por rotura de la pared alveolar.
- Debilidad muscular: músculos respiratorios con disfunción diafragmática.

6.7. Patología hematológica

Las citopenias son frecuentes:

- **Leucopenia:** con o sin neutropenia.
- **Anemia leve:** normocítica, salvo en los casos en que haya déficit de vitamina B_{12} o hierro.
- **Trombopenia:** con la realimentación se puede observar trombocitosis.

6.8. Patología neurológica

- **Cefaleas.**
- **Convulsiones:** en relación con alteraciones hidroelectrolíticas.
- **Neuropatías:** producidas por compresión o por déficits vitamínicos (sobre todo del grupo B).

6.9. Patología dermatológica

Manifestaciones múltiples:

- Xerosis.
- Lanugo.
- **Otras:** hipercarotinemia, acné, hiperpigmentación, acrocianosis, perniosis, petequias, livedo reticular, paroniquias y estrías.

7. OTROS ASPECTOS BÁSICOS EN EL PACIENTE CON TRASTORNOS DE LA CONDUCTA ALIMENTARIA

- Se debe pesar diariamente al paciente, que se colocará siempre de espaldas para que no pueda visualizar el peso.
- No se transmitirá información al paciente ni a sus padres sobre la evolución del peso, y será decisión del psiquiatra aportar esa información.
- El personal de enfermería se encargará de supervisar las comidas, limitar su duración y vigilar conductas purgativas.

8. IMÁGENES DIAGNÓSTICAS

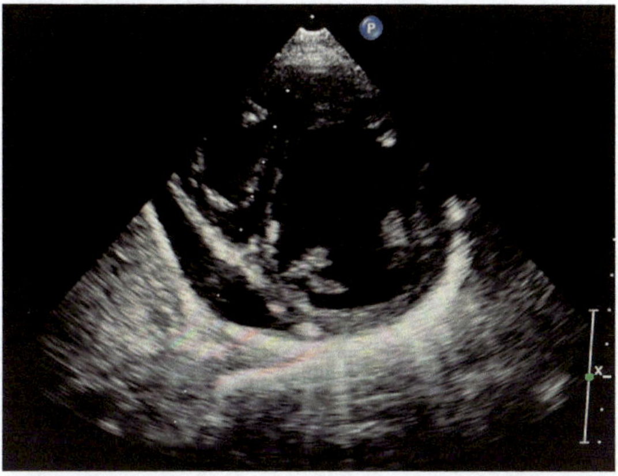

Figura 53-2. Ecocardiograma: derrame pericárdico en un paciente con trastorno de la conducta alimentaria tipo anorexia nerviosa resuelto tras la mejoría de los parámetros nutricionales.

BIBLIOGRAFÍA

Acerete DM, Trabazo RL, Ferri NL. Trastornos del comportamiento alimentario: anorexia nerviosa y bulimia nerviosa. Protocolo AEPED. 2013.

Brown C, Mehler PS. Medical complications of anorexia nervosa and their treatments: an update on some critical aspects. Eat Weight Disord. 2015;20(4):419-25.

Da Silva JSV, Seres DS, Sabino K, Adams SC, Berdahl GJ, Citty SW, et al.; Parenteral Nutrition Safety and Clinical Practice Committees, American Society for Parenteral and Enteral Nutrition. ASPEN Consensus Recommendations for Refeeding Syndrome. Nutr Clin Pract. 2020;35(2):178-95. Fe de erratas en: Nutr Clin Pract. 2020;35(3):584-5.

Friedli N, Odermatt J, Reber E, Schuetz P, Stanga Z. Refeeding syndrome: update and clinical advice for prevention, diagnosis and treatment. Curr Opin Gastroenterol. 2020;36(2): 136-40.

Gómez-Candela C, Palma Milla S, Miján-de-la-Torre A, Rodríguez Ortega P, Matía Martín P, Loria Kohen V, et al. Consenso sobre la evaluación y el tratamiento nutricional de los trastornos de la conducta alimentaria: anorexia nerviosa. Nutr Hosp. 2018;35(Spec No1):11-48.

Gómez-Candela C, Palma-Milla S, Miján-de-la-Torre A, Rodríguez-Ortega P, Matía-Martín P, Loria-Kohen V, et al. Consenso sobre la evaluación y el tratamiento nutricional de los trastornos de la conducta alimentaria: anorexia nerviosa, bulimia nerviosa, trastorno por atracón y otros. Resumen ejecutivo. Nutr Hosp. 2018;35(2):489-94.

López MF, Otero ML, Vázquez PÁ, Delgado JA, Correa JV. Síndrome de realimentación. Farm Hosp. 2009;33(4):183-93.

Muñoz Calvo MT, Argente J. Trastornos del comportamiento alimentario. Protoc Diagn Ter Pediatr. 2019;1:295-306.

Reber E, Friedli N, Vasiloglou MF, Schuetz P, Stanga Z. Management of refeeding syndrome in medical inpatients. J Clin Med. 2019;8(12):2202.

Ros Arnal I, Rivero de la Rosa MC, López Ruzafa E, Moráis López A. Síndrome de realimentación en pediatría: clínica, diagnóstico, prevención y tratamiento. Acta Pediatr Esp. 2017:e159-63.

Procedimientos X

Sedación básica en hospitalización pediátrica

54

C. Álvarez Álvarez, M. T. Leonardo Cabello y C. Suárez Castaño

PUNTOS CLAVE

- Los procedimientos médicos en el paciente pediátrico pueden generar ansiedad, miedo y/o dolor y, por tanto, para llevarlos a cabo de manera exitosa y segura suele ser necesario utilizar técnicas de sedación y/o ansiólisis.
- Los principales objetivos de la sedación son:
  - Reducir y minimizar el miedo y la ansiedad del niño.
  - Minimizar el trauma psicológico (amnesia).
  - Controlar el comportamiento y los movimientos del niño para completar el procedimiento de forma exitosa y segura.
  - Proteger la seguridad del paciente durante y después del procedimiento.
- El número creciente de procedimientos médicos que precisan sedoanalgesia en los niños motiva la necesidad de que se protocolice su realización.
- El procedimiento de sedación no está exento de riesgos, que son mayores cuanto menor es el niño. Los profesionales deben estar adecuadamente preparados y disponer de los medios necesarios para abordarlos con seguridad.
- El objetivo de este capítulo es revisar los procedimientos **básicos de sedación mínima o moderada más frecuentemente utilizados en la práctica clínica diaria** en hospitalización pediátrica: la administración de midazolam y de óxido nitroso.

1. EVALUACIÓN PREVIA A LA SEDACIÓN

1.1. Grados de sedación		
Sedación mínima o ansiólisis	**Definición**	• Estado inducido por drogas en el que el paciente responde normalmente a órdenes verbales, aunque el estado cognitivo y la coordinación motora pueden estar alterados. • Se mantienen las funciones respiratoria y cardíaca.

(Continúa)

1.1. Grados de sedación (*cont.*)		
Sedación mínima o ansiólisis	**Fármacos usados en sedación mínima**	• Midazolam por vía oral (v.o.). • Midazolam intranasal (i.n.) • Óxido nitroso inhalado.
Sedación moderada	**Definición**	• Estado de depresión de la conciencia inducido por fármacos. El paciente responde adecuadamente a órdenes verbales solas (por ejemplo, «abre los ojos») o acompañadas por una leve estimulación táctil (golpecitos ligeros en el hombro o en la cara). • Están preservados los efectos protectores de la vía aérea.
	Fármaco usado en sedación moderada	Midazolam intravenoso (i.v.).
La sedación profunda y la anestesia deben ser realizadas por personal especialista entrenado y, por tanto, no son objeto de este capítulo.		

1.2. Indicaciones y duración del ayuno previo al procedimiento	
Antes de realizar el procedimiento de sedación se debe valorar la necesidad de ayuno previo.	
Ansiólisis o sedaciones mínimas	No es necesario ayuno previo.
Procedimientos electivos y/o no urgentes	• Si la sedación es moderada, se recomienda un período de ayuno para disminuir el riesgo de broncoaspiración. • Se recomienda ayuno previo de: – Líquidos claros: 1 hora. – Lactancia materna: 3 horas. – Leche de fórmula: 4 horas. – Sólidos y leche de vaca o de soja: 6 horas.
Procedimiento urgente (no admite demora)	La ingesta reciente de alimentos no es una contraindicación para la sedación, aunque debe valorarse la relación riesgo-beneficio y vigilar la posibilidad de vómito o regurgitación.

1.3. Evaluación del riesgo del procedimiento de sedación

1.3.1. Clasificación de la American Society of Anesthesiologists

Esta clasificación fue establecida por la American Society of Anesthesiologists (ASA) para definir el estado de salud de los pacientes que iban a someterse a anestesia.

Clase I	Paciente sano.
Clase II	Paciente con enfermedad sistémica leve. Ejemplos: asma leve, epilepsia controlada, anemia, paciente diabético bien controlado.
Clase III	Paciente con enfermedad sistémica grave. Ejemplos: asma moderada o grave, neumonía, epilepsia o diabetes mal controlada, obesidad moderada.
Clase IV	Paciente con enfermedad sistémica grave que amenaza la vida. Ejemplos: sepsis, grados avanzados de insuficiencia pulmonar, cardíaca, hepática o renal.
Clase V	Paciente moribundo que no se espera que sobreviva sin intervención. Ejemplos: paciente cardiópata en espera de trasplante.
Clase VI	Paciente en muerte cerebral para donación de órganos.

1.3.2. Otros factores de riesgo

Independientemente de la clasificación ASA, existen otros factores de riesgo que implican mayor posibilidad de complicaciones en los pacientes sometidos a sedación:

- Antecedentes de ronquido, estridor o apnea del sueño.
- Malformaciones craneofaciales, vía aérea difícil.
- Vómitos, obstrucción intestinal, reflujo gastroesofágico.
- Crisis de asma, neumonía.
- Enfermedad cardíaca, hipovolemia, sepsis.
- Alteración del estado de conciencia, enfermedad neurológica o neuromuscular.
- Antecedente de sedación fallida.
- Edad < 1 año.

Especialmente si se realiza una sedación moderada (con midazolam i.v.), se debe tener en cuenta que los pacientes ASA III y IV y aquellos con riesgo aumentado de sufrir complicaciones durante la sedación por su patología de base requieren una valoración individual y estaría indicada la consulta con el anestesista.

2. SEDACIÓN CON MIDAZOLAM

2.1. Dosis de midazolam en función de la vía de administración		
Dosis i.n.	0,2-0,4 mg/kg/dosis (habitualmente 0,3 mg/kg/dosis); máximo: 10 mg. Administrar con atomizador añadiendo 0,1 mL adicional, que corresponde al espacio muerto del atomizador.	
Dosis v.o.	• 0,3-0,5 mg/kg/dosis; máximo: 10 mg. • Presenta sabor amargo; se puede asociar 1 mL de ibuprofeno en suspensión, sacarosa o glucosa para enmascarar el sabor.	
Dosis i.v. inicial	**6 meses-5 años**	0,05-0,1 mg/kg/dosis; dosis máxima inicial: 2 mg.
	6-12 años	0,025-0,05 mg/kg/dosis; dosis máxima inicial: 2 mg.
	>12 años	1-2 mg/dosis.
Precaución	• En **<6 meses** existe riesgo de depresión respiratoria y apneas (*off label*). Si se utilizase, administrar dosis menores. • En el **síndrome de apneas obstructivas durante el sueño grave**, usar la mínima dosis eficaz, el 50% de la dosis. • Se debe disminuir la dosis si se administra conjuntamente con opioides u otros depresores del sistema nervioso central.	

2.2. Soluciones disponibles	
Intranasal (i.n.)	• En algunas unidades están disponibles jeringas precargadas de 1 a 10 mg para administración i.n. elaboradas en la farmacia del hospital. • Si no existe la anterior presentación para la administración nasal se recomienda usar la ampolla de 5 mg/mL (que se utiliza i.v.) para minimizar el volumen. • Administrar con atomizador nasal (v. la técnica de administración i.n. en el apartado «Técnica de administración de medicación intranasal» del **capítulo 55**).
Vía oral (v.o.)	• Solución oral (2,5 mg/mL). • Las ampollas i.v. no se pueden administrar v.o.
Intravenoso (i.v.)	• Existen dos presentaciones de ampollas de midazolam con diferente concentración: 1 mg/mL y 5 mg/mL. • Si se dispone de estas dos concentraciones en la unidad, se recomienda que **se guarden separadas y en lugares diferentes para evitar errores**.

2.3. Inicio y duración del efecto del midazolam

En la **tabla 54-1** se resumen los tiempos para el inicio de acción, el efecto máximo y la duración del efecto del midazolam en función de la vía de administración.

Tabla 54-1. Farmacocinética del midazolam en función de la vía de administración

Vía de administración	Inicio del efecto*	Efecto máximo	Duración
Intranasal	5-10 min	10 min	60 min
Oral	20-30 min	60 min	2-6 h
Intravenosa	2-5 min	5-7 min	30 min

*Tiempo de espera necesario para iniciar el procedimiento.

<table>
<tr><th colspan="3">2.4. Procedimiento de sedación con midazolam intravenoso</th></tr>
<tr><td>Consentimiento informado</td><td colspan="2">Solicitar a la familia el consentimiento informado, explicando la técnica de sedación.</td></tr>
<tr><td>Preparación del material</td><td colspan="2">Preparar el material para mantener una vía aérea permeable.</td></tr>
<tr><td>Dosis de fármacos</td><td colspan="2">• Cálculo de dosis de midazolam i.v.
• Cálculo de dosis de antídoto i.v. (flumazenilo).</td></tr>
<tr><td>Monitorización continua</td><td colspan="2">Pulsioximetría durante todo el procedimiento.</td></tr>
<tr><td>Rellenar el registro</td><td colspan="2">Procedimiento de sedación (peso, edad, hora de inicio y fin, constantes al inicio, durante el procedimiento y al terminar).</td></tr>
<tr><td rowspan="4">Administración i.v. de midazolam</td><td>Primera dosis</td><td>• 6 meses-5 años: 0,05-0,1 mg/kg/dosis; dosis máxima inicial: 2 mg.
• 6-12 años: 0,025-0,05 mg/kg/dosis; dosis máxima inicial: 2 mg.
• >12 años: 1-2 mg/dosis.
Comienza el efecto en 2-5 minutos y dura 20-30 minutos. Titular efecto.</td></tr>
<tr><td>Segunda dosis</td><td>• Si fuese necesaria: la segunda dosis se administrará a la mitad o 1/4 de dosis de la primera.
• Esperar al menos 5 minutos entre dosis.</td></tr>
<tr><td>Siguientes dosis</td><td>Si fuesen necesarias: 1/4 de la primera.</td></tr>
<tr><td>Preparación (dilución i.v.)</td><td>• 0,2 mg/kg de midazolam en jeringa de 10 mL. Añadir suero salino fisiológico hasta completar 10 mL (1 cc = 0,02 mg/kg).
• Pasar lento en 2-5 minutos.</td></tr>
<tr><td>Precaución</td><td colspan="2">• En <6 meses existe riesgo de depresión respiratoria y apneas (off label). Si se utilizase, administrar dosis menores.
• En el síndrome de apneas obstructivas durante el sueño grave, la mínima dosis eficaz, que es el 50% de la dosis.</td></tr>
</table>

2.5. Efectos secundarios graves	
2.5.1. Tipos de efectos secundarios graves	
Estos efectos dependen de la dosis y se relacionan con dosis altas, con una velocidad de infusión rápida o con la combinación con opioides.	
Hipoventilación	Con posible disminución de la oxigenación.
Apnea y laringoespasmo	Véase la actitud en el apartado «Depresión respiratoria/apnea durante el procedimiento con benzodiacepinas (midazolam): actitud terapéutica».

2.5.2. Depresión respiratoria/apnea durante el procedimiento con benzodiacepinas (midazolam): actitud terapéutica		
Apertura de vía aérea y ventilación	• Apertura de vía aérea. • Ventilación con presión positiva con bolsa y mascarilla (ambú).	
Administración de antídoto (flumazenilo)	**Dosis de flumazenilo**	• **Dosis i.v.:** 0,01 mg/kg/dosis directa en 15-30 segundos; dosis máxima por bolo: 0,2 mg. **A partir de 20 kg de peso:** administrar 0,2 mg/bolo o 2 mL de la ampolla (0,5 mg/5 mL) de flumazenilo. • **Repetir dosis:** – Se puede repetir la dosis cada minuto si no hay respuesta o esta es insuficiente, hasta la dosis máxima acumulada de 1 mg. – Si precisa perfusión continua, se debe trasladar a la unidad de cuidados intensivos pediátricos. • **Dosis i.n.:** puede ser útil en pacientes sin vía i.v. disponible. **Dosis i.n.:** 0,01 mg/kg; dosis máxima: 0,2 mg. Equivale a 2 mL de la ampolla (0,5 mg/5 mL). Se administraría 1 mL por cada fosa nasal. Se puede repetir la dosis a los 2-3 minutos si no hay respuesta.

(Continúa)

2.5.2. Depresión respiratoria/apnea durante el procedimiento con benzodiacepinas (midazolam): actitud terapéutica (*cont.*)		
Administración de antídoto (flumazenilo)	**Precauciones con el uso del antídoto**	• Toma crónica de benzodiacepinas. • Sospecha de ingesta conjunta con **antidepresivos tricíclicos** (contraindicados en principio) u otros fármacos inductores de convulsiones o arritmias como neurolépticos, teofilina, cocaína, anfetaminas, benzodiacepinas. • Existe **riesgo de resedación** porque el flumazenilo tiene una vida media más corta que las benzodiacepinas, de 40-70 minutos. • Por tanto, en caso de ser administrado debe mantenerse al paciente monitorizado y vigilado durante al menos 2 horas.

3. SEDOANALGESIA CON ÓXIDO NITROSO

3.1. Conceptos generales	
• El óxido nitroso es un gas utilizado con frecuencia en sedoanalgesia durante procedimientos menores. • Habitualmente, se administra a una concentración de 50 % de óxido nitroso y 50 % de oxígeno.	
Efectos terapéuticos	• Analgésico: efecto bajo. • Ansiolítico. • Sedante. • Amnésico.
Indicación	Procedimientos menores: dolor leve o moderado y de corta duración en el paciente colaborador asociado a analgésicos tópicos y/o sistémicos.
Tiempo hasta el inicio del efecto	• A los 2-3 minutos de su administración. • Se debe esperar al menos este tiempo o idealmente 5 minutos para iniciar el procedimiento.
Efecto máximo	3-5 minutos.

(*Continúa*)

3.1. Conceptos generales (*cont.*)	
Tiempo máximo indicado del procedimiento	<60 minutos.
Alta del paciente	Se puede dar el alta a los 30 minutos de que finalice el procedimiento.

3.2. Contraindicaciones	
Edad	• Contraindicado en el paciente <1 año (por riesgo de obstrucción de la vía aérea). • Respuesta pobre en <3 años por poca colaboración.
No colaboración	Contraindicación relativa. Si el paciente no colabora o rechaza la técnica, hay más riesgo de no conseguir una adecuada ansiólisis/ sedación.
Patología respiratoria	• Neumotórax. • Bullas enfisematosas. • Embolia gaseosa. • Necesidad de oxigenoterapia superior al 50 %.
Patología neurológica	• Traumatismo craneoencefálico (puntuación en la escala de coma de Glasgow <15). • Hipertensión intracraneal. • Traumatismo craneal y/o alteración del nivel de conciencia.
Alteraciones digestivas	• Íleo paralítico/obstrucción intestinal. • Malnutrición. • Resecciones intestinales.

(*Continúa*)

3.2. Contraindicaciones (*cont.*)	
Afectación otorrinolaringológica	• Otitis media. • Sinusitis. • Lesiones o traumatismos faciales que afecten a los senos o puedan comprometer la permeabilidad de la vía aérea.
Afectación ocular	Pacientes sometidos a cirugía oftalmológica en los últimos 3 meses.
Otros	• Primer trimestre del embarazo. • Sospecha de intoxicación. • Accidente por inmersión.

3.3. Material necesario

- Bombona que contiene el gas (mezcla de óxido nitroso al 50 % y oxígeno al 50 %).
- Mascarillas faciales para su aplicación (tres medidas) o posible boquilla en niños mayores.
- Filtro antibacteriano de un solo uso.
- Material para mantener la vía aérea.
- Fuente de oxígeno y fuente de aspiración.
- Equipo para monitorización: pulsioxímetro, electrocardiograma, presión arterial no invasiva.

3.3.1. Partes de la bombona que contiene el óxido nitroso

En la **figura 54-1** se enumeran las diferentes partes de la bala de gas de la mezcla de óxido nitroso y oxígeno y su funcionamiento.

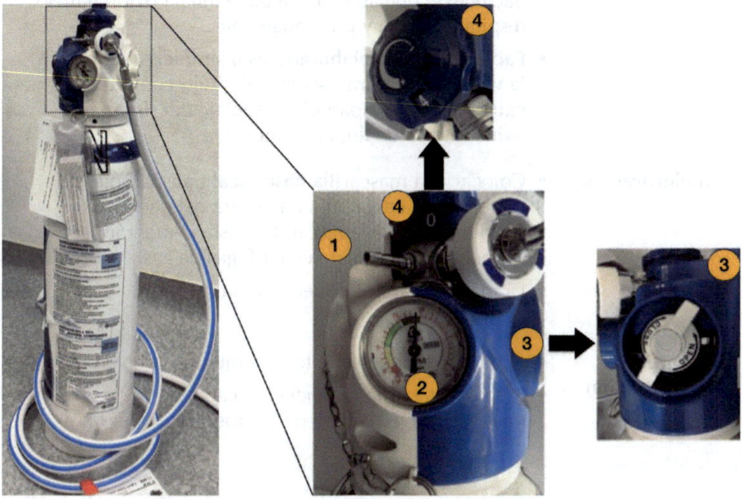

Figura 54-1. Bombona de óxido nitroso. **1.** Toma para conectar la alargadera que se usa solo en la modalidad de flujo continuo; va de la bombona hasta la pieza donde está conectado el reservorio (balón verde). **2.** Manómetro para comprobar que existe suficiente gas. La aguja debe estar en la zona verde o amarilla; si se encuentra en la zona roja, indicará que la bombona está vacía. **3.** Llave que se debe abrir siempre tanto en flujo a demanda como en flujo continuo. Girar la rueda siguiendo las flechas (OPEN/CLOSE). En flujo continuo, se debe abrir además el caudalímetro (señalado en la figura con el número 4). **4.** Caudalímetro, que debe abrirse solo cuando se elija la modalidad de flujo continuo.

3.4. Procedimiento general	
Aspectos generales	• Utilizar en una habitación con ventilación. • No debe haber embarazadas en la sala. • Solicitar consentimiento informado a la familia. • La monitorización de la saturación de oxígeno está indicada cuando el paciente esté dormido o se use de forma concomitante con otros fármacos. • Administrar 5 minutos antes del procedimiento.

(*Continúa*)

3.4. Procedimiento general (*cont.*)	
Elegir el tipo de sistema	• **Pacientes colaboradores:** sistema con válvula **a demanda** (v. apartado «Montaje del sistema de óxido nitroso a demanda»). En el sistema a demanda, es el paciente el que abre la válvula e inhala óxido nitroso respirando lenta y profundamente. • **Pacientes poco colaboradores o sin fuerza para abrir la válvula al inspirar:** sistema de **flujo continuo** con caudalímetro (v. apartado «Montaje del sistema de óxido nitroso de flujo continuo»).
Administración	• Colocar una **mascarilla nasobucal** transparente, que se adapte a la anatomía de la cara del paciente, cubriendo desde la raíz nasal hasta el mentón, con un adecuado sellado para evitar fugas de gas. • La mascarilla debe conectarse a un **filtro antibacteriano**.
Durante la administración	• Mantener continuamente la comunicación verbal. • Si se constata somnolencia marcada, dolor de oído, mareos, desorientación o vómitos, suspender la inhalación.

3.5. Efectos secundarios

- Cefalea.
- Euforia.
- Náuseas y vómitos.
- Sensación de presión en el oído medio.
- Movimientos anormales, sobre todo si existe hiperventilación.
- Boca seca/parestesias/sueño.

3.6. Montaje del sistema de óxido nitroso a demanda

En la **figura 54-2** se muestran los pasos para el montaje del sistema para administración de óxido nitroso a demanda.

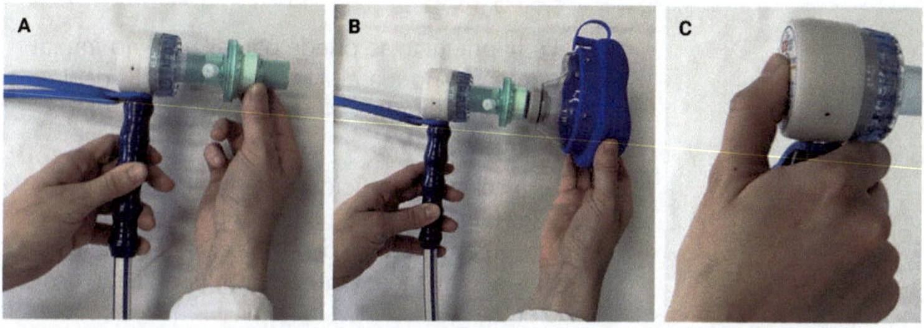

Figura 54-2. Sistema de óxido nitroso a demanda. **A)** Colocación del filtro antibacteriano. **B)** Colocación de la mascarilla; esta se conecta al filtro antibacteriano. **C)** Presionar el botón para comprobar que funciona el sistema y si se quiere incrementar la cantidad administrada de óxido nitroso.

3.7. Montaje del sistema de óxido nitroso de flujo continuo

- El paciente respira óxido nitroso procedente de un reservorio (balón verde) a través de la mascarilla unida a un filtro antibacteriano.
- El flujo de gas es continuo, por lo que el volumen inhalado depende de la ventilación por minuto de cada paciente.

Conectar la alargadera	Desde la bombona de óxido nitroso (punto 1 de la **Fig. 54-1**) a la pieza donde está conectado el reservorio (balón verde): **figura 54-3A**.
Filtro antibacteriano	Conectar el filtro antibacteriano al sistema: **figura 54-3B**.
Conectar la mascarilla al filtro antibacteriano	**Figura 54-3C**.
Aplicar la mascarilla	Aplicar sobre la boca y la nariz del paciente.

(Continúa)

3.7. Montaje del sistema de óxido nitroso de flujo continuo (*cont.*)	
Abrir el caudalímetro	• Administrar los litros suficientes para que la bolsa permanezca hinchada (reserva de inspiración), habitualmente 6-9 L: **figura 54-3D**. • En la práctica, se puede pautar un flujo inicial que corresponda a la edad en años. Es decir, si el paciente tiene 4 años, poner un flujo de 4 L/minuto. • A veces no es suficiente, y el balón se vacía y no llega a llenarse entre una inspiración y la siguiente. Se puede empezar a flujos algo más altos y bajar cuando comience a hacer efecto.
Comprobación	Comprobar que al inspirar el reservorio verde no se colapsa: **figura 54-3E**.

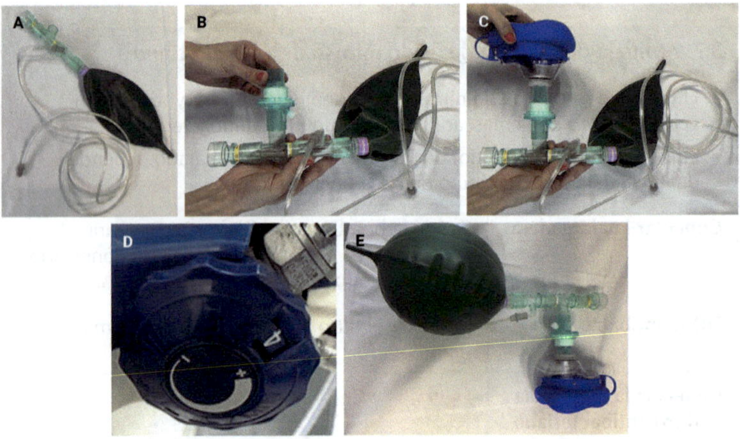

Figura 54-3. Montaje del sistema de óxido nitroso a flujo continuo.

4. MEDIDAS NO FARMACOLÓGICAS

- **En <6 meses, administración de sacarosa:**
  - Se recomienda una dosis de 0,5 mL que se puede repetir hasta una dosis máxima de 2 mL de solución preparada al 24 %.
  - Administrar directamente en la cavidad oral o aplicando la solución a un chupete unos 2 minutos antes de la realización de la técnica.
  - Algunos autores encuentran mayor eficacia con la administración repetida de varias dosis mientras se realiza el procedimiento.
- **Otras medidas:**
  - No siempre será necesario utilizar fármacos.
  - En muchas ocasiones, permitir la presencia de los padres, explicarle al niño con su lenguaje en qué consiste lo que le vamos a hacer y las sensaciones que va a ir sintiendo o utilizar técnicas de distracción o relajación durante el procedimiento permitirán ahorrar la administración de medicamentos.

5. SEDOANALGESIA SEGÚN EL TIPO DE PROCEDIMIENTO

A continuación, se enumeran las opciones de sedoanalgesia en algunos procedimientos frecuentes en hospitalización (v. también **Cap. 55**).

Procedimientos	Sedoanalgesia
• **Punción lumbar** • **Punción articular** • **Drenaje de abscesos**	EMLA® (o en caso de punción articular se podría sustituir o asociar con infiltración de anestésico local como lidocaína) + uno de los siguientes: • **<6 meses:** sacarosa v.o. • **Paciente colaborador: óxido nitroso,** normalmente en >3-4 años. Contraindicado en <1 año. • **Paciente no colaborador: midazolam i.n.**
Canalización de vía periférica	• **Lactantes 1-6 meses:** EMLA® ± sacarosa oral. • **Paciente colaborador:** EMLA® + óxido nitroso. • **Paciente no colaborador:** EMLA® + midazolam.
Sondaje uretral	• **Lactantes 1-6 meses:** lubricante urológico ± sacarosa v.o. • **Lactantes >6 meses:** lubricante urológico ± midazolam v.o./i.n. • **Niños >4 años y/o colaboradores:** lubricante urológico ± óxido nitroso.

(Continúa)

Procedimientos	Sedoanalgesia
Realización de tomografía computarizada	En <3-4 años o en el paciente no colaborador, **valorar midazolam i.n.** 10-15 minutos antes (no en <6 meses).
Cura de quemadura	Posibilidades: **óxido nitroso** (si >3-4 años y colabora) **o midazolam i.n./v.o.** (si <3-4 años y no colabora) + **fentanilo o morfina** (preparar antídotos).

6. IMÁGENES

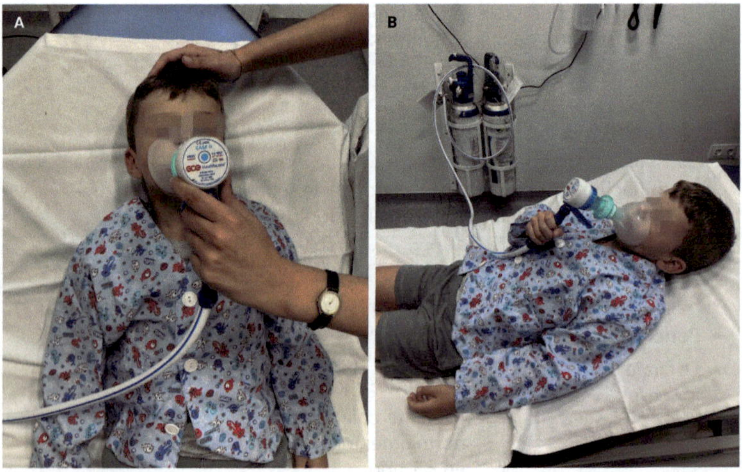

Figura 54-4. A) Sellado de la mascarilla facial durante el procedimiento de sedoanalgesia con óxido nitroso en un paciente de 5 años colaborador. **B)** Administración de óxido nitroso con sistema de flujo a demanda en el mismo paciente.

BIBLIOGRAFÍA

Arias Constantí V, Martínez Sánchez L. Intoxicación por benzodiacepinas y otros antiepilépticos. En: Luaces Cubells C, ed. Urgencias en pediatría. 6ª edición. Madrid: Ergon; 2022; p. 898-905.

Bailey AM, Baun RA. Review of intranasally administered medication for use in the emergency department. J Emerg Med. 2017;53(1):38-48.

Capapé S. Sedación en urgencias para técnicas y procedimientos con óxido nitroso. An Pediatr (Barc). 2008;6(4): 231-5.

Capapé Zache S. Manual de analgesia y sedación en Urgencias de Pediatría. 2ª edición. Madrid: Ergon; 2012.

Comité de Medicamentos de la Asociación Española de Pediatría. Flumazenilo. Pediamécum. Edición 2015 [consultado 30/08/2023]. Disponible en: https://www.aeped.es/comite-medicamentos/pediamecum/flumazenilo
Comité de Medicamentos de la Asociación Española de Pediatría. Midazolam. Pediamécum. Edición 2015 [consultado 30/08/2023]. Disponible en: https://www.aeped.es/comite-medicamentos/pediamecum/midazolam
Corrigan M, Wilson SS, Hampton J. Safety and efficacy of intranasally administered medications in the emergency department and prehospital settings. Am J Health-Syst Pharm. 2015;72;1544-54.
Fernández Santervás Y. Administración de óxido nitroso 50% en dolor procedimental. En: Luaces Cubells C, ed. Urgencias en pediatría. 6ª edición. Madrid: Ergon; 2022; p. 1011-6.
Flumazenil. UpToDate (Pediatric drug information) [base de datos en Internet] [consultado 30/08/2023]. Disponible en: www.uptodate.com
López García A, Pérez Pérez A, De Ceano-Vivas La Calle M. Analgesia y sedación. En: Guerrero M. Manual de diagnóstico y terapéutica en pediatría. 6ª edición. Madrid: Editorial Médica Panamericana; 2018; p. 2115-31.
Palacios Cuesta A, Vázquez Florido A, Portero Prados FJ. Protocolo de sedoanalgesia con óxido nitroso en cuidados intensivos pediátricos. Disponible en: https://secip.info/images/uploads/2020/07/Sedoanalgesia-con-óxido-nitroso-en-UCIP.pdf
Zielinska M, Bartkowska-Sniatkowska A, Becke K, Höhne C, Najafi N, Schaffrath E, et al. Safe pediatric procedural sedation and analgesia by anesthesiologists for elective procedures: A clinical practice statement from the European Society for Paediatric Anaesthesiology. Paediatr Anaesth. 2019;29(6):583-90.

Analgesia en hospitalización pediátrica

55

C. Álvarez Álvarez, C. López Fernández y C. Suárez Castaño

PUNTOS CLAVE

- El dolor se define como toda experiencia emocional y sensorial **desagradable** asociada a daño corporal real o potencial. Es un síntoma infradiagnosticado en la edad pediátrica.
- Constituye la primera causa de sufrimiento en los niños que acuden a un centro sanitario, tanto si presentan una enfermedad que genera dolor como por el dolor que se pueda ocasionar durante el propio acto médico.
- Existen numerosos fármacos analgésicos, algunos de los cuales pueden presentar efectos secundarios importantes. La principal limitación al tratamiento del dolor es el temor a la aparición de estos **efectos secundarios**, por lo que es fundamental conocerlos y saber tratarlos si aparecen.
- El objetivo de este capítulo es establecer una guía de consulta de los principales fármacos analgésicos empleados en hospitalización pediátrica, sus indicaciones en patologías concretas en pacientes ingresados, dosis y manejo de los efectos secundarios graves.
- Este capítulo va dirigido principalmente al tratamiento del **dolor generado por la propia enfermedad** en el paciente pediátrico.

1. EVALUACIÓN DE LA INTENSIDAD DEL DOLOR

- La percepción del dolor es subjetiva.
- Existen **escalas validadas para determinar la intensidad del dolor**, que son diferentes en función de la edad y características del niño.
- El tratamiento analgésico se seleccionará en función de la intensidad, el tipo de dolor y la patología que lo causa.
- Tras la administración de analgesia, se debe valorar la respuesta del paciente.

1.1. Escalas del dolor (Anexo 55-1)	
Niños <3 años o con alguna alteración cognitiva o del lenguaje	**Escala FLACC** (*face, legs, activity, cry, consolability*): valora modificaciones de la conducta. Consiste en observar al niño descubierto durante 2-5 minutos y puntuar cada aspecto con 0 a 2 puntos, obteniendo un valor final de 0 a 10.
Niños 3-7 años	**Escala de caras Wong-Baker:** a cada cara se le asigna 1 punto (0, no duele; 2, duele un poco; 4, duele un poco más; 6, duele mucho; 8, duele mucho más; 10, duele el máximo). Se explicará al niño el significado de cada cara y se le pedirá que señale la cara que mejor expresa el dolor que siente.
Niños >7 años	**Escala numérica:** el niño debe indicar el número del 0 al 10 que mejor representa su dolor, explicándole el significado (0, no hay dolor y 10, el máximo dolor posible). Categorizamos el dolor en: 0, no dolor; 1-3, dolor leve; 4-8, dolor moderado; 9-10, dolor intenso. Es imprescindible que el niño conozca y entienda bien los números.
Niños con retraso psicomotor	**Escala FLACC revisada:** incluye comportamientos específicos. Además, es importante obtener información de los cuidadores habituales.

2. ELECCIÓN DE FÁRMACOS ANALGÉSICOS SEGÚN LA INTENSIDAD DEL DOLOR

- Para seleccionar el fármaco analgésico, primero se debe clasificar el dolor mediante **escalas de dolor** según su intensidad en leve, moderado o grave.
- Posteriormente, en función de dicha clasificación y teniendo en cuenta el tipo de dolor (inflamatorio o no), se elegirá el fármaco adecuado.

Tipo de dolor	Fármacos
Dolor leve	• **Dolor inflamatorio:** antiinflamatorios no esteroideos (AINE) por vía oral (v.o.) (ibuprofeno). • **Dolor no inflamatorio:** paracetamol v.o.

(*Continúa*)

Tipo de dolor		Fármacos
Dolor moderado		• En general, AINE y paracetamol pautados. • Si se trata de dolor irruptivo (exacerbación aguda del dolor sobre un dolor basal establecido): puede asociarse **de rescate** un opioide menor (tramadol o codeína) previa revisión de las contraindicaciones de opioides menores, entre ellas la edad.
	Dolor inflamatorio	• AINE v.o. o i.v. (ibuprofeno, dexketoprofeno, diclofenaco, naproxeno) alternando con paracetamol v.o. o i.v. • Si precisa rescate, opioide menor: tramadol v.o./i.v. o codeína v.o.
	Dolor no inflamatorio	• Metamizol[a] v.o. o i.v. alternado con paracetamol v.o. o i.v. • Si precisa rescate, opioide menor como tramadol v.o. o i.v. o codeína v.o.
Dolor intenso		En el dolor intenso se recomienda analgesia multimodal[b]: • **Dolor inflamatorio:** AINE i.v. (dexketoprofeno, ibuprofeno) alternando con paracetamol i.v. + opioide mayor i.v. (morfina, fentanilo). • **Dolor no inflamatorio:** metamizol i.v. alternando con paracetamol i.v. + opioide mayor i.v. (morfina, fentanilo).

[a] El metamizol presenta un efecto antiinflamatorio escaso.
[b] Se deben combinar distintos analgésicos con diferentes mecanismos de acción para lograr una acción sinérgica, con menores dosis totales (para disminuir la dosis de opioides) y menores efectos secundarios.

3. ELECCIÓN DE FÁRMACOS ANALGÉSICOS SEGÚN LA PATOLOGÍA CAUSANTE DEL DOLOR

A continuación, se enumeran los fármacos analgésicos recomendados en diversas patologías frecuentes en la práctica clínica diaria.

3.1. Cefalea		
Episodio de migraña	**Dolor leve**	• AINE: ibuprofeno, metamizol o naproxeno v.o. • Si existe contraindicación de los anteriores: paracetamol v.o.
	Dolor moderado o grave	• AINE (recomendados: ibuprofeno, naproxeno, metamizol o ketorolaco) alternando con paracetamol v.o. o i.v. • Si no se consigue mejoría con la pauta anterior: triptán intranasal (i.n.) o por vía subcutánea (s.c.) en mayores de 6 años. • Añadir antiemético si el paciente lo precisa.
Cefalea tensional	AINE (ibuprofeno o metamizol) o paracetamol v.o.	

3.2. Dolor abdominal de probable origen quirúrgico	
La peculiaridad de estos pacientes reside en la necesidad de permanecer en ayunas (la analgesia debe ser i.v.).	
Leve	Paracetamol i.v.
Moderado	• AINE o metamizol i.v. alternando con paracetamol i.v. • Si precisa de rescate: opioide menor; en mayores de 3 años, tramadol i.v. (consultar las contraindicaciones).
Intenso	• Analgesia multimodal: AINE o metamizol i.v. alternando con paracetamol i.v. + opioide mayor i.v. (morfina o fentanilo). • Administrar opioide mayor, AINE y paracetamol **siempre combinados** para reducir la dosis de opioide.

3.3. Dolor abdominal inespecífico no quirúrgico	
• En general, es de características cólicas y con poco componente inflamatorio. • Los AINE no suelen emplearse, salvo en casos concretos con mayor componente inflamatorio, como en la dismenorrea o la adenitis mesentérica. • El metamizol es útil en el dolor tipo cólico por ser relajante de la musculatura lisa. • En el dolor epigástrico evitar los AINE y valorar iniciar pauta de inhibidores de la bomba de protones.	
Leve	Paracetamol o ibuprofeno v.o.
Moderado	• Paracetamol alterno con AINE o metamizol v.o. o i.v. • Si precisa de rescate un opioide menor (consultar las contraindicaciones): tramadol v.o. o i.v. o codeína v.o. • En dismenorrea, adenitis mesentérica: AINE v.o. o i.v.
Intenso	• **Analgesia multimodal:** paracetamol i.v. alternando con AINE o metamizol i.v. y opioide mayor i.v. (morfina o fentanilo). • **Valorar butilescopolamina:** indicada en el tratamiento del **espasmo** del tracto gastrointestinal. Véase la dosificación en la **tabla 55-1**.

Tabla 55-1. Butilescopolamina (Buscapina®)

Dosis i.v.	• 1 mes-4 años: 0,3-0,6 mg/kg/dosis i.v. lento cada 6-8 h; máximo: 5 mg/dosis • 5-11 años: 5-10 mg/dosis cada 6-8 h • >12 años: 10-20 mg/dosis cada 6-8 h • Máximo i.v.: 1,5 mg/kg/día
Dosis v.o. o rectal	>6 años: 1-2 comprimidos recubiertos o supositorios de 10 mg 3 a 5 veces al día; máximo: 100 mg/día
Presentaciones	Comprimidos y supositorios 10 mg

3.4. Cólico renal	
Dolor leve	AINE: ibuprofeno v.o.
Dolor moderado	• AINE (ibuprofeno, metamizol, dexketoprofeno o ketorolaco) alternando con paracetamol v.o. o i.v. • Si precisa rescate, un opioide menor (consultar las contraindicaciones): tramadol v.o. o i.v. o codeína v.o.
Dolor intenso	• Analgesia multimodal. • AINE alternando con paracetamol i.v. + opioide mayor i.v. (morfina).
Los fármacos de elección son los AINE por interferir con el mecanismo que origina el dolor.	

3.5. Pancreatitis aguda*	
Moderado	• AINE o metamizol alternando con paracetamol i.v. • Si precisa rescate, un opioide menor (tramadol i.v. en >3 años) (consultar las contraindicaciones).
Intenso	• Analgesia multimodal. • AINE o metamizol alternando con paracetamol + opioide mayor i.v. (morfina o fentanilo).
* La meperidina ha sido el opioide más empleado tradicionalmente para el tratamiento del dolor en pacientes con pancreatitis. Sin embargo, dado que los efectos secundarios de la meperidina son poco frecuentes pero potencialmente graves y que es un fármaco de corta vida media que obligará casi con total seguridad a administrar dosis repetidas, no parece a día de hoy que sea un fármaco superior a la morfina y el fentanilo para el manejo del dolor en estos pacientes. La American Academy of Pediatrics recomienda evitar su uso.	

3.6. Cólico biliar	
Leve	AINE: ibuprofeno v.o.
Moderado	• Metamizol v.o. o i.v. alternando con paracetamol. • Si precisa rescate, un opioide menor v.o. o i.v. (consultar las contraindicaciones; tramadol en >3 años).
Intenso	• Analgesia multimodal. • Metamizol i.v. alternando con paracetamol + opioide mayor i.v. (morfina o fentanilo).

4. DOSIS DE FÁRMACOS

- A continuación, se incluyen las **dosis** de los fármacos analgésicos no opioides (**Tabla 55-2**) y opioides más frecuentemente utilizados en pediatría. No se incluyen las contraindicaciones ni los efectos secundarios.
- No se revisan las dosis de fármacos en niños menores de 1 mes de vida (consultar un manual específico).
- **AINE i.v.:** su administración está limitada en el tiempo por el riesgo de efectos secundarios, sobre todo gastrointestinales; así, el ketorolaco i.v. se limitará a 2 días, el ibuprofeno i.v. a 3 días y el metamizol i.v. por riesgo de agranulocitosis a 7 días.

Tabla 55-2. Fármacos analgésicos no opioides

Analgésicos de uso frecuente	Dosis	Máximo	Presentaciones
Ibuprofeno	**v.o. (>3 meses):** 5-10 mg/kg/dosis cada 6-8 h **Adolescentes ≥40 kg:** 400 mg/dosis cada 6-8 h **Dosis antiinflamatorias en situaciones específicas:** 40 mg/kg/día cada 8 h	**Máximo v.o.:** 40 mg/kg/día o 2,4 g/día La pauta de 600 mg/dosis no ha demostrado mayor efectividad y sí aumento de los efectos secundarios	• Ibuprofeno 2 % suspensión (20 mg/mL) • Ibuprofeno 4 % suspensión (40 mg/mL) • Ibuprofeno 400 mg comprimidos o sobres • Ibuprofeno 600 mg comprimidos o sobres • Ibuprofeno 200 mg sobres o comprimidos bucodispersables
	i.v.: dolor moderado-grave, fiebre • **>6 años y >20 kg:** 10 mg/kg/dosis cada 6-8 h • **Adolescentes >12 años y >40 kg:** 400 mg/dosis cada 6-8 h No durante más de 3 días i.v. por el riesgo de efectos gastrointestinales	**Máximo i.v.:** 400 mg/dosis cada 6-8 h; 30 mg/kg/día	
Paracetamol	**v.o./rectal:** 15 mg/kg/dosis cada 6 h o 10 mg/kg/dosis cada 4 h, con un total de 60 mg/kg/día en 4-6 tomas	**Máximo v.o.:** • >10 días y <10 años: 60 mg/kg/día • >10 años: 4 g/día	• Paracetamol gotas (100 mg/mL) • Paracetamol suspensión 65 mg/mL • Paracetamol bucodispersable 250, 325 y 500 mg • Paracetamol comprimidos 500 y 650 mg y 1 g • Paracetamol supositorios 150, 250, 300 y 600 mg • Paracetamol sobres 1 g
	i.v.: • **<10 kg:** 7,5 mg/kg/dosis cada 4-6 h (no superar 4 dosis al día) • **10-50 kg:** 15 mg/kg/dosis cada 4-6 h • **>50 kg sin factores de riesgo de hepatotoxicidad:** 1 g/dosis cada 6-8 h o 650 mg/dosis cada 6 h	**Máximo i.v.:** • <10 kg: 30 mg/kg/día • 10-33 kg: 60 mg/kg/día (2 g/día) • >33 a 50 kg: 3 g/día • Adolescentes/adultos (>50 kg): 1 g/dosis y 4 g/día	

Metamizol (pertenece al grupo de los AINE, aunque con escaso efecto antiinflamatorio)	**v.o.** (>3 meses o 5 kg): • **Analgésico:** 10-15 mg/kg/dosis cada 6-8 h • **Antipirético:** 12,5 mg/kg/dosis cada 6-8 h • **>15 años o 53 kg:** 500-575 mg/dosis cada 6-8 h	**Máximo v.o.:** 6 g/día; 2 g/dosis	• Metalgial®* (500 mg/mL): gotas (20 mL) o suspensión (30 mL) • Cápsulas 500 y 575 mg
	i.v.: lento por riesgo de hipotensión. No durante >7 días i.v. por riesgo de agranulocitosis • **3 meses-1 año (*off label*):** 6,4-17 mg/kg/dosis cada 6-8 h • **>1 año:** 6,4-17 mg/kg/dosis cada 6-8 h • **Adolescentes >15 años o >50 kg:** 1-2 g cada 8 h	**Máximo i.v.:** 5 g/día; máximo dosis: 2 g	
Diclofenaco	**v.o. o rectal (*off label* <14 años).** No se puede **administrar i.v.** • **1-12 años:** 0,3-1 mg/kg/dosis cada 8-12 h durante <2 días • **>12 años:** 50 mg/dosis cada 8-12 h. Se puede administrar una primera dosis de 100 mg	150 mg/día; máximo: 50 mg/dosis	• Comprimidos 50, 75 y 100 mg • Supositorios 100 mg

(*Continúa*)

Tabla 55-2. Fármacos analgésicos no opioides (*cont.*)

Ketorolaco Es muy lesivo a nivel digestivo, sobre todo por vía i.v Tiene menor efecto antiinflamatorio que otros AINE	**Uso *off label* en <18 años,** pero ampliamente ratificado en >1 mes. Se recomiendan dosis únicas y un máximo de 2 días i.v., y posteriormente continuar v.o. sin exceder 5-7 días totales (i.v. + v.o.) **v.o.:** con comida • **2-16 años:** 1 mg/kg/dosis única; máximo: 40 mg • **>16 años:** 10 mg/dosis cada 4-6 h	**v.o.:** 40 mg/día y durante <7 días	Comprimidos 10 mg.
	i.v.: duración máxima de 2 días • **>1 mes-16 años:** 0,5 mg/kg/dosis cada 6-8 h • **>16 años y >50 kg:** 30 mg/dosis cada 6-8 h	**i.v.:** • **2-16 años:** 15 mg/dosis y 60 mg/día • **Adolescentes >16 años y >50 kg:** 30 mg/dosis y 120 mg/día	
Naproxeno	**Solo v.o.** • **>2 años:** 5-7 mg/kg/dosis cada 12 h • **Adultos >60 kg:** 250-500 mg/dosis cada 12 h	• **v.o.:** 15 mg/kg/día; máximo: 600 mg/día • **Máximo adultos:** 1 g/día (500 mg cada 12 h)	• Cápsulas duras 250 mg • Comprimidos 500 mg y comprimidos naproxeno sódico 550 mg (equivalen a 500 mg de naproxeno)
Dexketoprofeno	**Solo en >14 años (*off label* en menores):** • **v.o.:** 25 mg/dosis cada 8 h o 12,5 mg/dosis cada 4-6 h	**v.o.:** 75 mg/día	• Comprimidos 12,5 y 25 mg • Sobres 25 mg
	• **i.v., i.m.:** 50 mg/dosis cada 8-12 h	**i.v.:** 150 mg/día o 50 mg/dosis y <48 h	

*En <7 años y 23 kg, dosificar la solución oral con el cuentagotas incluido en el envase de 20 mL (1 gota = 25 mg de metamizol sódico). En >7 años y 23 kg, dosificar mediante la jeringa para uso oral incluida en el envase de 30 mL y que permite dosificar hasta 2 mL (1 mL = 500 mg de metamizol sódico). i.m.: intramuscular; i.v.: vía intravenosa; v.o.: vía oral.

4.1. Fármacos analgésicos opioides

4.1.1. Opioides menores

4.1.1.1. *Tramadol*

- En **>3 años** (contraindicado en menores), administración **cada 6-8 horas en infusión corta (15-20 minutos), nunca en bolo.**
- Indicaciones: dolor moderado e intenso y analgesia postoperatoria.
- Utilizar con precaución en pacientes con factores de riesgo: obesidad, apnea obstructiva del sueño, enfermedad pulmonar grave o cirugías extensas. Contraindicado en pacientes con problemas respiratorios sometidos a adenoidectomía/amigdalectomía.
- Se trata del único opioide con efecto sobre el dolor neuropático.

Dosis v.o./i.m./i.v.	• 3-12 años: 1-1,5 mg/kg/dosis cada 6-8 horas. • >12 años: 50-100 mg/dosis cada 6-8 horas.
Dosis máxima	400 mg/día o 8 mg/kg/día y 100 mg/dosis.
Presentaciones	• Solución oral con bomba dosificadora 100 mg/mL (1 mL = 8 pulsaciones). • Comprimidos 50, 75, 100, 150, 200, 300 y 400 mg. • Ampolla 100 mg/2 mL.

4.1.1.2. *Codeína*

Alerta 2013 sobre restricciones de uso por efectos secundarios graves. Indicada **solo en >12 años**. **Contraindicada** en <18 años tras amigdalectomía o adenoidectomía que sufran apnea obstructiva del sueño, sometidos a cirugía extensa o que presenten o puedan presentar compromiso de la función respiratoria y metabolizadores ultrarrápidos.

Dosis v.o.	0,5-1 mg/kg/dosis cada 6 horas v.o.; máximo: 60 mg/dosis o 240 mg/día; como máximo 3 días.
Presentaciones	• Suspensión 2 mg/mL. • Comprimidos 28,7 mg.

4.1.2. Opioides mayores

4.1.2.1. *Conceptos generales*

- En <6 meses se recomiendan dosis menores (25-50%) y más espaciadas por mayor riesgo de efectos secundarios.
- El efecto secundario más temido es la depresión respiratoria. Existe mayor riesgo:
  - Con dosis más elevadas en lactantes pequeños.
  - En pacientes con insuficiencia respiratoria.
  - Con problemas neurológicos.
  - Son más frecuentes por vía i.v. que por v.o. y si se asocian a otros fármacos depresores del sistema nervioso central.
- **Titular el efecto:** administración i.v. **titulando** su efecto dada la idiosincrasia de respuesta de cada paciente. Administrar una primera dosis i.v. a la dosis mínima recomendada y valorar el efecto. Si no se consigue este en el tiempo suficiente (según la vida media del fármaco), administrar una dosis adicional, que será la mitad de la primera. Se volverá a valorar su efecto y, si sigue siendo insuficiente, se administrará el 25% de la dosis inicial, y así hasta conseguir el efecto deseado.
- En la **tabla 55-3** se muestran los tiempos de inicio de acción y la duración del efecto de los opiodes mayores.

Tabla 55-3. Farmacocinética de opiodes mayores

	Inicio de acción	Duración del efecto
Morfina	i.v.: <1 min i.m.: 5 min v.o.: 15-30 min	i.v.: 3-4 h i.m.: 2-4 h v.o.: 4 h
Fentanilo	i.v.: 30-60 s i.n.: 2-5 min	i.v.: 30-60 min i.n.: 60 min

i.m.: intramuscular; i.v.: vía intravenosa; v.o.: vía oral.

4.1.2.2. *Morfina*		
Dosis v.o.	**Dosis de morfina de liberación no retardada. En >1 año. Presentaciones:** 2 y 20 mg/mL.	
	1-12 años	0,2-0,5 mg/kg/dosis cada 4-6 horas; máximo: 20 mg/dosis. Máximo habitual: • 1-6 años: 2,5-5 mg cada 4 horas. • 6-12 años: 5-10 mg cada 4 horas.
	>12 años	15-20 mg cada 4-6 horas; máximo: 20 mg/dosis.
	Dosis de liberación retardada en niños con dolor oncológico intenso: inicial, 0,2-0,8 mg/kg cada 12 horas. Si se precisan dosis superiores, los incrementos deberán ser del 30-50 %. Comprimidos: 5, 10, 15, 30, 60 y 100 mg.	
Dosis s.c. (se desaconseja la vía i.m. por resultar dolorosa)	**<6 meses (uso con precaución)**	Emplear dosis menores (50 %) y más espaciadas (cada 4-6 horas).
	6 meses-12 años	0,1-0,2 mg/kg/dosis cada 4 horas, titulando el efecto (v. apartado «Conceptos generales»).
	>12 años	5-10 mg/dosis cada 4 horas, titulando el efecto (v. apartado «Conceptos generales»).
	Adultos	Empezar por 5-10 mg, titulando el efecto (v. apartado «Conceptos generales»).
	Dosis máxima por edades: • <1 año: 2,5 mg/dosis. • 1-6 años: 4 mg/dosis. • 7-12 años: 8 mg/dosis. • Adolescentes >12 años: 10 mg/dosis.	

(*Continúa*)

4.1.2.2. *Morfina* (cont.)		
Dosis i.v. (en dolor intenso)	Infusión lenta en 5-10 minutos.	
	< 6 meses (uso con precaución)	Emplear dosis menores (50 %) y más espaciadas (cada 4-6 horas).
	Lactantes y < 12 años	0,05-0,1 mg/kg/dosis cada 2-4 horas. Titular el efecto (v. apartado «Conceptos generales»).
	> 12 años y/o > 60 kg	5-10 mg/dosis cada 2-4 horas. Titular el efecto (v. apartado «Conceptos generales»).
	Dosis máxima por edades: • < 1 año: 2,5 mg/dosis. • 1-6 años: 4 mg/dosis. • 7-12 años: 8 mg/dosis. • Adolescentes > 12 años: 10 mg/dosis. **Ampollas 10 mg/mL.**	

4.1.2.3. *Fentanilo (60-100 veces más potente que la morfina)*	
Dosis i.n.: • *Off label* en < 2 años (aunque existe suficiente experiencia de uso en esa franja de edad. Consentimiento informado al menos verbal). • Administrar 1/2 dosis por cada fosa nasal.	**Dosis:** • **> 10 kg:** 1,5-2 μg/kg/dosis (dosis habitualmente recomendada: **1,7 μg/kg**). Máximo: 100 μg /dosis. Se puede repetir 0,3-0,5 μg/kg cada 3-5 minutos hasta conseguir el efecto deseado, **sin exceder 3 μg/kg en total**. Si precisase varias dosis plantear otras opciones. • **En < 6 meses:** reducir dosis a la mitad: 1 μg/kg/dosis.

(*Continúa*)

4.1.2.3. *Fentanilo (60-100 veces más potente que la morfina)* (cont.)	
Dosis i.v. o i.m.: • *Off label* en <2 años (aunque existe suficiente experiencia de uso en esa franja de edad. Consentimiento informado al menos verbal).	**Importante:** infusión lenta en 5-10 minutos y tener preparado antídoto y dosis. **Dosis:** • **1-12 años:** 1-2 μg/kg/dosis; máximo: 50 μg/dosis. • **>12 años:** 25-50 μg/dosis; máximo: 50-100 μg/dosis. • **Si se precisase con frecuencia, plantear otras opciones.**
Ampollas	150 μg/3 mL.

5. TÉCNICA DE ADMINISTRACIÓN DE LA MEDICACIÓN INTRANASAL

- **Generalidades:**
  - Se realiza mediante la aplicación directa del medicamento sobre la superficie de la mucosa nasal.
  - Se recomienda usar **atomizadores**, ya que convierten el medicamento en un aerosol, mejorando su absorción.
  - No existen hasta el momento formulaciones específicas para la vía i.n. Se utilizan las formulaciones disponibles para la vía i.v.
- **Preparación:**
  - Cargar el fármaco sin diluir en una jeringa de 1 o 2 mL.
  - Añadir un volumen extra de 0,1 mL de fármaco para compensar el espacio muerto del atomizador.
  - Conectar el atomizador a la jeringa.
  - El volumen ideal a administrar es de 0,2-0,5 mL por cada fosa nasal y el volumen máximo es de 1 mL por cada fosa nasal.
- **Administración:**
  - Si existen secreciones o sangre en la cavidad nasal, se debe realizar un lavado con suero salino fisiológico antes.
  - Inmovilizar suavemente la cabeza del paciente con una mano en posición de decúbito supino o con la cabecera algo elevada y aplicar el atomizador levemente orientado hacia el lado temporal (para evitar que el medicamento impacte sobre los cornetes), comprimir el émbolo de la jeringa con fuerza (v. **Figs. 55-1** y **55-2**).
  - Administrar la **mitad de la dosis en cada fosa nasal.**

6. EFECTOS SECUNDARIOS GRAVES DE LOS OPIOIDES: ACTITUD TERAPÉUTICA

6.1. Actitud ante depresión respiratoria/apnea tras la administración de opioides	
Según la intensidad, actuar paso a paso como se indica a continuación hasta solucionar el episodio.	
Primero	Estimulación táctil vigorosa. Eliminar el fármaco causante.
Segundo	• Recolocar la vía aérea. Apertura manual de la vía aérea si lo precisa (maniobra frente-mentón, tracción mandibular). • Valorar una cánula orofaríngea. • Aspirar las secreciones.
Tercero	Administrar oxígeno con una fracción inspirada de oxígeno (FiO_2) al 100 %.
Cuarto	Ventilación con bolsa-mascarilla (FiO_2 al 100 %).
Quinto	• Valorar la administración de **antídoto (naloxona)**: valorar el riesgo-beneficio de una reversión inmediata frente a mantener la asistencia respiratoria hasta el cese de los efectos adversos. • **Dosis de naloxona i.v. o i.m. (según la gravedad):** – Paciente en parada cardiorrespitaroria: 0,1 mg/kg/dosis en bolo sin diluir en 30 segundos. Dosis máxima: 2 mg/dosis para niños >5 años y/o 20 kg. – Depresión respiratoria y/o del sistema nervioso central (no parada cardiorrespiratoria): 0,01 mg/kg en bolo en 30 segundos (diluir la ampolla con 3 mL de suero fisiológico). Dosis máxima: 0,4 mg/dosis. – En ambos casos se puede repetir la dosis cada 2-3 minutos hasta obtener una respiración y conciencia satisfactorias. Dosis máxima acumulada: 10 mg (si no se obtiene respuesta con esta dosis, plantear otras posibles causas). – Ampollas 0,4 mg/mL • Tras revertir con naloxona, vigilar al menos 2 horas por el riesgo de efecto rebote a la hora (la vida media de la naloxona), recurriendo la depresión respiratoria. • Efectos secundarios: hipertensión pulmonar, edema agudo pulmonar, arritmias. Existe menor riesgo si se corrige previamente la hipercapnia.
Sexto	Avisar a la unidad de cuidados intensivos pediátricos. Valorar la intubación traqueal.

6.2. Actitud ante rigidez torácica por opioides	
• Se trata de la contracción involuntaria de los músculos torácicos. • Es de duración breve, aunque puede producir insuficiencia respiratoria. Se produce tras la administración rápida de fentanilo a dosis altas y es más frecuente en lactantes.	
Primero	Apertura manual de la vía aérea. Valorar una cánula orofaríngea. Suspender el fármaco causante.
Segundo	Ventilación con bolsa-mascarilla (FiO_2 al 100 %).
Tercero	• Valorar la administración de **antídoto (naloxona)**: sopesar el riesgo-beneficio de la reversión inmediata frente a mantener la asistencia respiratoria hasta el cese de los efectos adversos. • **Dosis naloxona i.v. o i.m. (según la gravedad):** – Paciente en parada cardiorrespitaroria: 0,1 mg/kg/dosis en bolo sin diluir en 30 segundos. Dosis máxima: 2 mg/dosis para niños >5 años y/o 20 kg. – Depresión respiratoria y/o del SNC (no parada cardiorrespiratoria): 0,01 mg/kg en bolo en 30 segundos (diluir la ampolla con 3 mL de suero fisiológico). Dosis máxima: 0,4 mg/dosis. – En ambos casos se puede repetir la dosis cada 2-3 minutos hasta obtener una respiración y conciencia satisfactorias. Dosis máxima acumulada: 10 mg (si no se obtiene respuesta con esta dosis, plantear otras posibles causas). – Ampollas 0,4 mg/mL • Tras revertir con naloxona, vigilar al menos durante 2 horas por riesgo de efecto rebote a la hora (la vida media de la naloxona), recurriendo la depresión respiratoria. • Efectos secundarios: hipertensión pulmonar, edema agudo pulmonar, arritmias. Existe menor riesgo si se corrige previamente la hipercapnia.

(Continúa)

6.2. Actitud ante rigidez torácica por opioides (*cont.*)	
Cuarto	• Si no revierte, contactar con la **unidad de cuidados intensivos pediátricos.** • Preparar el material para vía aérea avanzada (por parte de personal experto). • **Si fuese preciso intubar, administrar succinilcolina** para facilitar la ventilación + intubación intratraqueal. • **Succinilcolina (relajante muscular):** bolo i.v. de 1 mg/kg/dosis (se elimina en 3-5 minutos). En lactantes, 2 mg/kg/dosis. Dosis máxima: 100 mg. Es conveniente tener precargada una ampolla de atropina antes de administrar succinilcolina, si bien solo se administra de forma preventiva antes de la succinilcolina, en caso de bradicardia previa o si se va a repetir la segunda dosis de succinilcolina. • Atropina: 0,01-0,02 mg/kg/dosis. Mínimo: 0,1 mg/dosis.

6.3. Actitud ante laringoespasmo por opioides	
Mecanismo	• Obstrucción de la vía aérea superior por el cierre involuntario y mantenido de las cuerdas vocales. • Ocurre tras la administración rápida de fentanilo. Es más frecuente si hay antecedentes de asma, laringitis o bronquiolitis previas.
Clínica	Estridor inspiratorio.
Tratamiento	• Posición semiincorporada. • **Síntomas leves:** adrenalina nebulizada 3 mg + hidrocortisona i.v. 3-5 mg/kg (máximo: 300 mg). • **Si no mejora o asocia hipoventilación/hipoxemia:** ventilación con bolsa-mascarilla (FiO_2 al 100 %). • Valorar **revertir con naloxona** (v. la dosis indicada en el apartado «Actitud ante rigidez torácica por opioides»). • Casos graves: contactar con la unidad de cuidados intensivos pediátricos. Sedación, relajación e intubación orotraqueal por personal experto.

7. IMÁGENES

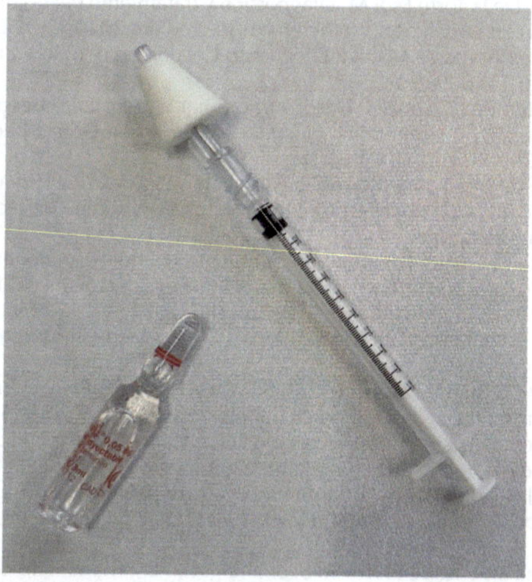

Figura 55-1. Atomizador para la administración de medicación intranasal y ampolla de fentanilo.

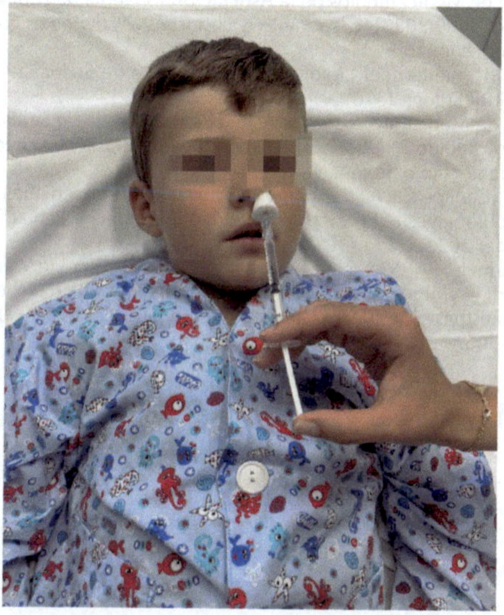

Figura 55-2. Procedimiento de administración de medicación intranasal mediante atomizador.

BIBLIOGRAFÍA

Alonso Cadenas JA, De la Torre Espí M. Diagnóstico y tratamiento del dolor abdominal agudo (abdomen agudo) en Urgencias. Protoc Diagn Ter Pediatr. 2020;1:197-213.

Álvarez N, González Acero A, Málaga Diéguez I. Cefalea en el niño y el adolescente. AEP protocolos. 2022;1:115-24.

Battle Boada A, Martínez Osorio J. Dolor abdominal agudo. En: Urgencias en pediatría. Protocolos diagnóstico-terapéuticos. Hospital Sant Joan de Déu. 6ª edición. Barcelona: Ergon; 2022; p. 299-303.

Buscapina. Comité de Medicamentos de la Asociación Española de Pediatría. Pediamécum. 2015 [consultado 08/09/2023]. Disponible en: https://www.aeped.es/comite-medicamentos/pediamecum/buscapina

Fernández Santervás Y, Duero Adrados M. Tratamiento del dolor agudo: analgésicos sistémicos. En: Urgencias en pediatría. Protocolos diagnóstico-terapéuticos. Hospital Sant Joan de Déu. 6ª edición. Barcelona: Ergon; 2022; p. 971-7.

Gaglani A, Gross T. Pediatric Pain Management. Emerg Med Clin North Am. 2018;36(2): 323-34.

Guerrero Márquez G, Míguez Navarro CM, Sánchez García I, Plana Fernández M, Ramón Llácer M; en representación del Grupo de trabajo de analgesia y sedación de SEUP. Manejo del dolor en urgencias pediátricas. Protocolos diagnósticos y terapéuticos en urgencias de pediatría. 3ª edición. Sociedad Española de Urgencias de Pediatría (SEUP); 2019.

Justicia Grande AJ, García Abreu T. Dolor crónico en pacientes con alteraciones neurocognitivas. Grupo de trabajo para el abordaje del dolor pediátrico en Atención Primaria (SEPEAP). 2021.

Lillo Díaz C, González-Posada Flores A. Sedoanalgesia. En: Manual de Urgencias de Pediatría, Hospital 12 de Octubre. 2ª edición. Madrid: Ergon; 2018; p. 59-75.

López García A, Pérez Pérez A, De Ceano Vivas La Calle M. Analgesia y sedación. En: Manual de diagnóstico y terapéutica en pediatría. 6ª edición. Madrid: Editorial Médica Panamericana; 2018; p. 2115-31.

Metamizol. Comité de Medicamentos de la Asociación Española de Pediatría. Pediamécum. 2015 [consultado 14/09/2023]. Disponible en: https://www.aeped.es/comite-medicamentos/pediamecum/metamizol

Miguez Navarro CM. Manejo del Dolor y procedimientos de Sedoanalgesia en Urgencias Pediátricas. Madrid: Ergon; 2018.

Naloxona. Comité de Medicamentos de la Asociación Española de Pediatría. Pediamécum. Edición 2015 [consultado 29/08/2023]. Disponible en: https://www.aeped.es/comite-medicamentos/pediamecum/naloxona

Vázquez Ronco M, Capapé Zache S. Analgesia y sedación para pediatras internistas. Procedimientos de sedo-analgesia. Protocolos Sociedad Española de Pediatría Interna Hospitalaria (SEPIH). Junio 2021.

Vittinghoff M, Lönnqvist PA, Mossetti V, Heschl S, Simic D, Colovic V, et al. Postoperative pain management in children: Guidance from the pain committee of the European Society for Paediatric Anaesthesiology (ESPA Pain Management Ladder Initiative). Paediatr Anaesth. 2018;28(6):493-506.

ANEXO

Oxigenoterapia en hospitalización pediátrica

56

C. Álvarez Álvarez, M. O. Gómez Paz, J. L. Guerra Díez y L. Ruiz Hernando

PUNTOS CLAVE

- La oxigenoterapia es el procedimiento por el cual se administra oxígeno a concentraciones superiores al aire ambiente con fines terapéuticos, fundamentalmente en casos de insuficiencia respiratoria con hipoxemia.
- Su administración debe ser monitorizada para disminuir el riesgo de efectos secundarios.
- Se debe pautar individualizando la situación de cada paciente para conseguir unas saturaciones objetivo normalmente de ≥92 % en el niño sano sin patología crónica, aunque en ocasiones es necesario individualizar cada circunstancia en función del trabajo respiratorio.
- En caso de insuficiencia respiratoria hipercápnica se precisan sistemas de ventilación que mejoren el esfuerzo respiratorio asociados o no a oxigenoterapia.
- Su administración se puede realizar mediante sistemas de bajo o de alto flujo. Los sistemas de bajo flujo no cubren todo el requerimiento inspiratorio del paciente y son las gafas nasales, la mascarilla simple y la mascarilla simple con reservorio. Están indicados si el paciente precisa requerimientos bajos de fracción inspirada de oxígeno (FiO_2).
- Con los sistemas de alto flujo, el paciente solo respira el gas proporcionado por el sistema. Entre ellos se incluyen la mascarilla tipo Venturi, la bolsa-mascarilla de reanimación y las cánulas nasales de alto flujo.
- La oxigenoterapia con cánulas nasales de alto flujo permite administrar flujos elevados de oxígeno mezclado con aire que se humidifica y calienta, favoreciendo así su tolerancia. Algunas indicaciones frecuentes en pediatría son la crisis asmática aguda y la bronquiolitis.

1. CONCEPTOS BÁSICOS

1.1. Definiciones	
La oxigenoterapia es un procedimiento que consiste en la administración de oxígeno por encima de la concentración normal del aire inspirado, que es del 21 % a nivel del mar (FiO_2 21 %).	
Saturación de oxígeno	Porcentaje de hemoglobina en sangre que está unida al oxígeno.
Hipoxemia	Disminución de la presión de oxígeno arterial (PaO_2) por debajo de 60 mmHg.
Hipoxia	Déficit de aporte de oxígeno a los tejidos. Puede haber hipoxia sin hipoxemia.
Oxigenación	Proceso de internalización del oxígeno de la atmósfera.
Ventilación	Capacidad para eliminar el dióxido de carbono.
Insuficiencia respiratoria	• Situación en la que el aparato respiratorio no es capaz de realizar una o ambas de sus funciones de intercambio gaseoso: oxigenación de la sangre y/o eliminación del dióxido de carbono. • Para mejorar la hipoxemia: administrar oxígeno. • Para mejorar la hipercapnia: ventilar.

1.2. Causas productoras de hipoxemia	
Disminución del oxígeno en el aire	Ocurre en grandes alturas o si se produce inhalación de gases tóxicos.
Alteración en la ventilación/ perfusión	• Es el mecanismo más frecuente de hipoxemia. • Por ocupación del alvéolo (neumonías) u obstrucción de la vía aérea (bronquiolitis, atelectasias, asma).
Hipoventilación alveolar de origen central o periférica	• **Por depresión o malfunción del centro respiratorio debido a:** fármacos, traumatismo craneoencefálico o accidente cerebrovascular. • **Por enfermedades neuromusculares:** alteran la mecánica ventilatoria.

(*Continúa*)

1.2. Causas productoras de hipoxemia (*cont.*)	
***Shunt* derecha-izquierda**	• Puede ser intrapulmonar o extrapulmonar. • Extrapulmonar: se da en cardiopatías congénitas cianosantes. Si el *shunt* es mayor al 20 %, persistirá la hipoxemia a pesar de la oxigenoterapia.

2. OXIGENOTERAPIA

2.1. Objetivos de la oxigenoterapia	
Oxigenación de los tejidos	• La oxigenación de los tejidos se obtiene cuando la presión de oxígeno en sangre arterial supera los **60 mmHg (PaO_2 > 60 mmHg)**, lo que equivale a una saturación de oxígeno del **90 %**. • La valoración de la hipoxemia se realiza mediante la medición de la presión de oxígeno en la sangre a través de gases arteriales y/o de la saturación de oxígeno de la hemoglobina mediante pulsioxímetro.
Revertir los mecanismos compensadores de la hipoxemia	• Estos mecanismos son: – **Taquipnea:** compensa la hipoxemia porque aumenta la ventilación alveolar. – **Taquicardia:** mecanismo de compensación porque consigue mejorar el aporte de oxígeno a los tejidos. • Cuando se aumenta la FiO_2 del aire mediante la oxigenoterapia, se revierten estos mecanismos.
Administrar en el paciente crítico	• Inicialmente, cuando no se puede establecer una medida adecuada se administra oxígeno al 100 %. • Una vez monitorizada la saturación de oxígeno, se debe regular su administración a un flujo suficiente para mantener esta saturación ≥ 94 % (entre 92 y 97 % en el *shock* séptico), y en caso de no poder adecuar la oxigenación mediante sistemas de bajo flujo, considerar el inicio de terapias de alto flujo o ventilación no invasiva de forma precoz.

2.2. Indicaciones de la oxigenoterapia	
Hipoxemia	PaO_2 < 60 mmHg y/o saturación de oxígeno < 90 % de forma general y/o inferior al 94 % según las patologías.
Hipoxia tisular, aunque no tenga hipoxemia	Situaciones graves por aumento de consumo de oxígeno: sepsis, politraumatismo, *shock*, convulsión (en su valoración inicial y al menos hasta su monitorización mediante la saturación de oxígeno no invasiva).
Otras	En los siguientes casos es recomendable mantener la oxigenoterapia con oxígeno al 100 %: • Intoxicación por monóxido de carbono. • Tratamiento de hipertensión pulmonar.

2.3. Recursos materiales		
Fuente de oxígeno	**Depósito central o tanque de oxígeno**	Se encuentra disponible en centros hospitalarios con toma en la pared en la cabecera del paciente.
	Bombona o cilindro de oxígeno	Llevan: • Un manómetro para medir la presión en su interior. • Un manorreductor para medir la presión a la que sale el oxígeno. • Un flujómetro para regular el flujo de salida.
Caudalímetro	• Se utiliza para medir o regular el flujo: litros de oxígeno por minuto que salen de la fuente. • En general, en el paciente pediátrico se utilizan sistemas de hasta 15 L/minuto y en el adulto existen caudalímetros de hasta 50 L/minuto.	
Humidificador y agua destilada	• Unido al caudalímetro. El oxígeno debe administrarse humidificado, porque seco irrita la mucosa respiratoria. • El humidificador es un recipiente que se debe rellenar en 2/3 partes con agua destilada o un sistema desechable ya precargado. Los flujos < 3 L/minuto no precisan obligatoriamente humidificación si se administran un tiempo limitado.	

(*Continúa*)

2.3. Recursos materiales (*cont.*)	
Dispositivos para la administración de oxígeno	• Interfases: llevarán el oxígeno al paciente. • Estos dispositivos se clasifican en dos tipos: sistemas de alto flujo o de bajo flujo. • El flujo referido no es el marcado por el caudalímetro, sino el que existe a la salida del sistema y llega al paciente. • El flujo de la mascarilla Venturi es una mezcla del flujo que marca el caudalímetro más lo que arrastra el sistema por succión del aire. • Los sistemas de alto flujo aportan un volumen de gas de hasta 60 L/minuto, lo cual es suficiente para aportar la totalidad del gas al paciente. Los de bajo flujo aportan hasta 15 L/minuto. A continuación, se revisan los principales dispositivos para la administración de oxígeno.

3. SISTEMAS DE ADMINISTRACIÓN DE OXÍGENO

3.1. Oxigenoterapia de bajo flujo	
3.1.1. Indicaciones y sistemas	
Indicaciones	• Pacientes con requerimientos bajos de FiO_2 y con patrón respiratorio estable. • No aportan flujo suficiente para cubrir todo el requerimiento inspiratorio del paciente. • Con estos sistemas, el paciente inhala parte del aire del medio ambiente y parte del sistema de oxigenoterapia, por lo que la FiO_2 varía y no se puede determinar con exactitud.
Tipos de sistemas de bajo flujo	• Gafas nasales. • Mascarilla simple. • Mascarilla simple con reservorio.

3.1.1.1. *Gafas nasales*	
Flujo máximo de oxígeno tolerado	• **>2 años:** 4 L/minuto. • **Lactantes <2 años o neonatos:** 2 L/minuto.
El oxígeno se administra humidificado, especialmente si se utilizan flujos >3 L/minuto. La FiO_2 alcanzada con gafas nasales en función de los litros de oxígeno administrados se indica en la **tabla 56-1**.	

Tabla 56-1. Flujo de oxígeno en gafas nasales

Flujo de oxígeno	FiO_2 alcanzada
1 L/min	24 %
2 L/min	28 %
3 L/min	32 %
4 L/min	36 %

FiO_2: fracción inspirada de oxígeno.

3.1.1.2. *Mascarilla simple*	
Indicaciones	Se usa para situaciones de urgencia o para traslados.
Características	• FiO_2 máxima: 60 %. • Precisa un flujo mínimo de 5 L/minuto para evitar la reinhalación del dióxido de carbono espirado. • Presenta orificios laterales para la salida de volumen espirado y lleva válvulas unidireccionales que se cierran al inspirar. • La FiO_2 alcanzada en función del flujo de oxígeno se muestra en la **tabla 56-2**.

Tabla 56-2. Flujo de oxígeno en mascarilla simple

Flujo de oxígeno	FiO_2 alcanzada
5-6 L/min	40 %
6-7 L/min	50 %
7-8 L/min	60 %

FiO_2: fracción inspirada de oxígeno.

3.1.1.3. *Mascarilla simple con reservorio*	
Mascarilla simple con reservorio con reinhalación parcial	• FiO_2 de hasta el **60-70 %**. • El aire espirado retorna a la bolsa y se reinhala.
Mascarilla simple con reservorio sin reinhalación parcial	• FiO_2 de hasta el **60-80 %**. • El aire espirado no retorna a la bolsa porque hay unas válvulas que lo evitan. • Flujo mínimo: 10 L/minuto.

3.2. Oxigenoterapia de alto flujo

3.2.1. Características y sistemas	
Características	• Proporcionan un flujo total superior al total del gas inspirado. • El paciente solamente respira el gas que le administra el sistema, recibiendo una FiO_2 fija.
Sistemas	• Mascarilla tipo Venturi. • Bolsa-mascarilla de reanimación. • Oxigenoterapia con cánulas de alto flujo.

3.2.2. Mascarilla tipo Venturi (Ventimask®)
FiO_2 máxima: 50 %; esta se selecciona en la mascarilla. El flujo que se debe administrar viene indicado en la zona lateral de la mascarilla y puede variar en función de la marca. En la **figura 56-1** se muestra una mascarilla tipo Venturi. En la **tabla 56-3** se muestran los litros de oxígeno que hay que administrar para conseguir la FiO_2 señalada en un sistema Venturi.

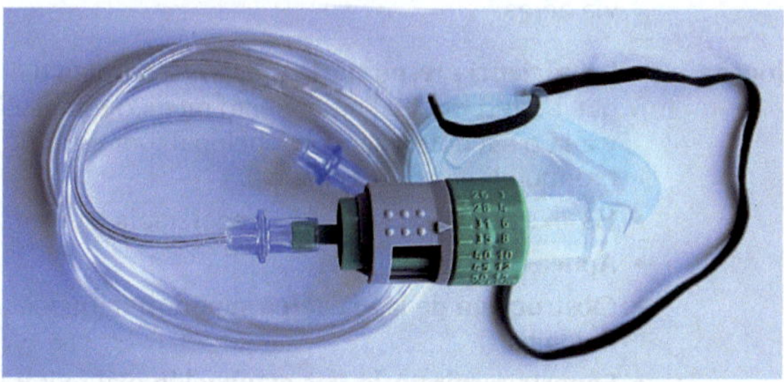

Figura 56-1. Mascarilla Venturi con muesca que señala la fracción inspirada de oxígeno que se debe seleccionar y los litros de oxígeno que se deben pautar en el caudalímetro.

Tabla 56-3. FiO_2 administrada en función del flujo de oxígeno en la mascarilla Venturi

Flujo de oxígeno (L/min)	FiO_2
3	26 %
4	28 %
6	31 %
8	35 %
10	40 %
12	45 %
15	50 %

FiO_2: fracción inspirada de oxígeno.

3.2.3. Bolsa-mascarilla de reanimación (ambú)

- FiO_2 cercana al 100 %.
- Flujos mínimos de 10-15 L/minuto.

3.2.4. Oxigenoterapia en cánulas nasales de alto flujo: mecanismo de actuación e indicaciones

Mecanismo de actuación	La mejoría se produce por: • Reducción de la resistencia de la vía aérea superior. • Cambios en el volumen circulante. • Generación de cierto grado de presión positiva en la vía aérea.
Indicaciones	• **Insuficiencia respiratoria moderada** mantenida que no responde al tratamiento médico establecido y a la oxigenoterapia convencional (por ejemplo, bronquiolitis, crisis asmática). • **Hipoxemia refractaria** a oxigenoterapia convencional. • **Apneas.** • **Obstrucción de la vía aérea superior:** traqueomalacia, laringitis. • **Soporte respiratorio tras extubación** o al retirar la ventilación no invasiva.

3.2.5. Modo de administración de oxigenoterapia con cánulas nasales de alto flujo

- **Cálculo del flujo:**
  - **≤10 kg:** 2 L/kg/minuto.
  - **>10 kg:** primeros 10 kg, 2 L/kg/min; siguientes kilos, 0,5 L/kg/min.
- **Ver flujos de inicio. Mantener las saturaciones >93 % y con objetivo del 94-95 %.**

Flujos de inicio (L/minuto): • **3-4 kg:** 5. • **4-7 kg:** 6. • **8-10 kg:** 7-8. • **11-14 kg:** 9-10. • **15-20 kg:** 10-15. • **21-25 kg:** 15-20.	• **Rango de flujos máximos orientativos (L/minuto):** – **Lactantes pequeños:** 8-12. – **Pediátricos:** 20-30. – **Niño mayor y adolescente:** 40-50.
Flujo máximo que permiten las gafas	• **Tamaño prematuro y neonatal:** 8 L/minuto. • **Tamaño lactante:** 20 L/minuto. • **Tamaño pediátrico:** 25 L/minuto. • **Tamaño adulto:** 50-60 L/minuto.
Valoración de la respuesta	• **Buena respuesta:** aumento de la saturación, disminución de la frecuencia cardíaca y de la frecuencia respiratoria a los 60 minutos, así como mejoría de los signos de dificultad respiratoria. Realizar valoración antes y después. • **Mala respuesta:** no mejoría clínica o gasométrica a las 2 horas. Plantear ventilación mecánica no invasiva.
Destete	• Primero mantener el flujo, pero disminuir la FiO_2. Después descender el flujo. • Retirar la oxigenoterapia de alto flujo cuando el paciente permanezca estable con 4 L/minuto o, en caso de lactantes pequeños, con 2 L/minuto. • Período transicional posterior con gafas nasales hasta la retirada. Si las saturaciones de oxígeno son normales y no se constata dificultad respiratoria, no será imprescindible la etapa transicional con gafas nasales.

4. PROCEDIMIENTO DE OXIGENOTERAPIA EN ENFERMERÍA

4.1. Objetivos de enfermería

- Suministrar el tipo y el grado de ayuda respiratoria compatible con las necesidades y tolerancia del niño.
- Evitar la toxicidad producida por el oxígeno cuando se administra a concentraciones muy elevadas o durante períodos muy prolongados.
- Disminuir la ansiedad de los padres y del niño respecto a la necesidad de los dispositivos de soporte respiratorio.

4.2. Valoración del paciente

- Evaluar el modelo respiratorio del niño.
- Determinar la frecuencia respiratoria, la facilidad para realizar los movimientos inspiratorios y espiratorios, y la presencia de cianosis y ruidos respiratorios.

4.3. Precauciones del procedimiento

- Comprobar la concentración y la FiO_2 prescrita.
- No poner en contacto el material que se va a utilizar con grasas y aceites (vaselina), ya que el oxígeno es un comburente enérgico.
- En la oxigenoterapia de alto flujo con cánula nasal, existe riesgo de barotrauma con flujos muy elevados, estando contraindicada en pacientes con fosas nasales dañadas u obstruidas.

4.4. Preparación del material

Véanse los recursos materiales (v. apartado «Recursos materiales»).

4.5. Procedimiento

Antes del procedimiento	• Realizar lavado de manos y preparar el equipo necesario. • Explicar al paciente y la familia la técnica que se va a utilizar, el objetivo que se desea conseguir y los peligros potenciales de una mala manipulación del gas. • Comprobar la permeabilidad de las vías aéreas.

(Continúa)

4.5. Procedimiento (*cont.*)	
Montaje del dispositivo	• Conectar el indicador de flujo del caudalímetro a la toma de pared y comprobar el funcionamiento de las conexiones. • Poner el humidificador y comprobar el burbujeo del agua del humidificador. • El dispositivo de humidificación y de administración de oxígeno se debe cambiar cada 24 horas. • El oxígeno se debe administrar **humidificado, especialmente si se administran flujos >3 L/pm**. • Conectar los tubos de oxígeno y los dispositivos que se van a usar. • Regular el caudal en los litros por minuto que hayan sido prescritos.
Conexión al paciente	• Colocar al paciente en la posición más adecuada, semi-Fowler si es posible. • Colocarse los guantes. Aspirar las secreciones bucales o nasales si se precisa. • Colocar la interfase al paciente.
Comprobación	• Comprobar periódicamente el dispositivo de aporte de oxígeno para asegurar que se administra la concentración de oxígeno prescrita y se cumplen las medidas de seguridad. • Comprobar la eficacia y efectividad de la oxigenoterapia valorando el color de la piel y las mucosas, la frecuencia respiratoria y los valores de la oximetría de pulso, así como la tolerancia del paciente. • El control de la saturación de oxígeno (oximetría de pulso) es una técnica útil para la confirmación de la eficacia de la oxigenoterapia. **Evitar lecturas persistentes de saturación de oxígeno del 100 %.** Realizar los cambios necesarios para administrar el nivel de oxígeno mínimo para mantener la saturación en los objetivos prefijados. • Vigilar que el paciente no se quite el dispositivo y la tolerancia del mismo. • Estar atento a la aparición de signos de toxicidad por oxígeno. • Vigilar la aparición de erosiones de la piel en las zonas de fricción del dispositivo.

(*Continúa*)

4.5. Procedimiento (*cont.*)	
Finalizar el procedimiento	• Recoger el material, retirar los guantes y realizar el lavado de manos. • Registrar en la documentación de enfermería: procedimiento, motivo, fecha y hora de inicio, volumen, incidencias y respuesta del paciente.

4.6. Cuidados de enfermería

4.6.1. Cuidados de enfermería de la cánula nasal

- Mantener la piel en buen estado para evitar laceraciones en el lugar de fijación de la cánula nasal.
- Vigilar el acodamiento de las conexiones.
- Mantener la vía aérea permeable (fosas nasales libres de secreciones).
- Cambiar el sistema completo cuando se precise.
- No administrar flujos superiores a 3 L/minuto, ya que esto puede provocar cefalea, distensión gástrica, epistaxis y sequedad de mucosas.

4.6.2. Cuidados de enfermería de la mascarilla con reservorio

- Evitar que la mascarilla quede presionando los globos oculares por el riesgo de producir úlceras corneales.
- Mantener siempre la bolsa llena con un flujo de oxígeno de 5-10 L/minuto.
- Vigilar que las conexiones no se acoden.
- Realizar controles periódicos de la saturación de oxígeno.
- Mantener al paciente con la vía aérea permeable, libre de secreciones y en posición semisentado.
- No llenar con exceso de agua el humidificador.
- No usar durante más de 4 horas por la posibilidad de retención de CO_2.
- Verificar que las válvulas queden bien ubicadas en su sitio para lograr la concentración esperada de oxígeno (95 %).

5. IMÁGENES

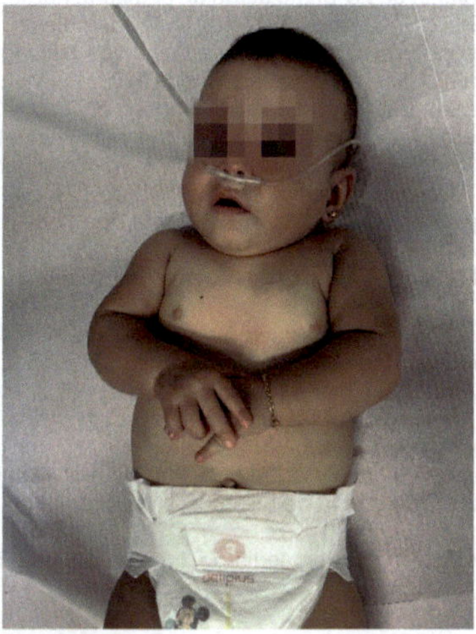

Figura 56-2. Administración de oxigenoterapia de bajo flujo mediante gafas nasales en un lactante con buena tolerancia.

BIBLIOGRAFÍA

Asfar P, Calzia E, Huber-Lang M, Ignatius A, Radermacher P. Hyperoxia during septic shock-Dr. Jekyll or Mr. Hyde? Shock. 2012;37(1):122-3.

Basso V, Grad E. Infecciones respiratorias bajas. Módulo de capacitación para el personal de enfermería. Ministerio de Salud de la Nación Argentina [Internet]. 2012 [consultado 18/09/2018]. Disponible en: https://bancos.salud.gob.ar/recurso/infecciones-respiratorias-bajas-modulo-de-capacitacion-para-el-personal-de-enfermeria

Calle Gómez A, Gómez Zamora A, Menéndez Suso J. Técnicas de asistencia respiratoria. En: Guerrero Fernández J. Manual de diagnóstico y terapéutica en pediatría. 6ª edición. Madrid: Editorial Médica Panamericana; 2018; p. 2213-24.

Calvo Rey C, Benito J, De Carlos Vicente JC, Núñez E, Barrio MI, Pérez A, et al. Documento de manejo clínico del paciente pediátrico con infección por SARS-CoV-2 [Internet]. Asociación Española de Pediatría (AEP). 2020;3-19. [Consultado 04/12/2020]. Disponible en: https://bit.ly/3fu6TGx

Calvo Rey C, García García ML, Casas Flecha I, Pérez Breña P. Infecciones respiratorias virales. Protocolos diagnóstico-terapéuticos de la AEP [Internet]. Infectología pediátrica. 2010;19:193-8. [Consultado 05/01/2021]. Disponible en: https://bit.ly/3hT3mEP

Franklin D, Dalziel S, Schlapbach LJ, Babl FE, Oakley E, Craig SS, et al.; PARIS and PREDICT. Early high flow nasal cannula therapy in bronchiolitis, a prospective randomised control trial (protocol): A Paediatric Acute Respiratory Intervention Study (PARIS). BMC Pediatr. 2015;15:183.

Fuentes C, Peña R, Vinet M, Zenteno D. Croup, tratamiento actual [Internet]. Neumol Pediatr. 2014;9(2):55. [Consultado 04/01/2021]. Disponible en: https://bit.ly/3eSkLeM

García Castillo E, Chicot Llano M, Rodríguez Serrano DA, Zamora García E. Ventilación mecánica no invasiva e invasiva [Internet]. Medicine. 2014;11(63): 3759-67. [Consultado 24/03/2021]. Disponible en: https://bit.ly/3oy66Zv

González Martínez F, González Sánchez MI, Toledo del Castillo B, Pérez Moreno J, Medina Muñoz M, Rodríguez Jiménez C, et al. Tratamiento con oxigenoterapia de alto flujo en las crisis asmáticas en la planta de hospitalización de pediatría: nuestra experiencia [Internet]. An Pediatr. 2019;90(2):72-8. [Citado 23/02/2021]. Disponible en: https://bit.ly/3opQVBn

Leonardo Cabello MT, López Fernández C, Gala Busto C. Oxigenoterapia convencional y terapia de alto flujo. En: Cabero Pérez MJ, Guerra Díez JL. Manual Práctico de clínica Pediátrica. Santander: Editorial Universidad Cantabria; 2021; p. 417-24.

Moreno L, Berría S, Ferrero F. Recommendations for the management of acute lower respiratory tract infections in children under 2 years of age, 2021. Considerations for strengthening the first level of care. Arch Argent Pediatr. 2021;119(5):292-3.

Pérez Benito AM. Oxigenoterapia. En: Cruz M. Manual de Pediatría. 4ª edición. Madrid: Ergon; 2020; p. 1586-8.

Pilar Orive FJ, López Fernández YM. Oxigenoterapia de alto flujo. An Pediatr Contin. 2014;12(1):25-9.

Rosa J, Casais G, Bonduel N, et al. Utilización de cánulas nasales de alto flujo de oxígeno en niños con bronquiolitis. Medicina Infantil. 2018;25(3):248-55.

Schibler A, Pham TM, Dunster KR, Foster K, Barlow A, Gibbons K, et al. Reduced intubation rates for infants after introduction of high-flow nasal prong oxygen delivery. Intensive Care Med. 2011;37(5):847-52.

Van de Voorde P, Turner NM, Djakow J, De Lucas N, Martínez-Mejías A, Biarent D, et al. European Resuscitation Council Guidelines 2021: Paediatric Life Support. Resuscitation. 2021;161:327-87.

Wegner A. Cánula nasal de alto flujo en pediatría. Neumol Pediatr. 2017;12(1):5-8.

Punción lumbar

57

C. Álvarez Álvarez, L. Asenjo Martínez, M. R. Ardila Valle y M. J. García San Juan

PUNTOS CLAVE

- El **líquido cefalorraquídeo** (LCR) se forma en los plexos coroideos y circula por el espacio subaracnoideo, los ventrículos cerebrales y el canal medular central. Sus principales funciones son: proteger el cerebro y la médula espinal, y llevar a cabo la nutrición y el transporte de las sustancias del metabolismo cerebral.
- El aspecto y la composición del LCR se pueden alterar en patologías tanto infecciosas como no infecciosas. Su análisis, por tanto, será un dato determinante en el diagnóstico. Diversas infecciones, hemorragias o tumores producen una alteración en la composición del LCR y/o su secreción y absorción, pudiendo causar hipertensión intracraneal (HTIC).
- **Indicaciones de análisis del LCR:** para fines diagnósticos o terapéuticos.
  - **Fines diagnósticos:** el análisis del LCR puede ser determinante en el diagnóstico de algunas patologías (v. valores normales de distintos parámetros en LCR en el **Anexo 57-1** y corrección en caso de punción hemática en el **Anexo 57-2**):
    - Infecciones del sistema nervioso central (meningitis, encefalitis) (v. características de LCR en meningitis en el **Anexo 57-3**).
    - HTIC benigna (para la medición de la presión intracraneal).
    - Hemorragia subaracnoidea (tras la realización de una tomografía computarizada).
    - Síndrome de Guillain-Barré.
  - **Fines terapéuticos:** administración de quimioterapia, analgesia, antibioterapia en ventriculitis o drenaje del LCR para el tratamiento de la HTIC benigna.
- Una correcta sedoanalgesia resulta necesaria para asegurar la realización exitosa de este procedimiento. Habitualmente, se utilizan anestésicos locales, pero se puede administrar también sedación con midazolam si no existe contraindicación para ello.
- La colocación adecuada y cuidadosa del paciente reviste gran importancia. La postura en sedestación se recomienda en <2 años, mientras que la postura en decúbito lateral está indicada, entre otros, en aquellos pacientes en los que sea necesario medir la presión intracraneal.
- Tras la realización del procedimiento se debe vigilar la aparición de posibles complicaciones, de las cuales la cefalea pospunción es la más frecuente.

1. PRINCIPALES CONTRAINDICACIONES DE LA PUNCIÓN LUMBAR

- **Inestabilidad hemodinámica:** compromiso cardiorrespiratorio.
- **HTIC.** Se sospechará ante:
  - Alteración del nivel de conciencia.
  - Signos neurológicos focales.
  - Edema de papila, aunque su ausencia no excluye HTIC.
  - Bradicardia con hipertensión.
  - Crisis focales.

  Todos obligan a realizar una tomografía computarizada craneal previa para descartar HTIC.
- **Coagulopatía grave:**
  - Índice internacional normalizado (INR) >1,4.
  - Pacientes con tratamiento anticoagulante. La antiagregación plaquetaria no la contraindica.
- **Trombocitopenia:** inferior a 50.000/mm^3.
- **Infecciones cutáneas:** de la piel del sitio de punción.
- **Lesión traumática grave de la médula espinal o de la columna vertebral:** por requerir la movilización del paciente.
- **Compresión de la médula espinal:** entre otras causas, sospecha de neoplasia intrarraquídea o edema medular.

2. MATERIAL NECESARIO PARA LA PUNCIÓN LUMBAR

- Carro de paradas (si se utiliza sedación con midazolam, incluir flumazenilo).
- Toma de oxígeno e interfases: gafas nasales, mascarilla tipo Venturi, mascarilla con reservorio.
- Pulsioxímetro.
- Guantes estériles.
- Paños estériles.
- Gasas estériles.
- Batas, gorros y mascarillas.
- Clorhexidina alcohólica al 0,5 %.
- Agujas de distintos calibres para punción lumbar*.
- Cuatro tubos estériles para LCR.
- Apósito oclusivo.

* Las agujas disponibles según el calibre y la longitud se describen a continuación:
- **Calibre:** 22, 20 y 25 G. Habitualmente se usa la de 22 G.
- **Longitud: <2 años:** 38 mm; **2-12 años:** 63 mm; **>12 años:** 90 mm.

Estas medidas son aproximadas; se debe individualizar según el tamaño del paciente.

3. DESARROLLO DEL PROCEDIMIENTO

3.1. Aspectos previos

Previamente a la realización del procedimiento se debe actuar como se indica a continuación.

Exploración física	Incluir exploración neurológica completa.	
Estudios en sangre	Hemograma, bioquímica y coagulación.	
Firma del consentimiento informado	• Por parte del familiar responsable. • Entregar una copia a la familia explicando en qué consiste la técnica y sus posibles complicaciones.	
Complicaciones	**Frecuentes**	Cefalea, que suele comenzar desde unas horas después del procedimiento hasta 2 días después y puede estar acompañada de náuseas, vómitos, mareos y dolor de espalda.
	Infrecuentes	• Infección local. • Hematoma. • Dolor lumbar, radicular (parestesias en las piernas). • Tumor epidermoide. • En casos muy excepcionales, si existe un gran aumento de presión dentro del cráneo, puede producirse una herniación con resultado potencialmente mortal.

3.2. Lugar de realización

- El procedimiento se llevará a cabo en la habitación del paciente o, si el facultativo así lo estima, en la sala de procedimientos de la unidad de hospitalización.
- En aquellos casos en los que se sospeche HTIC benigna y se precise medir la presión intracraneal, la punción lumbar se realizará habitualmente en el quirófano o en la unidad de cuidados intensivos pediátricos previa interconsulta a anestesiología pediátrica.
- El niño podrá estar acompañado en todo momento por sus progenitores, salvo que ellos lo desestimen.

3.3. Sedoanalgesia previa		
Local: crema EMLA® (lidocaína y prilocaína)	**Indicaciones**	• Utilizar en todos los niños, incluidos los lactantes. • No realizar aplicaciones repetidas en neonatos por riesgo de metahemoglobinemia.
	Aplicación	• Aplicar una cantidad de crema en el área estimada de punción (dosis aproximada máxima: 1-2 g /10 cm^2 de superficie corporal y 0,5-1 g en menores de 1 año). • Cubrir la piel posteriormente con una oclusión plástica impermeable. • Administrar al menos 1 hora antes del procedimiento y retirar cuando se vaya a realizar. En menores de 3 meses (y recién nacidos), tiempo de aplicación durante menos de 1 hora siempre.
	Inicio del efecto	• El tiempo necesario para la obtención de anestesia es de **60 a 90 minutos**. • Anestesia de la dermis superficial: en 1 hora. Anestesia de la dermis profunda: en 2 horas.
	Duración del efecto	• 1-2 horas tras la retirada de la crema. • No realizar aplicaciones repetidas en neonatos por riesgo de metahemoglobinemia.
Otros métodos de sedoanalgesia	Además de **EMLA®**, valorar administrar uno de los siguientes: • <6 meses: sacarosa. • >6 meses: – **Si colabora** (sobre todo en >3-4 años): óxido nitroso. – **Si no colabora:** midazolam.	

3.4. Colocación del paciente		
Posición de sedestación	**Indicación**	Posición de elección en <2 años.
	Colocación	• Colocar al paciente con la espalda curvada para que el espacio entre las vértebras sea lo mayor posible. • **Lactantes:** el profesional que sujete al paciente sujetará un brazo y una pierna del niño con cada una de sus manos. Evitar la flexión excesiva del cuello. • **Niños que colaboran:** – Con las piernas colgando sobre el borde de la camilla. – Codos apoyados sobre las rodillas. – El profesional que sujeta al paciente mantendrá todo el tiempo la alineación de la columna.
Posición en decúbito lateral	• Es una posición alternativa a la sedestación en >2 años. • Se trata de la posición indicada si se quiere medir la presión intracraneal. • La cama debe estar totalmente horizontal, es decir, en paralelo al suelo. • El paciente se debe tumbar con el plano de los hombros y la pelvis perpendicular a la camilla (evitar rotación de la columna vertebral), la máxima flexión tolerable de caderas, **rodillas sobre el abdomen** y tronco, y una flexión moderada del cuello con el mentón hacia el tórax. • La hiperflexión excesiva puede conllevar un compromiso respiratorio.	

3.5. Procedimiento	
Campo estéril y monitorización	Preparar el **campo estéril** (tras retirada de EMLA) con el material necesario para la punción: • Lavado de manos. • Colocación de guantes, bata estéril, gorro y mascarilla. Colocar paño estéril entre camilla y niño. • Aplicar clorhexidina alcohólica al 0,5 % en la parte inferior de la espalda con un movimiento circular desde el centro hacia la periferia, incluyendo ambos flancos, el inicio de los glúteos y ambas crestas ilíacas. • Monitorizar al paciente durante el procedimiento.

(Continúa)

3.5. Procedimiento (*cont.*)	
Localización del espacio	• Buscar el punto de entrada: palpar el espacio interespinoso que queda por debajo de la línea que une las dos crestas ilíacas, que se correspondería con el cuerpo vertebral **L4** o el espacio **intervertebral L4-L5**. • Se debe puncionar **en el primer o segundo espacio intervertebral inmediatamente inferior a esta línea**, que correspondería con los espacios **L4-L5 o L5-S1**, ambos inferiores a la terminación de la médula espinal en el niño (finaliza a la altura de L3 aproximadamente).
Inserción de la aguja	• Insertar la aguja con una inclinación dirigida hacia el ombligo. • Se introduce una aguja espinal (de calibre 20 a 22) con el bisel paralelo a las fibras durales para prevenir su sección y reducir el riesgo de fístula de LCR. Paciente sentado: el bisel se debe orientar a uno de los lados, derecho o izquierdo. Paciente tumbado: el bisel se introducirá mirando hacia arriba (techo de la sala). El estilete debe estar dentro de la aguja para prevenir la implantación de tejido epidérmico (por riesgo de tumor epidermoide intraespinal pediátrico). • La primera resistencia sería el ligamento interespinoso, luego la duramadre y posteriormente estaría el **espacio subaracnoideo**. Una vez ubicado en el espacio subaracnoideo, retirar el fiador comprobando que sale LCR. En caso de que no saliera LCR, retraer el trócar con el fiador por debajo del tejido subcutáneo, redireccionar y volver a pinchar. • Nunca se debe aspirar de la aguja de punción lumbar. • Una vez extraído el LCR, colocar nuevamente el fiador antes de proceder a extraer la aguja.

3.6. Cantidad de líquido cefalorraquídeo en cada tubo y destino de los tubos	
Volumen de LCR por tubo	• Volumen de LCR que se debe extraer: habitualmente son 10 gotas o 0,5 mL/tubo, pero depende de las determinaciones que se soliciten (1 gota = 50 μL). • Determinaciones específicas para diagnóstico de tuberculosis: requieren 1 mL adicional y para la determinación de antígeno de *Cryptococcus* como mínimo 200-300 μL.
Tubos	• Recoger el LCR en tubos adecuados, en la secuencia recomendada, con el etiquetado correcto del tubo y con los volantes correspondientes para poder seguir la trazabilidad de la prueba. • Los tubos deben ser enviados en mano al laboratorio, y no por tubo neumático. • No se recomienda que el primer tubo se destine al cultivo bacteriano, dado el riesgo de contaminación por flora cutánea.

3.7. Cuidados tras el procedimiento
• Se recomienda mantener al paciente acostado durante 4-6 horas sin almohada y en decúbito supino, a pesar de que no parece prevenir claramente la cefalea pospunción y, por tanto, no sería imprescindible. • Se podría pautar sueroterapia y analgesia, aunque tampoco parecen prevenir claramente la cefalea.

4. CEFALEA POSPUNCIÓN

- **Conceptos generales:**
  - Es la complicación más frecuente (5-15 %).
  - El 90 % debutan en las 48 horas posteriores a la punción lumbar y remiten casi siempre en la primera semana, aunque por persistencia de la fístula pueden continuar durante varias semanas.
  - Raramente aparece de manera inmediata o tras 4-5 días de realizada la punción lumbar.
- **Etiopatogenia:** hasta el momento no ha sido aclarada, pero se relaciona con la pérdida de LCR por goteo desde el orificio producido en la duramadre, lo cual provoca una disminución de la presión intracraneal.

(*Continúa*)

- **Clínica:**
  - Cefalea habitualmente occipital, irradiada a la nuca, pero también frontal u holocraneal que empeora tras levantarse y mejora al tumbarse.
  - Otros síntomas: rigidez de nuca, acúfenos, hiperacusia, fotofobia, náuseas, vómitos ocasionales.
- **Prevención:**
  - Utilizar una aguja pequeña (<22 G) atraumática (no para punciones diagnósticas, porque la técnica es más difícil).
  - Colocar adecuadamente el bisel (paralelo a las fibras longitudinales de la duramadre).
  - Evitar retirar la aguja sin reintroducir el fiador.
  - Disminuir el número de punciones.
  - El reposo y la ingesta de líquidos no han demostrado reducir la incidencia del cuadro.
- **Tratamiento:** reposo y analgesia.

5. IMÁGENES

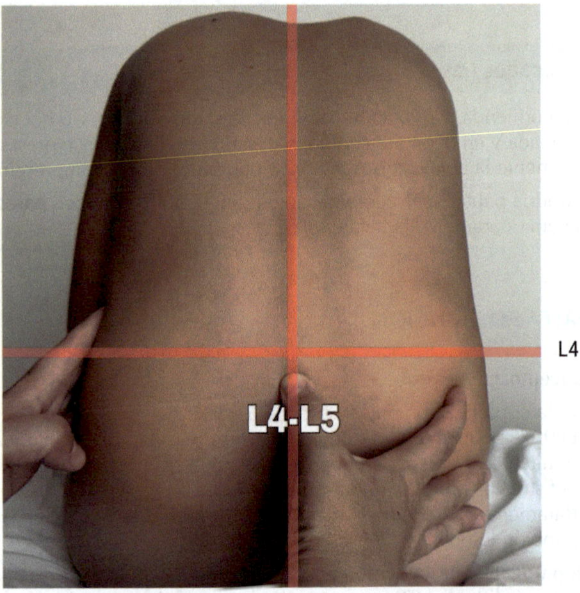

Figura 57-1. Posición en sedestación para la realización de la punción lumbar: la línea roja horizontal une las dos crestas ilíacas y el punto de punción será el primer espacio intervertebral situado debajo de esta línea.

BIBLIOGRAFÍA

Miguez Navarro C, Oikonomopoulou N, Lorente Romero J, Vázquez López P. Preparación de los procedimientos de sedoanalgesia en los servicios de urgencias pediátricos españoles: estudio descriptivo. An Pediatr (Barc). 2018;89(1):24-31.

Montero Reguera R. Interpretación del líquido cefalorraquídeo. An Pediatr Contin. 2014;12(1): 30-3.

Moreno Pérez D, Madrid Rodríguez A, Jiménez Hinojosa JM. Técnicas y procedimientos en pediatría hospitalaria. Hospital Regional Universitario Materno-Infantil de Málaga. Disponible en: https://documen.site/download/tecnicas-y-procedimientos-en-pediatria-hospitalaria_pdf

Muñoz Calongue A, Pérez Durán MJ. Punción lumbar. En: Guerrero Fernández J. Manual de diagnóstico y terapéutica en pediatría. 6ª edición. Madrid: Editorial Médica Panamericana; 2018; p. 2187-90.

Pérez-Neri I, Aguirre Espinosa AC. Dinámica del líquido cefalorraquídeo y barrera hematoencefálica. Arch Neurocien (Mex). 2015;20(1):60-4.

Storch de Gracia Calvo P, De la Torre Espí M, Martín Díaz MJ, García Ruiz S, Domínguez Ortega G, Novoa Carballal R. ¿Se realiza correctamente la punción lumbar en pediatría? Revisión de las recomendaciones actuales y análisis de la realidad. An Pediatr (Barc). 2012;77(2):115-23.

Storch P. Asociación entre la cefalea post-punción y la orientación del bisel de la aguja durante la punción lumbar en niños. Madrid: Universidad Autónoma de Madrid; 2017 [consultado 09/2023]. Disponible en: https://repositorio.uam.es/handle/10486/680153

Téllez Gonzalez C, Reyes Domínguez S, Sanchiz Cárdenas S, Collado Caparrós JF. Meningitis bacteriana aguda. Protoc Diagn Ter Pediatr. 2021;1:611-25.

Verdú A, Cazorla MR. Punción lumbar y medición de la presión del líquido cefalorraquídeo. An Pediatr Contin. 2004;2(1):45-50.

ANEXOS

Sondaje vesical en el paciente hospitalizado

58

B. Gómez de la Fuente, M. M. García González, C. Álvarez Álvarez e I. Simal Badiola

PUNTOS CLAVE

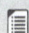

- El sondaje vesical es un procedimiento que consiste en la introducción de un catéter a través del meato urinario hasta la vejiga para establecer una vía de drenaje **temporal o permanente** de la orina hacia el exterior, con fines diagnósticos y/o terapéuticos.
- En la población pediátrica sin control de esfínteres, el sondaje vesical **intermitente** constituye uno de los métodos más fiables para **obtener muestras de orina estéril** y poder establecer el diagnóstico de infección urinaria.
- El sondaje **permanente** se utiliza en pacientes críticos para la medición de la diuresis, en postoperatorios de cirugía urológica y en la obstrucción del tracto urinario, entre otros.
- El sondaje vesical no está exento de riesgos y debe ser realizado por profesionales con experiencia y adecuadamente formados en su práctica, habitualmente por enfermería o por el cirujano pediátrico.
- Se calcula que el 10 % de los pacientes ingresados en un hospital son sometidos a un cateterismo vesical. De estos, **el 10 % sufrirán una infección urinaria, que es la complicación más frecuente** asociada a esta técnica y una de las infecciones nosocomiales con mayor incidencia.

1. TIPOS E INDICACIONES DE SONDAJE VESICAL

1.1. Tipos de sondaje vesical	
El sondaje se clasifica, según se indica a continuación, en función del tiempo de permanencia del catéter.	
Sondaje intermitente	Tras la introducción del catéter y la obtención o drenaje de orina, se retira la sonda.

(Continúa)

1.1. Tipos de sondaje vesical (*cont.*)	
Sondaje permanente de corta duración	El catéter permanece insertado menos de 30 días. Se utilizan sondas con balón para mantener el catéter en su posición. Se usa en caso de patologías agudas (hematuria, fístulas, medición de la diuresis).
Sondaje permanente de larga duración	El catéter permanece insertado más de 30 días, utilizando también sondas con balón. Se realiza en pacientes crónicos con retención urinaria.

1.2. Indicaciones según el tipo de sondaje vesical	
Indicaciones de sondaje vesical intermitente	• Recogida de muestra de orina estéril para cultivo en el paciente pediátrico no continente. • Retención aguda de orina. • Vaciado periódico de la vejiga por patología neurológica: vejiga neurógena. • Realización de pruebas diagnóstico-terapéuticas: cistografía, urodinamia. • Valoración de la permeabilidad uretral.
Indicaciones de sondaje vesical prolongado	• Control de la diuresis en el paciente crítico (*shock*, politraumatismo). • Postoperatorio de cirugía urológica. • Evacuación de la vejiga en caso de retención de orina. • Sospecha de obstrucción del tracto urinario (debe ser realizado por el cirujano pediátrico).

1.3. Contraindicaciones
Sospecha de traumatismo de uretra: si se constata sangre en el meato, fractura de pelvis o hematoma perineal, entre otros.

2. MATERIAL PARA SONDAJE VESICAL

2.1. Tipos de sondas
Las sondas se pueden clasificar según su composición, tamaño, cantidad de vías o lúmenes (con o sin balón) y grado de rigidez (**Tablas 58-1** y **58-2**).

Tabla 58-1. Tipos de sondas según su composición

Cloruro de polivinilo o sondas de Nélaton	Se usan en: • Cateterismos intermitentes • Instilaciones • Para medir residuos
Látex	• Se emplean para el vaciado vesical permanente en sondajes con duración inferior a 15-20 días aproximadamente (sondajes hospitalarios, postoperatorios) • Se debe tener especial cuidado en pacientes con alergia al látex • Son de uso muy frecuente
Silicona	• Son las que presentan mayor biocompatibilidad • A igualdad de calibre exterior, presentan mayor calibre funcional (luz interior), por lo que pueden ser más finas y tener por tanto mejor tolerancia • Están indicadas en sondajes de duración superior a 15-20 días o en pacientes alérgicos al látex

Tabla 58-2. Tipos de sondas según el calibre: se seleccionan en función de la edad, sexo y características del paciente

Edad	Diámetro de la sonda
Gran prematuro	5-6 FR
Neonato	6 FR
<1 año	8 FR
1-5 años	10 FR
6-11 años	10-12 FR
>12 años	12 FR

2.2. Tipos de sistemas de recolección

Abiertos	• La sonda vesical se conecta a una tubuladura que drena la orina directamente en un frasco abierto. • Llevan asociado un alto riesgo de infección, por lo que no se recomienda su uso.

(*Continúa*)

2.2. Tipos de sistemas de recolección (*cont.*)	
Cerrados	• La sonda vesical se conecta a una tubuladura que drena la orina a una bolsa o reservorio rígido (urómetro). • En el extremo distal del colector existe una pinza o llave que permite vaciar la bolsa según la necesidad, sin abrir el sistema.

3. PROCEDIMIENTO DE SONDAJE VESICAL

3.1. Recomendaciones generales (v. categorías en el Anexo 58-1)	
Sonda	• Realizar el sondaje vesical solo cuando sea necesario y retirarlo lo antes posible (categoría I). • Calibre: para un sondaje puntual y para un traumatismo uretral es mejor el mayor calibre. Solo se recomienda de menor calibre en caso de sondajes permanentes de larga duración.
Inserción de la sonda	• Realizar la inserción siempre de forma aséptica, usando un equipo y guantes estériles (categoría I). • El uso de un gel lubricante y anestésico reduce el malestar y el traumatismo durante la inserción. En los sondajes intermitentes también se puede lubricar la sonda con suero salino fisiológico (SSF).
Llenado del globo (si se trata de sonda con balón)	• Se realizará con **agua destilada** estéril y con el volumen indicado en la sonda. • No se recomienda el uso de suero fisiológico por la posibilidad de cristalización en el canal del globo (categoría III).

3.2. Preparación previa al procedimiento	
Consentimiento informado	• Se debe informar a la familia de en qué consiste el procedimiento y sus posibles complicaciones. • El familiar responsable debe firmar el **consentimiento informado**.

(*Continúa*)

3.2. Preparación previa al procedimiento (*cont.*)	
Realizar la historia previa	• Preguntar por sondajes, patologías previas (incluidas urológicas) o si el paciente recibe tratamiento anticoagulante. • Preguntar por alergias al látex, al yodo, etc., para seleccionar el antiséptico y el tipo de sonda.
Analgesia	En lactantes, para disminuir el dolor, se puede administrar una dosis de sacarosa al 24% (0,5 mL administrados 2 minutos antes de la técnica). Se puede repetir la dosis si esta dura más de 2 minutos (hasta un máximo de 2 mL).
Personal que interviene	El procedimiento es realizado habitualmente por dos profesionales, uno de enfermería, que se hará cargo de la técnica estéril, y un auxiliar de enfermería, que se ocupará de la técnica no estéril.

3.2.1. Preparación del material necesario	
• Mesa auxiliar, carro o batea. • Guantes estériles. • Agua, jabón y gasas estériles. • SSF. • Paño estéril. • Lubricante urológico. • Dos jeringas de 10 mL.	• Ampolla de agua destilada estéril si la sonda es con balón. • Seleccionar una sonda vesical estéril. El tipo y el número dependerán de las necesidades (v. Tabla 58-2). • Bolsa colectora estéril de circuito cerrado. • Colgador de bolsa de orina.

3.2.2. Preparación del paciente	
Lugar del procedimiento	Se realizará en un espacio adecuado en que se asegure la intimidad del paciente.
Colocación del paciente	• **Niño:** en posición de decúbito supino. • **Niña:** en posición ginecológica.
Medidas preventivas	Tomar las **medidas preventivas** necesarias para evitar riesgos laborales del profesional.

3.2.3. Preparación del profesional no estéril	
Lavado de manos	• Según el protocolo del hospital. • Colocación de guantes no estériles.
Lavado de genitales	• **Sondaje masculino:** lavado de pene, glande y escroto con agua y jabón, aclarando con SSF (descender el prepucio). • **Sondaje femenino:** separación de los labios y lavar de arriba hacia abajo (del clítoris a la zona perianal) con agua y jabón. Aclarar con SSF. • Secado de la zona con gasa estéril.
Preparación del campo estéril	Abrir los paquetes para que el profesional que realiza la técnica estéril prepare el campo y el material necesario.

3.3. Técnica de sondaje vesical masculino	
3.3.1. Profesional que realiza la técnica estéril	
Asepsia y lubricación del catéter	• Manipulación del **catéter** de forma aséptica, usando equipo y guantes estériles. • **Lubricar** el catéter y la uretra con lubricante urológico o con SSF si se trata de sondaje intermitente (según la indicación de la sonda).
Técnica	• Sujetar el pene con una gasa con la mano no dominante **en posición vertical** al abdomen y retraer el prepucio en la medida de lo posible. En caso de lactantes y niños con fimosis, no es preciso realizar retracción forzada, solo hasta observar el meato, ya que se puede introducir el catéter por el meato uretral sin retirar la piel. • Introducir el catéter suavemente con la mano dominante ejerciendo una pequeña tracción. Antes de llegar a la vejiga se puede notar una ligera resistencia; poner en posición horizontal el pene e introducir la sonda suavemente sin forzar hasta que se relaje el esfínter y salga orina. • Si la sonda es con balón, introducirla completamente para asegurar que se encuentre en la vejiga e inflar el globo con agua destilada estéril según la indicación de la sonda. Posteriormente, retirar la sonda suavemente, hasta notar resistencia, para asegurar su anclaje.

(Continúa)

3.3.1. Profesional que realiza la técnica estéril (*cont.*)	
Postsondaje	• Limpiar el glande de residuos. • Retornar el prepucio a su posición para evitar parafimosis. • Fijar la sonda en la cara anterior del muslo para evitar el movimiento y la tracción uretral. Conectar el catéter al sistema colector. Usar sistemas de drenaje cerrados, evitando la desconexión entre la sonda, el tubo y la bolsa. La bolsa colectora quedará fijada al soporte.

3.4. Técnica de sondaje vesical femenino

3.4.1. Profesional que realiza la técnica estéril	
Asepsia y lubricación del catéter	• La manipulación del **catéter** siempre se realizará de forma aséptica, usando equipo y guantes estériles. • **Lubricar** el catéter y la uretra con lubricante urológico en caso de sondaje permanente o con SSF si se trata de sondaje intermitente (según la indicación de la sonda).
Técnica	• La uretra puede ser difícil de visualizar en las niñas. • Introducir el catéter por el meato suavemente, para no provocar traumatismos, hasta que salga orina. Si se encuentra resistencia, angular ligeramente la sonda hacia la sínfisis púbica, pero no forzar. Posteriormente, se debe introducir la sonda completamente para asegurarse de que se aloje en la vejiga. • Una vez introducido el catéter en la vejiga, si la sonda es con balón, se inflará el globo con agua destilada estéril con el volumen indicado en la sonda y se traccionará levemente, hasta notar resistencia, para asegurar su anclaje.
Postsondaje	• Limpiar la zona genital de restos de lubricante. • Fijar la sonda en la cara interna del muslo después de su inserción para evitar el movimiento y la tracción uretral. Conectar el catéter al sistema colector. Usar sistemas de drenaje cerrados, evitando la desconexión entre la sonda, el tubo y la bolsa. La bolsa colectora quedará fijada al soporte.

4. CUIDADOS EN EL MANTENIMIENTO DEL SONDAJE VESICAL EN HOSPITALIZACIÓN

4.1. Prevención de infecciones del tracto urinario	
Higiene diaria	• Extremar la higiene diaria, tanto de las manos como de la zona genital. En el varón, tras la higiene diaria volver el prepucio a su posición normal para evitar parafimosis (categoría I). • Realizar la higiene diaria con agua y jabón (categoría II). • No realizar los cuidados rutinarios del meato con desinfectantes o antimicrobianos tópicos (categoría II). Véase el **anexo 58-1** para consultar las categorías de evidencia científica.
Sonda	• Tras el lavado, movilizar la sonda en sentido rotatorio (no de dentro hacia fuera o viceversa) para evitar adherencias y decúbitos (categoría II). • Durante el aseo, vigilar posibles lesiones por presión producidas por la sonda. Alternar la posición del sistema colector y la fijación de la sonda en el muslo a derecha e izquierda. • Evitar esfuerzos violentos y tracciones bruscas de la sonda por riesgo de lesión y sangrado. • Lavarse las manos antes y después de cualquier manipulación de la sonda.
Sistema de drenaje	• Mantener el sistema de drenaje cerrado evitando desconexiones innecesarias para preservar la esterilidad (categoría I). • Evitar lavados vesicales, salvo obstrucción del sistema de drenaje (hemorragia en cirugía prostática o vesical), para no alterar el sistema de drenaje. Si son necesarios lavados vesicales frecuentes, se colocará una sonda de tres vías (categoría I). • Evacuar la bolsa colectora regularmente (cada 8, 12 o 24 horas en función de la diuresis). Espaciar al máximo para evitar desconexiones innecesarias y evitar tocar la conexión. • Reemplazar la bolsa colectora cuando se cambie la sonda, se rompa, presente fugas, se acumulen sedimentos o adquieran un olor desagradable. • Se mantendrá siempre un flujo urinario constante, libre de obstáculos (categoría I).

(Continúa)

4.1. Prevención de infecciones del tracto urinario (*cont.*)	
Sistema de drenaje	• El buen posicionamiento de los catéteres para evitar la compresión (obstrucción del flujo de la orina) puede contribuir a la reducción significativa de las infecciones relacionadas con el sondaje (categoría I). • Fijar la sonda en la cara interna o anterior del muslo tras su inserción para evitar el movimiento y la tracción uretral (categoría I). • Mantener la bolsa de orina por debajo de la vejiga y colocada en su colgador para evitar traumatismos e infecciones por reflujo y asegurar una correcta evacuación.

4.2. Lavado de la sonda vesical
Solo en caso de obstrucción de la sonda.

4.2.1. Material	
• Jeringa de 50 mL de cono ancho. • Empapador. • Paño y guantes estériles. • Gasas.	• Solución salina estéril. • Recipiente estéril para el SSF. • Recipiente para el contenido drenado. • Pinzas de Kocher.

4.2.2. Técnica
• Explicar al paciente el procedimiento. • Colocar el empapador bajo el punto de conexión de la sonda con el sistema de drenaje. • Verter el SSF en el recipiente estéril. • Colocarse los guantes estériles. • Limpiar la conexión de la sonda con antiséptico. • Cargar la jeringa con 30-40 mL de SSF, desconectar la salida de la sonda e introducir el suero. • Retirar la jeringa y dejar que fluya por gravedad. Si no fluye, aspirar con la jeringa para retirar los coágulos. • Repetir la operación hasta que la sonda esté permeable.

5. PROCEDIMIENTO DE RETIRADA DEL SONDAJE VESICAL

- Proceder a una adecuada higiene de manos.
- Informar al paciente del procedimiento.
- Colocar un empapador debajo de los glúteos del paciente.
- Desinflar el balón: conectar la jeringa a la válvula de la sonda y permitir sin aspirar que el agua salga a la jeringa espontáneamente. Asegurar que se ha extraído el volumen total del contenido del balón para evitar traumatismos en la uretra.
- En caso de niños que colaboren, indicar que realicen una respiración lenta y profunda (favorece la relajación del esfínter de la uretra) y, mientras el paciente exhala, extraer con suavidad la sonda hasta retirarla completamente.
- Realizar la higiene de los genitales.
- Recoger el material.
- Retirar los guantes.
- Proceder a la higiene de manos.
- Registrar la técnica y las incidencias.

6. TIPOS DE COMPLICACIONES

- **Infección del tracto urinario:**
  - Puede presentarse como uretritis, cistitis, pielonefritis y/o sepsis.
  - Es la complicación más frecuente y su incidencia es directamente proporcional al tiempo de permanencia de la sonda (3-10 % por cada día de sondaje).
- **Traumatismo:**
  - Creación de una falsa vía por traumatismo en la mucosa uretral.
  - No forzar la introducción de la sonda, que debe entrar con suavidad. Si no se consigue el sondaje, se debe esperar un tiempo antes de realizar de nuevo la técnica.
  - La erosión y perforación de la uretra puede ocurrir tanto en niñas como en niños, pero es más frecuente en los niños. Para minimizar el riesgo de erosión es necesario lubricar la sonda antes de su colocación.
  - La perforación uretral puede ocurrir al insuflar el balón dentro de la uretra en lugar de en la vejiga. Para evitarlo, introducir toda la longitud de la sonda antes de inflar el balón, y no cuando empiece a salir la orina, cosa que ocurre habitualmente en la uretra prostática. **No conectar la bolsa antes de inflar el balón.**

(Continúa)

- **Hematuria:** complicación que puede producir la oclusión del sistema debido a la formación de coágulos. Asegurar la permeabilidad del sistema mediante lavados con solución fisiológica o agua destilada estéril.
- **Estenosis:** es más común en los varones. Ocurre al utilizar sondas demasiado gruesas, si estas permanecen por un tiempo prolongado o si la colocación fue traumática.
- **Pérdida alrededor de la sonda:**
  - Se produce si se utilizó una sonda de calibre demasiado pequeño, una sonda sin balón o si este no se insufló.
  - Se puede evitar con una adecuada fijación de la sonda. Es importante que esta no realice movimientos de entrada y salida de la uretra.

7. IMÁGENES

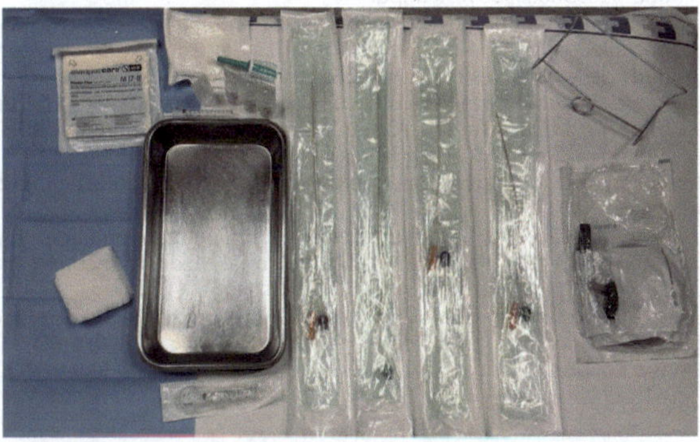

Figura 58-1. Material necesario para realizar un sondaje vesical.

BIBLIOGRAFÍA

Abásolo Otegui I, Rezola Aldaz B, Sarasola González JC, Arrieta Genua R, Gómez Prieto Y, Múgica Echeverria A, et al. Protocolo de sondaje vesical. Uso, inserción, mantenimiento y retirada. Enfuro. 2015;128:4-15.

Aparicio Ortega MT, Lagos Pantoja E. Sondaje vesical. En: Hospital General Universitario de Ciudad Real. Protocolos de Enfermería. 2010. Disponible en: http://www.hgucr.es/wp-content/uploads/2011/05/protocolo-sondaje-vesical1.pdf

Arcay Ferreiro E, Ferro Castaño AM, Fernández González B, García Rodríguez B, González Gómez JM, Rodríguez del Amo MD, et al. Sondaje vesical. Protocolo de enfermería. Enfuro. 2004;90:7-14.

Dirección de Enfermería. Hospital Nacional de Parapléjicos. SESCAM. Manual de Procedimientos Generales de la División de Enfermería. Toledo: Hospital Nacional de Parapléjicos; 2019. Disponible en: http://www.infomedula.org/wp-content/uploads/2020/06/MANUAL-DE-PROCEDIMIENTOS-GENERALES-DE-LA-DIVISI%C3%93N-DE-ENFERMER%C3%8DA-HNP.pdf

Flórez Almonacid CI, Galván Ledesma J, Ríos Barba A, Romero Bravo A, Sánchez de la Puerta P. Inserción y mantenimiento de la sonda vesical. En: Hospital Universitario Reina Sofía. Manual de protocolos y procedimientos generales de enfermería. 2012. Disponible en: https://www.sspa.juntadeandalucia.es/servicioandaluzdesalud/hrs3/fileadmin/user_upload/area_enfermeria/enfermeria/procedimientos/procedimientos_2012/h9_insercion_sonda_vesical.pdf

Grupo de Trabajo de la Guía de Práctica Clínica sobre Infección del Tracto Urinario en la Población Pediátrica. Guía de Práctica Clínica sobre Infección del Tracto Urinario en la Población Pediátrica. Plan de Calidad para el Sistema Nacional de Salud. Ministerio de Sanidad, Política Social e Igualdad. Instituto Aragonés de Ciencias en Salud; 2011. Disponible en: https://www.iacs.es/wp-content/uploads/2019/07/GPC_483_ITU_poblacion_pediatrica_ICS_compl-1.pdf

Guimarães MSDF, Mororó DDDS, Pinto JTJM, de Souza ENV, Dantas AKDC. Recogida de urocultivo por sondaje vesical en niños: una observación sistemática. Enfermería Global. 2015; 14(37): 84-98. Disponible en: https://scielo.isciii.es/pdf/eg/v14n37/clinica5.pdf

Jiménez Mayorga I, Soto Sánchez M, Vergara Carrasco L, Cordero Morales J, Rubio Hidalgo L, Coll Carreño R, et al. Protocolo de sondaje vesical. Bibl Lascasas. 2010;6(1). Disponible en: http://www.index-f.com/lascasas/documentos/lc0509.php

Liebenthal A. Técnica de colocación de sonda vesical. Revista de Enfermería. 2010. Disponible en: https://www.fundasamin.org.ar/archivos/T%c3%a9cnica%20de%20colocaci%c3%b3n%20de%20sonda%20vesical.pdf

Lozano-Sanz V, Rodríguez-Soberado MP, Sánchez-Sanz S, Santos-Boya MT. Gerencia de Atención Especializada Medina del Campo. SACYL. Cuidados en la inserción, mantenimiento y retirada del catéter vesical. 2018. Disponible en: https://www.saludcastillayleon.es/investigacion/es/banco-evidencias-cuidados/ano-2018.ficheros/1283125-Cuidados%20en%20la%20inserci%C3%B3n%2Cmantenimiento%20y%20retrada%20del%20cat%C3%A9ter%20vesical%20con%20evidencia.pdf

NANDA Internacional. Diagnósticos Enfermeros. Definiciones y clasificación. 2015-2017. Barcelona: Elsevier; 2015.

Osorio Enciso F, Espinosa Pérez J. Sondaje vesical. En: Guerrero-Fernández J. Manual de diagnóstico y terapéutica en pediatría. Madrid: Editorial Médica Panamericana; 2018; p. 2199-202.

Vázquez M, Más M. Cateterismo vesical. En: Bernadá M (coord.). Manual de procedimientos en pediatría. Montevideo, Uruguay: Universidad de la República; 2010; p. 73-5. Disponible en: https://www.colibri.udelar.edu.uy/jspui/bitstream/20.500.12008/9494/1/002_CSE_Bernada%CC%81.pdf

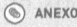

Manejo del paciente con traqueostomía

59

R. Sancho Gutiérrez, M. Ansó Mota, E. Pérez Belmonte, M. J. Caldeiro Díaz, R. M. Pérez Mora y C. Álvarez Álvarez

PUNTOS CLAVE

- La **traqueotomía** es el procedimiento por el cual se realiza un estoma en la tráquea para mantener estable y permeable la vía aérea. El término **traqueostomía** hace referencia a la situación clínica que se crea a partir de este momento.
- Indicaciones:
  - **Obstrucción de la vía aérea superior:** en síndromes malformativos, parálisis de las cuerdas vocales o estenosis subglótica, entre otras.
  - **Trastornos del aclaramiento pulmonar y mal manejo de secreciones:** en enfermedades neurológicas o neuromusculares, enfermedades pulmonares crónicas, etc.
  - **Necesidad de ventilación mecánica prolongada:** se trata de una decisión individualizada. En la edad pediátrica, no está establecido el momento adecuado para su realización y se han de valorar múltiples variables. Aunque en la edad pediátrica se tolera mejor y durante más tiempo sin complicaciones, la intubación prolongada puede causar daño en el desarrollo normal de la vía aérea. Se puede producir estenosis laringotraqueal, siendo la estenosis subglótica la más frecuente. Pero la traqueostomía también presenta complicaciones, que son mayores en los niños.
- El pediatra que desempeña su labor en hospitalización debe ser capaz de resolver cualquier situación de **emergencia** que pueda aparecer en el paciente ingresado portador de traqueostomía (obstrucción de la cánula, descanulación, hemorragia). También debe estar entrenado en los cuidados de esta y conocer los dispositivos necesarios para la administración de oxigenoterapia y las medicaciones inhaladas en este tipo de pacientes. En este capítulo se revisan todas estas situaciones.

1. CÁNULAS DE TRAQUEOSTOMÍA

La cánula de traqueostomía es un tubo con forma curva que se introduce en el estoma traqueal manteniéndolo abierto (**Fig. 59-1**).

1.1. Clasificación de las cánulas de traqueostomía

Tipos	• Sencillas. • Compuestas o de doble luz.	
Material	• Silicona o cloruro de polivinilo. • Metal (no utilizadas en pediatría).	
Tamaño (tablas según el fabricante)	**Longitud**	• Neonatal: 30-36 mm. • Pediátrica: 36-46 mm.
	Diámetro externo	No sobrepasar >2/3 del diámetro de la tráquea.
	Diámetro interno	Se corresponde en milímetros con el número de la cánula, siendo similar al número del tubo endotraqueal.
Neumotaponamiento	• Sí. • No.	

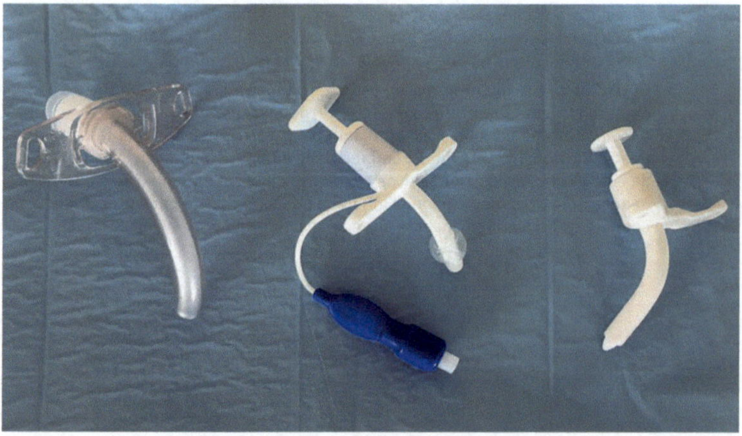

Figura 59-1. Cánulas de traqueostomía con y sin balón.

2. EMERGENCIAS

2.1. Descanulación accidental	
Oxigenación	Administración de oxígeno al 100 % por boca, nariz y estoma.
Pedir ayuda	**Contactar con otorrinolaringología (ORL) y/o la unidad de cuidados intensivos pediátricos (UCIP).**
Reintroducción de la cánula	• Colocar el cuello hiperextendido para exponer el estoma y volver a introducir la cánula que tenía previamente puesta. • Si no es posible introducir la cánula, probar con otra un número o medio número menor. Si no se dispone de cánula de traqueostomía, se puede usar un tubo endotraqueal del mismo número de la cánula controlando los centímetros que se introducen. • El estoma se cierra rápidamente, por lo que se puede usar una sonda de aspiración como guía para la inserción y posteriormente insertar la cánula. • Si el estoma prácticamente se ha cerrado, la recanulación resultará difícil; **no forzar la entrada de la cánula** porque existe riesgo de originar una falsa vía, enfisema subcutáneo, neumomediastino o neumotórax. Valorar realizar una cricotiroidotomía.
Ventilación y/o cricotiroidotomía	Si el paciente se encuentra con compromiso respiratorio, cubrir el estoma y ventilar por boca/nariz o realizar una cricotiroidotomía, para lo cual se contactará con ORL/UCIP.
Comprobar la entrada de la cánula	Si ha sido posible recanular, comprobar la entrada de aire y fijar la cánula. Si existen dudas o la recanulación ha sido difícil, realizar una radiografía de tórax para descartar neumotórax o neumomediastino.

2.2. Obstrucción de la cánula	
La causa más frecuente de obstrucción de la cánula se debe a las secreciones. La actitud en esta situación se describe a continuación.	
Aspiración	Desinflar el balón (si lo tiene), **aspirar por la cánula con sonda de aspiración** y observar la respuesta.
Pedir ayuda	Contactar con ORL y UCIP según sea necesario.
Si persiste la obstrucción	Instilar 1-4 mL de suero salino fisiológico al 0,9 % y aspirar.
Si persiste la obstrucción y hay compromiso respiratorio	• Realizar el cambio urgente de la cánula. • Si fuese preciso, ventilar de forma nasobucal taponando el estoma, por el estoma o por ambos ± **reanimación cardiopulmonar**.

2.3. Hemorragia	
Secreciones sanguinolentas	Son normales en el primer día postoperatorio, si se ha cambiado recientemente de cánula o si se han realizado aspiraciones agresivas.
Sangrado abundante	• Inflar el balón, si lo tiene, para taponar el sangrado y, si no cede, reintervenir. • Avisar a ORL/UCIP.

3. MATERIAL DE TRAQUEOSTOMÍA DISPONIBLE EN LA HABITACIÓN DEL PACIENTE

- En la habitación de los pacientes portadores de traqueostomía se dispondrá de una hoja resumen de los datos clínicos más importantes (**Anexo 59-1**).
- El material necesario que debe haber en la habitación se indica a continuación:
  - **Monitorización/reanimación:**
    - Pulsioxímetro.
    - Aspirador de secreciones y sondas de aspiración.
    - Bolsa autoinflable y mascarilla.

(*Continúa*)

- **Dos cánulas de repuesto:** una del mismo número y otra inferior (uno o medio número menos).
- **Tubo endotraqueal:** del mismo número que la cánula que usa y un número o medio número menos.
- **Filtros:** para filtrar y humidificar el aire que entra (función de nariz) (**Fig. 59-2**).
- **Otros:** tijeras, suero fisiológico, guantes, gasas, jeringas, cinta de sujeción de repuesto.

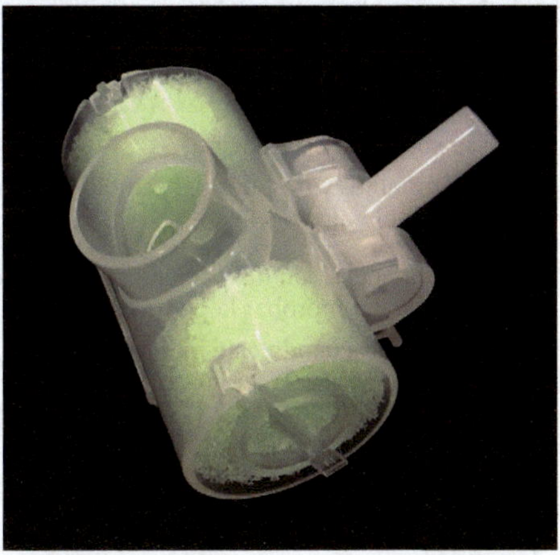

Figura 59-2. Filtro de traqueostomía; tiene un puerto (túbulo de la zona superior) donde se conecta la alargadera del oxígeno para poder administrar oxígeno, una parte opuesta para conectar a la cánula de traqueostomía y dos partes laterales para filtrar el aire.

4. CUIDADOS DE LA TRAQUEOSTOMÍA

4.1. Cuidados del estoma y de la piel	
Cuello	Limpieza diaria con agua y jabón.
Estoma	• Limpieza diaria con SSF al 0,9 % usando un bastoncillo o gasa estéril alrededor del estoma. • Es muy importante mantener **seca** la piel que rodea el estoma. **No** utilizar cremas de rutina por el riesgo que existe de maceración. • Cubrir la zona con babero de traqueostomía.

(Continúa)

4.1. Cuidados del estoma y de la piel (*cont.*)	
Si hay infección	Proceder a la recogida de cultivo + clorhexidina ± si precisa antibiótico o antifúngico tópico.
Si hay irritación	Valorar la aplicación de una pomada con corticoide.

4.2. Aspiración de las secreciones	
Indicaciones	• Ante evidencia visible o audible de secreciones en la vía aérea. • Si se sospecha obstrucción. • Realizar antes y después del cambio de cánula y de desinflar el balón.
Frecuencia	• Según la necesidad del paciente; un mínimo de 2 veces al día para comprobar la permeabilidad de la cánula. • **Aspirar solo cuando esté indicado**, es decir, cuando existan muchas secreciones o se deba mantener la cánula permeable. • No es aconsejable realizar un excesivo número de aspiraciones porque pueden causar heridas en las paredes traqueales.
Sondas (Tabla 59-1)	• Las sondas de aspiración pueden ser reutilizables, de modo que se lavan con agua y jabón. • Aspirar agua con jabón neutro para lavarlas y dejar secar al aire.
Técnica	• En hospitalización convencional se realizará una técnica limpia modificada (sonda estéril y guantes desechables). En el domicilio es suficiente una técnica limpia (lavado de manos). • Posición de semi-Fowler: colocar un rodete bajo los hombros del niño pequeño para favorecer la extensión del cuello. • Lavado de manos: se pueden usar guantes desechables, aunque no es imprescindible. • Presión: – **Adolescentes:** 80-120 mmHg. – **Niños:** 80-100 mmHg. – **Neonatos:** 60-80 mmHg.

(*Continúa*)

4.2. Aspiración de las secreciones (*cont.*)	
Técnica	• Introducir la sonda suavemente sin aspirar hasta la marca de la sonda. La marca en la sonda de aspiración se realiza para que no sobresalga de la cánula más de 0,5 cm (**Fig. 59-3**). • No introducir hasta la tráquea, porque puede producir daño en la mucosa y dolor al paciente. • Aspirar dentro de la cánula. Retirar la sonda aspirando y realizando movimientos circulares entre los dedos. Se recomienda hacer aspiraciones cortas (máximo: 8-10 segundos).

Tabla 59-1. Sondas de aspiración recomendadas según el tamaño de la cánula

Sonda	Cánula
Verde (6 F)	Número 3,5
Azul (8 F)	Números 4-4,5
Negra (10 F)	Números 4,5-5
Blanca (12 F)	Número 6

4.3. Fijación de la cánula	
La fijación es **importante** porque previene la descanulación accidental.	
Cintas para fijar	• Pueden ser de varios materiales, como tela o velcro. Normalmente, se usan las de tela para evitar la maceración; las de velcro son más cómodas, pero más fáciles de desatar por los niños pequeños (**Fig. 59-4**). • Apósito o babero entre la cánula y el cuello para aliviar la presión y mantener el cuello seco.
Tensión de la cinta	Tensión adecuada: debe caber un dedo entre la cinta y el cuello.
Cambio de cintas	• Según se estime necesario. • Se deben mantener limpias. • Comprobar que no irriten el cuello ni aprieten en exceso para no producir heridas.

4.4. Cuidados del balón	
Por lo general, los pacientes no precisan cánula con balón, pero en aquellos casos en los que se utiliza este tipo de cánulas se deben tener en cuenta los aspectos indicados a continuación.	
Presión del balón	• La presión de hinchado del balón viene indicada en la misma cánula: aproximadamente 20-25 mmHg. • No debe estar baja para evitar broncoaspiración, ni elevada porque puede producir isquemia.
Hinchado del balón	• Mantener el balón hinchado solo cuando sea imprescindible, esto es, cuando el paciente come o si hay ventilación mecánica nocturna para evitar fugas. • Comprobar diariamente y después de cada manipulación de la cánula. • En los momentos en los que no se requiera ventilación mecánica ni exista riesgo de aspiración, **desinflar**.

4.5. Baño del paciente y alimentación	
Baño del paciente	• Realizar bajo supervisión, pero valorar según la situación del paciente. • El nivel de agua no debe estar por encima del abdomen. • Al lavar el pelo, se debe utilizar un protector de cánula usando un filtro.
Alimentación	• Siempre bajo supervisión. • No alimentar en decúbito, sino con inclinación de, al menos, 45°.

5. CAMBIOS DE CÁNULA

5.1. Material y periodicidad
Material necesario: cánula de tamaño adecuado y un número inferior (uno o medio número menos), fiador, equipo de aspiración, ventilación bolsa-mascarilla, sistema de fijación, tijeras, lubricante (SSF al 0,9 %), jeringa (si se trata de una cánula con balón para inflar).

(*Continúa*)

5.1. Material y periodicidad (*cont.*)	
Reutilización de cánulas	• Las cánulas no se desechan, salvo que estén dañadas ellas o el balón. • Limpiar con agua y jabón, dejar secar y posteriormente guardar en una bolsa de plástico con cierre hermético. No hervirlas. • Como generalmente se alterna el uso de varias cánulas, podrían pasar 6 meses-1 año hasta que estas sean inservibles. • Revisar las cánulas antes de usarlas.
Periodicidad de cambio de la cánula	• Primer cambio: se realiza siempre en la UCIP a los 5-7 días. Debe ser realizado por un especialista ORL o una persona experta bajo supervisión de ORL con todo preparado por si precisara intubación orotraqueal ante la imposibilidad de colocar la cánula. • Posteriormente: se recambia cada 1-3 semanas (como mínimo una vez al mes). Antes si se observa aumento de secreciones o infección por riesgo de que se obstruya. En hospitalización, cuando son traqueostomías de reciente colocación, se cambian con más frecuencia (una vez a la semana) para instruir a los padres.

5.2. Recambio de la cánula: técnica	
Preparación	• En hospitalización convencional, se realizará una técnica estéril modificada (guantes desechables). En el domicilio es suficiente una técnica limpia (lavado de manos). • Se precisan un mínimo de dos personas. • Realizar el cambio con el paciente en ayunas o 3-4 horas después de la comida. • Seleccionar el número de cánula igual a la previa y un número menor. Asegurar el fiador. • Comprobar el balón, si lo tiene. • Lubricar la punta de la cánula con SSF al 0,9 %, no lubricar con vaselina.
Posición	Paciente en decúbito supino con hiperextensión cervical (rodillo debajo de los hombros).

(Continúa)

5.2. Recambio de la cánula: técnica (*cont.*)	
Cambio de cánula	• Aspirar las secreciones (solo si es necesario). • Sujetar la cánula mientras se desatan o se cortan las cintas de sujeción. • Desinflar el balón, si lo tiene. • Retirar la cánula (extraer la antigua hacia arriba y hacia afuera). • Proceder a una limpieza rápida del estoma con una gasa húmeda y escurrida con antiséptico, si el paciente lo tolera. • Introducir una nueva cánula con fiador (hacia dentro, atrás y abajo). • Retirar el fiador mientras se sujeta la cánula con la otra mano. • Inflar el balón con aire o agua destilada según el tipo de cánula (consultar), si lo tiene. • Fijar la cánula: las aletas laterales tienen orificios por donde se anudan las cintas (v. **Fig. 59-4**). • Asegurar que pase un dedo entre el cuello y las cintas.
Tras el cambio de cánula	• Colocar una gasa o babero alrededor del estoma. • Inspeccionar la cánula vieja y lavarla. • Reponer el material. En caso de tener el respirador conectado, el cambio de cánula se hará lo más rápidamente posible, colocando el oxígeno al 100 % durante 5 minutos antes y después de la maniobra.

6. ADMINISTRACIÓN DE OXIGENOTERAPIA Y MEDICACIÓN INHALADA A TRAVÉS DE LA TRAQUEOSTOMÍA

6.1. Oxigenoterapia	
Titular las necesidades de oxígeno	• Según la enfermedad de base o intercurrente; las necesidades pueden variar en diversas situaciones como alimentación, ejercicio, sueño. • Se aconseja mantener una saturación de oxígeno del 93-97 %.
Material	Existen **mascarillas específicas** para estos pacientes, las cuales se colocan en el cuello cubriendo la cánula de traqueostomía (**Fig. 59-5**).

(*Continúa*)

6.1. Oxigenoterapia (*cont.*)	
Procedimiento	• **Oxigenoterapia con sistemas de bajo flujo** a través de filtro con puerto para oxígeno (v. Figs. 59-2 y 59-6). Existen también válvulas fonatorias con puerto para la conexión de oxígeno que permiten la fonación del paciente. • **Oxigenoterapia con sistemas de alto flujo: sistema Venturi** adaptado a la mascarilla de traqueostomía; en la mascarilla específica para traqueostomía puede adaptarse un sistema Venturi convencional para administrar oxígeno (v. Fig. 59-5).

6.2. Terapia inhalada	
Mediante cámara de inhalación	• Existen cámaras específicas para traqueostomía (Fig. 59-7). • La manera más frecuente de administrar estos fármacos es mediante inhaladores de cartucho presurizado (inhalador dosificador) acoplados a cámaras específicas para traqueostomía.
Mediante nebulización	• Administración de fármacos nebulizados como broncodilatadores, suero salino hipertónico o mucolíticos (estos últimos para fluidificar las secreciones). • Se administran a través de una mascarilla de traqueostomía conectada a un sistema de nebulización de fármacos convencional que se adapta a este tipo de mascarillas (Fig. 59-8) o mediante un tubo en T en caso de conexión a ventilación mecánica.

7. ADQUISICIÓN DE MATERIAL

- El pediatra contactará con neumología infantil y los materiales estarán disponibles en hospitalización con antelación suficiente para que la familia lo vaya manejando antes del alta.
- El material fungible (sondas de aspiración, jeringuillas, cánulas, cintas, filtros, etc.) se solicita a través del centro de salud. El médico de hospitalización contactará con el centro de salud para que el pediatra lo solicite antes del alta del paciente.
- Hasta que el centro de salud lo gestione, hospitalización debe proporcionar este material al paciente.

8. COMPLICACIONES: GRANULOMA

- Se produce por el roce de la cánula en la tráquea y es la complicación tardía más frecuente.
- **Prevención:** cambio rutinario de cánula cada 2-3 semanas.
- **Manifestaciones clínicas:** sangrado, obstrucción, dificultad para el cambio de cánula, problemas en la fonación, retraso en la descanulación.
- **Tratamiento:**
  - **Si el granuloma es pequeño y el paciente está asintomático:** tratamiento conservador.
  - **Si el granuloma es grande, obstructivo, sangrado o inferior a la cánula:** proceder a la extirpación.

9. VÁLVULA FONATORIA

- El habla en un paciente pediátrico traqueostomizado puede lograrse mediante el uso de una válvula fonatoria adaptada a una cánula de menor tamaño. Este dispositivo dispone de una membrana abierta en inspiración y cerrada en espiración, lo que fuerza la salida de aire hacia las cuerdas vocales, produciéndose la voz sin que el paciente tenga que tapar la cánula con el dedo.
- No se debe usar durante el sueño.
- Está **contraindicada** en pacientes inconscientes o comatosos, portadores de cánulas con balón hinchado, con obstrucciones graves de la vía aérea, con secreciones espesas de difícil manejo, con riesgo elevado de aspiración y en aquellos con la capacidad pulmonar gravemente reducida.

10. CONCEPTOS BÁSICOS AL ALTA

Los cuidadores deben conocer y saber realizar los cuidados habituales en este tipo de pacientes.

- **Cuidados del estoma/cánulas:**
  - Cuidados del **estoma**.
  - Técnica de aspiración.
  - **Cambio** de cánula y de cintas.

  Utilizar maniobras de distracción (vídeos, música, chupete) o la colaboración activa del paciente para facilitar los procedimientos e incluso que los realice él mismo.

(*Continúa*)

- **Reconocimiento de los signos de alerta:** identificar y resolver situaciones de emergencia (obstrucción y descanulación accidental); para ello, los cuidadores recibirán entrenamiento en maniobras de reanimación cardiopulmonar básica, ventilación con bolsa autoinflable.
- **Manejo e higiene de los dispositivos:** pulsioxímetro, aspirador de secreciones, respirador.
- **Actividades de la vida diaria:** baño, vestido, juego.
- **Técnicas de rehabilitación física:** otras técnicas de estimulación psicomotriz, fisioterapia respiratoria y técnicas de alimentación en pacientes con discapacidad y otras patologías asociadas.

11. IMÁGENES

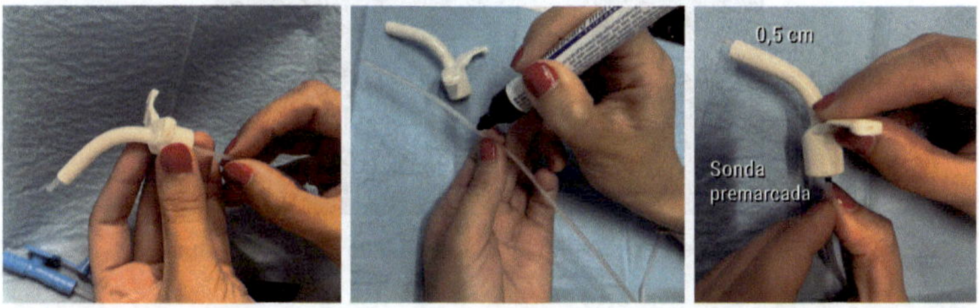

Figura 59-3. Marcado de sondas de aspiración con rotulador para determinar hasta dónde se pueden introducir estas sondas al aspirar dentro de la cánula.

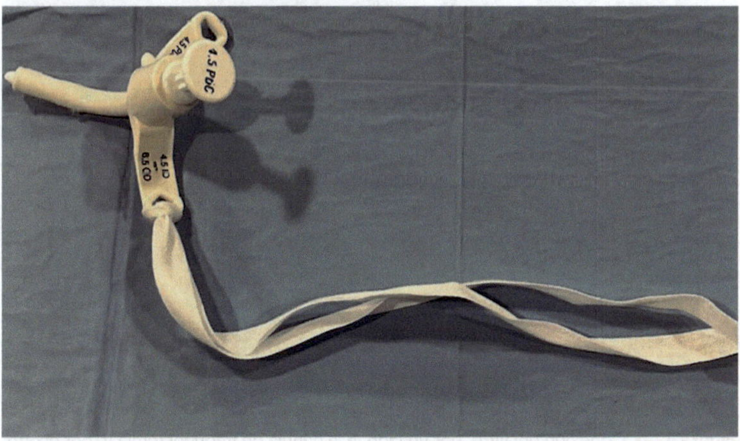

Figura 59-4. Cánula de traqueostomía: aletas laterales con cintas para sujeción al cuello.

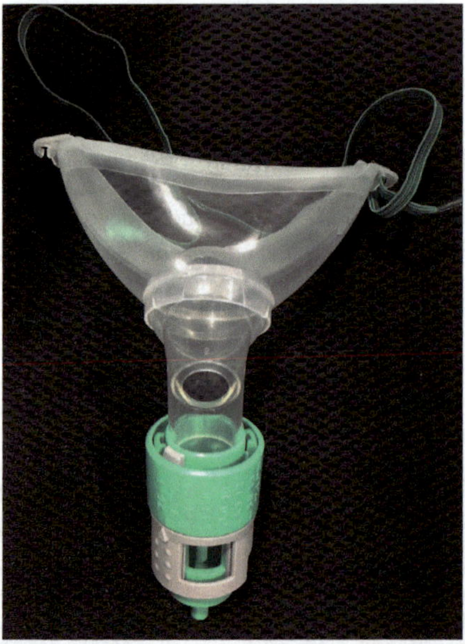

Figura 59-5. Mascarilla de traqueostomía adaptada a un sistema Venturi.

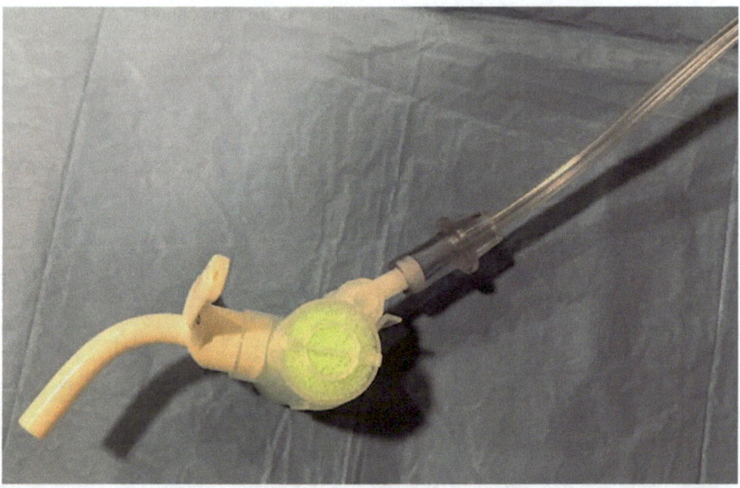

Figura 59-6. Conexión del filtro, por un lado, a la cánula de traqueostomía y, por el otro, a la alargadera del oxígeno.

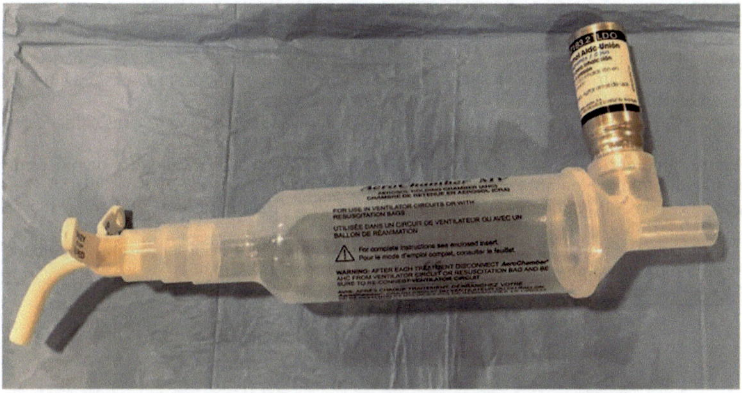

Figura 59-7. Cámara de traqueostomía para la administración de inhaladores; por un lado tiene una conexión directa a la cánula de traqueostomía y por la zona superior se introduce el cartucho.

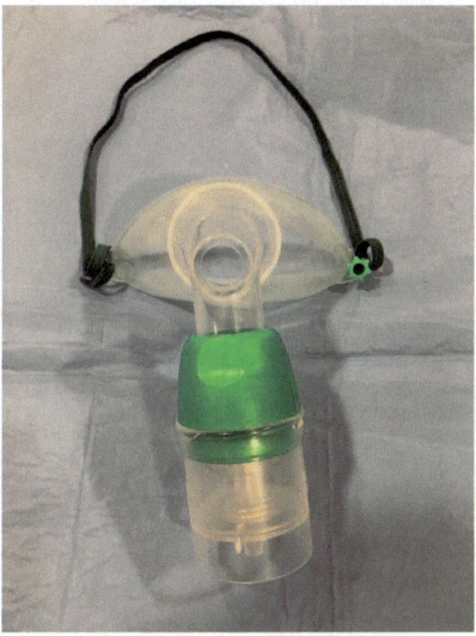

Figura 59-8. Mascarilla de traqueostomía adaptada a un sistema para nebulizar fármacos.

BIBLIOGRAFÍA

Alcalá FJ, Villalobos E, Rodriguez A. Manejo de traqueostomía. Valencia: Sociedad Española de Pediatría Interna Hospitalaria; 2021. Disponible en: https://sepih.es/wp-content/uploads/2022/05/protocolo-sepih-27-manejo-de-la-traqueostomia.pdf

García Teresa MA, Peco B, Gordillo L, Salido G, Gaboli A. Traqueostomía y sus cuidados en pacientes pediátricos. Protoc Diagn Ter Pediatr. 2021;1:245-68.

Paz F, Zamorano A, Paiva R, Hernández Y, Mõdinger P, Moscoso G. Cuidados de niños con traqueostomía. Neumol Pediatr. 2008:64-70.

Ruiz EP, Frías FP, Aguilera PC. Cuidados del niño con traqueostomía. An Pediatr (Barc). 2010;72:41-9.

Urrestarazu P, Varón J, Rodríguez A, Ton V, Vila F, Cipriani S, et al. Consenso sobre el cuidado del niño con traqueostomía. Arch Argent Pediatr. 2016;114(1):89-95.

ANEXO

Índice analítico

*Los números de página seguidos de la letra **f** indican figura; los seguidos de **t**, tabla.*

G

H

R

S

T